临床专科护理技术丛书

# 实用血液净化护理

## 第三版

上海市护理学会　组编

**主编**　陈　静　林惠凤

**主审**　庹　焱　丁小强　叶志斌　毛志国

上海科学技术出版社

## 内 容 提 要

本书是"临床专科护理技术丛书"之一,由上海市多家医院长期从事血液净化工作的医疗、护理和工程技术专家共同参与编写。

本书是在第二版的基础上,立足血液净化技术快速发展的当下形势,结合国内外最新的前沿知识以及我国血液净化质控标准和规范化管理要求,进行修订的。本次修订增加了国内开展的血液净化新技术,如夜间长时透析技术、居家血液透析技术、连续配对血浆滤过吸附治疗等;同时新增了血液净化各类操作视频,更直观地展现标准操作流程;扩充了血液透析护理评估内容,突出了预见性护理的重要性;更聚焦透析患者的康复护理,强调生活质量在慢病管理过程中的重要性;针对近年来腹膜透析中心不断扩增的现况,增加了腹膜透析中心质量管理相关内容,给血液净化护理管理者提供了具有可操作性的管理目标。同时,本次修订特别加入了信息化技术在血液净化管理中的应用,更加强调了大数据时代科学管理对提升管理效能的作用和优势。本书还特别增加了突发公共卫生事件应急预案内容,可给予读者一些工作指引,帮助读者更加从容地去应对紧急状况。

本书适合血液净化护理人员及相关从业者使用。

---

图书在版编目(CIP)数据

实用血液净化护理 / 陈静,林惠凤主编. -- 3版
. -- 上海 : 上海科学技术出版社, 2025.1(2025.9重印)
(临床专科护理技术丛书)
ISBN 978-7-5478-6501-9

Ⅰ. ①实… Ⅱ. ①陈… ②林… Ⅲ. ①血液透析—护理 Ⅳ. ①R473

中国国家版本馆CIP数据核字(2024)第024369号

---

**实用血液净化护理(第三版)**
主编 陈 静 林惠凤

上海世纪出版(集团)有限公司
上海 科 学 技 术 出 版 社 出版、发行
(上海市闵行区号景路159弄A座9F-10F)
邮政编码 201101 www.sstp.cn
上海盛通时代印刷有限公司印刷
开本 787×1092 1/16 印张 26
字数 630千字
2005年10月第1版
2025年1月第3版 2025年9月第3次印刷
ISBN 978-7-5478-6501-9/R·2940
定价: 88.00元

---

本书如有缺页、错装或坏损等严重质量问题,请向印刷厂联系调换

# 编者名单

**主　编**　陈　静　林惠凤

**副主编**　黄碧红　章海芬　张咏梅　吴霞珺　陈　蕾　邢小红
　　　　　刘玲玲

**主　审**　庹　焱　丁小强　叶志斌　毛志国

**编　者**（以姓氏笔画为序）

|  |  |  |  |  |  |
|---|---|---|---|---|---|
| 王　认 | 王　璐 | 王历历 | 王咏梅 | 王积璇 | 王蔚琼 |
| 邢小红 | 朱　蕊 | 朱国红 | 刘仕艳 | 刘玲玲 | 刘瑾瑾 |
| 池　琦 | 汤晓静 | 严嘉伟 | 苏　红 | 李荣英 | 杨永怡 |
| 杨国彬 | 杨振华 | 吴谷奋 | 吴霞珺 | 应滋栋 | 汪海燕 |
| 张　斌 | 张咏梅 | 张妮娜 | 张姚昕 | 张晓萍 | 张瑞莉 |
| 张毅华 | 陈　静 | 陈　慧 | 陈　蕾 | 陈文健 | 陈秋馨 |
| 邵旭东 | 林惠凤 | 郁佩青 | 周　清 | 孟　慧 | 项　波 |
| 赵　莉 | 胡晓颖 | 柯晓洁 | 费利燕 | 费佩佩 | 姚春瑛 |
| 袁　立 | 徐　巍 | 高　健 | 接艳青 | 黄晓敏 | 黄家懿 |
| 黄碧红 | 黄蔚萍 | 章海芬 | 梁新蕊 | 赖碧红 | 魏　丽 |

# 序

我国血液透析开始于20世纪50年代,当时的上海第一医学院附属中山医院(现复旦大学附属中山医院)进行了我国第一例急性肾衰竭患者的血液透析治疗,并于1973年研制成功第一台国产血液透析机。

血液透析是器官替代治疗中最成功的范例,至今已有近80年历史。早期的血液透析仅清除血液中的有害物质和代谢产物,随着医学技术的发展,血液透析发展成为系列的血液净化技术,治疗疾病从单一的肾脏病领域扩展到临床各科,并在突发的自然灾害急救及重大公共卫生事件治疗中凸显出重要的作用。目前,我国接受维持性血液透析的患者人数已达90余万,迫切需要一支训练有素、严谨规范、技术全面、研究型的有奉献精神的专科护理队伍。

《实用血液净化护理》一书第一版,于2005年由复旦大学附属中山医院林惠凤老师(复旦大学附属中山医院血液净化中心护士长,上海市护理学会透析学组第一、二任组长)携上海市血液透析护理专家共同编写,这是我国血液净化领域第一部护理专著,受到国内同行的普遍欢迎和赞誉。2015年,林惠凤老师主持修订了第二版,根据当时血液净化护理专业的发展和需求更新了内容,包括血液净化护士的职能、三级培养,血液净化的规范操作、并发症的评估和干预,以及患者教育和自我护理等。

2024年,上海市护理学会血液净化护理专委会主任委员陈静老师(海军军医大学第二附属医院血液透析中心护士长)和林惠凤老师,携上海市老中青护理专家共同对《实用血液净化护理》再次进行了修订。本次修订结合了国内外最新的前沿知识及我国血液净化护理质量控制标准和管理规范,更新并增添了血液净化护理的最新理念,扩充了血液净化护理评估内容,突出了预见性护理的重要性。同时,针对近年来各地腹膜透析中心的不断扩展,新版内容增加了腹膜透析的管理和质量控制相关内容,给临床腹膜透析管理者提供了可借鉴的管理依据。

《实用血液净化护理》一书,汇聚了上海市血液净化领域许多医疗、护理专家长期的心血和关注,具有很强的指导性和可操作性。特别是第三版的出版,反映了血液净化护理领域的最新进展,可更好地指导临床护理实践,对进一步提高我国血液净化护理技术水平将大有裨益。

中国科学院院士
复旦大学附属中山医院院长 樊嘉

二〇二四年八月七日

# 前言一

血液净化技术是肾脏替代治疗中主要的治疗手段,它从最初的血液透析技术、腹膜透析技术发展为一系列的血液净化技术。除了清除血液中的有害物质,它还具有对重要器官功能的支持作用及调节机体内环境稳定性的作用。因此,血液净化的治疗范畴已拓展至肾脏病以外的危重症患者的救治中,特别是近年来该技术在突发灾难(地震、火灾等)和重大公共卫生事件救治中,凸显出了它的治疗价值。

血液净化护理人员是开展血液净化治疗的主体人群,需要全方位、全过程、全要素地参与终末期肾病患者的管理和血液净化中心的运营,而血液净化护理人员的专业水平、专科护理质量和专科服务能力决定了终末期肾病和危重症患者的生存机会、生存时间和生存质量。

《实用血液净化护理》第一版自2005年问世以来,一直受到国内同行的普遍欢迎和赞誉,是血液净化护理人员提高专业能力的必备工具书。为了能够紧跟血液净化技术发展的步伐,确保内容具有规范性、科学性和前瞻性,上海市护理学会血液净化护理专委会在上海市护理学会的领导和大力支持下,对本书进行了再次修订。本次修订结合了国内外最新的前沿知识以及我国血液净化质量控制标准和规范化管理要求。修订的特点体现在:一是规范性,对书的结构整体进行了调整,共分8篇42章,模块式地对内容进行规整和细化解读;二是全面性,扩充了透析患者的康复护理内容,增加了腹膜透析护理内容的权重,引入了新技术在临床的运用的内容,同时也强调了信息化技术对于血液净化中心精细化管理的作用;三是直观性,拍摄了血液净化基础操作视频,读者可通过扫描二维码形式观看操作视频,方便从业人员更好地规范流程和细节,以推进国内专科操作的同质化和标准化管理。

本书第三版编写过程中得到了上海市多家医院长期从事血液净化工作的医疗、护理和工程技术专家的通力合作和倾力支持,在此表示衷心感谢!对于本书存在的疏漏和不妥之处,也恳请大家提出宝贵意见和建议,以求改进和完善。

陈 静
2024年5月

# 前言二

由上海市护理学会组织编写的《实用血液净化护理》第三版与各位同道、读者见面了！衷心祝贺上海市护理学会血液净化护理专委员会主任委员、海军军医大学第二附属医院血液透析中心护士长陈静主编，以及参与编写此书的各位专家和实践者！

随着我国医学科学的发展和壮大，血液净化的医疗技术、科学依据及专业护理技术发生了翻天覆地的变化，血液净化的护理科学管理、护理操作技术趋向标准化、规范化、质量化，并体现出了人文关怀。正如中国科学院院士、复旦大学附属中山医院樊嘉院长所说，第三版的《实用血液净化护理》反映了血液净化护理领域的最新进展，可更好地指导临床护理实践，对进一步提高血液净化护理技术、提高患者的生存率和生活质量、提高突发事件的紧急救治大有裨益！

时间和岁月是流动的，她会推着我们在生命的轨道上成长。《实用血液净化护理》经历了2005年第一版、2015年第二版，2024年的金秋迎来了第三版的问世。经过漫长而辛勤的总结、编写，终于等到了丰盛的果实，这是汗水和智慧的结晶，其中亦凝聚了几代血液净化护理人的心血和甘苦。在第三版的编写和审稿中，本人学习到了很多新的知识，开阔了眼界，感受到了血液净化人对事业的热爱和探索！

20世纪70年代中期，当时的上海第一医学院附属中山医院成立了肾脏内科，我担任了护士长(在任30年)，见证了在那个医疗条件有限的年代，医护人员利用简陋的医疗设备，发挥聪明才智，夜以继日成功救治患者；见证了终末期肾脏病患者的绝望、无奈和无所适从的生命历程；见证了我国的血液净化技术从90年代起逐渐发展壮大，并推动了学术领域发展，推动了社会进步！时代的变迁，见证了历史的脚步，希望血液净化护理人铭记使命，再创辉煌。

深深感激陈静主编在繁忙的工作中义不容辞地承担了《实用血液净化护理》第三版的修订工作，她携上海市血液净化护理团队集思广益、精益求精、开拓创新，推动了血液净化护理在学术领域的发展！

感谢中国科学院院士、复旦大学附属中山医院樊嘉院长，为本书题序！感谢上海市护理学会庹焱副理事长、复旦大学附属中山医院肾脏内科丁小强主任、复旦大学附属华东医院肾脏内科叶志斌主任、海军军医大学第二附属医院肾脏病科毛志国主任担任本书主审！

林惠凤

2024年6月

# 目 录

## 第一篇 血液净化概论

### 第一章 血液净化发展史 ··················································· 2
第一节 血液透析发展史 ··················································· 2
第二节 腹膜透析发展史 ··················································· 3

### 第二章 尿毒症毒素及清除策略 ············································ 5
第一节 尿毒症毒素分类 ··················································· 5
第二节 尿毒症毒素清除策略 ·············································· 7

### 第三章 血液净化护理概念和特点 ········································· 9
第一节 血液净化护理概念 ················································ 9
第二节 血液净化护理特点 ··············································· 10

## 第二篇 血液透析技术与护理

### 第四章 血液透析概述 ····················································· 14
第一节 血液透析原理 ···················································· 14
第二节 血液透析适应证和禁忌证 ······································ 16

### 第五章 血液透析相关设备与耗材 ······································· 18
第一节 血液透析装置（机） ··········································· 18
第二节 水处理系统 ······················································· 26
第三节 透析液 ····························································· 33
第四节 透析相关耗材 ···················································· 36

## 第六章 血液透析护理评估与监护 ········ 39
- 第一节 首次透析前准备 ········ 39
- 第二节 治疗前评估与护理 ········ 40
- 第三节 治疗中评估与护理 ········ 42
- 第四节 治疗后护理 ········ 45

## 第七章 血液透析相关护理操作流程（附操作视频） ········ 47
- 第一节 一次性体外循环管路及透析器的安装与预冲 ········ 47
- 第二节 血液透析上机操作技术与护理 ········ 50
- 第三节 血液透析下机操作技术与护理 ········ 51
- 第四节 血液透析血标本采集技术 ········ 54
- 第五节 血液透析废液排放技术 ········ 56

## 第八章 血管通路技术与护理（附操作视频） ········ 58
- 第一节 临时性血管通路 ········ 58
- 第二节 永久性血管通路 ········ 60

## 第九章 血液透析抗凝技术与护理 ········ 84
- 第一节 普通肝素抗凝 ········ 84
- 第二节 低分子肝素抗凝 ········ 89
- 第三节 无抗凝剂透析 ········ 92
- 第四节 局部枸橼酸钠抗凝 ········ 95
- 第五节 阿加曲班抗凝 ········ 97
- 第六节 甲磺酸萘莫司他抗凝 ········ 99

## 第十章 血液透析并发症干预与护理 ········ 102
- 第一节 急性并发症干预与护理 ········ 102
- 第二节 远期并发症干预与护理 ········ 125

# 第三篇 特殊血液净化技术与护理

## 第十一章 高通量血液透析 ········ 136
- 第一节 高通量透析器特性 ········ 136

第二节　高通量血液透析技术原理 136
　　第三节　高通量血液透析技术临床优势 137
　　第四节　高通量血液透析护理操作 138

第十二章　血液滤过与血液透析滤过 141
　　第一节　概述 141
　　第二节　血液滤过与血液透析滤过的装置 143
　　第三节　血液滤过与血液透析滤过的护理 146

第十三章　血液灌流 149

第十四章　夜间长时血液透析与每日短时血液透析 157

第十五章　居家血液透析 161
　　第一节　居家血液透析概况 161
　　第二节　居家血液透析培训与管理 163
　　第三节　居家血液透析治疗安全与风险控制 166

第十六章　连续性肾脏替代治疗 170

第十七章　血浆置换 181
　　第一节　临床应用 181
　　第二节　常见血浆置换术 182
　　第三节　血浆置换并发症与护理干预 187

第十八章　分子吸附再循环 189

第十九章　血浆吸附 196
　　第一节　蛋白A免疫吸附 196
　　第二节　连续配对血浆滤过吸附 201
　　第三节　体外血脂净化 204

## 第四篇　特殊患者血液透析技术与护理

**第二十章　儿童患者血液透析** ······ 214
  第一节　儿童血液透析生理特点及透析器选择 ······ 214
  第二节　儿童血液透析适应证和禁忌证 ······ 214
  第三节　儿童血液透析设备要求 ······ 215
  第四节　儿童血液透析血管通路 ······ 216
  第五节　儿童血液透析技术要求 ······ 218
  第六节　儿童血液透析护理 ······ 219

**第二十一章　糖尿病肾病患者血液透析** ······ 223
  第一节　糖尿病肾病血液透析指征 ······ 223
  第二节　糖尿病肾病患者血液透析综合管理 ······ 224

**第二十二章　老年患者血液透析** ······ 230
  第一节　老年患者血液透析生理特点 ······ 230
  第二节　老年患者血液透析护理管理 ······ 231
  第三节　老年患者血液透析并发症护理 ······ 232

**第二十三章　妊娠合并肾衰竭患者血液透析** ······ 235
  第一节　妊娠合并肾衰竭患者血液透析特点 ······ 235
  第二节　妊娠合并肾衰竭患者血液透析护理管理 ······ 237
  第三节　妊娠合并肾衰竭患者血液透析并发症护理 ······ 239

**第二十四章　传染病合并肾衰竭患者血液透析** ······ 241
  第一节　血源性传染病合并肾衰竭患者血液透析 ······ 241
  第二节　呼吸道传染病合并肾衰竭患者血液透析 ······ 244
  第三节　消化道传染病合并肾衰竭患者血液透析 ······ 248

**第二十五章　血液透析患者临终关怀** ······ 251
  第一节　临终血液透析患者护理管理 ······ 251
  第二节　临终血液透析患者护理伦理 ······ 254

# 第五篇 腹膜透析技术与护理

## 第二十六章 腹膜透析概述 ………………………………………………………………… 258
- 第一节 腹膜透析原理 ……………………………………………………………… 258
- 第二节 腹膜透析适应证和禁忌证 ………………………………………………… 259
- 第三节 腹膜透析模式 ……………………………………………………………… 261

## 第二十七章 腹膜透析护理 ………………………………………………………………… 264
- 第一节 腹膜透析置管围手术期护理 ……………………………………………… 264
- 第二节 儿童腹膜透析护理 ………………………………………………………… 266

## 第二十八章 腹膜透析操作技术(附操作视频) ………………………………………… 270
- 第一节 腹膜透析换液操作流程 …………………………………………………… 270
- 第二节 自动化腹膜透析操作流程 ………………………………………………… 272
- 第三节 腹膜透析常见评估方法 …………………………………………………… 275

## 第二十九章 居家腹膜透析患者培训与管理 …………………………………………… 278
- 第一节 腹膜透析初期患者教育 …………………………………………………… 278
- 第二节 腹膜透析患者随访与再教育 ……………………………………………… 280

## 第三十章 腹膜透析并发症干预与护理 ………………………………………………… 284
- 第一节 非感染并发症干预与护理 ………………………………………………… 284
- 第二节 感染相关并发症干预与护理 ……………………………………………… 288

## 第三十一章 腹膜透析中心(室)质量管理 ……………………………………………… 293
- 第一节 腹膜透析中心(室)制度建设 ……………………………………………… 293
- 第二节 腹膜透析护士培养与管理 ………………………………………………… 296
- 第三节 腹膜透析中心(室)质量标准建立 ………………………………………… 297
- 第四节 居家腹膜透析突发事件与应急预案 ……………………………………… 298

## 第六篇　维持性透析患者营养管理

**第三十二章　维持性透析患者营养不良概述** ··············· 302
　第一节　维持性透析患者营养不良概念与诊断 ············· 302
　第二节　维持性透析患者营养不良原因 ··················· 303
　第三节　维持性透析患者营养评估 ······················· 305

**第三十三章　维持性血液透析患者营养管理** ················ 308
　第一节　维持性血液透析患者饮食管理 ··················· 308
　第二节　维持性血液透析患者营养不良护理 ··············· 312

**第三十四章　维持性腹膜透析患者营养管理** ················ 315
　第一节　维持性腹膜透析患者饮食管理 ··················· 315
　第二节　维持性腹膜透析患者营养不良护理 ··············· 316

## 第七篇　维持性透析患者康复护理

**第三十五章　维持性透析患者运动康复** ···················· 320
　第一节　维持性透析患者运动康复意义 ··················· 320
　第二节　维持性透析患者运动康复管理 ··················· 321
　第三节　血液透析患者运动康复护理 ····················· 322
　第四节　腹膜透析患者运动康复护理 ····················· 324

**第三十六章　维持性透析患者用药指导和护理** ·············· 327
　第一节　高血压常用治疗药物 ··························· 327
　第二节　贫血常用治疗药物 ····························· 329
　第三节　慢性肾脏病矿物质和骨代谢异常常用治疗药物 ····· 330
　第四节　其他相关药物 ································· 332
　第五节　安全用药管理 ································· 333

| 第三十七章 | 维持性透析患者心理护理 | 334 |
|---|---|---|
| | 第一节 维持性透析患者常见心理问题 | 334 |
| | 第二节 维持性透析患者心理评估 | 334 |
| | 第三节 维持性透析患者心理护理 | 335 |

## 第八篇 血液透析中心(室)管理

| 第三十八章 | 血液透析中心(室)制度 | 340 |
|---|---|---|

| 第三十九章 | 血液透析中心(室)护理人员管理 | 342 |
|---|---|---|
| | 第一节 血液透析中心(室)新护士管理 | 342 |
| | 第二节 血液透析中心(室)专科护士管理 | 345 |
| | 第三节 血液透析中心(室)血管通路护士管理 | 350 |

| 第四十章 | 血液透析中心(室)质量管理 | 352 |
|---|---|---|
| | 第一节 血液透析中心(室)护理质量改进与控制 | 352 |
| | 第二节 信息化技术在血液透析中心(室)的应用 | 357 |
| | 第三节 血液透析中心(室)护士职业防护 | 360 |
| | 第四节 血液透析中心(室)护理病历书写与管理 | 363 |
| | 第五节 血液透析中心(室)库房管理 | 365 |

| 第四十一章 | 血液透析中心(室)感染控制管理 | 368 |
|---|---|---|

| 第四十二章 | 血液透析中心(室)突发事件预防与控制 | 372 |
|---|---|---|
| | 第一节 突发事件(停水、停电)应急预案 | 372 |
| | 第二节 突发灾害事件应急预案 | 375 |

| 附 录 | 附录一 血液净化护理相关名词术语英中对照 | 379 |
|---|---|---|
| | 附录二 肾脏病患者日常食物营养成分含量表 | 386 |

| 参考文献 | | 394 |
|---|---|---|

# 视频目录

视频 7-1　一次性体外循环管路及透析器预冲技术 …………………………………………… 47
视频 7-2　血液透析上机技术 …………………………………………………………………… 50
视频 7-3　血液透析下机技术 …………………………………………………………………… 52
视频 7-4　血液透析血标本采集技术 …………………………………………………………… 54
视频 7-5　血液透析废液排放技术 ……………………………………………………………… 56
视频 8-1　血液透析动静脉内瘘穿刺技术 ……………………………………………………… 64
视频 8-2　血液透析中心静脉导管护理 ………………………………………………………… 77
视频 28-1　腹膜透析换液操作 ………………………………………………………………… 270
视频 28-2　自动化腹膜透析操作 ……………………………………………………………… 272

# 第一篇 血液净化概论

血液净化技术不仅可清除血液中的有害物质,而且具有重要的器官功能支持、调节机体内环境稳定的作用。目前,血液净化技术的治疗对象已从肾脏病领域扩展到临床各科,治疗方法从最初的常规血液透析(简称血透)和腹膜透析(简称腹透)发展为一系列的血液净化技术,同时在突发公共卫生事件中也凸显了重要的作用。

# 第一章
# 血液净化发展史

血液净化是指把患者血液引出体外并通过一种净化装置清除其中某些致病物质,净化血液,达到治疗疾病的目的。一般来说,血液净化包括血液透析、血液滤过、血液透析滤过、血液灌流和免疫吸附等各种血液透析技术。从广义上讲,腹膜透析虽然没有体外循环,仅以腹膜与透析液交换达到净化血液的目的,但也应包括在血液净化疗法之内。血液透析和腹膜透析发展至今已有百年的历史,下面将回顾血液透析和腹膜透析的主要发展史。

## 第一节 血液透析发展史

19世纪苏格兰化学家Thomas Graham首先提出"透析"(dialysis)这个概念。1912年美国Johns Hopkins医学院John Abel及其同事第一次对活体动物进行弥散试验,次年展示出他们用火棉胶制成的管状透析器并命名为"人工肾",成为现代血液透析的雏形。1925年,Haas教授将8根火棉胶管并联制作成透析器,用水蛭素作为抗凝剂,完成了历史上首次人体血液透析。20世纪40年代,在极端困难的第二次世界大战期间,来自荷兰的Kolff教授设计制作了世界上第一台转鼓式人工肾,试用于治疗急性肾衰竭的患者,这是历史上首例经人工肾成功救活肾衰竭患者的案例,奠定了人工肾治疗尿毒症的基础,他也因此被称为现代人工肾之父。同一时期,加拿大外科医生Gordon Murray成功研制成第一台蟠管型人工肾。1960年,挪威的Kiil医生率先研制成平板型透析器(在3块聚丙烯平板之间放4层半透膜制作而成),促使人工肾得以发展和普及。1960年初,第一个中空纤维透析器问世,它含有800根纤维丝,长度10 cm,纤维内径55 $\mu$m。随着生物医学工程技术的不断进步,透析膜材料也在不断改良,纤维素膜及合成膜(如聚砜膜等)材料的透析器在临床得到越来越多的应用。同时,伴随着治疗模式的不断改进,血液透析的效果得到了明显提高(图1-1)。

同血液透析技术一样,血管通路的发展也经历了一个漫长的过程。早期人们用注射器采血注入透析器,透析后再用注射器将血液注回到患者体内。后来采用的方法是切开动静脉,置管后引出血液,透析结束后拔除导管再缝合血管。1960年美国Quinion、Dillard、Sinbner等提出动静脉外分流术,就是早期临床应用的动静脉外瘘,解决了血液透析患者的血管通路问题。1966年,Brescia和Cimino等首次报道了桡动脉-头静脉内瘘在血液透析患者中的应用,此后动静脉内瘘成为全球范围内血液透析患者使用最广泛的通路类型。与动静脉瘘同步发展的还有中心静脉置管技术,20世纪80年代初,带涤纶套的中心静脉导管出现,其使用寿命较临时导管明显延长,成为不能建立内瘘的患者或内瘘成熟过渡期患者的重要选择。

伴随着透析技术的发展,透析液和水处理系统也有了极大的改进。1964年,醋酸盐透析液诞生,透析液的沉淀问题得以解决;同年,又发明了浓缩透析液的配比稀释系统、血液与透析

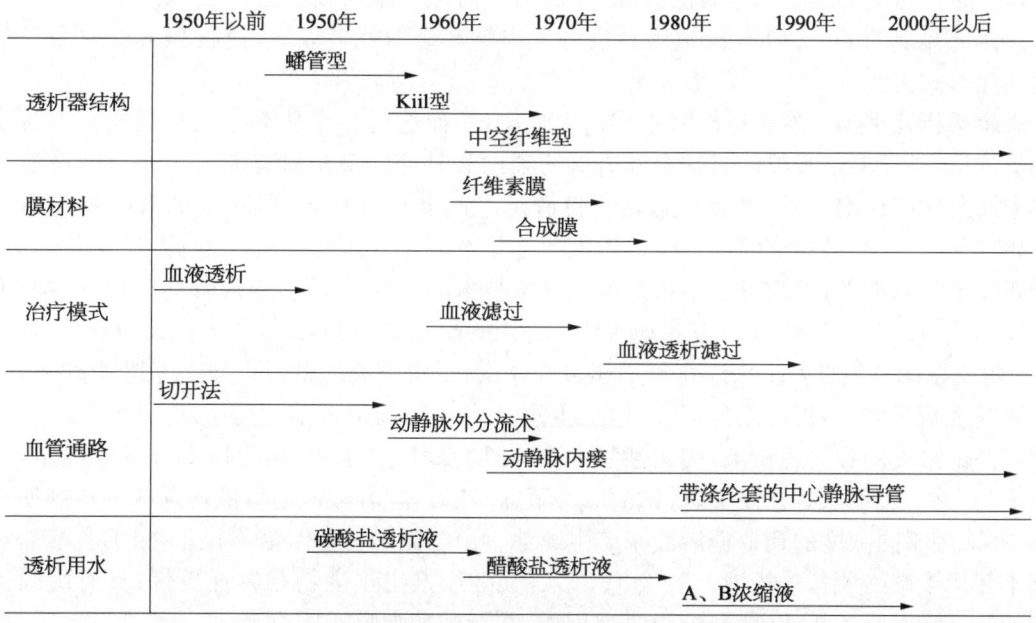

图 1-1 血液透析发展史

液的监视系统,使人工肾日臻完善。20世纪80年代以后,A、B浓缩液开始广泛使用,它极大地克服了以往透析液易发生细菌污染、钙盐沉淀、醋酸盐不耐受等缺点,一直沿用至今。随着电子技术的发展,各种监控系统均用电脑控制,从而使血液透析更加简单、安全、可靠和准确。

我国血液透析最早开始于1957年,吴阶平教授为急性肾衰竭患者成功实施了国内第一例血液透析治疗。1972年开始,血液透析正式用于慢性肾衰竭的维持性治疗。20世纪80年代中空纤维透析器进入我国,使我国在透析器生产上得到迅速发展。1999年完成的第一次全国透析登记工作显示,当时我国维持性血液透析患者约3.7万人;到了2021年,这一数据已快速上升到74万人。我国血液透析的质量也在逐年提高。国际上血液透析的新理念、新技术在国内逐步得到应用,可与发达国家相媲美的血液透析中心不断涌现,其中部分血液透析中心的水平已经走在世界前列。近年来,随着各级血液净化质量控制中心的成立以及各种技术标准的制定,血液透析的管理更加规范,其水平也得到进一步提高。

# 第二节 腹膜透析发展史

腹膜透析作为人工透析的另一种方式,已有近百年的发展历史。19世纪Friedrich Daniel von描述了腹膜的细胞成分。1923年德国的Ganter医生首次尝试采用间歇性腹膜透析治疗急性肾衰竭患者,使腹膜透析真正登上肾脏替代治疗的舞台。随后,许多学者进行了不同的尝试和改进。20世纪60年代华盛顿大学的Tenckhoff开创了居家腹膜透析方法,采用硅胶导管替代金属、玻璃材质管,生物相容性好。1976年Popovich和Moncref在氮平衡的基础上提出持续非卧床腹膜透析(continuous ambulatory peritoneal dialysis,CAPD)。鉴于CAPD独特的优势,如血液动力学稳定、利于保护残余肾功能、患者社会回归率高、治疗费用低等,

CAPD一经推出就受到临床患者的青睐,已成为目前最常用的腹膜透析方式。1977年加拿大多伦多西部医院的D. G. Oreopoulos教授开发出塑料袋取代玻璃瓶,使腹膜透析成为安全的家庭治疗方式。

腹膜透析几乎与血液透析同时正式进入临床,然而这一技术从诞生之初就面临着腹膜炎的挑战,以至于长期以来被认为是血液透析的辅助和补充。最初只有那些不适合做血液透析的终末期肾功能衰竭患者,才会考虑做腹膜透析。直至CAPD出现后,人们对腹膜透析的认识开始逐渐改变,在世界范围内腹膜透析人数逐年增多。特别是进入20世纪90年代以后,腹膜透析技术日趋成熟,腹膜炎已不再是困扰这项技术的难题,"Y"形连接管的应用使腹膜炎发生率明显降低。2022年国际腹膜透析协会(International Society for peritoneal dialysis, ISPD)建议总体腹膜炎发生率应每年不超过0.4次,无腹膜炎的患者百分比应超过80%。

腹膜透析早期,透析液成分不一,包括生理盐水、5%葡萄糖溶液等。20世纪50年代,由于使用高钠浓度的腹膜透析液,代谢性酸中毒、外周水肿、肺水肿、高血压等并发症经常发生。此后不久,为了避免这些并发症,低钠的碳酸氢盐/乙酸盐/乳酸盐透析液逐渐成为常规使用的液体,并采用不同浓度的葡萄糖溶液来产生超滤。由于碳酸氢盐溶液不稳定,目前乳酸盐透析液基本替代了碳酸氢盐透析液。90年代以来,又陆续推出了生物相容性更好、具有腹膜保护功能的氨基酸腹膜透析液、葡聚糖腹膜透析液、艾考糊精腹膜透析液等。

用机器替代手工开展腹膜透析的探索最早可以追溯到1964年,华盛顿大学Fred Boen制造了现代腹膜透析机的雏形,但设备很笨重,由于缺乏商品化的透析液和透析袋,需要每天配制透析液,消毒透析液容器的不便和感染隐患限制了其临床应用。直到20世纪90年代,随着轻巧的台式家用腹膜透析机的诞生,以及袋装的腹膜透析液的问世,自动化腹膜透析(automatic peritoneal dialysis, APD)得到快速发展,占发达国家腹膜透析比例的50%以上。

腹膜透析的开展,地区差异很大,墨西哥、新西兰、泰国等和中国香港地区以腹膜透析治疗为主。我国于1956年开展了第一例腹膜透析,1979年开展CAPD治疗模式,此后在全国各地相继开展。随着城乡基本医疗保险制度的普及和国家卫生政策的调控,腹膜透析技术不断突破、腹膜透析质量不断改善,近20年来,我国腹膜透析患者人数增长近20倍,腹膜透析的患者存活、技术存活及腹膜炎的低发生率也位居世界先进水平前列。近年来,随着我国APD新技术的开展和推广,其操作简便、生活质量好的特性,也将使腹膜透析迈向机械化、自动化、人性化、智能化的新时代。

(汤晓静)

# 第二章
# 尿毒症毒素及清除策略

正常情况下,健康的肾脏可排泄大量化合物。慢性肾脏病尤其是终末期肾病(end stage renal disease,ESRD)患者,由于肾脏清除能力的不足,可出现体内尿毒症毒素的蓄积,引起尿毒症症状、代谢紊乱和多个系统功能失调。目前已知,ESRD患者体内有200多种物质的水平高于正常人,其中一些物质具有明显毒性作用。因此,并不能把体内浓度增高的物质都称为"尿毒症毒素"。所谓尿毒症毒素,是指肾衰竭患者体液中浓度明显增高,并与尿毒症代谢紊乱或临床表现密切相关的某些物质。

## 第一节 尿毒症毒素分类

尿毒症毒素的分类方法有多种,可根据毒素的相对分子质量、毒素的性质或毒素的来源分类。目前,采用最多的是根据尿毒症毒素分子的理化特性和相对分子质量的大小来分类,可以分为:① 小分子水溶性化合物,相对分子质量<500 D,如尿素、胍类、草酸盐、磷和尿酸等,容易被透析清除。② 中分子化合物,相对分子质量>500 D,如甲状旁腺激素(9 000 D)、$\beta_2$微球蛋白(12 000 D)、晚期糖基化终末产物(2 000~6 000 D)和瘦素(16 kD)等,这些毒素仅能被腹膜透析或高通量透析器清除。③ 脂溶性和(或)与血浆蛋白结合的化合物,这些毒素相对分子量很小,但由于电荷或分子构型的作用,与血清蛋白结合,因而表现为中大分子的特性。这些毒素包括酚类、同型半胱氨酸、精胺类和吲哚类等。

尿毒症毒素可导致细胞、组织、器官损伤或引发免疫低下、炎症损伤及代谢紊乱等全身性反应,引起心血管系统、骨骼系统、血液系统、神经系统等不同系统症状。不同类型的尿毒症毒素其作用机制和原理不尽相同,但当其作用于同一器官或系统时,可使患者产生类似或相同的症状,亦可引起全身性反应而使症状加重。

### 一、小分子毒素

(一) 尿素和氰酸盐　尿素为蛋白质代谢的终产物,相对分子质量60 D。尿素作为最重要的具有调节渗透压作用的物质,如果在透析过程中血浆尿素浓度下降过快,可能诱发失衡。尿素的代谢产物氰酸盐具有较强的毒性,可导致恶心、呕吐等消化道症状,以及乏力、头痛、嗜睡、抑郁甚至昏迷等神经精神症状。此外,氰酸盐的活性形式异氰酸可氨甲酰化多种蛋白质和分子,导致血管损伤。

(二) 胍类　胍类是精氨酸的结构性代谢产物,是仅次于尿素的一类物质,是最可能的尿毒症毒素之一,包括胍、甲基胍、二甲基胍、肌酐、胍乙酸、胍基丁二酸等。甲基胍升高可引起恶心、呕吐、腹泻、贫血、糖耐量降低、胃肠道出血等症状。胍类化合物是神经毒性剂和实验性的惊厥剂，导致抽搐、意识障碍等精神症状。此外，一些胍类物质（如精氨酸类似物）是一氧化氮合酶（NOS）的强效竞争性抑制剂。非对称性二甲基精氨酸（asymmetric dimethylarginine，ADMA）可引起血管收缩、抑制血管舒张，与高血压、不良心血管事件、肾功能恶化和肾纤维化进展相关。

**（三）草酸盐** 据报道，ESRD患者血清草酸盐浓度比健康人群增加40倍。尽管透析对草酸盐的清除与尿素相似，但由于草酸盐的清除量低于健康人群体内的清除量，透析患者的血清草酸盐浓度仍高于正常人群。草酸盐升高可导致继发性草酸盐沉着，以多组织中草酸钙沉积为特征，包括软组织及血管沉积、尿路草酸钙结石等。

**（四）磷** 血磷增高是蛋白质摄入和肾脏排泄减少共同作用的结果。高磷血症是导致瘙痒和继发性甲状旁腺功能亢进的重要原因之一。与高磷血症密切相关的主要影响是血管和组织钙沉积增多，导致心血管疾病和死亡风险增加。

**（五）氧化三甲胺** 氧化三甲胺（trimethylamine oxide，TMAO）是由食物消化分解后经肝脏代谢产生。TMAO增加是心血管疾病和死亡的重要危险因素，还会引起肾病进展。

## 二、中分子毒素

**（一）$\beta_2$微球蛋白** $\beta_2$微球蛋白（$\beta_2$-MG）是由100个氨基酸残基组成的单链多肽低分子蛋白，由淋巴细胞、血小板和多形核白细胞产生，分子量为11 800 D。$\beta_2$-MG只能经肾脏代谢，能自由通过肾小球毛细血管壁，99%经肾小管重吸收并分解。其在正常人中的血清浓度为1.5~3 mg/L，ESRD患者可达到20~50 mg/L。透析相关淀粉样蛋白很大程度上由$\beta_2$-MG组成。研究发现$\beta_2$-MG可损害认知功能，也是促衰老因子。研究表明$\beta_2$-MG与ESRD患者的全因死亡率相关，浓度<27.5 mg/L能获得最佳的生存率。

**（二）甲状旁腺激素** 甲状旁腺激素（parathyroid hormone，PTH）是由甲状旁腺主细胞分泌的，含有84个氨基酸的多肽，分子量约为9 400 D。慢性肾脏病患者常合并继发性甲状旁腺功能亢进，升高的PTH会造成骨和矿物质代谢紊乱，即慢性肾脏病矿物质和骨代谢异常（chronic kidney disease-mineral and bone disorder，CKD-MBD）。过量的PTH引起细胞内钙增加，导致几乎所有器官系统的功能紊乱，包括广泛软组织钙化、心血管钙化和功能异常、肾性骨病、红细胞破坏增多、抑制免疫反应及神经系统功能紊乱等。

**（三）瘦素** 瘦素（leptin）是由肥胖基因编码，脂肪细胞分泌的肽类激素，分子量为16 000 D，是抑制可调节食物摄取和能量消耗的激素。瘦素主要通过肾脏代谢，ESRD患者中瘦素水平明显升高。瘦素增多可引起食欲下降、营养摄入减少、热量消耗增加、体重减轻。

**（四）晚期糖基化终产物和晚期氧化蛋白产物** 晚期糖基化终产物（advanced glycation end product，AGE）是多种蛋白质非酶糖基化反应的终末产物。AGE可诱导细胞因子、炎症介质的释放，促进血管平滑肌的增殖及血小板积聚等。糖基化的脂蛋白能够增加低密度脂蛋白在血管壁的沉积，加速动脉粥样硬化。晚期氧化蛋白产物（advanced oxidation protein product，AOPP）是体内氧化应激过程中生成的一类含双酪氨酸的蛋白质交联物。研究表明，AOPP在结构及生物活性上跟AGE类似。它能促发单核细胞的炎性反应，引起全身微炎症反应状态，是ESRD患者免疫功能紊乱、动脉粥样硬化、透析相关性淀粉样变等长期并发症的重要致病因素。

### 三、蛋白结合毒素

大多数蛋白结合毒素是肠源性毒素,由食物中的氨基酸经肠道内细菌作用生成。正常情况下,蛋白结合毒素可以被肾脏近端小管上皮细胞上的转运体分泌到肾小管腔中,随尿液排出体外。在肾功能受损患者中,肾小管功能下降导致蛋白结合毒素在体内蓄积。研究表明,未与蛋白结合的游离毒素是造成机体组织毒性的主要因素。

**(一)硫酸对甲酚** 对甲酚是一种分子量仅有188 D的苯酚,血浆蛋白结合率为94%,由代谢络氨酸和苯丙氨酸的肠道细菌产生,被认为是典型的亲脂性尿毒症蛋白结合毒素。有证据表明,由于既往的检测方法使用强酸化脱蛋白法,实际上存于ESRD患者血液中的是对甲酚的结合物硫酸对甲酚(p-cresyl sulfate,PCS)及葡萄糖醛酸对甲酚。酚类与尿毒症患者中枢神经抑制相关,高浓度酚类还可抑制肝、脑细胞活性,干扰血小板聚集。此外,大量研究证实,PCS水平与ESRD患者心血管疾病的发生及全因死亡独立相关。PCS可诱导白细胞产生自由基,进而损伤血管内皮细胞,促进心肌细胞凋亡。

**(二)吲哚类** 硫酸吲哚酚(indoxyl sulfate,IS)是吲哚经肝脏代谢产生,而吲哚是色氨酸在肠道菌群作用下的代谢产物。IS相对分子质量251 D,蛋白结合率达90%以上。IS可抑制药物与蛋白结合,加速肾小球硬化、诱导内皮功能障碍和血管损伤,以及骨功能障碍,因而也与慢性肾脏病患者全因死亡和心血管事件发生风险增加相关。

**(三)同型半胱氨酸** 同型半胱氨酸(homocysteine,Hcy)是由甲硫氨酸去甲基化产生的一种含硫氨基酸。Hcy在ESRD患者体内潴留会导致S-腺苷同型半胱氨酸在细胞内蓄积,而后者是一种毒性非常强的化合物。高Hcy血症是心血管疾病的一个独立危险因素,导致颈动脉狭窄、颈动脉内膜增厚、冠状动脉疾病、心肌梗死和深静脉血栓发病率升高。

**(四)呋喃丙酸** 3-羧基-4-甲基-5丙基-2-呋喃丙酸(3-carboxy-4-methyl-5-propyl-2-furanpropionic acid,CMPF)是一种强亲脂性尿毒症毒素,也是药物蛋白结合的主要抑制剂。动物实验显示这种毒素可抑制对氨马尿酸(PAH)的摄取,并减少肾脏对通过PAH通路清除的各种药物、代谢产物和内源性有机酸的排泄。神经系统异常和CMPF血浆浓度相关。

## 第二节 尿毒症毒素清除策略

用于降低尿毒症毒素溶质浓度的主要方法是传统的血液透析和腹膜透析。但是透析是非特异性的,也会清除许多重要的化合物。

### 一、小分子毒素的清除

通过弥散、对流方式进行清除。增加透析器表面积,增大血流量和透析液流量可增加对小分子毒素的清除。胍类具有多室分布的特点,对于分布容积较大的胍类化合物(如甲基胍),提高其清除的首选方式是延长透析时间,而对于分布容积较小的胍类化合物(如胍基丁二酸),增加透析次数更好。

### 二、中分子毒素的清除

相对不依赖血流量和透析液流量,可通过增加透析时间、透析器表面积、透析器孔径、超滤率增加中分子毒素的清除。采用无菌生理盐水或超纯透析液进行等量置换来增加对流也可增加对中分子毒素的清除。

### 三、蛋白结合毒素的清除

大面积透析器或高通量透析器对清除蛋白结合毒素效果不佳。为提高这些物质的清除，需使用血液灌流或特异性吸附系统。与血液透析患者相比，腹膜透析患者血浆中蛋白结合毒素的浓度更低。

总的来说，当前透析方法并不能充分清除中分子和蛋白结合毒素。目前研究将重心放在可增强经典透析清除能力的其他措施，包括吸附或改变透析器内的物理条件（如血液透析滤过时增加血浆离子强度），以及增加蛋白结合毒素的游离毒素比例、调整透析模式（如每日短时透析、夜间长时透析等）。此外，尿毒症毒素的清除也受到肠道摄入（尤其是蛋白结合毒素）和残余肾功能的影响。通过改变膳食摄入或口服吸附剂减少肠道摄取，以及加强残余肾功能保护也是额外清除潴留毒素的重要方式。

（汤晓静）

# 第三章
# 血液净化护理概念和特点

根据流行病学调查,全球终末期肾病(ESRD)的发病率逐年提高,有研究表明,尽管医学技术不断发展,但最终仍然有大部分的终末期肾病患者需要接受终身肾脏替代治疗,预计到2030年,全球接受肾脏替代治疗的人数将超过540万。血液净化技术是肾脏替代治疗的主要手段,而血液净化护理人员则是开展血液净化治疗的主体人群,需要全方位、全过程、全要素地参与终末期肾病患者的治疗、管理和血液净化中心的运营。本章主要介绍血液净化护理的概念和特点。

## 第一节 血液净化护理概念

现代护理学是一门为人类健康服务、是自然科学与社会科学相结合的综合性应用学科,它是科学、艺术和人道主义的结合。作为现代护理学中具有较强专科特性的血液净化护理学,也随着国家全面深化医疗护理改革的浪潮,发生了翻天覆地的变化,血液净化的护理理念、护理技术和护理方法正逐渐趋向标准化、规范化和科学化。

血液净化技术不仅仅应用于原发性或继发性终末期肾病患者的治疗中,同时它也成了各种原因导致的急性肾损伤、多脏器功能障碍综合征、急性药物和毒物中毒,以及一部分免疫系统疾病抢救、治疗的特殊技术,特别是近年来该技术在突发灾难(地震、火灾等)和重大公共卫生事件救治的应用中,凸显出了它的治疗价值,被人们广泛认可。它从最初的血液透析技术、腹膜透析技术发展为一系列的血液净化技术。血液净化技术除了人们认为的具有清除血液中有害物质的作用,还具有对重要器官功能的支持作用及调节机体内环境稳定的作用。该技术的不断衍生使护理工作范畴不断扩大,风险逐渐增加,它的规范管理和技术将直接影响到患者的生命安危。由此,在临床中,血液净化护理人员的专业水平、专科护理质量和专科服务能力决定了终末期肾病和危重症患者的生存机会、生存时间和生存质量。血液净化护理的目标已从让终末期肾病患者"活着"发展为"有质量的活着"。其主要内容包含以下几个方面。

(一)加强慢性肾脏病的一体化管理　目前全球约有8.5亿人受到不同类型肾脏疾病的影响,全世界每十个成年人中就有一个患有慢性肾脏疾病。自2006年开始,国际肾脏病学会倡议每年3月份的第二个星期四为"世界肾脏日",并且在每年的"世界肾脏日"提出不同的主题,以提高人们对肾脏的关爱与关注。近年来慢性肾脏病患者一体化管理的理念已逐步植根于临床,通过早筛查、早发现、早诊断、早干预、早治疗,来延缓疾病的进程,降低终末期肾病的发病率。从事血液净化的护理人员应针对慢性肾脏病不同时期出现的不同护理问题,进行有效护理评估,给出相应的护理措施。

(二)规范血液净化护理操作技术　在血液净化治疗中提供技术规范、操作流程及具体的实施方法,从而降低治疗过程中的并发症,提高终末期肾病患者的治疗安全性,提高患者生存率和生命质量。

**(三)规范血液净化中心(室)管理**　包含透析室结构布局、设施设备、人力配置及院内感染防控等相关内容,以减少不良事件发生。

**(四)提升血液净化护士业务素质和职业道德**　分层级进行血液净化护理人员培训,提升各层级护理人员的专科能力,能够精准运用护理程序为透析患者提供全流程、全方位的高质量护理。

**(五)提升终末期肾病患者自我管理和自我护理能力**　随着医学模式的不断发展,临床护理工作中日益强调医护患共享决策的重要性。该决策是让患者参与在终末期肾病的治疗中,更注重以患者为中心的护理理念,有利于提升终末期肾病患者的健康结局,提高患者的满意度、信任感和依从性。

**(六)加强终末期肾病患者的康复护理**　从认知训练、康复、营养、心理及疾病危险因素控制五大方面干预、随访,注重终末期肾病患者的康复护理,规范慢性肾脏病健康教育,提高慢性肾脏病患者自我管理和自我护理水平,提高治疗依从性,延缓疾病的进展。

## 第二节　血液净化护理特点

截至2023年12月底,全国血液净化登记系统(Chinese National Renal Data System,CNRDS)中记录的数据显示,中国(统计数据未含港、澳、台地区)血液透析中心数量达7 512家,血液透析患者达91.67万人,每年约有近万名终末期肾病患者进入血液透析行列;腹膜透析中心数量达1 424家,腹膜透析患者达15.27万人,每年约有近千名终末期肾病患者进入腹膜透析行列,从CNRDS提供的数据可以看出,接受血液净化治疗的人群每年都在不断增加。

随着血液净化技术的发展,除了最常规的血液透析技术和腹膜透析技术外,还有一系列的特殊血液净化技术,如:单纯超滤、高通量透析、血液滤过和血液透析滤过、血液灌流、连续性肾脏替代治疗、血浆置换、血浆吸附等技术。临床上根据疾病的病因和治疗目的不同,选择不同的治疗方式及相应的护理支持。

回顾血液净化的发展,其护理工作主要包含了以下几个特点。

**(一)涉及多学科护理范畴**　目前血液净化治疗已广泛应用于内、外科200多种疾病。血液净化护理技术涉及外科围手术期护理(肝脏移植、心脏移植、肾脏移植、多脏器功能障碍综合征、挤压伤综合征等)、内科急救与护理(水与电解质紊乱,严重创伤休克急救治疗,药物、毒物中毒,急性肾损伤,心力衰竭等)、心理护理、饮食营养护理、患者教育和康复护理、护理伦理、循证护理、人文科学、药物应用和管理等多学科护理内容。在多学科交叉融合的过程中,更加体现出了血液净化专科护理的优势和价值。近年来,血液净化护理技术对突发灾难(地震、火灾等)和重大公共卫生事件所造成的危重症患者的救治起到关键作用,不仅可以提供肾脏替代治疗,也可以维持内环境稳态、清除导致全身炎症风暴的炎性细胞因子,该技术越来越得到人们的认可。

**(二)专业技术要求高,设备依赖性强**　血液净化技术是一项复杂多变、专业技术强且需要护理人员操控机器的护理技术。由于患者疾病原因或体外循环的不测因素,血液净化过程中各类并发症的发生率较高,需要护士对各种并发症准确评估、早期发现、早期干预,血液净化护理人员必须具备高超的专科技术和良好的业务素质才能确保治疗的顺利和安全。护理人员必须规范掌握各类机器操作、熟知机器在治疗中可能出现的各类报警、精准判断各类报警的性质、对于硬件故障引起的报警应及时判断,同时作为血液净化护理人员应了解透析设备的安全维护,掌握水处理系统的监测和消毒。为了确保透析患者的治疗安全,凡是从事血液净化护理工作的人员必须经过系统、专业、规范的培训和考核,获取多学科护理知识,并取得相应的学术机构或行政部门颁发的适任证或上岗证,持证上岗。

(三) **特殊的群体,特殊的治疗,特殊的工作** 维持性血液透析患者需要接受连续的、终身的医疗护理服务。接受血液透析治疗的患者一周需要2~3次到透析中心接受治疗,一年中有1/3的时间需要与透析机、医务人员为伴,而体外循环治疗对于护士而言,则提出了更高的专业要求,稍有差池就有可能酿成大祸。由于治疗的需要,血液透析中心(室)的医护人员没有节假日。接受腹膜透析治疗虽然可以居家治疗,但需要患者独立完成所有操作,因此,对于患者的操作培训、自我管理和居家环境则提出了更高的要求。随着血液净化技术的发展和进步,维持性透析患者生存率和生命质量有了明显提高。在日本,有个别患者依靠血液透析存活52年以上,我国也有报道存活35年以上的案例。对于患者来说,血液净化护理人员是一种依靠,也是精神支柱,在患者几十年的治疗中,将永远提供优质的医疗护理服务,陪伴其度过一生。

(陈 静 林惠凤)

# 第二篇 血液透析技术与护理

血液透析技术是终末期肾病(end stage renal disease,ESRD)患者最主要的肾脏替代治疗方式。血液透析(hemodialysis,HD)是利用半透膜的原理,将患者体内血液引流至体外,与透析液(含机体浓度相似的电解质溶液)在透析器空心纤维膜的两侧反向流动,借助膜两侧的溶质梯度、渗透梯度和水压梯度,通过弥散/对流进行物质交换后,将净化的血液回输患者体内,以达到清除体内代谢废物和多余水分,维持水、电解质和酸碱平衡的目的。

常规血液透析治疗为每周3次,每次4小时。而临床上可根据患者的情况选择相应的血液透析治疗方式,如序贯透析(sequential dialysis,SD)、单纯超滤(individual ultrafiltration,IUF)等。为确保患者血液透析治疗安全,规避职业暴露风险,血液透析护理人员必须严格执行血液透析各项标准操作实践,全面落实患者各项评估与监护、并发症护理等;规范使用血液透析治疗相关设备和器材,熟练掌握耗材的性能、应用和处理等。

# 第四章
# 血液透析概述

血液透析技术是通过一系列专业的技术手段,将血液中的有害物质清除,其目的在于替代衰竭肾脏的部分功能,如清除代谢废物,调节水、电解质和酸碱平衡等。

## 第一节 血液透析原理

血液透析是将患者血液引出体外,通过血液透析装置,完成对溶质及水的清除和转运,其基本原理是通过弥散、对流及吸附清除血液中各种内源性和外源性"毒素";通过超滤和渗透清除体内潴留的水分,同时纠正电解质和酸碱失衡,使机体内环境接近正常,从而达到治疗的目的。这种技术的基本特点是把血液引出体外净化再回输至体内,因此也可称为体外循环治疗技术。

### 一、溶质转运原理

血液透析溶质转运的基本原理有弥散、对流(超滤)和吸附等。

**(一)弥散** 溶液中的溶质在浓度梯度的作用下,由高向低转运的过程,即为弥散。弥散方程为:

$$J/A = -K_0 \cdot \Delta C$$

其表明在单位时间内,通过垂直于扩散方向的单位截面积的扩散物质流量与该截面处的浓度梯度成正比,即浓度梯度越大,扩散通量越大。$A$ 为单位面积,$J$ 为弥散速率,$\Delta C$ 为浓度梯度,常数 $K_0$ 为传质系数。当透析膜的面积确定为 $A$ 时,则 $K_0 \cdot A$ 可以被看做是清除率。

血液透析的溶质交换主要是通过弥散转运来完成。患者血液中的代谢废物由血液侧的高浓度向透析液侧的低浓度移动,从而达到清除溶质的目的。弥散的主要影响因素有以下几种。

1. **膜通透性** 透析膜是血液透析器最重要的组成部分,透析膜材料的选择直接影响着血液透析的治疗效果。膜的通透性是指透析器对中分子尿毒症毒素的清除能力,通常用 $\beta_2$ 微球蛋白($\beta_2$-MG)的清除能力来表示。通常高通透性透析器指的就是高通量透析器(对水的清除能力大)。高通量透析膜的高弥散和超滤能力对中分子溶质的清除率为普通透析膜的 2~3 倍,超滤率为普通透析膜的 3~10 倍。

2. **膜表面积** 透析膜的表面积通常是干燥状态下测量到的有效透析器膜表面积,其数值主要取决于透析膜纤维丝的长度、内径和纤维丝的总数。在透析膜预冲后,其表面积也会发生变化。理论上用于血液透析物质交换的有效膜面积越大,则弥散效率越高,其清除效果也越好。但是有文献表明膜面积显著增大,对于患者治疗效果与长期生存率没有明显的影响,所以与其单纯追求高膜面积,不如选择合适膜面积的透析器。

3. 溶质浓度梯度　当半透膜两侧的溶液存在浓度差时,溶质就会进行跨膜运动,溶质的跨膜运动会随着膜两侧的浓度梯度增加而增加,所进行的弥散转运也随之增加。

4. 溶质相关性质　溶质的分子量大小是影响其转运的最大因素,分子量越大其转运的速率就越慢,继而弥散的速率也就越慢。

5. 透析液和血液流速　透析液和血液流速对于小分子溶质的清除起到很大的作用,但对于中大分子溶质不适用。在固定的透析液流量下,血液流速越快,小分子物质的清除率越快,上升到一定程度后趋于稳定。

(二) 对流　液体在压力梯度作用下,通过半透膜的运动,称为对流。这是溶质经半透膜转运的第二种机制。对流不受溶质分子量和浓度梯度差的影响,其驱动力取决于透析膜两侧的水压差,即静水压和渗透压所形成的梯度。血液透析时,水分从血液侧向透析液侧移动时,携带水分中的溶质通过半透膜,称为溶剂拖拽。超滤过程中,大分子溶质尤其是大于膜孔径的分子无法通过半透膜,半透膜对这些大分子溶质起到了筛选作用。血液滤过即利用此原理,反映溶质被滤过膜滤过的参数称为筛选系数,等于超滤液中某溶质的浓度除以血液中的浓度。利用对流清除溶质的效果主要由超滤率和膜对溶质的筛选系数决定。影响超滤的因素包括膜的特性(面积、孔径、孔隙率、孔结构、截留最大分子量、膜表面荷电性)、血液成分(如血浆蛋白浓度、血细胞比容、血液黏滞度)、液体动力学(膜表面的切变力或浓度梯度)、温度等。

(三) 吸附　中大分子毒素及蛋白结合毒素难以通过常规透析方式清除。吸附是通过正负电荷的相互作用、生物亲和力或范德华力,选择性地吸附某些蛋白质、毒物及药物(如 $\beta_2$ 微球蛋白、炎症介质、内毒素等)。血液灌流采用的就是这种技术方式。

## 二、水的转运

血液透析过程中体内水分的清除主要靠超滤作用。

(一) 超滤　液体在静水压力梯度或渗透压梯度作用下,通过半透膜的运动,称为超滤。与对流不同之处在于超滤只考虑水的运动。透析时,超滤是指水分从血液侧向透析液侧移动;反之,如果水分从透析液侧向血液侧移动,则称为反超滤。

(二) 影响超滤的因素　影响超滤的主要因素有跨膜压、超滤系数、血流量和患者自身血液情况。

1. 跨膜压　无论是对流还是超滤,其动力都是半透膜两侧的压力差,我们通常称为跨膜压(transmembrane pressure,TMP)。TMP反映的是反渗透膜两侧的压力,透析装置上的TMP数值一般为血液侧压力减去透析液侧压力,其反映的是透析器的相对通透能力。

2. 超滤系数　超滤系数($K_{UF}$)是指在单位跨膜压下,每小时通过透析膜的液体的量,反映了透析膜的透水性能。不同的透析器 $K_{UF}$,在相同跨膜压下,水的清除量不同。$K_{UF}$ 与两个因素有关,即膜面积 $A$ 与膜的水力渗透性($L_h$)。$K_{UF}$ 越大,液体透过膜材料阻力越小。

$$K_{UF} = L_h \cdot A$$

超滤系数用来划分高、低通量透析器。低通量:<8 mL/(h·mmHg);中通量:8~20 mL/(h·mmHg);高通量:>20 mL/(h·mmHg)。

3. 血流量　在进行血液透析滤过治疗时,血流量也会影响跨膜压,高的血流量可以减少透析膜上血液中的蛋白附着,使透析膜的透过性提高。当然也会受患者自身血液黏度、蛋白浓度等的影响。

### 三、影响血液透析效率的因素

**(一)透析器类型** 透析器对中、小分子物质的清除及水分超滤的效率主要取决于透析膜性能及透析器膜面积。聚砜膜、聚甲基丙烯酸甲酯膜和聚丙烯膜对中分子物质和水分的清除效果往往优于铜仿膜透析器。

**(二)透析时间** 透析效率与透析时间呈正比。

**(三)血液和透析液流量** 每分钟流入透析器的血液和透析液流量与透析效果密切相关。血液和透析液流速可最大限度地保持溶质浓度梯度差,降低滞留液体层的厚度,减少膜的阻力。

**(四)溶质分子量** 在弥散过程中,溶质转运速率与其分子量有关。小分子物质如尿素、肌酐等通过透析膜的弥散速率高,而中分子物质弥散速率低,分子量>5 000 D 的物质不能通过常规的透析膜。在对流过程中,在膜截留分子量以下的溶质其转运速率取决于溶质转运速率,而与分子量无关。

(汤晓静　黄家懿)

## 第二节　血液透析适应证和禁忌证

血液透析(HD)是目前公认的清除血液中各种内源性和外源性"毒素"效力又高又快的净化方式。临床适用于各种原因的急性或慢性肾功能衰竭、水负荷过重(急性肺水肿、严重肾病综合征等)、电解质紊乱、某些药物或毒物中毒。只需要从患者、病情及设备条件衡量利弊,选择一种合适的血液透析方式。

### 一、血液透析适应证

**(一)终末期肾病**

1. 决定开始透析的原则

(1)应对患者的症状、体征、代谢状况、容量状态、营养和药物干预效果进行综合评估,决定透析开始时机。

(2)确保开始透析的决定由患者(酌情可由其家属或照护者)及其医疗团队共同做出。

(3)在开始透析治疗前,应注意排除某些症状可能由非肾脏疾病引起。

(4)患者或其家属按相关制度签署血液透析知情同意书后,才能开始血液透析治疗。

2. 血液透析时机

(1)当患者肾功能逐步恶化至肾小球滤过率(glomerular filtration rate,GFR)<15 mL/(min·1.73 m$^2$),且出现下列临床表现之一者:① 患者出现尿毒症心包炎、尿毒症脑病、严重高钾血症、严重代谢性酸中毒、水负荷过重导致肺水肿等危及生命的尿毒症急性并发症时,应紧急开始透析;② 患者出现 ESRD 所致且保守治疗无效的营养状况恶化、水负荷过重、疲乏无力、认知损伤、代谢性酸中毒、高钾血症及高磷血症等时,也应开始透析。

(2)无论临床症状如何,患者 GFR<6 mL/(min·1.73 m$^2$)时,应开始透析治疗,高风险

患者(合并糖尿病),应适当提早开始透析治疗。

**(二)急性肾损伤** 急性肾损伤(acute kidney injury,AKI)的定义:不超过3个月的肾脏结构异常或功能异常,包括血、尿、组织学、影像学或肾损伤标志物检查的异常。AKI的诊断标准(符合以下情况之一即可被诊断为AKI):① 48小时内至少2次血肌酐升高的绝对值≥26.5 μmol/L(0.3 mg/dL);② 确认或推测7天内发生血肌酐升高超过基线的1.5倍;③ 持续6小时以上尿量<0.5 mL/(kg·h)。

AKI血液透析的治疗时机应根据临床情况,综合实验室指标变化趋势,而非仅观察血肌酐和尿素氮水平,一旦出现危及生命的容量、电解质和酸碱平衡异常,即应紧急行血液透析治疗。AKI有下列指征可考虑进行血液透析治疗:① AKI伴有血流动力学不稳定;② AKI伴有颅内压增高或脑水肿;③ AKI伴有心功能不全;④ AKI伴有高分解代谢(血尿素氮>27 mmol/L或每日升高>10.1 mmol/L);⑤ AKI伴有严重水、电解质紊乱(血钾>6.5 mmol/L、血钠>160 mmol/L、血钠<115 mmol/L、血镁>4 μmol/L 伴无尿和腱反射消失)和酸碱平衡紊乱(pH<7.15或每日 $HCO_3^-$ 下降>2.0 mmol/L);⑥ AKI伴有肺水肿。

**(三)中毒及药物过量** 患者因不同药物或者毒物引发中毒,经保守治疗后无明显缓解,可采取血液透析治疗。主要适用于以下各种情况。

(1) 血液透析能够清除的毒物或药物:抗组胺类药物,包括异丙嗪和苯海拉明等;镇静催眠类药物,包括苯巴比妥、氯氮平、五氟利多、劳拉西泮、喹硫平和替马西泮等;醇类,包括甲醇、乙醇和异丙醇;抗心律失常药物,包括氟卡尼、普萘洛尔、维拉帕米和地尔硫䓬等;解热镇痛药物,包括非那西汀和对乙酰氨基酚(扑热息痛)等;抗生素类药物,包括哌拉西林钠舒巴坦钠、利福平、头孢类和氨基甙类等;抗癌药物,包括甲氨蝶呤和环磷酰胺等;金属及盐类,包括铜、砷、钾、钙、铊等;造影剂等;毒物,包括毒蕈、农药、杀虫剂等。

(2) 药物或者毒物危及人体生命,经保守治疗病情持续或加重。

(3) 血药浓度达到了致死量。

(4) 患者中毒严重或者患有基础慢性疾病,机体对药物的正常排泄发生障碍。

(5) 药物代谢后产生具有更大毒性的反应物或者出现延迟中毒的物质。

(6) 中毒患者因患有基础性慢性支气管炎、肺气肿等疾病而加重了昏迷风险,或者昏迷时间较长者。

**(四)其他** 常规内科治疗无效的液体负荷过重(肾病综合征、糖尿病肾病伴高度水肿、顽固性心力衰竭、肝硬化顽固腹水等),严重水、电解质和酸碱平衡紊乱,肝功能衰竭和高胆红素血症等。

## 二、血液透析禁忌证

血液透析无绝对禁忌证,但下列情况应慎用。

(1) 药物不能纠正的休克。

(2) 严重心肌病变导致的肺水肿或心力衰竭。

(3) 严重心律失常。

(4) 晚期恶性肿瘤等导致的全身衰竭、临终患者。

(5) 精神障碍及不合作者,或家属不同意透析者。

(黄家懿)

# 第五章
# 血液透析相关设备与耗材

血液透析治疗过程中需使用各种设备与耗材,包括血液透析装置(机)、水处理系统、透析器、血液循环管路、内瘘穿刺针、透析液等。作为一名专业人员,必须严格规范熟练应用,了解并掌握其目的和性能。本章就血液透析中相关设备与耗材的特性、临床应用、使用标准和设备管理进行逐一介绍。

## 第一节 血液透析装置(机)

血液透析装置(机)是一种高度精密的生命支持类医疗器械,由中央处理器(central processing unit,CPU)软件控制系统、血液动力系统、透析液供给系统和附加组件所组成。在透析治疗过程中,通过接收操作人员的指令,控制并监测透析液通路及血液通路的各项参数,以保证整个透析过程可以持续、安全、稳定地进行。

### 一、血液透析装置(机)的主要功能

血液透析装置(机)为临床提供血液透析(HD)、血液透析滤过(HDF)、血液滤过(HF)等肾脏替代治疗,并在治疗过程中提供持续、安全的体外血液循环动力,制备符合临床治疗需求的透析液(置换液)以及提供液体超滤的动力,同时对体外血液循环、超滤系统、透析液浓度、透析液温度、置换液等重要功能及参数进行控制和监测。

### 二、血液透析装置(机)的基本结构

血液透析装置(机)可分为血液透析机和血液透析滤过机,按其基本结构可分为中央处理器(CPU)控制系统、血液动力系统、透析液配比供给系统和超滤控制系统四大部分。

(一)中央处理器(CPU)控制系统 血液透析装置(机)的软件系统是基于透析装置的硬件所开发的,能够发布各种逻辑指令让透析装置的硬件实现各种功能,是透析装置各硬件之间、透析装置与操作者之间的纽带。无论是与透析治疗相关功能的实现(如自检、治疗、消毒等),还是与患者安全相关功能的实现(如透析过程中的实时监测、报警、显示等),都需要通过软件系统来驱动。

血液透析装置(机)具有其独立的人机交互界面(human machine interaction,HMI),由各种按钮、显示屏、触控屏、信号灯及图形用户界面组成。对操作者而言,透析装置的内部组件及其工作状态都是不可见的,通过人机界面与装置交换信息,可实现对透析装置的操作输入,如程序选择、参数设置等;透析装置则通过人机界面向操作者输出信息,如装置的运行状态,或发出故障、警告、操作说明等。

得益于硬件和软件性能的提升,新型血液透析装置的人机界面设计已大量采用触控显示屏作为其主要的输入、输出媒介,除了一些特殊操作(如血泵开关控制等)仍使用物理按钮,更多的操作通过触控显示屏使用图形用户界面来进行,这已经成为操作者与透析装置交互的主要方式。充分熟悉、理解透析装置的人机界面,是用好透析装置各项功能的必要条件。

**(二) 血液动力系统** 血液透析装置(机)的血液动力系统主要由血泵、肝素泵、动脉压力监控、静脉压力监控和气泡检测及保护装置所组成。血液在体外的驱动力主要来自于血泵,其目的是使患者的血液可以安全、稳定地引出体外,通过体外循环管路进入透析器,再返回患者体内,实现体外循环(图5-1)。

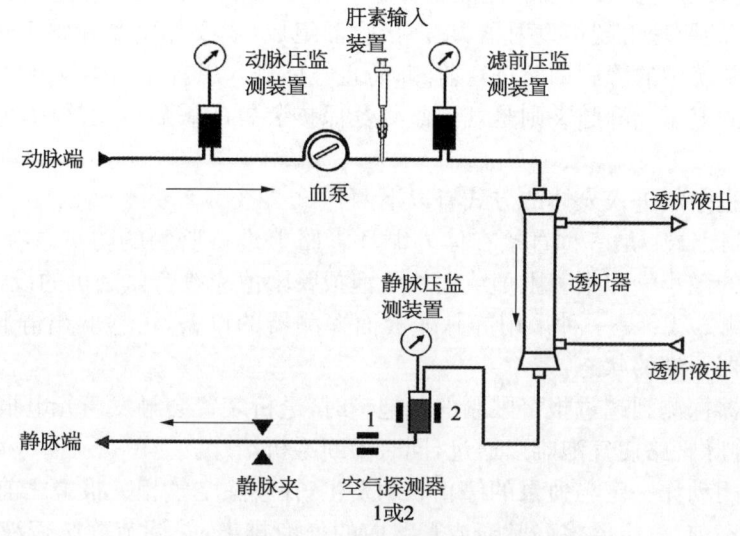

**图5-1 体外循环回路示意图**

1. **血泵** 是通过电机控制驱动的蠕动泵,是维持体外血液循环持续稳定最不可缺少的主要动力部件。

透析过程中的血流量与泵前后的压力、血泵管的弹性等都有一定的关系。《血液透析设备》(YY 0054—2010)标准中明确规定设定的血流量与实际负误差不能超过-10%。

当突发停电时,血液透析装置应立即启动备用电池以维持血泵转动,保证血液动力系统能正常运行。通常备用电池能维持血泵工作15~30分钟,在此过程中,透析装置的透析功能暂时停止,操作者应尽快进行处理,保证患者安全。

2. **肝素泵** 根据医嘱设定抗凝剂浓度剂量,持续、精准输送于体外循环管路内,避免治疗过程中出现凝血等情况。

肝素泵的监测控制:① 当肝素注入完毕或推注到预设时间,透析装置应发出声光提示;② 当肝素泵过负荷或速率不正确时,透析装置应发出声光报警。

3. **动脉压力监控** 动脉压力传感器位于血泵前,用来实时监测患者血液通路动脉端至血泵前的压力变化,其监测精度应符合制造商的设定,同时具有高低限报警功能。动脉压力传感器通过鲁尔接头与体外循环管路的压力传感器保护罩配套使用,保护罩能够防止管路中的预冲液或血液进入压力传感器。每次治疗开始前,透析装置的自检程序会对体外循环管路的密闭性及管路内的压力进行检测,保证压力传感器能够正常工作。

在血流量恒定的条件下,血液流量、流动阻力或黏度的变化都会引起压力的变化。此外,当体外循环状态发生变化时,如血流通路不畅、透析器凝血、血路管折叠、连接松动,甚至治疗时患者的体位变化,都会引起管路内压力的异常变化,从而触发报警,并采取相应安全保护措施,提醒操作者及时处理。

4. 静脉压力监控　静脉压力传感器用于监测体外循环管路静脉壶至患者静脉回路端的压力变化,其监测精度应符合血透机的设定要求,具有高低限报警功能。

部分透析装置的静脉压力监测模块还具有静脉壶液面调节功能,由按钮和液面调节泵组成。当液面调节按钮被按下时,连接液面调节泵和静脉壶的阀被打开,泵将产生的正压或负压通过静脉测压管路作用于静脉壶,迫使静脉壶中的液面随之上升或下降。

5. 气泡监测及保护装置　气泡监测及保护装置是血液透析装置上重要的安全监控装置之一,它基于超声的原理由超声发射器、超声接收器组成,主要作用是在整个透析过程中不间断地对体外循环系统中的静脉回路进行监测,防止气体进入患者体内引发空气栓塞的风险,确保整个透析过程的安全。静脉夹则是气泡监测及保护装置的最后一道屏障,它位于空气探测器的后端。

透析装置防止空气进入人体的方式有以下两种。

(1) 气泡检测方式:是一种直接在体外循环管路上进行监测的防护系统,出现在静脉管路内的连续通过的微小气泡报警限值或大块气泡报警限值应符合血透机的设定要求。

(2) 液位检测方式:是一种采用静脉壶液面探测器的设备,可检验出静脉壶内的血液面高度低于探测器下端的状态。

当空气探测器探测到超过报警限制的气泡量时,透析装置会触发声光电报警,血泵停止转动,静脉夹夹闭静脉管路使气泡难以通过,同时中断透析治疗。

静脉夹的夹闭动作一定与血泵的停止联动发生,在解除空气相关报警之前,特别是在静脉夹恢复到打开状态前,一定要将静脉壶或管路内的气泡排出,并调节静脉壶液面,避免空气进入患者体内。

**(三) 透析液配比供给系统**　血液透析装置(机)的透析液配比供给系统,是由透析用水除气、浓缩液混合配比、透析液流量监控、透析液温度电导度监控、透析液漏血监控、透析液旁路装置和透析液滤过装置7个部分组成。其主要作用是分别吸入透析浓缩液或相关浓缩物以及透析用水,通过自动配比系统按比例混合,制备符合临床要求的透析液,并持续稳定地输送到透析器。

1. 透析用水除气　水路中若有过多的气泡,会聚集在透析膜的透析液侧,降低膜的有效接触面积,甚至可能透过透析膜进入血液侧。对透析装置而言,透析液中的气泡还会影响超滤的准确性和精准性、电导率检测的稳定性以及造成漏血的误报警。

透析装置采用负压的方式除气,其除气模块一般由除气泵、限流器和空气分离室组成。限流器位于除气泵之前,两者配合产生负压,负压的大小取决于限流器的孔径与除气泵的流量。分离出的气泡在空气分离室聚集、变大并排出,而除气后的透析用水从空气分离室的下端出液口流出,经管路与透析浓缩液混合。

2. 透析液配比模块　透析液配比模块由浓缩液混合部分(浓缩液泵、浓缩液吸入控制电磁阀、浓缩液混合容器和控制/反馈电路)及浓度监测部分(电导率传感器、温度补偿传感器和信号转换电路)所组成。

透析液配比方式一般分为以下两大类。

(1) 固定比例式:是按照所使用的浓缩液配方以固定的比例由浓缩液泵吸取透析浓缩

液,浓缩液泵则按照厂商装机时设定的数值吸入对应量的浓缩液。

(2) 反馈补偿式:采用电导度闭合回路控制,实时监测透析液电导度变化,自动调整浓缩液吸入速率,最终实现设定的透析液电导度目标。

透析液配比模块一般具有两个或两个以上在线透析液电导率传感器。治疗过程中,当任意一个电导率传感器的测量值超过设定值±5%时,透析装置会发出声光报警,并阻止透析液流向透析器(或滤过器)和(或)阻止置换液流进血液。透析装置还具有独立于任何控制系统之外的报警防护系统,当防护系统的电导率测量值超过报警限制时,会阻止透析液流向透析器,防止因透析液成分不当而产生安全隐患。

3. 流量控制模块  流量控制模块由流量泵、单向阀、电磁阀、流量调节模块、透析液压力传感器、透析液流量传感器、除气(若有)以及相应管路组成。透析液的流量控制,是透析装置水路运行的主要控制部分,其主要作用有:① 驱动透析液在水路中流动;② 提供稳定的透析液流量,并可根据治疗需要进行调节;③ 实现对透析液流向的控制,实现不同的水路运行状态。

4. 温度控制模块  温度控制模块由热交换器、加热器、温度传感器等元器件组成。

根据《血液透析设备》(YY 0054—2010)标准的规定,透析液、置换液的温度应控制在33~40℃范围内。当对透析液的加热在35~38℃范围内时,其控温精度应为±0.5℃。透析装置执行自检程序时,会检测透析液温度报警装置,以确保其能正常运作。为了避免加热器内进入大量气泡或缺水时导致干烧而损坏,透析装置加热模块被设计为与缺水报警联动,当出现缺水报警时,加热器会停止加热。治疗过程中,当透析液温度高于或低于报警限值时,透析装置会发出声光报警,并立即进入旁路状态,阻止透析液流向透析器(或滤过器)和(或)阻止置换液流进血液。

透析治疗时,患者血液在体外循环过程中会造成热量的损失,透析器是一个理想的热交换器,可以通过调节透析液温度影响患者体温。

5. 漏血监测模块  漏血监测模块主要由光源发射/接收部分、监测管路以及光-电转换电路组成。光源发射/接收部分位于废液侧管路的两端/两侧,发光侧发出光源,穿过管路中的液体到达接收侧,接收侧将接收到的光源转换为电压信号,安全监测系统则根据电压的变化来判断流经液体中是否含有血液成分(图5-2)。

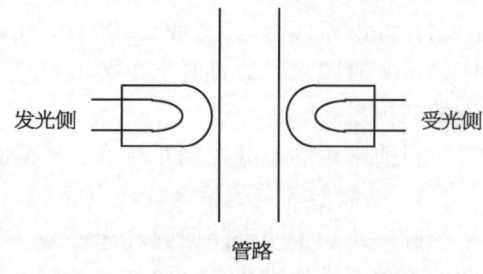

图5-2 漏血监测模块结构示意图

漏血监测模块主要用于监测透析器是否发生了破膜、断丝或封口不严,导致患者血液中的红细胞穿过破损的透析膜进入透析液中。由于原理的不同,单光源装置的漏血监测模块只有在废液中检测到一定浓度的完整红细胞时,才会触发漏血警报。而双光源装置的漏血监测模块在患者血液发生溶血或红细胞破裂穿过透析膜时,也能触发漏血警报。在规定最大透析液流量、超滤流量和置换液流量的情况下,漏血速率的最大报警限值应不得超过 0.35 mL/min(红细胞压积为 32%)。

透析装置必须具有监测透析器漏血,避免可能产生安全隐患的防护系统。防护系统的运作必须实现下列安全条件:触发声光报警、停止血泵运转、中断透析液和置换液流动,以及将超滤率降到最小值。

6. 旁路模块  旁路模块一般是由多个电磁阀(旁路阀)及监测部件配合实现。

正常透析治疗时，透析液流经透析器通过透析膜与患者血液进行物质交换，透析装置提供一定的压力进行超滤。当监测到透析液电导率、温度异常时，透析装置会通过切换旁路电磁阀，转为旁路状态。此外，治疗过程中出现任何需要切断透析液供应的情形，操作人员可以实施一键旁路，此时透析液不再流经透析器，水路压力也不再传递给透析器。

由于旁路功能的重要性，透析装置在自检过程中会检测旁路模块的性能和状态，以确保患者的治疗安全。

7. **透析液滤过模块**　透析液滤过模块主要由透析液过滤器、安装支架组成，血液透析滤过装置还应配备置换液输送泵。为了确保透析液过滤器的安全使用，一般应用以下两种方法：① 在每次治疗前对透析液过滤器进行完整性测试；② 按照生产厂家说明书的要求定期更换。

通过使用透析液过滤器来过滤透析液，能够实现超纯透析液品质，以及在线制备血液透析滤过所需的置换液。根据国家医药行业标准《透析液过滤器》(YY 1272—2016)的定义，透析液过滤器与血液透析装置配合使用，以清除透析液中的内毒素、微生物和不溶性微粒，经过滤后的透析液应达到下列要求。

(1) 每毫升中含 10 μm 及以上的微粒不得超过 25 粒，含 25 μm 及以上的微粒不得超过 3 粒。

(2) 滤过液的细菌总数应不得超过 1 CFU/10 mL。

(3) 在线制备置换液时，滤过除菌系统应采用双重过滤，并保证在单一滤器情况下也能达到细菌内毒素不得超过 0.03 EU/mL 的要求。

进行血液透析滤过或血液滤过时，透析装置必须具有独立于任何置换液控制系统之外的防护系统，能避免置换液误入而产生安全方面的危险。防护系统的运作必须触发声和光的报警。

**（四）超滤控制系统**　透析装置的超滤控制系统是通过控制脱水的容量，准确地完成超滤，帮助患者排除体内多余水分，避免水钠潴留及容量负荷增高等并发症的发生。透析装置的脱水允许误差应为 $\pm 5\%$ 或 $\pm 100$ mL/h，两者取绝对值大者。为了保证脱水的安全，透析装置应显示实时脱水参数且脱水参数的设置应经过确认，且必须具有独立于任何超滤控制系统之外的防护系统。

目前常用的超滤控制系统有：平衡腔加超滤泵、复式泵加超滤泵和电磁流量计。

1. **平衡腔加超滤泵超滤控制系统**　其核心部件是一个容量平衡的密闭系统，主要包括以平衡腔模块为主的密闭回路和超滤泵。平衡腔模块一般由 2 个腔体和 8 个电磁阀组成，每个腔体中都由一块膜片分隔成新鲜液区和废液区，两个区域的容量相同（图 5-3）。

透析装置通过平衡腔模块可以保证流入平衡腔的新鲜透析液量和流出透析器的废液量相等。同时，在平衡腔的废液侧设有一个超滤泵，由中央处理器控制，按所设置的超滤速度从密闭系统中抽出所设定的废液。由于等容密闭系统中进出液量必须平衡，因此缺少的废液就由患者血液中的水分通过透析膜滤出得以补充，即患者的超滤量。平衡腔模块的精度与超滤泵的精度对最终超滤的精确性起到了决定性作用。

2. **复式泵加超滤泵超滤控制系统**　该系统由复式泵和超滤泵组成。复式泵是一个具有两个相同容积泵室的柱塞泵。由一侧的泵向透析器提供透析液，另一侧的泵从透析器将透析液排出。它有两个工作状态，分别为供液和排液（图 5-4）。

3. **电磁流量计超滤控制系统**　该系统由电磁流量计、流量泵和负压泵组成，包括两个形状相同的管路（通道 1 和通道 2），其原理是基于法拉第定律来测量液体流速。

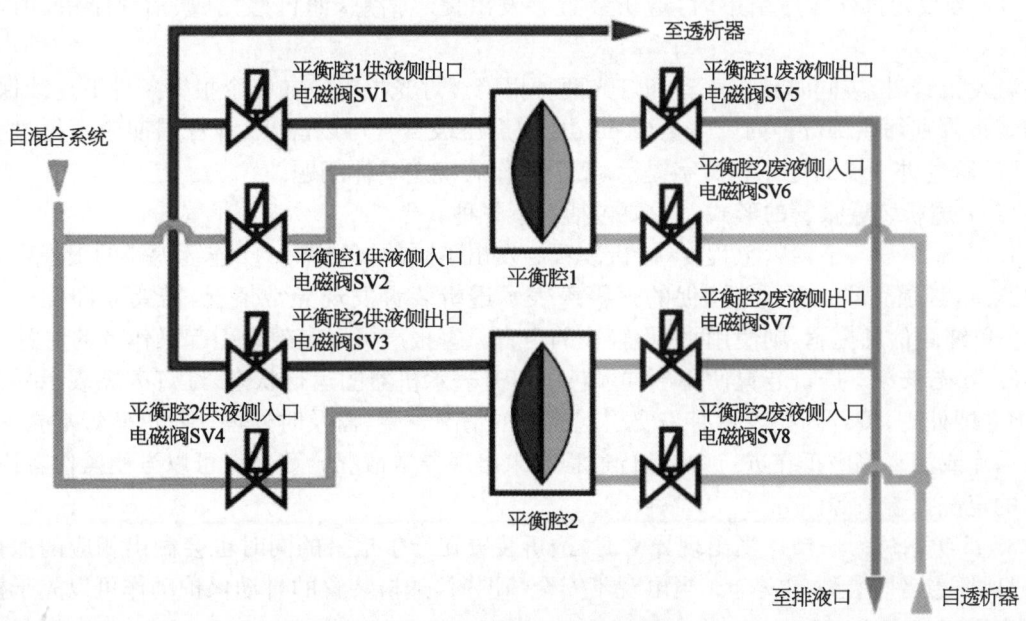

图 5-3 平衡腔工作原理示意图

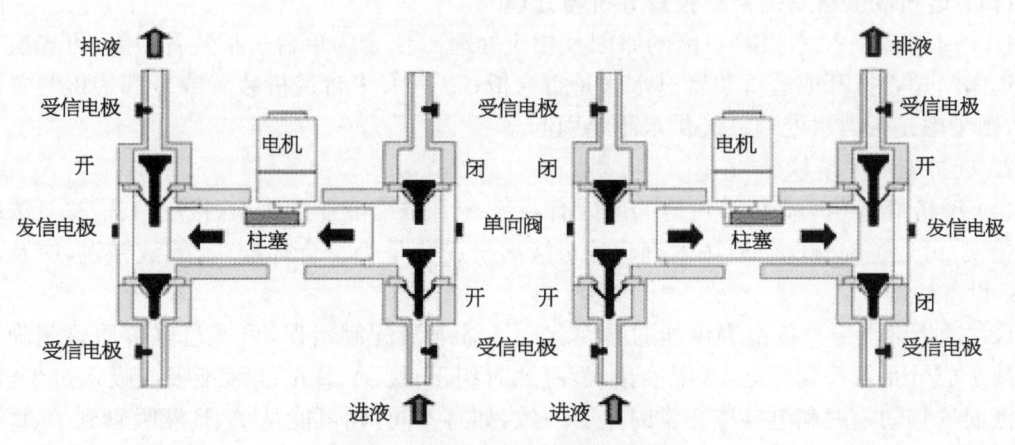

图 5-4 复式泵工作原理示意图

## 三、常见血液透析装置(机)报警原因及处理

根据安全设计原则,透析装置在运行过程中发生异常时,必须能发出报警,让操作者及时发现和处理,并在必要时自动做出相应动作,将装置切换至安全模式,保证患者、操作者及装置的安全。在整个治疗过程中,所有防护系统都必须处于运作状态。

**(一) 透析装置触发报警的情形** 主要分为以下 3 类。

(1) 当出现潜在或已发生风险需立即干预时,透析装置会发出警告性报警,如动/静脉压力超限、血液中有气泡、消毒液吸入失败等。

(2) 当设定的参数或安装部件与当前运行状态不符时,透析装置会发出提示性报警,如旁路翻盖未闭合、消毒时透析液吸杆未复位等。

（3）当设定操作程序结束时，透析装置会发出提示信息，如自检完成、治疗结束、消毒完毕等。

触发报警时，应同时具有声音和灯光两种报警。灯光报警应在整个报警条件下连续保持，而声音报警则须在1分钟内产生至少65 dB的声压级。若可以静音，静音周期应不超过2分钟，然后通过进一步的灯光和文字提示，帮助操作者确定具体问题。

**(二)透析装置报警的形式** 主要包括以下3种。

1. 声音报警 根据紧急程度，透析装置会发出不同的报警声：① 连续尖锐的报警声表示情况紧急，必须立即处理；② 急促的报警声表示透析装置发现异常情况，需要立即确认或处理；③ 单纯的信息提示，则使用平缓、轻快的声音。警报声可以有效地引起操作者的注意。

2. 灯光报警 透析装置使用不同颜色的灯光表示机器的运行状态，红灯闪亮表示异常状态，须立即处理；黄灯闪亮表示有需要引起注意的情况发生，需及时处理；绿灯、蓝灯常亮，一般表示治疗或消毒程序正在进行中，运行过程中未出现异常情况。警报灯可以方便操作者快速、准确的定位报警来源。

3. 防护系统的联动 当出现异常时，透析装置在产生报警的同时也会做出相应的保护动作，以保证患者和装置的安全。当出现不安全情况时，透析装置的自动保护动作可以先于操作者作出反应。

**(三)血液动力系统常见报警分析与处理** 具体内容详见第六章"血液透析护理评估与监护"。

**(四)透析液供给系统常见报警分析与处理**

1. 供水报警 供水报警可能的原因及相应处理：① 若为单台透析装置报警，可先检查供水管道阀门是否打开或透析装置进水管是否弯折；② 若有多台透析装置或全部透析装置同时报警，则考虑是否因水处理系统供水不足引起。

2. 透析液电导率报警

（1）透析液电导率高报警可能的原因有：① A、B浓缩液连接错误（接反）；② A、B浓缩液配制错误，可通过检测电解质浓度确认透析液离子成分是否符合标准，若配液错误，应及时纠正；③ 设备故障。

（2）透析液电导率低报警可能的原因有：① 浓缩液配制错误，可通过电解质检测确认透析液离子成分是否符合标准，若配液错误，应及时纠正；② A、B浓缩液不吸或吸入过少，观察吸管液面的移动幅度和电导率正常时是否一致，如有不同，则可能从A、B液吸管到A、B液泵之间的管路（尤其是吸管过滤器）有堵塞或漏气；③ 设备故障。

3. 水路流量报警 水路流量报警可能的原因有：① 供水不足或供、排水管弯折或受压；② 透析液侧管路内部有结晶或蛋白质或其他异物造成堵塞；③ 设备故障。

4. 水路压力报警 水路压力报警可能的原因有：① 水供应中断出现断水；② 透析液侧管路不密封（包括透析器旁路接口未安装妥当）；③ 水路管道破损或连接不紧，可以通过检查管道中是否有漏液排除；④ 设备故障。

5. 超滤报警 超滤报警可能的原因有：① 透析装置水路部分漏气或压力传感器故障；② 透析器旁路接头至超滤泵之间管路漏气或弯折、堵塞；③ 设备故障。

6. 漏血报警 漏血报警可能的原因有：① 漏血或溶血，观察透析器透析液出口处液体的颜色，如果有红色的血丝，则是透析器破膜；如果液体呈茶色，可能溶血。② 漏血传感器故障，如果透析器透析液出口处肉眼观察液体清澈，可能是漏血传感器问题。

7. 供电报警 透析装置触发供电报警时，若处于非治疗状态，则自动关机并发出连续尖锐的警报声；若处于治疗状态，则发出异常警报声，并启动备用电池供电，除显示屏、血泵、肝素泵，其他水路部件全部停止运行，血液动力系统安全监测功能仍然有效。

供电报警可能的原因有：① 若所有透析装置同时出现供电报警，则可确定为科室配电箱或更上一级电路出现问题，应紧急联系医院相关物业部门到场处理并预估解决时间。若处理所需时间超出透析装置备用电池的供电时间，应立即为患者回血下机。② 若是单台透析装置出现供电报警，则应依次检查配电箱空气开关、透析装置电源线插头以及电源开关等。若以上原因均可排除，则可以确定是透析装置电源模块故障，应给患者更换机器继续治疗。

8. 消毒过程中的报警　消毒过程中出现报警可能的原因有：① 消毒液桶空或液位偏低；② 透析装置消毒液吸管破裂、漏气或堵塞；③ 设备故障。

消毒液吸入报警解决后，透析装置必须重新进行完整消毒后才能使用，不能使用冲洗程序代替。

### 四、血液透析装置(机)的维护及消毒

#### (一) 血液透析装置(机)的日常维护要求

(1) 血液透析装置(机)属于第三类医疗器械，必须具有国家药品监督管理局颁发的第三类医疗器械注册证，其正常运行直接关系到临床治疗的安全及效果，因此每台透析装置均需建立独立的档案并编号，档案中应记录出厂信息、首次装机信息(包括细菌、内毒素和电解质检测记录)、操作运转和维护记录，以便于查询管理。

(2) 按照透析装置产品说明书的要求，应定期对其进行检查、检验、校准、保养、维护并予以记录，及时进行分析、评估，确保透析装置处于良好状态，保证其可靠性。

(3) 透析装置的保养分为日常保养、年度保养以及年度安全性检测。主要包括：透析液配比功能(电导率、温度)、超滤功能、安全性监测保护功能(动静脉压力监测、漏血探测、空气探测)、备用电池及漏电防护等。

(4) 透析装置的维护工作必须在人机分离的情况下进行，以确保患者安全。

#### (二) 血液透析装置(机)的清洗消毒

1. 清洗消毒的目的　透析液中含有钙离子、镁离子和碳酸氢根离子，pH升高可能会生成沉淀结晶。水路中若有脂类有机物、蛋白质类及碳酸盐结晶等物质附着，会使管路内壁变得粗糙，从而使透析用水和透析液中存在的细菌更容易在其表面附着、滋生，为防止交叉感染，保证治疗安全，每次治疗结束后需对透析装置的水路进行清洗消毒。

清洗主要是去除水路中的碳酸盐结晶、脂类有机物等。消毒通常指以化学、物理的方法杀灭或消除环境中的病原微生物的过程。透析装置的消毒主要是指杀灭水路中的细菌。

2. 透析装置对消毒产品的要求

(1) 根据透析装置清洗消毒的目的，用于透析装置消毒的产品必须具有以下能力：① 有效除菌；② 有机物、细菌等微生物的除去、脱离等效果；③ 溶解碳酸盐，同时抑制固化黏着作用；④ 对透析装置零部件腐蚀、老化等损害最小化；⑤ 化学稳定性；⑥ 对人体无害；⑦ 易水洗性；⑧ 不起泡；⑨ 产生的废水不造成环境污染。

(2) 消毒产品生产企业需根据中华人民共和国卫生健康委员会(简称国家卫健委)发布的《消毒产品卫生安全评价技术要求》对产品进行检验，形成卫生安全评价报告并提交国家卫健委下属当地主管部门审核，通过评审后在全国消毒产品网上信息平台备案。

透析装置的消毒用品同时也可以作为第三类医疗器械向国家药品监督管理局进行申报。

3. 消毒产品的种类

(1) 含氯消毒液：次氯酸钠溶液为微黄色液体，是一种强碱弱酸盐，有似氯气的气味，具有极强的腐蚀性、强氧化性、强刺激性。其化学性质极其不稳定，受光、受热均易分解。在15℃以下时，次氯酸钠溶液较稳定，温度稍高即会发生分解。当温度升高到70℃以上时，次氯酸钠溶液分解最为强烈，甚至可能发生爆炸。

次氯酸钠是一种强氧化剂，溶入水中会迅速发生水解反应，生成次氯酸和氢氧化钠，极易扩散到带电荷的菌体表面，通过细胞壁穿透到菌体的内部，并作用于微生物核酸。

次氯酸钠清除有机物能力较强但无脱钙能力，需要配合使用酸性溶液（如冰醋酸）进行脱钙，在添加消毒液时需要注意两者不能混合，否则会产生氯气等有毒气体。

(2) 过氧化物消毒液：过氧乙酸是无色透明液体，具酸性、易挥发、同时具有强烈的刺激性酸味，分解后产生氧气和水，无残留毒性。过氧乙酸作为一种酸性强氧化剂，对金属、软木、橡胶等都具有腐蚀性，对织物、纸张等纤维具有漂白作用，其腐蚀性和漂白作用随过氧乙酸浓度的增高而增强。

过氧乙酸性质不稳定，在贮存过程中会自然分解，其分解速度受温度、浓度、纯度和剂型的影响。过氧乙酸的杀微生物能力，主要体现在它本身所具有的强氧化作用以及过氧化氢和乙酸的协同作用上。

(3) 柠檬酸成分的消毒液：常温下的柠檬酸并无灭菌的能力，只有在加热后，有机酸的活性因温度升高而增加才能破坏细胞膜中的磷脂层，干扰细胞内 pH 的平衡。

4. 透析装置的清洗消毒方法 透析装置的清洗消毒程序涉及水洗（rinse）、脱钙/酸洗（decalcification）、化学消毒（chemical disinfection）、热消毒（heat disinfection）、热化学消毒（heat chemical disinfection）。

(1) 冷化学消毒：含氯消毒剂和过氧乙酸类消毒剂是最常用的冷化学消毒剂。需要根据消毒剂原液浓度和透析装置要求进行稀释后使用。

(2) 热消毒：透析装置的消毒方式从最初的冷化学消毒发展到现在的各种消毒模式。热消毒是消毒方法之一，使用时需满足最低有效消毒温度及在不低于该温度时的持续时间，以达到预期的消毒效果，热消毒的温度应达到80℃以上。

(3) 热化学消毒：是指既有化学消毒又有热力消毒的方式。一般使用柠檬酸加高温的方式进行透析装置水路的清洗与消毒，这种方式包含了热力和化学消毒剂两方面的消毒效力，并且化学消毒剂在热力的作用下可以发挥出最大的消毒效力。

5. 透析装置的消毒过程

(1) 水洗：冲洗管路中的透析液及管壁附着物。

(2) 消毒液吸入：通过消毒液吸管吸入一定量的消毒液（加热）。

(3) 消毒液循环、存留：使消毒液充满水路的所有部位，消毒液与水路充分接触。

(4) 消毒液冲洗：将消毒液从水路中冲洗出去，并测试是否有残留。

（张姚昕　邵旭东）

## 第二节　水处理系统

进行透析治疗，需使用大量的透析用水，以稀释浓缩液、配制置换液和消毒液。透析患者在每次治疗时，血液通过透析膜与透析液中的水大量接触。因此，透析用水的质量、管理和标准是血液透析患者得以长期生存，提高生存质量的基础。

## 一、水处理系统的目的与意义

血液透析用水处理系统的目的是将原水（市政或自取生活用水等）进行系统处理，清除所有对人体有害、影响透析液电解质浓度和对透析机造成损害的物质，制造出符合《血液透析及相关治疗用水》(YY 0572—2015)要求的透析用水。

维持性血液透析患者长期暴露于大量的透析液当中，每周300~400 L。

透析用水的水质不合格可引起各种急、慢性透析反应，甚至导致个体或群体医疗不良事件。为确保患者的安全以及透析设备的正常运转，需对原水进行处理。透析用水中污染物的最大允许量和对人体产生的毒性作用见表5-1。

表5-1 透析用水常见污染物及其对人体的毒性作用

| 化学污染物名称 | 最高允许浓度(mg/L) | 对人体的毒性作用 |
| --- | --- | --- |
| 透析用水常见毒性的污染物 | | |
| 铝 | 0.01 | 小细胞性贫血、脑病、痴呆、骨病 |
| 总氯 | 0.1 | 溶血、贫血、甲基血红蛋白血症 |
| 铜 | 0.1 | 恶心、头痛、腹泻、溶血、贫血 |
| 氟化物 | 0.2 | 骨软化、骨质疏松 |
| 铅 | 0.005 | 皮肤和胃肠道紊乱、神经系统紊乱 |
| 硝酸盐(氮) | 2 | 恶心、低血压、溶血、发绀、甲基血红蛋白血症 |
| 硫酸盐 | 100 | 恶心、呕吐、代谢性酸中毒 |
| 锌 | 0.1 | 贫血、恶心、呕吐、发热 |
| 透析用水中和透析液相关的电解质 | | |
| 钙 | 2(0.05 mmol/L) | 恶心、呕吐、头痛、虚弱、高血压 |
| 镁 | 4(0.15 mmol/L) | 恶心、呕吐、头痛、虚弱、高血压 |
| 钾 | 8(0.2 mmol/L) | 神经肌肉兴奋性紊乱 |
| 钠 | 70(3.0 mmol/L) | 高血压、肺水肿、口渴、头痛、昏迷 |
| 透析用水中的微量元素 | | |
| 锑 | 0.006 | 呕吐、腹泻、意识错乱、记忆丧失、心脏毒性、胰腺炎 |
| 砷 | 0.005 | 皮肤色素沉着、肝问题、神经系统危害 |
| 钡 | 0.1 | / |
| 铍 | 0.000 4 | / |
| 镉 | 0.001 | 难治性贫血 |
| 铬 | 0.014 | 皮肤和鼻腔溃疡 |
| 汞 | 0.000 2 | / |

（续　表）

| 化学污染物名称 | 最高允许浓度(mg/L) | 对人体的毒性作用 |
| --- | --- | --- |
| 透析用水中的微量元素 | | |
| 硒 | 0.09 | / |
| 银 | 0.005 | / |
| 铊 | 0.002 | / |
| 透析用水中细菌和内毒素 | | |
| 细菌 | 100 CFU/mL | 恶心、呕吐、发热、低血压、休克 |
| 内毒素 | 0.25 EU/mL | 透析相关淀粉样变性 |

注："/"表示没有相关研究数据表明，该污染物在血液透析治疗中值得特殊关注。

## 二、水处理系统技术

**（一）血液透析用水处理系统的组成及日常保养**　血液透析用水处理系统主要包括预处理（精密过滤器、原水增压泵、罐式过滤器、炭吸附罐、软化器、保安过滤器）、反渗透装置及透析用水输送管路等。

1. 精密过滤器　精密过滤器一般安装在原水增压泵的前端，用于滤过原水中颗粒较大的泥沙与铁锈泥，防止损坏原水增压泵内扇叶。其外壳采用不锈钢或者塑料材质，滤芯安装在过滤器内部，材质大多为不锈钢网状材质或聚丙烯材料（polypropylene，PP）。

2. 原水增压泵　原水增压泵位于水处理系统的前端，用来提供一定的压力及原水流量，以满足整套水处理系统在正常状态下工作（预处理系统的正常工作及反冲、再生等）。血液透析用水处理系统通常选用离心泵作为原水增压泵，并根据用水量选择合适的流量和扬程。

3. 多介质过滤器　多介质过滤器一般由罐体、多路阀、滤料、中心管、上下布水器等组成。

多介质过滤器内部填充包括石英砂、锰砂、无烟煤在内各种规格的砂粒，可以去除水中的杂质及悬浮的胶体、铁锈和90%～98%的不溶性颗粒，以保护下游设备的安全。锰砂的主要成分是二氧化锰，当原水pH≥5.5且有足够的溶解氧时，可以将水中的二价铁离子氧化成三价氢氧化铁沉淀物，经石英砂过滤后可被除去。

4. 炭吸附罐　炭吸附罐一般由罐体、多路阀、活性炭、布水砂、中心管、上下布水器等组成。

炭吸附罐中的活性炭可以去除原水中的游离氯、氯胺和有机物。游离氯与氯胺可以抑制细菌滋生，保证管网末端的水中微生物水平控制在允许范围内。但这些具有强氧化能力的含氯成分会对反渗透膜造成不可逆的损伤，降低其产水及过滤能力，同时进入透析患者体内易引起溶血、贫血、变性血红素血症等不良反应发生。因此，对于炭吸附罐后的水质监测尤为重要。

炭吸附罐的工作效率一般由以下3个方面决定：活性炭的材质、反洗空间及周期、空床接触时间（EBCT）。

（1）活性炭根据原材料的不同可分为椰壳、果壳、煤质等。而评价活性炭吸附能力的指标是碘值，碘值越高吸附能力越强。透析用水处理系统一般采用碘值大于900的优质椰壳活性炭。

（2）炭吸附罐长时间运行会在活性炭层形成一些通道，导致其吸附能力下降，需要定期对活性炭重新分散，因此吸附罐内就需要留有一定的膨胀空间，在反冲洗时利于其重新分散，这个空间一般为罐体容积的1/3。同理，多介质罐和树脂软化罐也需要留有膨胀空间。

（3）通常利用活性炭去除游离氯和氯胺所需时间（去除游离氯需6分钟，去除氯胺需10分钟），计算空床接触时间，从而选择适合的罐体大小及加注活性炭的量。空床接触时间是一种间接测量液体与颗粒接触时间的方法，是指水流过滤器与活性炭接触的时间，可通过以下公式计算：

$$EBCT = V/Q$$

式中，$V$ 表示罐中的颗粒体积（$m^3$）；$Q$ 表示流经罐的液体流量（$m^3/min$）。

5. 软化器　软化器一般由罐体、多路阀、钠性阳离子交换树脂、布水砂、中心管、上下布水器及盐桶等组成。

为了避免透析患者因水中含有高于正常浓度的钙离子、镁离子而发生"硬水综合征"，同时防止下游设备中有碳酸钙生成，堵塞反渗膜和其他部件，一般通过钠型阳离子交换树脂去除原水中的钙离子、镁离子。值得注意的是，软化后水中总离子含量不变（电导率不变），只是改变了水中相对离子的浓度。当树脂上所有钠离子被交换，树脂上的钙离子、镁离子即达到饱和，需及时再生，恢复树脂的吸附能力。化学反应方程式为：

$$R_2 - Ca + 2NaCl = 2RNa + CaCl_2$$

$$R_2 - Mg + 2NaCl = 2RNa + MgCl_2$$

6. 保安过滤器　保安过滤器一般安装在预处理和反渗透装置之间，主要功能是截留炭吸附罐或者软化器中释放出的颗粒，保护反渗透装置免受颗粒物的破坏。

7. 反渗透装置　反渗透装置是整套血液透析用水处理系统的关键部分，其性能直接影响产水质量。

反渗透是渗透的逆过程，是利用压力差为动力的膜分离过滤技术。溶液与纯水由半透膜隔开，在溶液侧施加一个大于溶液渗透压的压力，溶液中的水分子就会在压力的作用下以逆向于自然渗透的方向穿过半透膜，进入纯水侧，而留下溶质（无机盐、重金属离子、有机物、胶体、细菌、病毒等杂质）。

血液透析用水处理系统就是根据这一原理设计的，当原水进入反渗透装置后，在高压泵的作用下，经过反渗透膜后的水被分成两部分，通过反渗膜的水为反渗水，另外一部分流经反渗膜表面而被排放的水，称为废水（浓水或浓缩水）。

8. 透析用水输送管路

（1）透析用水输送管路通常使用 UPVC（硬聚氯乙烯）、PEX 管（交联聚乙烯）、SUS316（不锈钢）材质组成。

（2）根据《血液透析和相关治疗用水处理设备技术要求 第1部分：用于多床透析》（YY 0793.1—2010）和《血液透析和相关治疗用水处理设备常规控制要求》（YY/T 1269—2015）中的要求，输送管路应采取循环回路的形式供水，以避免管路内有死腔，滋生细菌和内毒素。管道系统始终保持液体流动可以最大限度地减少生物膜形成。在峰值需求的情况下，直接供给系统远端循环需保持最低 0.457 2 m/s 的流速。

（3）如使用纯水箱间接供水的形式，纯水箱应具备：① 液位报警联动功能，液位低于设置值时,应触发声、光报警程序;② 水箱如与空气相通,应配备 0.45 μm 的疏水性空气过滤器;③ 避免使用与大气相通的观察管,使用溢流管时应安装防污染装置;④ 水箱内部应安装喷淋系统或其他针对水箱消毒的装置;⑤ 水箱底部应设计成圆锥形或碗形,箱体最低点应安装排液口。在峰值需求的情况下,推荐间接供给系统的远端循环保持最低 0.914 4 m/s 的流速。

(4) 透析用水输送管路应尽量直而短,尽量减少直角弯头的使用数量,降低水阻和细菌停留的风险。

(5) 透析用水输送管路与透析装置相连处需有阀门,并尽量靠近主管路,以减少死腔和消毒液残留的风险。

(6) 建议在透析用水输送管路与透析装置相连处安装快速接头,便于快速卸下进水管路、取样和维护。

(7) 建议在透析用水输送管路的出水口和回水口安装压力表和取样口,并保持取样口的清洁,以便观察水路中的供水压力和回水压力,以及对供水和回水口进行采样检测。

**(二)水处理系统日常监测**  应参照《血液透析和相关治疗用水处理设备常规控制要求》(YY/T 1269—2015)、《血液透析及相关治疗用水》(YY 0572—2015)等要求对水处理系统进行日常监测。

1. **每日检测**  每日对水处理系统的各项参数进行检测并记录。一般应含有以下内容。

(1) 查看自来水压力及多介质过滤器、炭吸附罐、软化器、各级滤芯前后压力差,当压力差 $\triangle P > 0.05$ MPa 时,应检查相应滤器是否阻塞。根据压力变化情况,及时更换滤芯或进行反冲再生程序。

(2) 总氯、余氯检测记录:① 每天透析治疗开始前,水处理系统运转至少 15 分钟后,开启炭吸附罐出水取样阀,取样进行测定并记录结果,若有 2 个或 2 个以上的炭吸附罐,应在第一个炭吸附罐后采样,要求罐后出水总氯含量 $< 0.1$ mg/L。② 反冲频率由进水水质和出水量决定,建议为每周反冲 1～3 次。

(3) 硬度检测记录:① 每天透析治疗结束时进行检测,可反映软化器在当日整个透析工作周期内的整体有效性。应在水处理设备运转状态下,打开软化器出水取样阀,放水至少 60 秒后,取样进行测定并记录结果,要求软化器的出水硬度 $< 17.1$ mg/L(1 grain/gal),也可参照反渗透装置制造商的相关规定。② 应每日观察盐桶内的盐位和水位,保证盐桶内为饱和的氯化钠溶液且满足再生时的需求量。③ 软化器的再生频率应综合进水硬度、出水量及每日硬度检测结果来决定,一般时间型多路阀的再生频率建议为每周 1～3 次。

(4) 每日开启水处理系统前,应检查多路阀时间是否正确。若有偏差应及时校正,以免在正常供水过程中突然进行反冲与再生,影响反渗透装置的正常运行。

(5) 检查反渗透装置增压泵的前后压力值。

(6) 检查反渗透装置的原水电导率与产水电导率,并计算脱盐率。

(7) 带有多传感器的水处理系统可以测量并记录水温、产水与废水流量等其他参数。

目前,国内对水处理系统的监测越来越规范,大多数血液透析中心根据相关标准和实际应用的水处理系统制定了各项监测参数的记录表格,每日由专职工程师检测并记录各项参数,发现问题及时解决。

2. **每月检测**  每月至少进行 1 次透析用水的细菌培养,至少每 3 个月检测 1 次透析用水内毒素,国内部分地区要求每月必须进行 1 次透析用水的内毒素检测。检测结果须达到国家医药行业标准《血液透析及相关治疗用水》(YY 0572—2015)的要求。取样点应包括水处理设备透析用水出口与回水口,有纯水储水箱的设备还应采样水箱出口。要求透析用水中的细菌总数<100 CFU/mL,内毒素含量<0.25 EU/mL。当细菌总数≥50 CFU/mL 或内毒素含量≥0.125 EU/mL 时,应给予干预。

同时,《血液透析及相关治疗用水》(YY 0572—2015)对细菌培养方法也提出了具体规定,要求细菌培养基宜选用胰蛋白胨葡萄糖培养基(TGEA)、营养琼脂培养基(R2A)或其他确认能提供相同结果的培养基,不能使用血琼脂培养基和巧克力琼脂培养基,推荐使用 17~23℃的培养温度和 168 小时(7 天)的培养时间,或者其他确认能提供相同培养结果的培养时间和温度也适用。内毒素应使用 LAL 鲎试剂检测法,或者其他确认能提供相同结果的检测方法。

3. 每年检测　每年至少进行 1 次透析用水的化学污染物检测,检测结果须符合国家医药行业标准《血液透析及相关治疗用水》(YY 0572—2015)的要求。

**(三)水处理系统的消毒**　《血液透析及相关治疗用水》(YY 0572—2015)中对透析用水处理系统的消毒进行了详细的说明。要求如下:① 根据透析用水处理设备使用说明书要求定期消毒;② 当检测透析用水细菌数≥50 CFU/mL,或内毒素≥0.125 EU/mL 时,应进行主动干预。干预方法根据设备说明书选择化学消毒或热消毒。

1. 化学消毒　消毒方式应严格按照说明书的要求进行,常规使用过氧乙酸(有效浓度 1 500~2 000 mg/L,最终稀释后消毒浓度约 0.2%)。消毒过程中应包含一定时间的循环与浸泡,推荐使用消毒剂有效性试纸检测有效消毒浓度是否达标,消毒完毕冲洗结束后,必须使用消毒剂残余测试纸对包括出水口、回水口及终末端出水口的残余浓度进行检测,整个化学消毒结束后,应开启所有透析装置进行完整冲洗。

根据《血液透析和相关治疗用水处理设备技术要求 第 1 部分:用于多床透析》(YY 0793.1—2010)的要求,消毒剂残留量超标(过氧乙酸残余≥1 mg/L,总氯含量≥0.1 mg/L)者,严禁用于透析治疗。

2. 热消毒　整个过程无需添加任何化学消毒试剂,加热器应能提供被消毒区域内水温高于 80℃并维持 20 分钟以上所需的热量。

必须注意的是,当水处理系统处于清洗、灭菌和(或)消毒模式时,绝对不能为患者进行治疗。

### 三、水处理系统布局及要求

**(一)场地要求**

1. 场地面积　根据《血液净化标准操作规程(SOP)》要求,水处理室的场地面积应为水处理设备占地面积的 1.5 倍,并需考虑维护、保养的空间。如有多套水处理系统或考虑未来增加新的水处理系统,则考虑每套水处理系统占地不少于 15 m$^2$。

2. 场地位置　水处理系统应处于透析中心的清洁区域,远离透析中心的治疗区域,减少污染,降低噪音。

3. 场地承重　安装水处理前,应同基建或建筑设计部门确认楼层承重能力,再行确认水处理系统安装地点,或对楼板进行承重加固,或采用其他形式来分散受力。

4. 设备通道　由于水处理系统的体积较大,需考虑设备在安装和维修保养过程中所经过的走廊、房门、电梯、楼梯、楼梯转角平台等区域的宽度和高度是否能满足要求。净宽度一般不小于 1 m,净高度一般不小于 2 m,或根据设备的实际体积进行相应的设计和改动。

5. 附属设施　① 建议水处理室安装空调、除湿装置;② 水处理室的地面和墙面应做防水、防漏处理;③ 水处理室若有窗,应安装窗帘,避免阳光照射。

(二) 水处理系统电源要求

1. 双路供电和接线要求　供电电压为 380 V 三相五线供电(三火线一地线一零线)和 220 V 单相三线供电(一火线一地线一零线),要求接地良好,接地线与零线之间的电阻值≤4 Ω。

2. 供电保护　为防止发生三相电源供电出现电压不稳、缺相或相序被接反等情况,可考虑安装稳压电源、缺相保护器和相位确认器,应注意各种截面积电线和能承受的功率。

配电开关和插座应达到以下要求:① 配电箱内需安装带漏电保护的空气开关若干,分别控制每一个插座和主机,以起到保护设备和方便开关的作用;② 总空气开关应尽量安装在门口或离门口较近处,以便在紧急情况下迅速切断总电源;③ 为防止水意外溅到电源插座上造成危险,所有的电源插座需使用带防水溅盒的防水插座,插座的安装高度为距地面 1.5 m。若原水处理室墙面较低处已有普通电源插座,应更换成防水溅插座或做密封处理;④ 插座的具体形式、位置和数量需根据设备的实际情况和厂商的要求设置。

(三) 水处理系统供排水要求

1. 原水供水

(1) 供水管路的内径尺寸:一般不小于 3.8 cm(1.5 in)。

(2) 供水压力:正常供水压力下,不小于 2 bar(200 kPa),且压力稳定。

(3) 需在总供水管路上安装总进水阀门及压力表,建议安装一组旁路阀门,以便临时停水或清洗水箱时排气和排污水使用,避免大量污水进入水处理系统。

(4) 供水流量:一般不小于反渗机出水量的 3 倍,或参考厂商的设备要求以满足预处理反冲时更大的流量需求。

(5) 供水温度:5～30℃。

(6) 厂商需根据供水的水质和现场实际情况定制满足使用需求的设备。

(7) 如当地经常性停水或水网供水压力不稳定,建议安装备用原水水箱或采取双路供水。原水水箱的容量需根据透析中心的最大用水量计算。

2. 排水　水处理室地面应做好防水工作,并根据水处理系统的布局合理设置排水口及地漏数量。

### 四、水处理系统的进展及展望

(一) 监测模式的改变　目前水处理系统的水质监测主要采用定期离线检测的方式来监测(如:总氯、余氯、硬度等),未来应发展为采用先进的在线实时检测的方法来监测(如:总氯、余氯、硬度、浊度、含铁量等)及查看各过滤器前后的压力状况。所监测到的数据均可通过无线网络将数据传输到相应的终端,使用户能够及时了解装置的运行情况。

(二) 主机电器控制部分的升级　从传统的电气元器件连接方式转变为集成电路板控制模式,从简单的可编程逻辑控制器(PLC)转变为计算机操作系统。现代反渗透主机为了提高系统的安全可靠性,一般采用多 CPU(中央处理器)设计,形成 CPU 组。这些 CPU 之间分工合作,一方面各自处理不同的任务,如监测 CPU、控制 CPU、显示 CPU 等。从而实现反渗透主机的操作更安全。

(三) 通信网络技术的发展　随着通信网络技术的不断发展并运用到医疗领域的水处理设备中,实现人机远程控制、数据存储与发送、数据追溯等功能。通过对存储的数据进行分析,帮助实现最经济的预防性维护及提前更换耗材,保障高质量透析用水水质。

(王历历 柯晓洁)

## 第三节 透析液

透析液是一种包含钾、钠、钙、镁、氯和缓冲液等多种离子的溶液,其各种离子的浓度和渗透压都与正常人体血液接近。在浓度梯度的作用下,透析液通过透析膜与患者血液进行双向物质交换。因此,透析液的理化性质对透析治疗的效果有重要影响。

### 一、透析液成分

透析液是由透析浓缩液与透析用水经规范的比例混合配比而成,透析浓缩液分为酸性浓缩液(A液)和碱性浓缩液(B液)。A液中主要含有钠离子、钾离子、钙离子、镁离子、氯离子和葡萄糖(可选),同时还有少量醋酸根离子(也可使用柠檬酸根离子替代),作用是调节 A、B 浓缩液与水混合后制成的透析液的 pH 在 7.1~7.3 之间。B液含有钠离子和碳酸氢根离子,部分 B 液中也含有氯离子(表 5-2)。

表 5-2 标准透析液成分

| 成分 | 浓度(mmol/L) |
|---|---|
| 钠 | 135~145 |
| 钾 | 2~4 |
| 钙 | 1.25~1.75 |
| 镁 | 0.25~0.1 |
| 氯 | 98~124 |
| 醋酸根 | 2~10 |
| 碳酸氢根 | 30~40 |
| 葡萄糖 | 0~11 |
| 柠檬酸根 | 2~6(替代醋酸根时) |

(一)**钠离子** 钠离子是细胞外液中主要的阳离子,对保持细胞外液容量、调节酸碱平衡、维持正常渗透压和细胞生理功能具有重要意义,并参与维持神经-肌肉的正常应激性。保持钠平衡(细胞外液容量平衡)是肾脏替代治疗的关键任务。

钠平衡主要取决于两个因素:透析间期的膳食盐摄入量和透析治疗过程中的钠清除。① 透析间期的盐摄入量取决于患者非治疗时的行为,是造成容量负荷的重要因素。盐摄入量增加会导致口渴和水的摄入量增多,从而导致细胞外液体积增大。② 有效的透析治疗必须清除透析间期摄入的钠和水,以实现钠平衡并避免容量超负荷,同时最大限度地减少因过度清除钠离子而可能导致的低钠血症,如痉挛、透析低血压或嗜睡。

若透析液与血浆之间钠梯度为正值,透析后血浆钠浓度一般会增加,使用较高的透析液钠浓度可以改善透析时的相关并发症,但患者可能因高钠刺激而产生口渴,导致透析间期体重增长和血压升高。若透析液钠与血浆之间钠梯度为负值,患者可能会减少口渴和相关的体重增加,但要以治疗时血流动力学不稳定为代价。因此,临床上建议使用等渗钠的透析液处方,以透析前血清钠作为参考点来设定透析液钠浓度是实现这一目标的合理方法。

**(二) 钾离子**　钾离子大部分存在于细胞内,少量存在于细胞外液,且浓度恒定。组织细胞中平均含钾离子 150 mmol/L,红细胞内含钾离子约 105 mmol/L,血清中含钾离子约 3.5~5.5 mmol/L。体内的钾离子不断地在细胞内与体液之间相互交换,以保持动态平衡。钾是维持细胞生理活动的主要阳离子,在保持机体的正常渗透压及酸碱平衡、参与糖及蛋白质代谢、保证神经肌肉的正常功能等方面具有重要作用。

在肾功能正常的情况下,大约 90% 的钾摄入量在尿液中被清除,剩下的 10% 在排泄物中。对于肾脏病患者,控制钾平衡的方法主要包括限制钾的摄入、使用降钾药物和透析时对钾离子的清除。透析液中钾离子的浓度为 2~4 mmol/L,明显低于血浆钾离子的浓度,治疗过程中通过弥散达到降低血液中钾离子浓度的目的。

**(三) 钙离子**　正常成人体内含钙总量为 25~30 mol,其中 99% 以上存在于骨骼及牙齿中,其他存在于软组织和细胞外液中。血浆中的钙有 3 种存在形式:离子钙(48%)、与蛋白质结合的钙(40%)及小分子结合钙(12%),其中离子钙浓度为 1.1~1.3 mmol/L,起到了重要的生理作用,其浓度变化直接影响了神经肌肉及心肌兴奋、多种物质代谢、凝血等一系列重要生命活动。

在透析过程中,钙离子平衡是影响心血管功能和血液动力学稳定性的重要因素,透析液中的钙离子浓度会影响患者的总钙平衡。有文献分析认为,钙离子浓度为 1.25~1.5 mmol/L 的透析液能预防透析后高钙血症的发生,同时允许患者服用更大剂量的活性维生素 D 及其类似物和含钙磷结合剂,减少无动力骨病,但有刺激甲状旁腺激素 iPTH 水平增加和透析中发生低血压的可能。透析液钙离子浓度为 1.5~1.75 mmol/L 时,可增加透析中血液动力学的稳定性,抑制 iPTH 水平。

透析液钙离子浓度只是影响患者钙平衡的一个方面,而透析前血清钙水平、透析时长、透析频率及合并用药等情况均会对钙平衡产生重要影响,选择个体化的透析液钙离子浓度,可以达到更好的骨保护和减少转移性钙化及心血管疾病的目的。

**(四) 镁离子**　人体含镁总量为 0.823~1.234 mol,其中 50% 存在于骨骼,45% 在细胞内液,细胞外液中占 5%。肝、肾和肌肉含镁较多,细胞内液中镁的含量仅次于钾,居第二位,其浓度约为细胞外液中的 10 倍。镁在许多生理化学过程中都参与反应,是组成 DNA、RNA 及核糖体大分子结构所必需的元素,也是维持正常神经功能和肌肉的重要元素。

透析清除镁主要取决于血液和透析液中镁的浓度梯度和透析时的对流量。目前,临床上使用较多的为低浓度(0.5 mmol/L)和高浓度(1 mmol/L)的透析液镁浓度。当使用 0.5 mmol/L 镁浓度的透析液时,透析患者的总镁浓度能控制在正常范围内。相反,当使用 1 mmol/L 镁浓度的透析液时,患者血镁水平升高。

**(五) 碳酸氢盐**　代谢性酸中毒是慢性肾脏病患者常见的并发症。酸碱平衡主要取决于机体净酸产生量、残余肾功能、血流量、透析液流量、透析器类型及面积、透析液中碳酸氢盐浓度、超滤率及透析时长等。因此,透析治疗对维持患者体内酸碱平衡至关重要,临床上透析液碳酸氢盐浓度一般为 30~35 mmol/L。

理想的透析液碳酸氢盐浓度可防止患者透析间期出现代谢性酸中毒和代谢性碱中毒。透析液中应加入一定量的醋酸,以维持溶液的化学稳定性。

## 二、透析液供给方式

目前,主要有3种透析液供给方式:① 使用人工配制或成品桶装液/袋装浓缩液供给透析装置,透析装置按比例吸入后与透析用水混合成透析液;② 使用中央供浓缩液系统(central concentrate delivery system,CCDS),将透析干粉溶解成浓缩液,再将配制好的浓缩液集中供给透析装置,透析装置按比例吸入后与透析用水混合成透析液;③ 使用中央供透析液系统(central dialysis fluid delivery system,CDDS),先将透析干粉配制成浓缩液,再将浓缩液按比例稀释成透析液,最后向透析装置直接输送透析液的方式。

**(一)人工配制或成品桶装液/袋装浓缩液** 人工配制浓缩液,是指在透析治疗前,由医护人员使用浓缩物混合装置/系统,将透析用 A 粉、B 粉分别按指定比例与透析用水混合,配制成满足临床治疗需求的透析浓缩物,其性状、溶质浓度、微生物限值、内毒素限值、装量、微粒污染应符合《血液透析及相关治疗用浓缩物》(YY 0598—2015)的相关要求。

浓缩液混合装置/系统中与浓缩液相接触的所有组件的材料,均不应发生化学或物理上的相互作用,而对其纯度或质量产生不良影响,特别禁止使用在血液透析中会产生毒性的材料,如铜、黄铜、锌、电镀材料或铝。对混合装置及盛装容器清洁消毒时,应采用生产商推荐的消毒方式及消毒剂,并确保残留消毒剂的安全性。

无论是人工配制的浓缩液,抑或是成品桶装/袋装浓缩液,为了不影响透析装置吸液准确性及透析液成分,透析浓缩液应无可见异物,钠离子的浓度应为标示量的 97.5%~102.5%,其他溶质的浓度应为标示量的 95.0%~105.0%,稀释为透析液后,≥10 μm 的不溶性微粒应不多于 25 个/mL,≥25 μm 的不溶性微粒应不多于 3 个/mL。含碳酸氢盐的浓缩液的细菌总数应不多于 100 CFU/mL,真菌总数应不多于 10 CFU/mL,且不得检出大肠埃希菌。

透析浓缩液应保持密封,贮存于通风良好的室温环境下,避免冻结,避免阳光直晒,不得与有毒、有腐蚀性、有污染和有不良气味的物品混放。含碳酸氢盐的浓缩液应在配制或开封后的 24 小时内使用。

**(二)中央供浓缩液系统** 中央供浓缩液系统是指将透析干粉溶解成 A、B 浓缩液,并使用管道输送给透析装置使用的系统。主要由透析干粉溶解装置、浓缩液输送装置、透析装置连接装置及附属装置组成。

临床针对中央供浓缩液系统配液时,通常有两种方式。一种是手动配置,直接将所需的透析用 A 和(或)B 干粉分别置于相应的配液桶进行配置;另一种是自动化配置,将透析用 A 和(或)B 干粉分别置于指定容器中,由配液系统根据需要将透析干粉提取至配液桶,其进入配液桶的时间和数量由系统自动控制。在确定干粉数量后,加入的透析用水的量就决定了浓缩液的浓度,有重量和容积控制两种方式。为了保证使用安全,透析干粉溶解后的浓度需要进行检测,目前通常采用监测浓缩液电导率的方式。

受限于目前单人用透析装置的设计,为了不影响透析装置的吸液精度,浓缩液供给透析装置时,只允许有微小的压力或者零压力,但浓缩液在供液管路内流动又必须有压力驱动,因此,压力控制是中央供浓缩液系统需要解决的主要问题。目前,一般采用供液泵作为驱动力,配合使用特殊装置对供液压力进行控制。

**(三)中央供透析液系统** 中央供透析液系统主要由粉末溶解装置和透析液供给装置组成,和单人用透析装置一样需要水处理系统提供一定流量的进水,除此之外,还需要相匹配的透析监视装置。

粉末溶解装置应严格按照浓度和剂量配置，将透析干粉与透析用水混合溶解，制备成浓缩液。溶解装置一般可以单独进行消毒，通常每天最后一班治疗结束后使用次氯酸钠进行消毒、冲洗、检测。它不与透析液供给装置联动消毒。

对于透析液供给装置，其配液原理有连续混合法、固定比例法和重力下落法，并通过电导率传感器实时监测，确保透析液质量，通过输送管道将合格的透析液送往透析监视装置。消毒时，由透析液供给装置加入消毒液，经透析用水稀释后供给透析监视装置。

相比其他两种供液模式，中央供透析液系统减少了送液回路的死角，消灭了送液回路与透析装置连接的消毒盲端。其次，中央供透析液系统减少了配液系统的质控点，只需要对透析液供给装置的配比系统进行维护保养，很大程度上减轻了使用者维护保养方面的负担。但在透析液个性化方案的选择上较其他两种模式有较大的局限。

（应滋栋　张　斌）

## 第四节　透析相关耗材

血液透析相关耗材主要包括透析器、体外循环管路、内瘘穿刺针等。血液透析器简称透析器，是血液和透析液进行溶质交换的关键部分。体外循环管路作为输送血液的通道与透析器血液、透析装置（机）等联合使用。内瘘穿刺针则用于建立患者体外循环的血管通路。

### 一、透析器

透析器是由透析膜及其支撑结构组成的用以替代肾脏功能的器件，形状由最初的膜管式、蟠管式、平板式，发展到如今的中空纤维透析器。透析器的性能决定透析治疗的效果，是制订血液透析治疗方案的一个重要因素。

**（一）透析器的膜材质**　透析膜是透析器的主要部分，是一种只允许小于膜孔径的分子和离子通过的半透膜。在 20 世纪 70 年代中期，主要采用的是天然高分子的纤维素膜和合成高分子的聚甲基丙烯酸甲酯（PMMA），70 年代后期，又研发出了乙烯-乙烯醇共聚物膜（EVAL）与聚丙烯腈膜（PAN）。目前主流的聚砜膜（PS）材质于 80 年代后期被研发，其研发背景是因为 1985 年日本学者等研究发现，导致透析患者并发手腕管综合征的致病物质——淀粉样蛋白，其主要成分是 $\beta_2$ 微球蛋白（$\beta_2$-MG）。透析膜生产企业着力研发出了能清除 $\beta_2$-MG 的透析膜，也就是聚砜膜。聚砜膜不仅对于 $\beta_2$-MG 具有良好的清除性能，同时具有降低透析过程中白蛋白丢失的优势，通透性高、生物相容性好，适合血液透析、血液滤过、血液透析滤过等多种治疗模式。透析膜材质的发展历程见图 5-5。

**（二）膜表面积**　透析器膜表面积通常指的是干燥状态下测量到的用于血液接触的最大面积，其数值取决于纤维丝长度、内径和纤维丝总数。膜表面积与透析器的清除率和超滤系数有关，理论上有效膜表面积越大，清除效果越好。

**（三）血室容量**　血室容量是指透析器中血液流经部分的总容量。一般来说，随着透析膜表面积增大，透析器的血室容量也增大。若血室容量小，可以相应地减少患者的体外循环血量。

**（四）超滤系数**　透析器超滤系数（$K_{uf}$）是指在 1 mmHg 的跨膜压力下，每小时通过膜转运的液体的毫升数，单位为 mL/(mmHg·h)。超滤系数是衡量透析器对水通透性的重要指

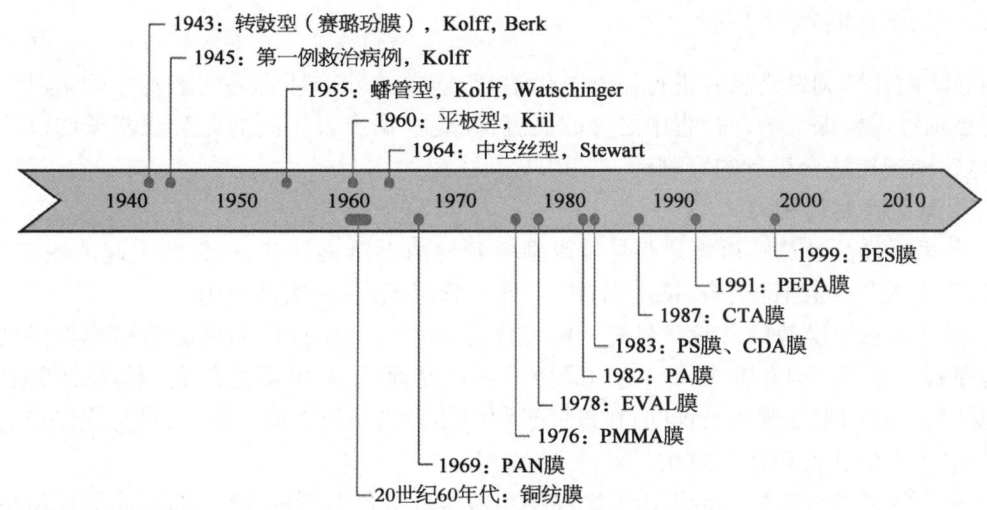

图 5-5 透析膜材质的发展历程

标，$K_{uf}$ 越大，液体透过膜材料的阻力越小。目前，国内临床上通常借鉴欧洲透析工作组（EUDIAL）的定义，将 $K_{uf} > 20$ mL/(mmHg·h) 的透析器定义为高通量透析器。

（五）**清除率** 清除率定义为单位时间内被完全清除溶质的溶液量，是透析器最重要的特性之一，也是决定透析方案的主要因素。清除率通常取决于膜的厚度和表面积，以及密度、特性和孔径大小，溶质的扩散速率与溶质分子量的平方根成反比，所以低分子量的溶质通过扩散去除；中分子量的溶质主要通过对流去除，分子越大，对流去除的比例越高。相较于低通量透析器，高通量透析器对于中大分子量物质（如 $\beta_2$ 微球蛋白等）有更高的清除率。

（六）**生物相容性** 生物相容性是指生命体组织对非活性材料产生反应的一种性能，透析膜表面的亲水性/疏水性、强度、粗糙度、透水性、消毒方法等都与生物相容性有关。通常，纤维素膜材料是亲水的，而合成膜材料基本上是疏水的。当血液与疏水性膜材料接触后，血液就会激活凝血系统，所以大部分疏水性材料需要亲水化。聚砜膜、聚醚砜膜和 PEPA 为原材料的膜材料都是疏水性的，PVP 是水溶性的，在制膜时主要是作为膜的制孔剂，当 PVP 与膜的原材料交联后，主要是作为膜的亲水剂，改变了膜的表面结构和形态，提高了膜的生物相容性。生物相容性好的材料能够在生物体内保持稳定，减少凝血激活，增加通透性，降低不良反应。

## 二、体外血液循环管路

体外血液循环管路是一次性使用无菌医疗器械，包括与管路连接的支路，如测压管、输液管、肝素管等。血液净化治疗时，血管通路、体外循环管路与透析器连接形成体外血液循环。

（一）**动脉管路** 从患者血液通路出口到血液透析器或滤过器的血液入口的管道。

（二）**静脉管路** 从血液透析器或滤过器的血液出口到患者血液通路入口的管道。

（三）**血泵管** 位于动脉管路，助力血液流出的泵管。

（四）**动脉壶** 动脉管路中用于监测压力的部件。

（五）**静脉壶** 静脉管路中用于监测压力、捕获气泡的部件。

（六）**传感器保护罩（无菌压力传输隔膜）** 防止体外循环的血液进入传感器的保护膜。

### 三、动静脉内瘘穿刺针

动静脉内瘘穿刺针是患者进行血液净化治疗,连接体外循环管路的必备穿刺工具。用于内瘘的穿刺针需要保证治疗过程中足够的血流量,应根据患者不同的血管通路条件及治疗模式,针对性地选择适合患者的穿刺针。

**(一)常见穿刺针种类**

1. **一次性锐型动静脉内瘘穿刺针** 锐型穿刺针由不锈钢针管、可旋转突起的内核、AVF可旋转突起、夹具、内圆锥接头、锁定帽、PVC连接管组成,且一次性使用。

2. **一次性钝型动静脉内瘘穿刺针** 钝型动静脉内瘘穿刺针产品性能及结构与锐型动静脉内瘘穿刺针相同。但在针尖刀口的边缘做了钝化处理,锐利度明显降低,不具有切割锋面。该穿刺针是针对扣眼穿刺法设计的,在进针过程中不会割伤患者皮下隧道,可有效保护血管穿刺点,同时还可防止针刺伤的发生。

3. **一次性使用留置针** 透析用一次性使用留置针又称套管针,核心的组成部件包括可以留置在血管内的柔软导管,以及不锈钢的穿刺引导针芯。穿刺时将导管和针芯一起穿刺入血管内,当导管全部送入血管后,回撤出针芯,仅将柔软的导管留置在血管内用于治疗。

日本于20世纪70年代开始研发并运用透析用留置针,目前使用比例已达到95%。透析用留置针也已引入国内并逐步开展临床应用。相较于传统锐针穿刺,留置针不仅具有减少穿刺次数、减轻患者痛苦、延长患者内瘘使用寿命等优点,还能提升患者实际血流量,提高透析效率,最重要的是能避免对患者和医护人员造成的针刺伤害。研究数据显示,在使用相同管径留置针和钢针的情况下,由于导管末端独特的不对称侧孔设计,留置针所提供的实际血流量高于钢针所提供的实际血流量。

**(二)规格型号** 国产针头以号数表示规格,针头号数为针管的外径,号数越大针越粗,即6、7、8、9、12、14、16、20号针头,分别表示其针管外径为0.6 mm、0.7 mm、0.8 mm、0.9 mm、1.2 mm、1.4 mm、1.6 mm、2.0 mm。

欧美国家的标准是在数字后加字母G(gauge)以表示管径,数字越大针越细,与我国正好相反。与国产针头的近似关系为:23 G≈6号,22 G≈7号,21 G≈8号,20 G≈9号,18 G≈12号,16 G≈16号,14 G≈20号。19 G以下的针号可根据以下计算公式进行换算。

$$(24 - G号)/0.5 = 我国针号$$

目前,国内通常选用16 G或17 G的穿刺针,以满足患者动静脉内瘘的血管条件及目标血流量,保证透析充分性。

(严嘉伟)

# 第六章
# 血液透析护理评估与监护

血液透析是终末期肾病患者维持生命的行之有效的治疗手段,在漫长的治疗过程中,患者承受着心理、生理、经济等方面巨大的压力,为了患者的透析治疗过程能顺利安全进行,减少或防止并发症的发生,尽可能提高患者的舒适度,必须为患者进行准确的护理评估和有效的监护。

## 第一节 首次透析前准备

### 一、传染病监测

(一)**血源性传染病** 凡首次开始血液透析或由其他血液透析中心(室)转入的患者,必须在透析治疗前进行肝功能及乙型肝炎病毒、丙型肝炎病毒、梅毒螺旋体及人类免疫缺陷病毒标志物[包括抗原和(或)抗体]的检测,推荐同时检测 HBV-DNA 和 HCV-RNA。存在乙型肝炎病毒标志物阳性的患者,应进一步行 HBV-DNA;HCV 抗体阳性的患者,应进一步行 HCV-RNA 及肝功能指标的检测;乙型肝炎病毒抗原阴性但存在不能解释的转氨酶异常升高的患者,应进一步行 HBV-DNA 和 HCV-RNA 检测。保留原始记录,登记患者检查结果。

(二)**呼吸道传染病** 首次开始血液透析的患者或由其他血液透析中心(室)转入、既往或现患呼吸道传染病(肺结核、流感)的患者,应进行胸部 X 线和(或)肺部 CT,以及相关标志物检查。另外,呼吸道传染病疫情期间,透析前应检测患者体温,发热患者应进行相关呼吸道传染病检查。

以上传染病监测内容,建立患者病历档案,在排班表、病历及相关文件上对合并传染性疾病的患者作明确标识。根据患者传染性指标情况,安排透析区域。

### 二、签署知情同意书

告知患者血液透析风险,包括可能带来的血源性或呼吸道传染性疾病感染的风险,要求患者遵守血液透析中心(室)消毒隔离、定期监测等传染病控制的相关规定,并签署透析治疗知情同意书。

### 三、介绍布局及流程

责任护士向首次透析患者介绍医疗和护理团队成员,血透室规章制度,并引导患者熟悉环境,介绍挂号、开具处方、付费、配药等流程。

### 四、建立信息档案

登记患者详细信息,包括姓名、性别、年龄、婚姻状况、家庭角色、家庭地址、联系方法(需提供 2 个及以上主要家庭成员联系电话)。做好实名制登记,并录入患者身份证或医保卡原始凭证,以进行每次血透前的身份核对。

了解并记录首次透析患者的现病史、既往史、过敏史、家族史、合并症、治疗经过等。对患者症状、综合情况(循环、呼吸、体温、皮肤、营养、排泄、生殖、运动神经、精神情感、跌倒风险、睡眠、嗜好、经济状况等)、专科情况(水肿、血管通路、日常活动能力、残余肾功能、异常化验等)进行评估并记录。

### 五、血管通路准备

**(一)已建立血管通路者** 血管通路为动静脉内瘘者,需在启用前,由血管通路小组成员完成患者血管通路的基线评估。通过物理评估和辅助检查手段(如彩色多普勒等),了解动静脉内瘘血管走行、血流速、血管内径等,以判断内瘘成熟情况。将血管评估内容记录在信息档案中,为今后内瘘动态评估和计划穿刺提供支持。

血管通路为中心静脉导管者,血管通路小组成员评估患者导管类型、置管部位、置管日期及导管功能。

**(二)未建立血管通路者** 血管通路小组根据患者自身情况及血管条件,建立合适的血管通路。

## 第二节 治疗前评估与护理

护士利用系统性策略,收集患者完整的、相关的、可靠的信息,包括客观与主观资料。通过正确的评估,制订护理计划。应确保血液透析治疗护理的标准、规范与安全,为获得有效的血液透析治疗护理效果提供依据。评估内容及护理措施如下。

**(一)生命体征监测**

1. **评估目的** 了解患者的身体状况。

2. **护理与宣教** 患者到达透析室候诊区后休息 10~15 分钟,监测生命体征。患者体温、脉搏、呼吸、神志和血压存在异常情况时,应重视患者主诉,并及时汇报医师给予进一步评估与处理。

**(二)容量评估**

1. **评估目的** 正确进行容量评估,可以避免透析治疗过程中体液失衡。超滤过多会造成透析治疗中低血压的发生;超滤不足会造成患者体内液体的蓄积,心力衰竭发生率增加。

2. **护理与宣教** 称体重时,患者尽量保持衣物一致。当患者体重与平时相差较大或因季节更替衣物时,需进一步核实衣物增减情况,询问患者近日有无便秘、腹泻或食欲低下等,并在护理人员陪同下复测体重。通过体格检查,对患者水肿情况进行评估,也可借助人体成分分析仪(body composition monitor,BCM)或 In-body 等设备进行测量,以了解容量负荷情况,为患者超滤量的设定提供依据。

### (三) 心功能评估

1. **评估目的**　通过心功能评估,为病情观察重视等级提供依据,以预防透析中心血管并发症的发生。

2. **护理与宣教**　治疗前视诊患者有无气促和(或)呼吸困难,询问患者在家中有无胸闷、气促、胸痛、心悸,特别是夜间能否平卧。心功能较差的患者,给予心电监护、吸氧,遵医嘱选择合适的治疗模式与血流量,及时听取患者主诉,给予生活照料。

### (四) 血管通路评估

1. **评估目的**　了解血管通路的功能、有无并发症及其严重程度,落实血管通路护理计划。

2. **护理与宣教**　治疗前询问患者既往血管通路护理情况。动静脉内瘘者,查看既往穿刺记录,并询问患者透析间期有无异常情况。每次透析治疗前,应对动静脉内瘘进行常规物理检查(视诊、听诊和触诊),评估血管通路的功能,准确判断血管的可穿刺长度。当出现动脉瘤扩大、新发动脉瘤或者内瘘疑似感染等迹象时,应立即上报血管通路团队。中心静脉导管者,操作者查看导管是否在位,导管有无感染迹象。

### (五) 饮食情况

1. **评估目的**　了解患者当次透析前进食情况,以预估透析过程中低血糖发生的可能性;了解患者近期膳食摄入情况,分析各营养素摄入是否满足人体需求,是否存在营养不良的风险。

2. **护理与宣教**　询问患者透析前的进餐情况,了解患者近期食欲及进食量有无改变,以防患者上机前未进食导致透析过程中低血糖的发生;肾脏病预后质量倡议指南(kidney disease outcomes quality initiative,KDOQI)指出把 3 天的食物记录,作为评估维持性血液透析患者饮食摄入的首选方法;其他评估膳食能量和蛋白质摄入量的替代方法有:24 小时食品回顾、食品频次问卷和标准化蛋白质分解代谢率;饮食摄入以外的因素也需要进行评估(如药物使用、知识、信念、态度、行为、抑郁、认知功能和获得食物的途径等),以有效合理规划营养干预措施。

### (六) 排便情况

1. **评估目的**　了解患者前一天 24 小时的尿量,对患者残余肾功能进行初步判断;了解患者大便性状,近期有无便秘或腹泻等情况;了解患者大小便色泽有无异常,为医师调整抗凝方案提供依据。

2. **护理与宣教**　对于有残余肾功能的患者,避免使用肾毒性药物,遵医嘱使用 ACEI/ARB 类降压药物,避免过度脱水导致的低血压,避免容量过负荷导致的心力衰竭,预防和治疗感染。对于便秘患者,指导膳食纤维的摄入,减少坐卧时间,增加活动量,腹部按摩增加肠蠕动,养成定时排便的好习惯,使用开塞露、乳果糖等缓泻通便药物。对于腹泻患者,则应及时查明原因,进行治疗。

### (七) 出血与出血倾向

1. **评估目的**　了解患者是否存在出血或出血倾向,为医师调整抗凝方案提供依据。

2. **护理与宣教**　视诊患者皮肤、黏膜有无瘀血、瘀斑、出血点,询问患者有无鼻衄、口腔黏膜出血,有无黑便及便中带血。育龄期妇女需询问月经有无来潮、月经量、经期天数及有无腹痛,必要时汇报医师,给予进一步评估透析用抗凝剂量。

### (八) 药物服用情况

1. **评估目的**　了解患者服用药物的种类、剂量、服药依从性。当次透析前有无服用降压药,以预估透析过程中发生低血压的风险。透析前有无注射胰岛素,以预估透析过程中发生低血糖的风险。

2. **护理与宣教** 对于高血压患者,询问透析治疗前有无服用降压药,近期家庭自测血压情况,鼓励患者写血压日记,了解患者服药是否规律;对于低血压患者,询问有无服用升血压的药物(盐酸米多君);对于糖尿病患者,常规询问透析前有无服用降血糖药物和注射胰岛素的情况;询问患者磷结合剂及其他药物服用情况。

**(九)其他** 定期评估患者的日常生活或自理能力、心理、认知、自我感觉、跌倒风险等,并开展营养风险筛查。了解患者月度和季度检查结果,包括透析充分性、电解质、贫血、白蛋白、钙、磷、甲状旁腺激素(PTH)、B型钠尿肽(BNP)等。另外,对于危重患者或住院患者透析治疗前,应详细了解患者病情,做好风险评估、转运交接、心电监护,必要时,备好各种抢救用品及药物。

## 第三节 治疗中评估与护理

### 一、身份核对

(1)查对患者身份:采用两种以上有效信息进行识别(腕带/治疗单、身份证、医保卡等)。
(2)对意识清醒患者,采用开放式询问患者姓名,由患者自主回答。

### 二、处方核对与执行

(1)核对透析治疗用透析器和透析液是否与医嘱处方相匹配。
(2)核对患者是否需要在透析前进行实验室检查。
(3)核对是否有药物医嘱执行。
(4)核对患者是否存在药物过敏史。
(5)双人核对患者透析治疗计划,包括身份、血液净化模式、透析治疗时长、血流速、透析液流速、目标脱水量等治疗参数。
(6)确认患者血管通路是否通畅,并核查血管通路穿刺计划。
(7)检查血管通路是否感染、红肿、渗血、硬结、皮肤破损、动脉瘤等。

### 三、评估目的

(1)提前预判可能出现的病情变化、报警等情况,提前干预,减少并发症的发生,提高治疗效率。
(2)精准评估,精准护理,提升患者满意度。

### 四、评估内容和护理措施

**(一)体外循环安全评估与护理**
(1)穿刺针的固定:推荐采用三级固定法,即初级固定、二级固定和三级固定。
1)初级固定:穿刺点的固定,使用具有固定功能的无菌敷料完全覆盖穿刺点。
2)二级固定:穿刺针尾端的固定,可以抵抗外力牵拉,固定缓冲,保护初级固定。
3)三级固定:透析管路及附属装置的固定,减少因意外或患者快速移动等因素导致的外力牵拉,为患者预留足够长度。

二级固定和三级固定是根据患者实际情况，采用医用胶带对穿刺针尾端、透析管路及附属装置的固定，固定方式推荐采用"Ω"形固定、交叉固定、卷式固定、"U"形固定等方法。

（2）对于老年、认知障碍、烦躁不配合的患者，存在穿刺针意外滑脱或拔针风险时，应将穿刺侧手臂压束并充分暴露，可加用弹性宽胶带、有机玻璃保护罩、约束带、固定血路管装置等。护士需加强巡视，仔细观察穿刺点有无渗血，内瘘穿刺针有无滑脱等，必要时专人看护。

（3）体外循环管路各部位衔接紧密，侧枝夹闭，螺旋帽盖紧。治疗中确保血路管不受压、扭曲、弯折和脱落。

### （二）患者病情监护

（1）治疗中密切观察患者病情变化，定时监测生命体征，观察症状，听取主诉。病情平稳者，至少每小时监测生命体征1次；若病情变化，则随时监测，并记录。必要时，给予患者全程心电监护，监测生命体征。

（2）治疗中患者出现急性并发症，护士需快速识别，及时干预。护士在巡视过程中应提前做好预判，必要时提前干预，减少患者治疗中急性并发症的发生。

（3）治疗中保持患者舒适体位，注意保暖，并抬起两侧床栏。透析治疗过程中尽量避免进食，如需少量进食，协助患者取半坐卧位，给予进食指导，避免呛咳、误吸等意外发生。

### （三）凝血状态监护

血液透析治疗中予以抗凝，既要保证抗凝效果，又要防止出血并发症的发生。理想的抗凝效果需要监测体外循环管路中的凝血状态。

（1）定时判断透析器及管路凝血情况：体外循环装置颜色有无变黑，透析器有无条索状阴影，动静脉滤网有无血凝块附着，体外循环管路有无变硬等。

（2）监测患者全身的凝血状态，可从体外循环管路动脉端采集样本。肝素抗凝时，监测活化凝血时间（ACT）、活化部分凝血活酶时间（APTT）；低分子肝素抗凝时，监测抗凝血因子 $Xa$；枸橼酸抗凝时，监测滤器后和患者体内的游离钙离子浓度。

（3）对于小剂量肝素抗凝或无肝素抗凝者，可以每 30～60 分钟，给予 100～200 mL 生理盐水冲洗透析器和管路，以防止血液凝集，并且判断凝血情况，及时调整治疗方案或抗凝方法。

## 五、透析机的报警监控和处理

### （一）透析治疗中压力报警原因及处理措施

| 报 警 | 原 因 | 处 理 |
| --- | --- | --- |
| 静脉高压报警 | 1. 静脉穿刺针位置不妥或针头刺破静脉血管，导致皮下血肿<br>2. 静脉狭窄，静脉血管纤细<br>3. 透析器或体外循环血液管路血栓形成<br>4. 体外循环血液管路夹闭或扭曲<br>5. 静脉传感器保护罩空气通透性下降，原因有传感器膜破裂或液体、血液堵塞<br>6. 静脉针型号小，血流量高 | 1. 移动或调整穿刺针位置，按压并观察原穿刺部位，防出血、渗血；重新选择血管进行穿刺<br>2. 避开狭窄区域，重新穿刺<br>3. 更换透析器和体外循环血液管路，重新评估抗凝<br>4. 打开夹子，放妥管路<br>5. 更换传感器保护罩<br>6. 选择合适的穿刺针型号，匹配相应血流量 |

(续　表)

| 报　警 | 原　因 | 处　理 |
| --- | --- | --- |
| 静脉低压报警 | 1. 针头脱出静脉穿刺处<br>2. 血液流量欠佳<br>3. 静脉探测器未连接、探测器管路夹子未打开<br>4. 传感器保护罩堵塞<br>5. 患者血压下降导致血流量降低 | 1. 观察出血量并按照出血量多少行相应紧急处理；重新穿刺，建立通道；对于重新穿刺者，要重视对穿刺点的压迫和观察<br>2. 分析流量不佳的原因，予以纠正<br>3. 正确连接静脉压传感器，打开夹子<br>4. 更换传感器保护罩<br>5. 及时纠正低血压；改变血流量时，及时调节静脉压报警范围 |
| 动脉高压报警 | 1. 管道受阻，血流不畅<br>2. 透析器内凝血<br>3. 动脉压传感器保护罩被浸湿 | 1. 保持血路管无扭曲、弯折、受压<br>2. 应立即更换透析器<br>3. 更换动脉压传感器保护罩 |
| 动脉低压报警 | 1. 穿刺针针头位置不妥<br>2. 血管狭窄<br>3. 动脉管路被夹闭<br>4. 血管通路血流量差<br>5. 低血容量状态 | 1. 移动或调整针头<br>2. 避开狭窄区域穿刺<br>3. 打开夹子<br>4. 寻找原因，调整血流量，必要时汇报通路医师<br>5. 保持患者透析后体重不低于干体重 |
| 跨膜压高报警 | 1. 超滤过高、过快<br>2. 抗凝剂应用不足<br>3. 血液黏稠度过高<br>4. HDF/HF 治疗时置换液量过大<br>5. 透析液压传感器故障 | 1. 降低超滤率<br>2. 监测抗凝指标，评估抗凝效果<br>3. 改为前稀释<br>4. 调低置换液流速至血流速的 25%；或暂停置换，生理盐水冲洗血滤器，观察膜有无横向凝集<br>5. 机器故障，报修工程师，患者移机进行治疗 |
| 滤器前压高报警 | 1. 透析器凝血或膜纤维管入口通透性下降<br>2. 透析器后血路管有弯折<br>3. 滤器前压传感器保护罩被浸湿<br>4. 滤器前压传感器故障 | 1. 生理盐水冲洗透析器，观察膜有无纵向凝集；必要时更换透析器<br>2. 妥善固定血路管不扭曲、弯折<br>3. 更换传感器保护罩<br>4. 机器故障，报修工程师，患者移机进行治疗 |

### （二）透析治疗中其他报警原因及处理措施

| 报　警 | 原　因 | 处　理 |
| --- | --- | --- |
| 空气报警 | 1. 血泵前输液支未夹闭、循环管路连接处有破损、机器透析液排气装置故障<br>2. 血液流量过快产生湍流 | 1. 规范预冲，增加静脉壶液面高度；去除管路中出现气泡的原因<br>2. 降低血液流速直至湍流停止 |

(续 表)

| 报　警 | 原　因 | 处　理 |
|---|---|---|
| 漏血报警 | 1. 透析器破膜致血液漏出<br>2. 透析液中的空气、污染致假报警 | 1. 检测透析液流出口是否有血液,确认漏血,更换透析器后继续透析,结束治疗后立即由工程师进行水洗消毒处理<br>2. 如果是污染导致的假报警,擦拭漏血探测报警器即可排除<br>3. 翻转透析器,排尽膜外空气;继续观察 |
| 电导度报警 | 1. 透析液浓度错误<br>2. 浓缩液吸管扭曲<br>3. 浓缩液罐吸空<br>4. 机器电导度范围错误 | 1. 纠正错误<br>2. 浓缩液吸管保持畅通<br>3. 及时更换浓缩液<br>4. 监测电导度,及时复查透析液生化指标 |

### 六、透析结束前的评估

透析治疗结束前核对治疗时间和超滤总量;核对患者透析治疗用药情况;评估患者生命体征。

## 第四节　治疗后护理

接受血液透析治疗的绝大部分是门诊患者,在透析治疗结束后,患者需从医院返回家中。由于血液透析治疗的特殊性,患者在治疗结束后,仍存在一定的安全风险,需要执行以下护理和健康教育。

### 一、治疗后患者的护理

#### (一) 血管通路护理

1. 对于动静脉内瘘患者　拔除穿刺针后,使用纱布球压迫穿刺点,弹力绷带加压包扎,以免出现局部血肿。压迫力度适中,既要达到止血目的又不能完全阻断血流,评估绷带前后两端内瘘搏动或震颤情况。透析当日穿刺部位避免与水接触,以降低感染风险。移植血管内瘘患者不宜使用加压绷带包扎,以免造成血管塌陷。血压偏低者慎用弹力绷带压迫动静脉内瘘。对于凝血功能障碍、新动静脉内瘘等,应根据患者的凝血时间进行适当调整。

2. 对于中心静脉留置导管患者　确保导管封管液剂量准确,敷料覆盖平整、严密无松脱,并注明换药时间和换药者,还需做好带管期间的健康宣教。

(二) 监测生命体征　治疗后,需要再次测量患者生命体征,协助患者测量体重并记录,评估患者透析后体重是否达到干体重,评估超滤总量与患者体重下降是否一致,如有不符,需查找原因。年老体弱、超滤量过多,以及透析过程中发生过低血压、高血压、抽搐等不适反应的患者注意安全,防止发生跌倒或体位性低血压,在透析结束后应待血压稳定、不适症状改善才可协助缓慢起床,交由家属陪护回家。

(三) 转运护理　住院血液透析患者,尤其病情危重者需做好转运前的病情评估,由医师、护士或相关人员护送回病房,必要时,途中心电监护,并与病房护士做好病情变化、透析情况、用药及物品等的转运交接。

**(四) 抗凝护理** 治疗结束后,评估透析器及管路的凝血情况并记录,必要时,告知医师及时调整后续治疗抗凝剂的用量。

**(五) 消毒,防止交叉感染** 治疗结束后,根据院内感染控制的要求,对透析机内部管路进行消毒和除钙,对透析机表面、透析单元物体表面进行消毒,更换床单被套,加强空气消毒,做好相应消毒记录,严防交叉感染。

**(六) 关于安全方面的护理** 门诊透析患者在透析后如单独自行回家,建议选择便捷的公共交通、出租车或私家车等。避免骑电动车或摩托车,以免意外摔倒导致的出血风险。随身携带应急卡片:标注个人信息、紧急联系人和电话。身体虚弱、透析中有急性并发症或自理能力较差的患者,途中需要有主要照顾者或亲属陪同以确保安全。

## 二、治疗后患者的健康教育

**(一) 饮食指导** 具体内容参照第三十三章维持性血液透析患者营养管理。

**(二) 休息与活动** 告知患者透析室的相关管理规定,希望其遵守并积极配合治疗。告知患者透析室的联系方式,如有不适或透析日程的更改及时联系医护人员。教会其养成良好的生活习惯,戒烟、戒酒,合理作息,鼓励适量运动,并鼓励患者工作、回归社会。具体内容参照第三十五章第三节血液透析患者运动康复护理。

**(三) 用药指导** 遵医嘱服用降压药、磷结合剂等药物,教会患者正确测量血压的方法,进行自我监测并记录血压情况,如有不适及时向医护人员汇报。教会患者居家药品自我管理与整理技巧,应用药物重整清单、口服药盒、智能提醒装置等提高服药依从性。

**(四) 疾病知识宣教** 动静脉内瘘患者每日检查内瘘功能(三餐之前、晚上睡觉之前、早晨醒来之后),检查动静脉内瘘震颤、搏动和杂音情况。严禁在内瘘侧肢体测量血压、穿刺、抽血,避免内瘘侧肢体受压、负重,避免低血压等导致内瘘闭塞的因素。保持穿刺部位清洁、干燥,透析前用抗菌皂液清洗内瘘手臂,透析结束后24小时内避免与水接触,无菌敷料覆盖24小时,以防感染。如出现内瘘穿刺点或沿内瘘走向血管有红、肿、热、痛或有分泌物等,则可能感染,应及时就诊。如发现渗血,应先轻压局部止血。有肿胀时,给予冰袋冰敷,透析24小时内禁止热敷,24小时后确认不再渗血可热敷、多磺酸粘多糖乳膏(喜疗妥)按摩消肿。中心静脉置管患者,每日测量体温,保持中心静脉导管置管出口处清洁、干燥,密切观察导管周围皮肤及置管处有无渗血、渗液、分泌物,股静脉置管的患者以卧床休息为主,避免久坐、久站,以免影响导管功能。患者除了掌握血管通路的自我管理外,还需定期配合医护人员进行各系统的评估,向医护人员报告症状改变或自我感受,定期评估透析充分性。

**(五) 照顾者指导** 家属应理解和关心患者,给予心理支持和生活上的照顾,来回血液透析中心(室)途中选用安全的交通工具,避免跌倒及外伤。在生活中,照料者应细心观察、及早识别病情变化,如当患者出现意识或行为改变、反应淡漠等异常情况时,应及时就诊。自理能力差或认知障碍的老年患者,家属需每日代替患者观察血管通路功能。

(章海芬 郁佩青)

# 第七章
# 血液透析相关护理操作流程
## （附操作视频）

血液透析护理技术专业性强、技术要求高，加强血液净化护理技术科学管理，设计规范的操作流程是有效提高专业护理人员的临床技能、提高治疗安全性、降低职业风险的重要措施。

## 第一节　一次性体外循环管路及透析器的安装与预冲

一次性体外循环管路，由动脉管路和静脉管路组成，它的主要功能是将患者的血管通路、体外循环管路及透析器进行连接，达到功能引血、循环及治疗监测的目的。

透析器是血液透析治疗中最重要的组成部分，为保证治疗效果和安全性，不仅要关注透析器本身性能，它的预处理同样重要。

透析器常用消毒方法为环氧乙烷、γ射线、高压蒸汽和电子束消毒。其中，蒸汽、γ射线和电子束消毒对患者危害性小。体外循环管路常规用环氧乙烷消毒。体外循环管路和透析器使用前应进行规范预冲处理，预冲量应严格按照透析器说明书中的要求，以避免透析器中的"碎片"（可以进入身体的固体物质或可溶解复合物）进入体内，清除透析器生产过程中其他潜在的污染物和消毒剂，同时排尽空气，提高透析效率。如怀疑患者过敏或遇特殊患者，需增加预冲量，并进行闭式循环。

### 一、预冲目的

（1）排净空气，通过预冲将透析器与体外循环管路中的气体排净，减少凝血发生，同时可增加溶质交换面积。

（2）浸润透析膜，充分湿化，有利于透析时血液与透析液充分接触，达到更好的清除效果，降低血膜反应。

（3）清除残留物，合理预冲清除残留的颗粒与其他物质，降低微炎症反应。

### 二、预冲操作（视频7-1）

临床根据不同血液透析机型，将预冲分为生理盐水预冲、置换液预冲及超纯透析液预冲。

#### （一）生理盐水预冲

1. 操作前准备

（1）透析治疗区环境整洁，符合治疗要求。

（2）操作者服装、鞋帽整洁，洗手，戴口罩。

（3）评估水处理系统，确认已处于备用状态。

（4）确认血液透析机已完成消毒、冲洗，呈备用状态。

视频7-1　一次性体外循环管路及透析器预冲技术

(5) 按照机器设定程序完成全部自检。

2. 用物准备

(1) 物品包括体外循环管路[含废液收集袋(集液袋)]、透析器、透析液、预冲液(常用生理盐水1 000 mL)、消毒棉签等。

(2) 双人核对患者治疗模式,检查所有用物,确保包装完好无破损、无潮湿并且在有效期内。

3. 患者准备　核对患者基本信息,测量体重及生命体征。有条件或必要时,更换透析专用服。

4. 体外循环装置预冲

(1) 所有用物拆包装前、后,须再次核对有效期、型号等信息。

(2) 安装顺序应按照体外循环的血流方向依次进行,管路与透析器衔接紧密,各管路夹均处于安全状态。

(3) 体外循环管路和透析器膜内预冲

1) 透析器动脉端向下,预冲时需按照先慢后快的原则。

2) 启动透析机,血泵速度调至80~100 mL/min,用预冲液先排净体外循环血路与透析器血室(膜内)气体,从而可减少气泡的产生,使膜充分湿化,预冲量至少300 mL。如果泵速过高,容易引起空心纤维丝内湍流并产生极微小的泡沫/气泡,增加排气难度。低速预冲液灌注透析器时,避免使用外力拍打透析器,减少因震动而形成的微小气泡。预冲液流向为体外循环管路动脉端→透析器→体外循环管路静脉端,不得逆向预冲。

3) 体外循环管路与透析器血室(膜内)灌满预冲液后,将血泵速度调至200~300 mL/min进行快速预冲,能更有效地冲洗管路和透析器的残留物,预冲量至少500 mL。在快速预冲过程中,可以通过缓慢的双手滚动、倾斜透析器等温和动作促进血室侧气体排出。

(4) 透析器膜外冲洗:当透析器血室(膜内)预冲完成后,透析器动脉端朝上,倾斜45°,连接透析液(机器常规设定透析液流速500 mL/min),排尽透析器透析液室(膜外)气体。

(5) 跨膜冲洗:临床也称超滤预冲,其目的是为了使透析器纤维丝的每个膜孔充分打开,确保体外循环管路和透析器内的气泡和微颗粒完全排出,达到洁净和高效目的。跨膜冲洗一般设置超滤量为200 mL,超滤时间10分钟。临床可根据患者治疗需要,遵医嘱采用肝素生理盐水预冲。

(6) 预冲完成,再次检查体外循环装置,确保处于备用状态。

(7) 处理用物。

5. 注意事项

(1) 操作者严格遵守无菌操作原则。

(2) 预冲量应严格按照透析器说明书中的要求。

(3) 透析器血室(膜内)没排尽空气前,不要连接透析液,防止透析液倒灌至空心纤维丝内形成微气泡,使排气困难。

(4) 透析器跨膜预冲时,应避免超滤率设置过高,而导致透析器破膜。

(5) 预冲液直接流入集液袋中,集液袋置于机器液体架上,不得低于操作者腰部以下。

(6) 具备在线预冲功能的透析装备,需严格按照操作说明进行规范预冲。

6. 预冲操作流程

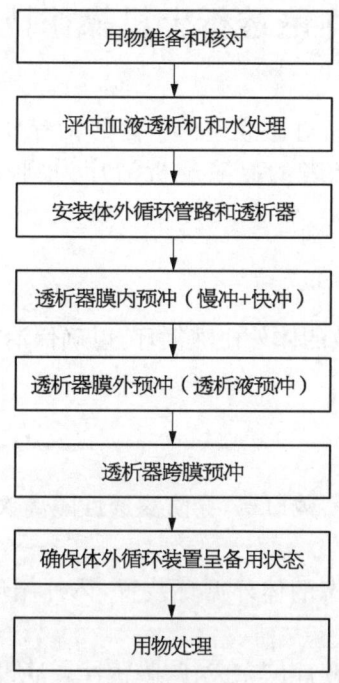

(二) 置换液预冲
1. 操作前准备、用物准备和患者准备　同生理盐水预冲,另需准备补液装置。
2. 体外循环装置预冲
(1) 体外循环装置安装：同生理盐水预冲。
(2) 连接透析液接口。
(3) 开启自动预冲键,采用置换液完成体外循环管路和血液透析器膜内冲洗(慢冲、快冲)、血液透析器膜外冲洗及跨膜冲洗。
(4) 排净体外循环管路和血液透析器内气体后,确认静脉壶液面高度于 2/3～3/4。
(5) 预冲最低剂量应参照血液透析器说明书要求(至少 1 000 mL)。

(三) 超纯透析液预冲
1. 操作前准备、用物准备和患者准备　同生理盐水预冲,不需要准备废液收集袋。
2. 体外循环装置预冲
(1) 体外循环装置安装：同生理盐水预冲。
(2) 连接透析液接口。
(3) 开启自动预冲键,采用超纯透析液行逆超滤,完成血液透析器(膜外、膜内)、静脉管路及动脉管路冲洗。
(4) 完成动、静脉管路两侧双向冲洗后,进行闭式循环。
(5) 预冲量≥4 000 mL,并确认静脉壶液面高度于 2/3～3/4。

(杨振华　刘玲玲)

## 第二节 血液透析上机操作技术与护理

规范而精湛的专业操作技术,对血液透析患者的治疗质量和生命的延续均有着重要的意义。本节以自体动静脉内瘘患者的血液透析治疗为例,阐述血液透析上机操作技术与护理。

### 一、上机目的

通过规范上机操作,建立有效的体外血液循环,以确保治疗安全。

### 二、上机操作(视频7-2)

**(一)操作前准备**

视频7-2
血液透析
上机技术

(1)操作者按规定着装、洗手、戴口罩,穿防渗透性隔离衣或者围裙,佩戴护目镜或者防护面屏。

(2)检查并核对处于备用状态的体外循环装置,体外循环管路及透析器衔接紧密,侧支管路夹处于关闭状态。

(3)确认循环管路及透析器预冲已完成,跨膜预冲超滤设置量已清零。

**(二)用物准备**

(1)无菌治疗盘、内瘘护理穿刺包(含无菌手套、治疗巾、消毒棉签、医用胶布)、内瘘穿刺针(根据患者血管条件选择穿刺针类型)、止血带、听诊器、无菌注射器、抗凝剂。

(2)检查所有用物,确保包装完好无破损、无潮湿,并在有效期内。

**(三)患者准备**

(1)核对患者基本信息、治疗模式。

(2)协助患者取舒适体位。

(3)评估患者生命体征、干体重。

(4)评估患者出凝血情况,有无外伤史、手术史。

(5)充分暴露患者血管通路部位,评估血管通路情况,具体方法详见第八章"血管通路技术与护理"。

**(四)上机步骤**

(1)核对患者信息,根据医嘱设置治疗参数。

(2)确认血泵处于关闭状态,确认泵前补液夹及输液管已关闭。

(3)建立血管通路,自体动静脉内瘘穿刺操作方法及步骤详见第八章"血管通路技术与护理"。

(4)穿刺成功,注入抗凝剂,连接体外循环管路动脉端,开启血泵,泵速≤100 mL/min。

(5)引血过程中,密切观察患者是否有不适,血管通路有无异常,观察压力参数及机器运转情况。引血至静脉壶滤网,停血泵,连接体外循环管路静脉端。

(6)缓慢调整血泵速度至150 mL/min,进行个体化且有效的血路管固定,再次检查管路的衔接。

(7)开启治疗,根据要求逐渐调整至所需的治疗血流速,测量患者的生命体征。

(8) 上机完成后,进行二次查对:① 按照体外循环血流方向的顺序,依次查对体外循环管路各连接处和管路开口处,未使用的管路开口应使用保护帽并夹闭管夹;② 根据医嘱查对机器治疗参数。

(9) 双人核对,记录。

(10) 用物处理,机器外部清洁、消毒。

**(五) 注意事项**

(1) 严格按照无菌原则进行规范操作。

(2) 存在严重低血压或其他情况可视患者病情调整引血方式。

(3) 如果患者血压、脉搏等生命体征出现异常变化,应随时监测生命体征,必要时进行心电监护。

(4) 血液透析治疗过程中,密切观察患者神志状态、询问有无不适;观察机器各项压力及治疗参数;观察血管通路及管路固定情况。

(5) 机器外部有血液或体液污染时,应立即消毒。

**(六) 上机操作流程**

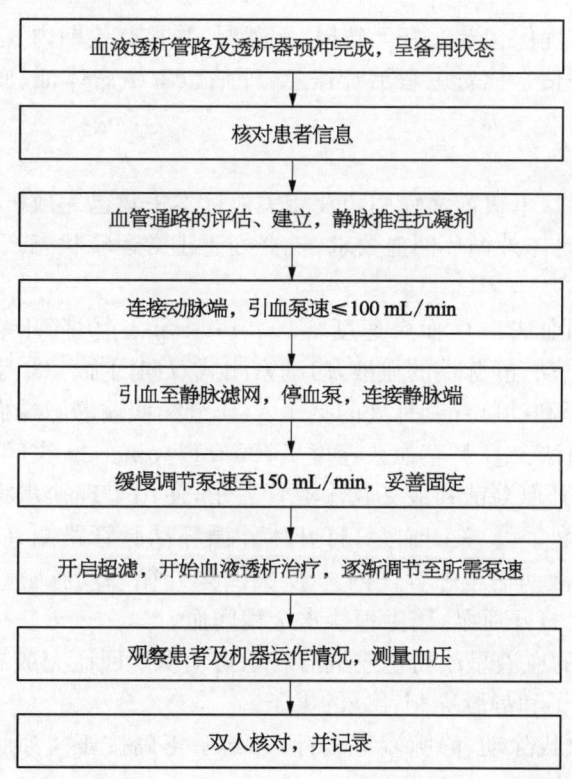

(吴霞珺  陈秋馨)

## 第三节  血液透析下机操作技术与护理

血液透析下机操作技术是将体外循环血液回输到患者体内的过程。本节以自体动静脉内瘘患者的血液透析治疗生理盐水回血为例,阐述血液透析下机操作技术与护理。

## 一、下机目的

通过规范下机操作,将患者体外循环的血液安全回输至体内,以完成单次血液透析治疗目标。

## 二、下机操作(视频7-3)

视频7-3
血液透析
下机技术

**(一) 操作前准备**

(1) 操作者按规定着装、洗手、戴口罩,穿防渗透性隔离衣或者围裙,佩戴护目镜或者防护面屏。

(2) 核对当日医嘱,确认已完成目标治疗量、下机前治疗用药及相关血标本的采集。

**(二) 用物准备**

(1) 生理盐水500 mL、无菌手套、无菌纱布、医用胶布、无菌注射器、弹力绷带、便携式锐器盒等。

(2) 检查所有用物,确保包装完好无破损、无潮湿,并在有效期内。

**(三) 患者核对与评估**  核对患者治疗信息,评估患者生命体征、血管通路及治疗目标量完成情况。

**(四) 下机步骤**

(1) 确认设定治疗量、下机前治疗用药及相关血标本采集已完成。

(2) 确认血流量满足体外循环回血要求,机器处于正常运转状态。

(3) 进入"回血"程序

1) 密闭式不停泵回血法:① 血泵速度≤100 mL/min。② 打开泵前补液夹及输液管夹子,用生理盐水同时回输动、静脉端的血液,启动密闭式双向回血。③ 动脉端管路的血液至淡粉色,夹闭动脉管路夹子和动脉穿刺针处的夹子。④ 继续回输静脉端血液。

2) 密闭式停泵回血法:① 调整血泵速度≤100 mL/min。② 夹闭体外循环动脉管路(血泵前)侧夹子的同时,打开血泵前补液夹及输液管夹子,使用生理盐水将血泵管内的血液回输患者体内,持续10~20秒。③ 关闭血泵,打开体外循环动脉管路侧夹子,利用重力将体外循环动脉管路(血泵前)血液回输至患者体内。④ 夹闭体外循环动脉管路(血泵前)侧夹子和动脉穿刺针处的夹子。⑤ 打开血泵,用生理盐水全程回血。

(4) 待静脉端管路的血液呈淡粉色或机器启动自动识别回血完成功能,停血泵后,同时夹闭体外循环静脉管路夹子和静脉穿刺针处的夹子。

(5) 回血完毕,依次拔除动、静脉端穿刺针,并给予正确按压。穿刺针及时放入便携式锐器盒或透析专用锐器盒中。

(6) 下机结束测量生命体征和体重。

(7) 观察体外循环管路及透析器内凝血情况,并做好医护交接。

(8) 通过机器的污水管道排放体外循环管路及透析器膜内、外的液体,排放完毕后,将体外循环管路及透析器置于医疗废弃物容器内,封闭转运。

(9) 完成机器内部、外部消毒,具体方法和要求参照第四十一章"血液透析中心(室)感染控制管理",尤其是机器控制面板和按键部位等高频接触部位的消毒。

（10）整理用物，记录治疗单。

**（五）注意事项**

（1）严格按照无菌原则进行规范操作。

（2）对于少部分内瘘压力过高、凝血异常、进行无抗凝剂透析等情况，可采用特殊回血方法。

（3）回血过程中，可使用双手左右转动透析器，但不得用手挤压静脉端管路。回血过程中，禁止管路从空气监测安全夹中强制取出。

（4）具有自动回血功能的透析机，参照使用说明书规范操作。

（5）下机注意避免针刺伤发生，同时防止血液和体液喷溅。

（6）动静脉内瘘穿刺点的按压时间和力度，应根据患者具体情况采用个性化方式。

（7）透析机具有自动废液排放功能时，按照机器要求进行排空；没有自动排放功能的机器应通过透析器膜内外压力差的方式，进行人工密闭式排放。

（8）患者下机后，平卧5～10分钟，以避免体位性低血压的发生。发生低血压患者应立即采取平卧位及相应处理，确认生命体征平稳，同时做好交接和宣教工作。

**（六）下机操作流程（密闭式回血）**

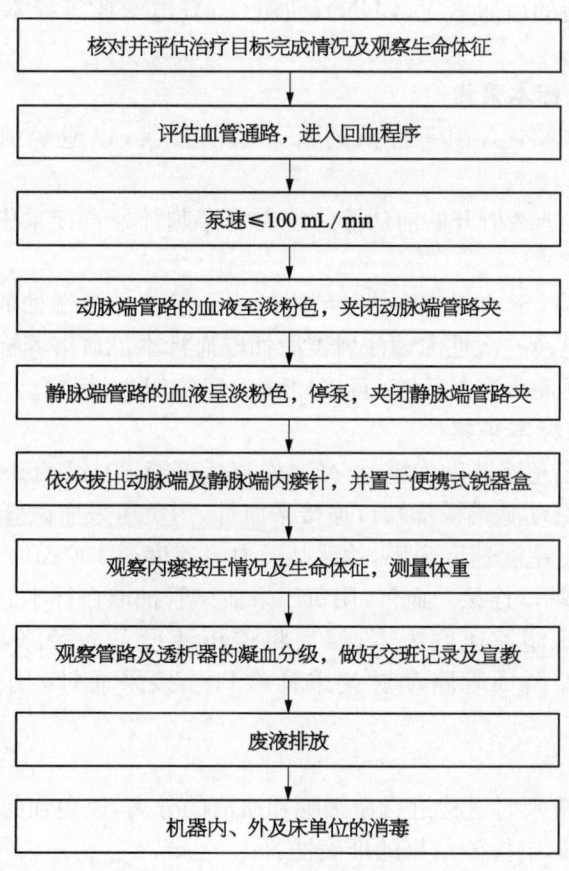

（杨振华　王　璐）

## 第四节　血液透析血标本采集技术

血液透析相关血标本的正确采集对提高检验结果，正确评估血液透析的充分性具有重要意义。广义的透析充分性指患者通过透析治疗达到并维持较好的临床状态，包括血压、容量、营养、心功能、食欲、体力、电解质和酸碱平衡等。狭义的透析充分性是指透析对小分子溶质的清除，常以尿素为代表，即尿素清除指数 Kt/V［包括单室 Kt/V（single-pool Kt/V, spKt/V）、平衡 Kt/V（equilibrium Kt/V, eKt/V）和每周标准 Kt/V（standard Kt/V, std-Kt/V）］及尿素下降率（urea reduction rate, URR）。

### 一、血标本采集目的

规范血液透析血标本的正确采集方法，是保证检验结果准确的前提。

### 二、血标本采集（视频 7-4）

血液透析前、透析后的血尿素氮（BUN）、肌酐（Cr）、电解质等标本采集，须来自同一次血液透析治疗。

视频 7-4
血液透析血标本采集技术

#### （一）血液透析前血标本采集

（1）血液透析前血标本必须于血液透析开始前采集，以避免血标本被生理盐水或肝素稀释。

（2）动静脉内瘘者，于透析开始前从静脉端内瘘穿刺针处直接采集（注：内瘘穿刺针须为干针，未进行注射液填充）。

（3）中心静脉置管者，于治疗前先从已消毒的中心静脉导管端抽取 2~3 mL 残余肝素封管液及血凝块并丢弃，更换一次性无菌注射器后抽取血标本。血培养标本采集时，无需对中心静脉导管端进行消毒，无需丢弃封管液，直接抽取 8~10 mL 血标本。

#### （二）血液透析后血标本采集

（1）停泵法：先设定超滤速度为零，再减慢血流速度至 50 mL/min，维持 10 秒，停止血泵 20 秒内，从体外循环管路动脉端采样端口连接采血针，用负压采血试管抽取血标本。

（2）慢泵法：先设定超滤速度为零，然后减慢血流速度至 100 mL/min，15~30 秒后，从体外循环管路动脉端采样端口连接采血针，用负压采血试管抽取血标本。

（3）旁路法：先设定超滤速度为零，然后将透析液设置为旁路，血流仍以正常速度运转 3~5 分钟后，从体外循环管路动脉端采样端口连接采血针，用负压采血试管抽取血标本。

#### （三）注意事项

（1）血标本抽取后应及时送检进行血细胞和血清的分离，以免血标本中尿素、钾离子等从细胞内释放至血浆内而影响检测结果的准确性。

（2）血标本的采集顺序遵循标本试管要求。

（3）采血时做好无菌操作。

（4）血液透析后血标本采集前应先关闭补液管夹。

## （四）血液透析血标本采集流程

1. 血液透析前血标本采集（内瘘静脉端）

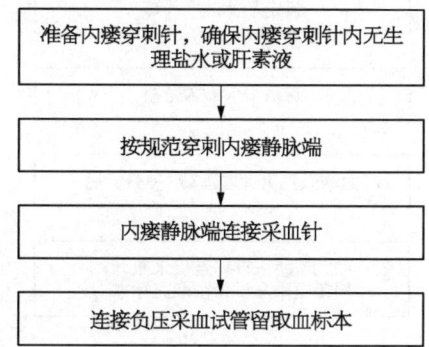

2. 血液透析前血标本采集（中心静脉留置导管）

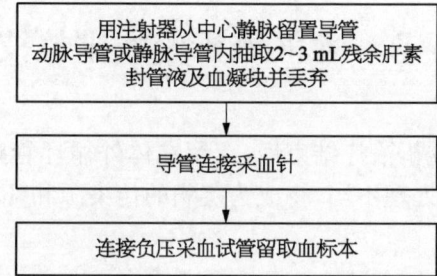

3. 血液透析后血标本采集（停泵法）

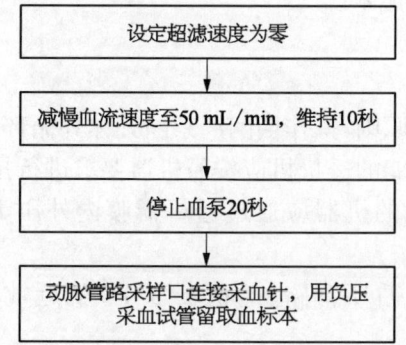

4. 血液透析后血标本采集（慢泵法）

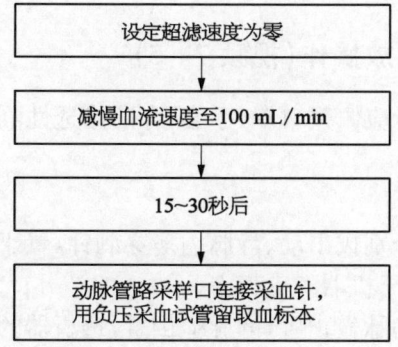

5. 血液透析后血标本采集（旁路法）

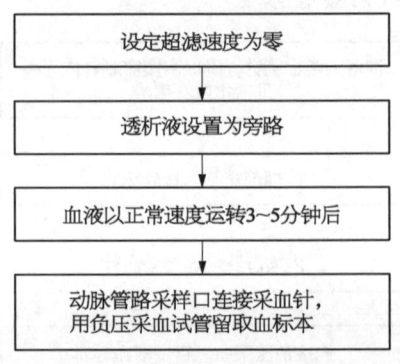

（杨振华　刘玲玲）

# 第五节　血液透析废液排放技术

血液透析废液是指血液透析治疗结束后，存留在体外循环管路及透析器膜内、外的液体。该液体均属于医疗废弃物，如处理不当，将成为疾病的传染源和环境的污染源。

## 一、废液排放的目的

通过透析机自身具备的功能选择合适的排放废液方式，可避免因废液滴洒造成的污染，降低医疗废弃物人力运送及处理成本。

## 二、废液排放的原则

（1）严格遵守密闭式排放原则，操作期间严禁断开体外循环装置。
（2）具有自动废液排放功能的透析机应按照机器要求进行排空，避免人为干涉。
（3）不具备自动排放功能的机器应通过透析器膜内外压力差的方式，进行人工密闭式排放。
（4）排放完毕后，将体外循环管路、透析器取下，就近放入医疗废弃物容器内，封闭转运。
（5）在排放过程中，注意对机器压力的监测，定期进行维护管理，以确保机器正常运转。

## 三、血液透析机废液排放操作（视频7-5）

（一）操作前准备　操作者应佩戴口罩、手套，穿防渗透性隔离衣或者围裙，佩戴护目镜或者防护面屏。

（二）废液排放操作步骤

（1）密闭式回血完成后，分别拔出动、静脉内瘘穿刺针，置于便携式锐器盒。
（2）将便携式锐器盒悬挂于机器的支架上。
（3）按序依次卸下管路，动脉壶正置，静脉壶倒置，透析器的静脉端朝上。

视频7-5
血液透析废液排放技术

（4）将连接透析器的旁路接头（入液侧）放回透析机旁路桥，同时透析器侧原帽覆盖。

（5）关闭旁路盖，确认透析液通道开启，同时打开动、静脉管路夹，排出膜内废液。

（6）膜内废液排净后，打开透析器入液侧原帽，排除膜外废液。

（7）打开旁路盖，卸除连接透析器的旁路接头（出液侧）并放回透析机旁路桥，同时透析器侧原帽覆盖。

（8）夹闭动、静脉管路夹；卸除体外循环管路，丢弃。

**(三) 注意事项**

（1）体外循环管路及透析器内有严重的凝血现象，或透析器存在破膜时，禁止废液排放。

（2）采用便携式锐器盒，避免循环管路断开。如没有便携式锐器盒，可选用双通管进行动、静脉管路的密闭式循环，进行废液排放。

（3）分离透析器旁路侧时需将透析器倾斜，防止废液滴洒。

（4）废液排放完毕后，必须夹闭动、静脉管路夹后取下便携式锐器盒，避免滴溅。

（5）不同品牌血液透析机，根据相应步骤完成废液排放要求。

**(四) 废液排放操作流程**

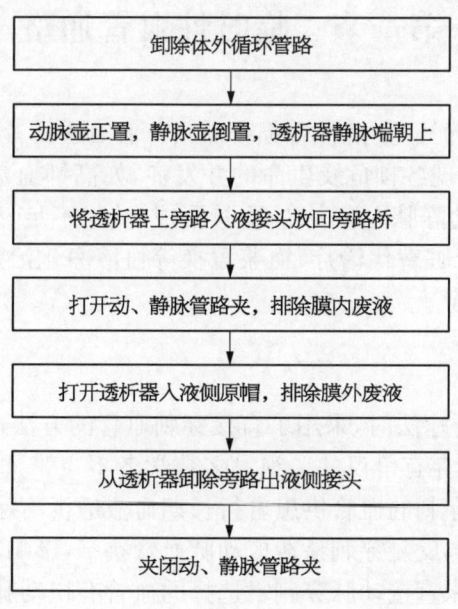

（杨振华　吴霞珺）

# 第八章
# 血管通路技术与护理
（附操作视频）

血管通路是终末期肾病患者的生命线，建立一条有效的血管通路是血液透析顺利进行的前提。临床上将血管通路分为两大类：临时性血管通路和永久性血管通路，其中临时性血管通路包括直接动脉穿刺、无隧道和涤纶套的透析导管（non-cuffed catheter，NCC），永久性血管通路包括自体动静脉内瘘（autogenous arteriovenous fistula，AVF）、移植物动静脉内瘘（arteriovenous graft，AVG）、带隧道和涤纶套的透析导管（tunnel-cuffed catheter，TCC）。若终末期肾病患者选择血液透析作为肾脏替代治疗方式，应积极鼓励患者建立动静脉内瘘，可减少临时性血管通路发生各种并发症的危险。

## 第一节 临时性血管通路

临时性血管通路的适应证：① 急性肾损伤需紧急血液透析者；② 终末期肾病患者内瘘未成熟或未建立血管通路前出现各种危及生命的并发症，如高钾血症、急性左心衰、严重酸中毒等，需紧急血液透析者；③ 动静脉内瘘失功、血栓形成、流量不足、感染等；④ 其他疾病需行血液灌流、免疫吸附、连续性肾脏替代治疗、血浆置换等血液净化治疗；⑤ 腹膜透析患者出现紧急并发症，需行血液透析治疗。

### 一、直接动脉穿刺

1942 年，Kolff 发明透析疗法时，采用了直接穿刺血管的方法进行穿刺。但目前对于直接动脉穿刺行血液透析治疗是存有争议的。绝大多数学者不主张选用直接动脉穿刺，是因为血管经数次穿刺后，无浅表可穿刺的血管供患者行长期血液透析治疗，特别是桡动脉和肱动脉是动静脉内瘘手术首选的血管，反复穿刺易造成动脉血管狭窄，影响动静脉内瘘的成形及血液流量，会对手术产生影响。临床直接动脉穿刺常选择的血管有桡动脉、足背动脉、肱动脉。

（一）穿刺技术

（1）穿刺前可先用 0.5%～1.0%利多卡因局部皮下少量注射，以减轻穿刺引起的疼痛、减少患者血管收缩。

（2）充分暴露血管，摸清血管走行。

（3）动脉穿刺可选用较细有侧孔的锐针（常规穿刺针型号为 16 G，动脉穿刺时可选用 14 G，以减少血管损伤）先进针于皮下，摸到明显搏动后再沿血管壁进入血管。

（4）见有冲击力的回血和搏动后，固定穿刺针。

（二）护理要点

（1）穿刺时尽量做到一针见血，如穿刺不成功、反复穿刺易引起局部血肿。

(2) 血液透析治疗初始血流量欠佳,大多因为血管痉挛所致,只要穿刺到位,血流量会逐渐改善。

(3) 透析治疗结束注意压迫穿刺点,防止出血和局部血肿。穿刺点应先指压 30 分钟,然后用纱球压迫 30 分钟,再用弹力绷带加压包扎 2~4 小时。

(4) 宣教和自我护理:注意观察局部穿刺点有无出血、血肿,如有出血倾向即刻采用指压法;出现血肿当日进行局部冷敷,次日视局部情况选择热敷或用多磺酸粘多糖乳膏(喜疗妥)按摩;局部保持清洁,防止感染;穿刺侧肢体不建议提重物、负重;建议穿刺部位 6~12 小时进行无菌包扎,不宜包扎过紧,注意肢体温度改变;穿刺前建议用温水清洗穿刺部位。

## 二、无隧道和涤纶套的透析导管

根据置管部位,无隧道和涤纶套的透析导管置管分为颈内静脉、股静脉和锁骨下静脉置管,其中颈内静脉是临床首选置管途径。

**(一)颈内静脉留置无隧道和涤纶套透析导管** 对于熟练掌握置管技术的操作者,颈内静脉是首选置管途径,详见图 8-1。

1. 患者准备

(1) 术前介绍置管的重要性,以取得患者配合。

(2) 身体状况许可的条件下,先洗头、清洁皮肤。

(3) 体位:患者取仰卧位,头略偏向对侧,肩下可放置一块软垫,使头后仰。

2. 穿刺技术 以胸锁乳突肌的胸骨头、锁骨头和锁骨构成的三角形顶点为穿刺点,触到颈内动脉搏动后,向内推开颈内动脉,在局麻下用 $6\frac{1}{2}$ 号针头探测到静脉血后,再用连接 5 mL 无菌注射器的 16 号套管针,对着同侧乳头方向与皮肤呈 30°~45°向后稍向外缓慢进针,边进针边抽回血。刺入静脉后见回血,固定好穿刺针,嘱患者不要深吸气或咳嗽,卸下注射器,快速放入导引钢丝,退出穿刺针,用扩张管扩张皮下隧道后置入颈内静脉留置导管,抽出钢丝。见回血通畅时,先使用生理盐水脉冲式冲洗两侧管腔,然后按管腔刻度分别注入 1 250 U/mL(10 mg/mL)肝素封管液,夹闭两侧管道。此时颈内静脉内的压力是负

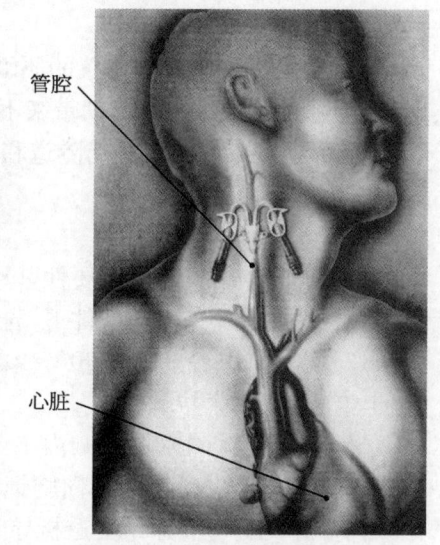

图 8-1 颈内静脉留置无隧道和涤纶套导管

压,应注意不要将导管夹子打开,防止空气进入体内。当患者出现容量负荷过多时,静脉压力升高,血液会回流。采用缝针固定留置导管,穿刺部位覆盖无菌纱布或无菌敷贴。

3. 优缺点

(1) 优点:操作较锁骨下静脉置管容易,狭窄发生率低,可留置 3~4 周,血流量较好。

(2) 缺点:头颈部运动会受限,往往影响患者美观。

**(二)股静脉留置无隧道和涤纶套透析导管** 这是目前最简单、安全的导管留置方法,但是容易出现导管贴壁现象,易导致血流量欠佳和感染,适用于卧床患者。

1. 患者准备

(1) 术前介绍置管的重要性,以取得患者配合。

(2) 清洁局部皮肤,并备皮。

(3) 体位:患者取仰卧位,穿刺侧膝关节弯曲,大腿外旋、外展45°,臀部垫高,充分显露股三角。

(4) 注意保护患者隐私部位。

2. 穿刺技术  以髂前上棘与耻骨结节连线的中、内1/3交界点下方2 cm处、股动脉内侧0.5~1.0 cm为穿刺点。左手压迫股动脉,局麻后用 $6\frac{1}{2}$ 号穿刺针探测到静脉血后再用连接5 mL无菌注射器的16号套管针与皮肤呈30°~40°刺入,针尖向内向后,朝心脏方向,以免误穿入股动脉或穿破股静脉。穿刺时右手注射器可呈负压状,见到强有力的回血后卸下注射器,快速放入导引钢丝,退出穿刺针,用扩张管扩张皮下隧道后置入股静脉留置导管,抽出钢丝。见回血通畅时,先使用生理盐水脉冲式冲洗两侧管腔,然后按管腔刻度分别注入1 250 U/mL(10 mg/mL)肝素封管液,夹闭两侧导管夹。采用缝针固定留置导管,穿刺部位覆盖无菌纱布或无菌敷贴。

3. 优缺点

(1) 优点:操作容易,方法简便,尤其是心力衰竭患者呼吸困难不能平卧时,应首选股静脉。

(2) 缺点:由于解剖位置的原因,较颈内静脉容易感染,血流量较差,血栓发生率较高;同时,股静脉置管会给患者行动带来不便。

**(三) 锁骨下静脉留置无隧道和涤纶套透析导管**  操作难度和风险较大,易出现血、气胸等并发症。

1. 患者准备

(1) 术前介绍置管的重要性,以取得患者配合。

(2) 身体状况许可的条件下,先洗头、清洁皮肤。

(3) 体位:患者平卧于30°~40°倾斜台面,肩胛间垫高,头偏向对侧,穿刺侧上肢外展45°、后伸30°,以向后牵拉锁骨。

2. 穿刺技术  以锁骨中、内1/3交界处、锁骨下方1 cm为穿刺点。在局麻下进针,与胸骨纵轴呈45°、胸壁呈25°,指向胸锁关节,针尖不可过度向上向后,以免伤及胸膜。穿刺方法同颈内静脉无隧道和涤纶套透析导管置管方法。

3. 优缺点

(1) 优点:不影响患者行动及美观,可留置3~4周,血流量较好。

(2) 缺点:置管技术要求高,易发生血、气胸并发症,血栓和狭窄发生率也较高。

(陈　静　接艳青　魏　丽)

## 第二节　永久性血管通路

1960年,Shields开创了动静脉外瘘技术,Seribner和Quinton等人不断改进,使动静脉外瘘技术更为完善。由于动静脉外瘘技术的应用,使终末期肾病患者能够进行较长时间的血液透析,同时也推动了血液透析技术的发展。1966年,Cimino和Brescia应用显微外科技术建立了动静脉内瘘技术,真正解决了终末期肾病患者的永久性透析问题。一个理想的血管通路能够为血液透析提供足够的血流量,而且使用时间长,并发症少。相对而言,动静脉内瘘是一种安全且能长久使用的血管通路,适用于维持性血液透析患者。它是指动、静脉在皮下吻合建立的血管通道,包括自体动静脉内瘘和移植物动静脉内瘘。对于血管条件较差、难以完成自体动静脉内瘘的维持性血液透析患者,推荐选择移植物动静脉内瘘或带隧道和涤纶套的透析导管。

## 一、自体动静脉内瘘

自体动静脉内瘘是利用患者自身动、静脉血管直接吻合,使其表浅静脉动脉化,以达到血液透析体外循环所需血流量的血管通路。目前自体动静脉内瘘是维持性血液透析患者的主要血管通路类型。建立一个成功的血管通路,并使其得以长期使用,必须依靠医、护、患三方共同的努力和配合。可借鉴海军军医大学第二附属医院创建的血液透析用动静脉内瘘"一亩田"护理模式,构建血液透析患者血管通路一体化全程管理,通过科学、规范、有效的管理,在有限的血管穿刺区域内最大限度地优化使用和维护好血管。

### (一)内瘘建立前准备

1. 上肢血管的保护 《中国血液透析用血管通路专家共识》(2019年版)指出,慢性肾脏病患者应该从慢性肾脏病3期即开始进行上肢血管保护和教育,具体内容包括:① 应注意避免不必要的上肢静脉穿刺输液(尤其是慢性肾脏病4~5期患者);② 避免在上肢静脉留置套管针、锁骨下静脉置管或PICC等,如确实需要进行上肢静脉穿刺,可考虑选择手背静脉;③ 对血管条件较差的患者可提前进行束臂握球锻炼;④ 对上肢皮肤有病变的患者应尽早给予相应的治疗。

2. 患者的评估

(1) 全身状态评估:对患者心、肺、肝等重要脏器功能和循环血流动力学状态进行充分评估;检查血常规、出凝血指标,以便评估患者的凝血功能。

(2) 血管条件评估:选择的静脉直径需≥2 mm(束臂后),静脉通路无节段性狭窄或梗阻;选择的最小动脉内径要≥1.5 mm(束臂后),两上肢的动脉压差不超过20 mmHg。如患者置有心脏起搏器、有胸部手术应避免选择同侧上肢部位。有研究报道显示,同侧颈内静脉或锁骨下静脉较长时间留置导管可能引起血管狭窄、影响自体动静脉内瘘的血流量。

### (二)内瘘的建立

1. 手术策略

(1) 原则:先上肢后下肢,先非惯用侧手臂后惯用侧手臂,先肢体远心端后近心端,先自体血管后移植血管。

(2) 常见部位:① 腕部:桡动脉-头静脉(首选)、桡动脉-贵要静脉、尺动脉-贵要静脉、尺动脉-头静脉。② 肘部:肱动脉-贵要静脉、肱动脉-头静脉、肱动脉-肘正中静脉(亦称上臂动静脉内瘘)。其他部位内瘘,如踝部、大腿部内瘘等,临床较少采用。

(3) 吻合方式:端侧吻合法(首选)、端端吻合法、侧侧吻合法。

2. 术前护理与宣教

(1) 术侧手臂护理

1) 嘱咐患者手术前保护好术侧的手臂,切勿在拟建立动静脉内瘘侧手臂进行动、静脉穿刺,以利于手术顺利进行。

2）注意保持术侧手臂皮肤的清洁，切勿抓伤、碰伤皮肤，以防术后感染的发生。

3）行内瘘手术前不宜使用肝素等抗凝剂，以防术中或术后出血。

4）术前用肥皂水彻底清洗术侧手臂，剪短指甲，剃去皮肤毛发。

（2）心理护理：术前向患者说明建立动静脉内瘘的目的、意义以及该手术对血液透析治疗带来的帮助，消除患者焦虑不安、紧张恐惧的心理。告诉患者建立动静脉内瘘只是一个小手术，不必紧张，并告知其手术的基本方法及可能会出现的不适情况（如疼痛等），让患者做好心理准备，积极配合，坦然面对手术。

3. 术后护理与宣教　动静脉内瘘术后的规范护理，不仅可以避免术后并发症的发生，促进内瘘成熟，还可以延长内瘘使用寿命。

（1）动静脉内瘘成形术后，将患者内瘘侧肢体抬高至水平以上30°，以利于静脉血液回流，减少内瘘侧手臂的肿胀。

（2）禁止在内瘘侧手臂测血压、静脉注射、输液、抽血等。

（3）告知患者保持内瘘侧手臂的清洁，保持敷料清洁、干燥，防止敷料潮湿、引起伤口感染。更换敷料时，要严格落实无菌操作原则，对于创面较大的手术，建议采用无菌非接触技术。敷料包扎时，不宜过多、过紧，以能触摸到震颤为宜。

（4）术后24小时内密切观察患者全身状况及动静脉内瘘通畅情况，具体内容包括以下几点。① 患者生命体征：血压、心率、心律、呼吸是否有改变，询问患者是否有胸闷、心悸。② 内瘘侧手臂末梢循环情况：观察手指末梢血管充盈情况，手指有无麻木、发冷、疼痛、缺血等。③ 内瘘吻合口情况：有无血肿，局部有无渗血。④ 内瘘血管通畅情况：触摸内瘘静脉端血管有无震颤或用听诊器听诊有无血管杂音，如触摸不到或听不到杂音，应检查局部敷料是否包扎过紧，必要时立即就诊。

4. 患者自我管理与健康宣教

（1）避免内瘘侧手臂受压：内瘘侧手臂的衣袖要宽松，睡眠时避免侧卧于内瘘一侧；内瘘侧手臂不持重物，不佩戴过紧饰物。

（2）内瘘功能评估：教会患者自行判断动静脉内瘘通畅性的方法。患者每日触摸动静脉内瘘吻合口及静脉处有无震颤，如扪及震颤则表示内瘘通畅。反之，则应第一时间告知医护人员并及时处理。

（3）内瘘功能锻炼：指导患者进行规范的功能锻炼，以促进自体动静脉内瘘的早期成熟。① 术后24小时伤口无渗血，可进行握拳、松拳、指端活动等，促进血液循环防止血栓形成。② 吻合口拆线前，内瘘侧手臂捏橡皮健身球3～4次/日，时间逐渐加长，可由刚开始时每次2～5分钟，逐步延长至10～15分钟；也可指导用健侧手指轻轻按压内瘘侧手臂的上端，使静脉血管适度扩张充盈，每日2～3次，时间由短逐渐延长至10～15分钟，以促进内瘘早期成熟。③ 吻合口拆线后可指导患者进行正规的功能锻炼，如血管充盈度不够者，可指导患者在内瘘侧手臂的上端（静脉上端）用力量较轻的止血带压迫，并轻轻甩臂，以提高血管充盈度，也可采用束臂握拳锻炼。④ 如出现局部肿胀，指导患者抬高肢体并热敷，以促进回流。

（三）内瘘成熟期护理

1. 内瘘成熟的定义　静脉呈动脉化（血管壁增厚，显露清晰，突出于皮肤表面，有明显动脉震颤或搏动），内瘘血管直径增粗，能保证成功的穿刺及提供足够的血流量。动静脉内瘘的成熟取决于患者血管的自身条件、手术情况及术后患者配合情况。

**2. 内瘘成熟的条件**

(1) 物理检查：吻合口震颤良好，无异常增强、减弱或消失；瘘体段静脉走行平直、表浅、易穿刺，粗细均匀，有足够可供穿刺的区域，瘘体血管壁弹性良好，可触及震颤，无搏动增强或减弱、消失。

(2) 测定自然血流量＞500 mL/min，穿刺段静脉内径≥5 mm，距皮深度＜6 mm。

**3. 内瘘的规范穿刺** 熟练、正确的穿刺技术是保护好动静脉内瘘，使内瘘能够长期使用的必要条件。

(1) 穿刺时机：建议最好在动静脉内瘘成形术 8～12 周以后开始穿刺使用，特殊情况也要至少 1 个月的内瘘成熟期后开始穿刺。如果采用套管针穿刺，可提前到术后 2～3 周，但适当延缓初次穿刺时间将有助于延长内瘘的使用寿命。动静脉内瘘成熟前，若患者病情突然加重，如高钾血症、急性心力衰竭、严重酸中毒、血肌酐指标升高等需紧急血液透析治疗，不宜过早使用内瘘，可采用临时性中心静脉导管通路过渡。如经过通路专家的评估，确认有穿刺成功把握时，可以酌情考虑提前使用内瘘，但尽可能选择穿刺其他静脉作静脉回路，减轻内瘘损伤。

(2) 穿刺原则

1) 执行穿刺操作之前，应由血液透析专业护士和通路医生对患者血管通路共同进行精准评估，借助超声波成像，根据血管的类型及条件，为患者建立动静脉内瘘穿刺计划图，详细标明穿刺区域、进针方向、血管深度、进针角度及穿刺区域长度，实施追踪记录，鼓励患者参与其中，提高依从性。

2) 穿刺时，操作者注意穿刺进针角度，尽量减少对动静脉内瘘的损害及血管周围组织损伤，减少穿刺并发症，同时能最大限度地减少疼痛并激发患者对治疗的信心。内瘘首次穿刺时，应由经验丰富的穿刺人员执行，其穿刺成功率高，并可避免动静脉内瘘的穿刺渗漏损伤。

3) 有条件的透析中心，在患者动静脉内瘘首次使用或遇到疑难情况时，建议使用超声引导下辅助穿刺。

(3) 穿刺点选择：动脉穿刺点距吻合口的距离至少要 3～5 cm 以上。静脉穿刺点距动脉穿刺点至少要间隔 5 cm 以上，针尖朝向心方向穿刺。动脉与静脉避免穿刺于同一血管上，以减少血液再循环。

(4) 穿刺方法：目前常用的穿刺方法有绳梯穿刺法、扣眼穿刺法、区域穿刺法 3 种。详见图 8-2。

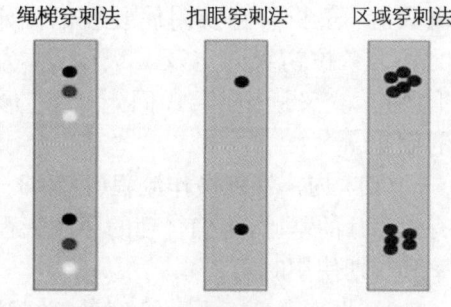

图 8-2 3 种动静脉内瘘穿刺方法

1) 绳梯穿刺法：是一种最经典的穿刺方法，可以使整条动脉化的静脉血管平均受用，血管粗细均匀。绳梯式穿刺时，穿刺部位要轮流更换，切忌定点穿刺；可沿着内瘘的走向，上下交替进行穿刺；每个穿刺点相距 0.5～1 cm。绳梯穿刺法避免了定点穿刺造成的血管壁受损、血管弹性减弱、硬节和瘢痕形成等缺点。

2) 扣眼穿刺法：其可减少动静脉内瘘并发症，有效减轻患者的疼痛，操作简便。首先建立扣眼隧道，然后去痂、再使用钝针进行穿刺。在建立扣眼隧道期，需做好患者的健康宣教工作。建立扣眼隧道的方法有专人法、图钉法和留置针法。

a. 专人法：其要点是"四同"，即同一操作者、同一进针点、同一进针角度、同一进针深度。

在祛痂皮、穿刺前均应按穿刺要求对皮肤表面消毒2遍,以降低扣眼穿刺点及隧道感染发生风险,行6～10次穿刺形成扣眼隧道后,再使用钝针进行穿刺。在扣眼隧道形成之后,任一穿刺操作者也需完全遵循隧道形成者的手法,否则将无法使钝针顺利进入隧道。此方法应用最广,但对操作人员要求的专一化,给护理人员排班带来不便。

b. 图钉法:不需要专人操作,但因图钉价格昂贵,其使用范围受到一定限制。

c. 留置针法:建立扣眼隧道简单、易于操作,不需要反复穿刺,对人力安排没有特殊要求。此法用两根聚氨酯套管留置在血管内,皮下通道和血管通道在同一直线上,7～10日后隧道形成,钝针可顺利进入血管,从而提高钝针穿刺的成功率。

对于卫生状况较差、自理能力较差、糖尿病患者、皮肤过敏患者等需谨慎选择扣眼穿刺法。对从事体力工作的患者,应谨慎采用图钉法和留置针法。

3) 区域穿刺法:也称定点穿刺,即在一个固定点或区域内反复穿刺,临床上往往会出现受用穿刺频次过多造成的血管壁受损,血管弹性减弱,局部出现硬节或瘢痕形成,周围皮肤松弛或弹性下降,容易渗血,形成动脉瘤,而未使用的血管则出现狭窄。因此不推荐采用此方法。

(5) 穿刺角度:自体动静脉内瘘穿刺时,通常与皮肤呈20°～30°。若穿刺角度<20°,则容易损伤血管前壁;若>45°,则容易损伤血管后壁。对于皮下脂肪较厚,血管弹性较好的患者,可适当抬高穿刺角度,以确保穿刺成功且减少穿刺疼痛感。

(6) 穿刺方向:动静脉内瘘穿刺时,静脉穿刺一定是顺血流穿刺,动脉穿刺方向可顺血流亦可逆血流。有研究显示,内瘘首次穿刺时,动脉穿刺点尽量远离吻合口,同时采用顺血流方向穿刺会降低穿刺部位血肿的发生率。

(7) 穿刺针的选择及固定:目前国内使用的动静脉内瘘穿刺针类型包括一次性锐型和钝型动静脉内瘘穿刺针、内瘘管翼状针及一次性使用留置针。穿刺针常用规格有:16 G、17 G、18 G,动静脉内瘘使用最初阶段,建议使用17～18 G小号穿刺针。

穿刺针的固定建议采用三级固定法,即初级固定、二级固定及三级固定,加强内瘘穿刺针固定。① 初级固定:即穿刺点的固定,使用具有固定功能的无菌敷料完全覆盖穿刺点。② 二级固定:穿刺针尾端的固定,目的是抵抗外力牵拉,固定缓冲,保护初级固定。③ 三级固定:透析管路及附属装置的固定,目的是减少因意外或患者快速移动等因素而导致的外力牵拉初级固定及二级固定,为患者预留适当活动的透析管路长度。推荐采用"Ω"形固定、交叉固定、卷式固定、"U"形固定等方法进行穿刺针尾端、透析管路及附属装置的固定。

(四) 内瘘穿刺操作流程(视频8-1) 动静脉内瘘穿刺技术是保证患者接受有效治疗的基础,正确合理的穿刺流程直接关系到患者动静脉内瘘并发症的发生率和长期使用时间。

视频8-1
血液透析动静脉内瘘穿刺技术

1. 物品准备 无菌治疗盘、动静脉内瘘护理穿刺包(含治疗巾、医用胶布、无菌敷贴、消毒棉签、无菌纱布和无菌手套)、穿刺针(根据患者血管条件选择)、透析用抗凝剂(普通肝素、低分子肝素等)、压脉带或止血带、皮肤消毒液(安尔碘、2%葡萄糖氯己定或75%乙醇等)。

2. 工作人员准备 洗手、戴口罩、帽子,着一次性隔离衣,戴护目镜或防护面屏。

3. 患者准备 清洁穿刺侧手臂及穿刺部位,暴露血管穿刺部位。

4. 动静脉内瘘评估

(1) 视诊:内瘘侧手臂有无水肿,穿刺处有无感染、血肿、皮疹、狭窄,胸壁有无静脉曲张等。

(2) 触诊：判断动静脉内瘘是否通畅、震颤音强弱,摸清血管走行。

(3) 听诊：对血管条件较差、通过触诊无法判断动静脉内瘘情况的患者,可使用听诊器听诊血管杂音和走向。

(4) 必要时采用搏动增强试验判断流入段血管功能情况,举臂试验判断通路流出道的情况。

(5) 确定穿刺部位和动静脉穿刺点。

5. 操作步骤

(1) 穿刺时严格执行无菌非接触技术标准,将治疗巾铺于准备穿刺侧肢体下。

(2) 穿刺者戴无菌手套,在已确定穿刺部位进行动脉穿刺点消毒。消毒范围：以穿刺点为中心,由内向外螺旋式消毒,消毒直径≥10 cm,避免消毒盲区,消毒液自然待干。

(3) 视血管充盈情况,选择使用止血带。

(4) 再次消毒动脉端(方法同上)。

(5) 穿刺内瘘动脉血管：可以向心,也可以离心方向,离吻合口 3～5 cm,针尖斜面向上穿刺动脉血管。确认穿刺成功,放松止血带,进行有效固定,针尖部必须用消毒敷贴或无菌纱布覆盖保护。

(6) 再次消毒静脉端 2 遍(方法同上)。

(7) 穿刺内瘘静脉血管：穿刺点可选择动静脉内瘘血管的静脉端或其他外周静脉;向心方向穿刺,针尖斜面向上穿刺静脉端。确认穿刺成功后,放松止血带,进行有效固定。

(8) 检查动、静脉穿刺通畅情况。确定穿刺成功,遵医嘱从静脉端给予抗凝剂。

(9) 整理用物,记录。

6. 注意事项

(1) 穿刺点消毒后,需等待消毒液自然干燥。

(2) 体外引血前,需确保达到全身肝素化时间,一般为 3～5 分钟。

(3) 动、静脉穿刺时,建议穿刺顺序为先动脉端,再静脉端,以确保动脉穿刺顺利,满足体外循环治疗后,再建立静脉端;如临床需要,在确保内瘘功能良好的情况下,也可先穿刺静脉端、再穿刺动脉端。

(4) 抗凝剂必须在动、静脉穿刺均完成后,方可从静脉端推注。

7. 穿刺操作流程

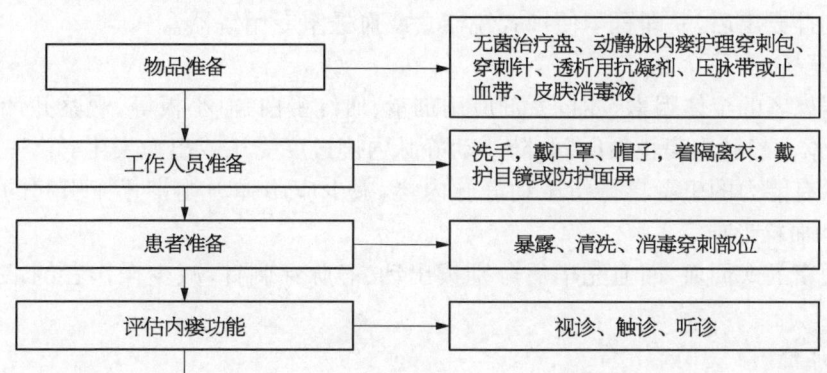

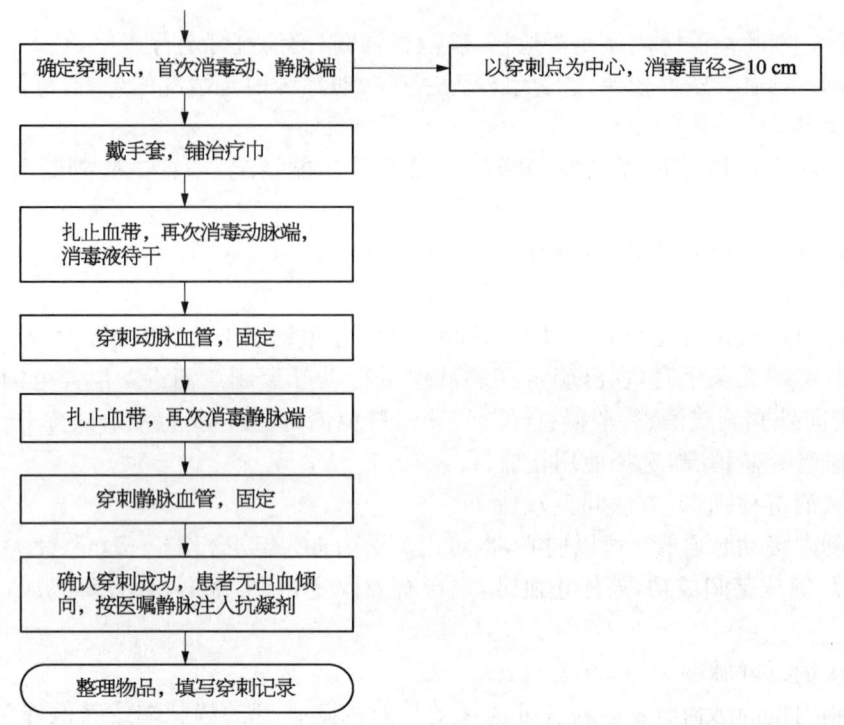

### (五)止血(拔针)技术

1. **物品准备** 无菌纱布或无菌敷贴2张、弹力绷带2根。
2. **工作人员准备** 洗手,戴口罩、手套,着一次性隔离衣,戴护目镜或防护面屏。
3. **操作步骤**

(1) 透析治疗结束后,将动、静脉管路与穿刺针断离。

(2) 左手固定穿刺针,右手撕开动脉穿刺点固定胶布。

(3) 用无菌纱布或无菌敷贴保护穿刺点(如存在污染迹象,先进行消毒)。左手大拇指轻压纱布上(确保按压于血管穿刺点),其余四指环绕于穿刺点手臂下方,右手水平方向将穿刺针拔出的同时,左手大拇指加力下压,按压力度要适中,以不渗血且能扪及动静脉内瘘震颤为宜。医用胶布固定,必要时使用弹力绷带辅助按压。

(4) 静脉穿刺针拔针方法同动脉穿刺针,按压的力度可轻于动脉端。

(5) 压迫15~30分钟,不出血、渗血,可适当放松弹力绷带。

(6) 穿刺针拔出后,立即置于便携式锐器盒或血透室专用锐器盒。

4. **注意事项**

(1) 根据患者的个体因素,如抗凝剂应用剂量、血红蛋白、血小板等,观察并计算患者凝血时间,从而摸索动静脉内瘘止血时间,防止动静脉内瘘过度受压或出血发生。

(2) 指导有能力的患者自行指压动静脉内瘘,减少应用弹力绷带止血引起的动静脉内瘘的过度扩张和血栓形成。

(3) 采用密闭式回血,回血完毕后分别拔出动、静脉穿刺针,减少操作者的忙乱及针刺伤的发生。

5. **效果评价**

(1) 止血压迫点准确,无血肿、无渗血。

(2) 压迫力度适中,既不出血又能扪及动静脉内瘘震颤。
(3) 止血成功,指导患者注意事项。
6. 止血(拔针)操作流程

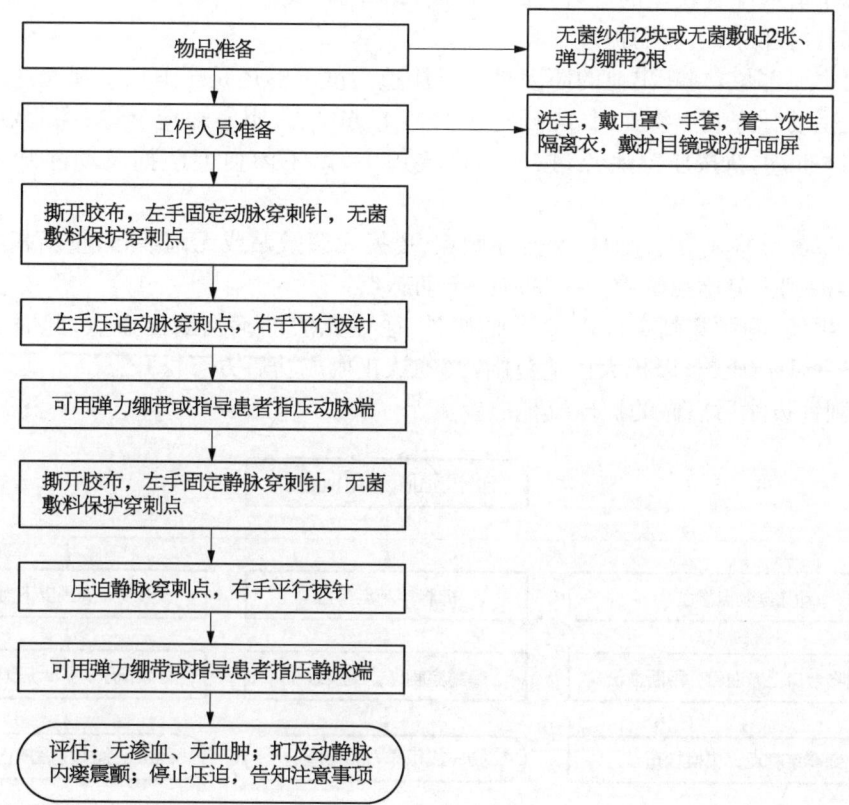

### (六) 常见并发症及护理
1. 内瘘出血
(1) 常见原因
1) 技术原因:手术血管结扎不全;内瘘穿刺失败;拔除穿刺针时未准确压到止血点;长期区域或定点穿刺,皮肤松弛,造成穿刺处出血、渗血、皮下血肿。
2) 治疗原因:抗凝剂应用后,患者凝血功能障碍等。
3) 其他原因:动脉瘤破裂、内瘘感染及外伤引起的出血。
(2) 护理干预
1) 新建立的动静脉内瘘使用前应由护士长或高年资护士评估,选择合适的穿刺点和穿刺方法,并做好记录。
2) 提高穿刺水平,避免定点穿刺,建议绳梯式或扣眼穿刺,每次穿刺后记录穿刺点,以便更好地选择适当的穿刺点。
3) 因终末期肾病患者常有贫血和凝血功能障碍,应密切观察伤口渗血情况;局部动脉瘤、瘘口周围感染等应由医护评估后再进行穿刺;透析过程中应密切观察穿刺处有无渗血、穿刺针固定有无松动,发现情况及时处理。
4) 透析结束,穿刺针拔除后,用无菌纱布和弹性绷带压迫止血10~30分钟(建议指导有一定自理能力的患者自行指压),可减少因弹性绷带压迫而造成的血管损伤。

5)如出现皮下血肿应充分止血、局部冷敷,24小时后热敷或50%硫酸镁湿敷。

6)指导患者对动静脉内瘘进行自我护理,提高患者对血管维护的责任心。

7)神志不清或配合较差的患者,加强安全护理干预。

(3)穿刺针拔除后出血的护理

1)确定出血部位,判断出血的原因是由于压迫力度不够还是压迫点出现偏差。

2)当发生动脉穿刺点渗血时,先压迫吻合口上方血管,阻断血流,暴露穿刺点,更换无菌敷贴或无菌纱布,重新按压穿刺点,按压力度要适中,以不渗血但能扪及动静脉内瘘震颤为标准。

3)当发生静脉穿刺点渗血时,暴露穿刺点,更换无菌敷贴或无菌纱布,重新指压或使用弹力绷带压迫,原则上静脉点的弹力绷带应松于动脉点。

4)当发生动、静脉穿刺点周围皮下血肿时,往往无法准确判断出血点,此时必须改为指压,最好用3个手指压迫,以扩大压迫范围,当确认止血成功后方可松开。

(4)穿刺针拔除后出血的护理流程

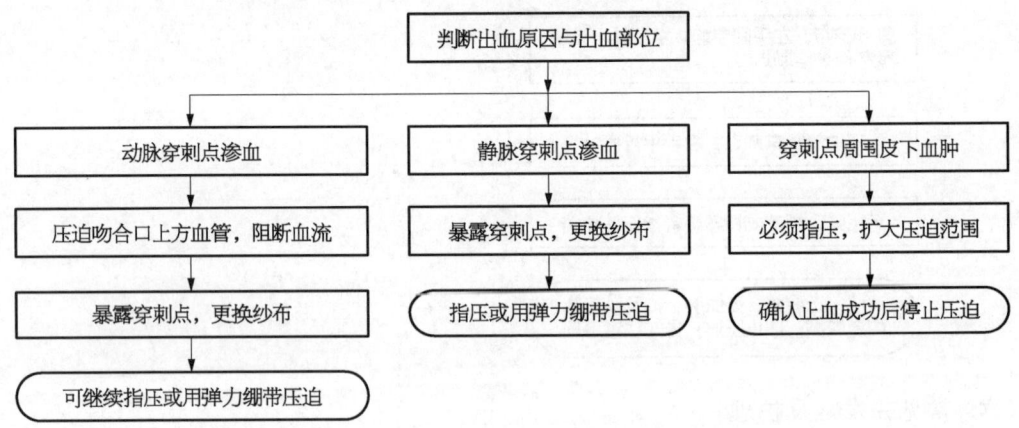

2. 内瘘感染

(1)临床表现:动静脉内瘘局部红、肿、热、痛,全身表现为发热、寒战,严重者可发生败血症。

(2)常见原因

1)内瘘穿刺前穿刺点周围皮肤消毒不规范,穿刺针污染。

2)患者个人卫生习惯不佳,透析结束后穿刺点过早接触水或用不洁之手搔抓,引起皮肤感染。

3)内瘘周围皮肤过敏,发生皮肤破损、溃烂,引起皮肤感染。

4)局部血肿后形成感染。

(3)护理干预

1)动静脉内瘘术后,保持术侧肢体清洁,避免潮湿,不要随意去除包扎敷料,禁止抓挠吻合口处。

2)透析前要求患者用肥皂水清洗穿刺部位皮肤,保持手臂清洁、干燥。患者沐浴前,在内瘘穿刺部位贴防水创可贴保护。平时要保持内衣洁净。

3)内瘘穿刺时应严格无菌操作,消毒范围要广,穿刺成功后用无菌敷贴覆盖穿刺点,做到一人一单一巾,防止医源性感染。

4) 透析结束后当日穿刺处避免接触水,告知患者切勿抓挠穿刺部位。发现穿刺点有轻度发红和局部硬结时,应禁止在该部位进行穿刺,并遵医嘱用药,防止感染发生。

5) 加强对患者的卫生宣教,提高患者自我管理和自我护理水平。

(4) 发生感染后的处理方法

1) 评估感染情况:轻度感染可继续使用内瘘,但穿刺必须避开感染部位;感染严重时,应停止使用内瘘,改为临时性血管通路,同时按医嘱使用抗生素。

2) 轻度感染可表现为局部血管变硬,皮肤外观有轻度的红肿,患者体温正常,此时应加强对局部血管的消毒和护理,告知患者注意卫生,按医嘱口服或静脉滴注抗生素。

3) 重度感染可表现为内瘘处较为严重的红、肿、热、痛或周围有脓性分泌物,波及范围广,患者可有发热、寒战,严重者血培养呈阳性,此时必须改用临时性血管通路。

(5) 发生感染后的处理流程

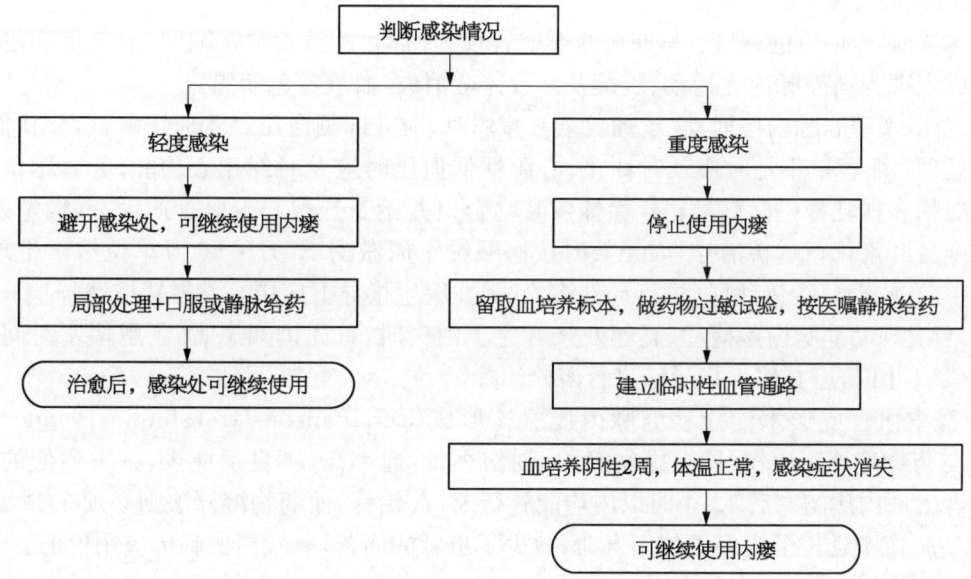

3. 内瘘血栓形成

(1) 临床表现:动静脉内瘘部分血栓形成时表现为血流量不足,内瘘血管处搏动、震颤及杂音减弱,部分患者主诉吻合口周围疼痛;血管完全栓塞时,搏动、震颤及杂音完全消失,此时吻合口处血管可变硬,弹性消失。

(2) 常见原因

1) 早期栓塞原因:患者血管条件较差,如高龄、糖尿病患者;术中血管内膜损伤、吻合时动静脉对位不良、血管扭曲成角、术后渗血行补针缝合等。

2) 患者因素:静脉纤维化、静脉狭窄、血管内膜增生肥厚等;血液黏稠度高,属高凝状态;动脉硬化、高血脂。

3) 其他原因:内瘘过早使用、反复的定点穿刺、压迫止血时间过长及各种原因引起低血压、局部感染或静脉炎症。

(3) 护理干预

1) 术后包扎伤口的敷料不宜过多,压力不宜过大,以能扪及内瘘震颤或听到血管杂音为宜;每日 3~4 次检查内瘘是否通畅。

2）衣袖宜宽松，术侧肢体避免受力。严禁在术侧肢体进行测量血压、输液、抽血及注射等操作。

3）术后避免各种会引起血管收缩的刺激，如寒冷、大量出汗、低血压、疼痛、压迫等。

4）避免过早使用内瘘，动静脉内瘘的成熟一般在术后8~12周，老年人、糖尿病患者及血管条件差者适当延长时间。

5）宣教患者透析间期体重增加控制在干体重的3%~5%，超滤不可过多；密切监测血压，及时纠正低血压。

6）科学、合理、个性化地制订穿刺计划，建议绳梯式或扣眼穿刺，力求一针见血。

7）透析结束时，压迫止血时间不宜太长，避免血管受压时间太长引起局部血栓形成（建议根据患者个体差异摸索止血时间），压迫力度以不出血且能扪及震颤为宜。

8）正确服用降压药，及时了解血压变化；定期监测血脂，控制饱和脂肪酸和胆固醇食物的摄入，减轻血管粥样硬化，防止血液黏稠度增高；有高凝状态时，根据医生指导合理应用抗凝药等。

（4）处理方法

1）判断血栓形成的程度：早期血栓形成表现为搏动、震颤及杂音减弱，血流量不足；晚期血栓形成表现为动静脉内瘘搏动、震颤及杂音完全消失，血液颜色变黑。

2）当发现动静脉内瘘搏动、震颤及杂音减弱时，应立即测血压。若血压偏低，寻找低血压原因并处理：血容量不足时应及时纠正、心源性低血压时应及时纠正心功能；若血压正常，可用多磺酸粘多糖乳膏（喜疗妥）轻轻涂抹按摩吻合口并给予热敷。当血管搏动、震颤及杂音增强时可全身肝素化行透析治疗，如无效时按医嘱给予尿激酶25万~50万单位溶于生理盐水20 mL中，在吻合口缓慢注射（进行局部溶栓，需在医生指导下应用），并轻轻按摩。

3）当发现动静脉内瘘搏动、震颤及杂音完全消失时，首先询问患者，了解堵塞时间，若堵塞时间<12小时，可在医生指导下进行溶栓治疗。

4）经皮血管成形术治疗动静脉内瘘血栓形成（percutaneous transluminal angioplasty，PTA），与药物溶栓法比较，具有操作简单、创伤小、再通率高、不良反应少、并发症低的优点；透析患者出现内瘘闭塞后72小时以内均能施行PTA治疗，而药物溶栓法则必须在12小时以内，故PTA切实延长了内瘘的使用寿命，减少了患者的痛苦，有较高的临床应用价值。

（5）内瘘血栓形成的处理流程

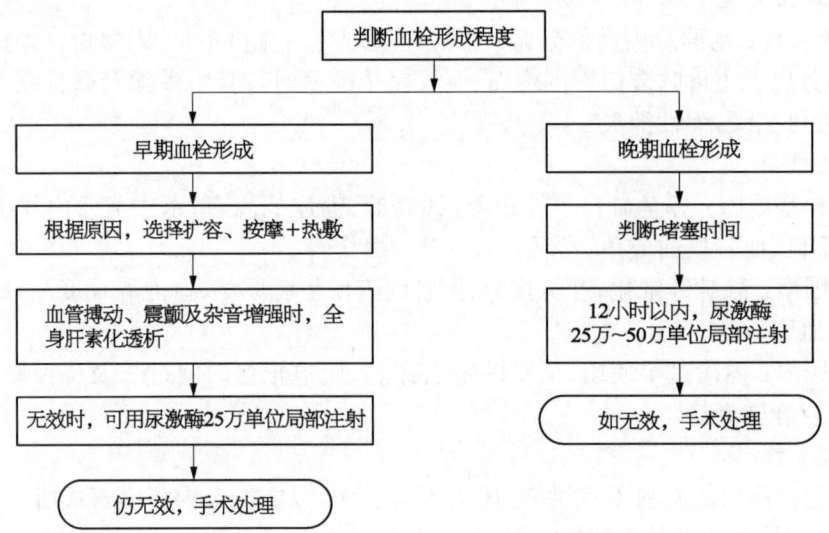

**4. 假性动脉瘤**

（1）临床表现：表现为动静脉内瘘血管过度扩张或呈瘤状。

（2）常见原因

1）内瘘手术后没有经过系统锻炼，过早使用，静脉壁太薄。

2）动脉穿刺点离吻合口过近，血流冲力过大。

3）反复在同一部位定点穿刺，局部皮肤变薄，血管瘤变大。

（3）处理方法

1）内瘘手术后7～10日指导患者循序渐进地进行锻炼，使血管充分扩张，同时使静脉血管弹性增强，减少血管瘤的产生。

2）动静脉内瘘的成熟期为术后8～12周，老年患者、糖尿病患者及血管条件差者适当延长时间，静脉充分动脉化后方可使用。首次使用内瘘，需在有经验的护士长或高年资护士进行规范评估后，选择穿刺时间、穿刺方法及穿刺点。

3）首次使用内瘘应注意穿刺成功率，防止出现血肿、出血；动脉端穿刺点应远离吻合口，减少局部血肿和出血的发生。

4）有计划地更换穿刺点，防止血管壁受损，弹性减弱，血管壁变薄，形成血管瘤。平时可用弹性绷带或护腕轻轻压迫、保护，避免继续穿刺；当血管瘤增大、有自发出血倾向、穿刺位置受限或有破裂的危险时可手术处理。

（4）预防护理：透析前避开假性动脉瘤处穿刺，结束时给予护腕压迫保护；当存在破裂危险时，建议行手术治疗。

**（七）上臂动静脉内瘘** 上臂动静脉内瘘是指肘部或肘部以上血管做动静脉吻合术后形成动静脉内瘘。当前臂动静脉内瘘因长期反复穿刺造成血栓形成、闭塞或前臂血管条件差，无法行前臂动静脉内瘘术时，可考虑做上臂动静脉内瘘。常用配对的动、静脉为肱动脉与贵要静脉、肱动脉与头静脉、肱动脉与肘正中静脉。吻合方式包括端侧吻合法、端端吻合法、侧侧吻合法。

图8-3所示为头静脉与肱动脉侧侧吻合的手术示意图。此种手术的优点在于，虽然手术部位在肘部以上，且静脉有瓣膜阻挡，但在动脉高压的长期冲击下，瓣膜逐渐被破坏，使远端静脉明显扩张，最后可形成较长的穿刺范围。

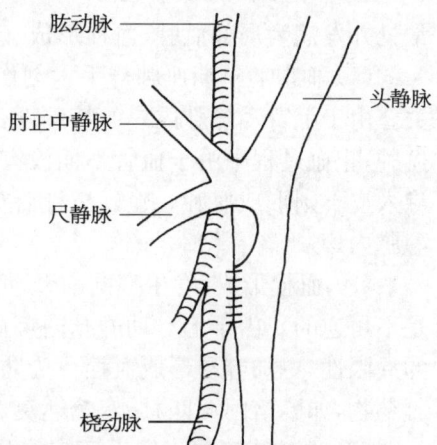

**图8-3 上臂动静脉内瘘示意图**

**1. 术前护理与宣教**

（1）术前常规护理：同前臂动静脉内瘘术前护理。

（2）术前宣教：同前臂动静脉内瘘术的术前宣教内容。另外需注意的是，行上臂动静脉内瘘术的患者，大多因为有一次或几次动静脉内瘘失败的经历，故患者心情特别焦虑、紧张、恐惧，应耐心向患者解释和疏导，告知上臂动静脉内瘘的护理要点，鼓励患者调整心态，认真对待疾病，并指导患者提高自我护理的水平。

（3）术前应评估做上臂动静脉内瘘的肢体是否有颈内静脉或锁骨下静脉留置导管史，因长期留置导管会导致该侧的深静脉狭窄或闭塞，手术后会引起局部肿胀、回流不畅，甚至内瘘闭塞。

(4) 因上臂动静脉内瘘相对较粗、血流量较大，术前应做超声检查以确定血管走行、血管内径，防止动、静脉吻合时发生窃血综合征，预防高排血量引起的心力衰竭。

(5) 肥胖患者因为静脉位置较深，穿刺困难，不适宜手术。

2. 术后护理

(1) 上臂动静脉内瘘术后常规护理参照前臂动静脉内瘘术后护理。

(2) 由于手术位置不同，动静脉位置较深，上臂动静脉内瘘手术创伤大、手术难度高，故成熟期较前臂动静脉内瘘时间长，一般要2个月左右或更长。

(3) 为便于日常生活、便于穿刺，可将衣服的袖子在腋下到袖口之间做一拉链，这样既保暖又便于护理。在血液透析结束后，确定穿刺处已经止血完毕，用弹力绷带包扎固定，防止患者在路途中出血。

3. 穿刺护理

(1) 由于手术部位的限制，患者的动静脉内瘘长度缩短，给穿刺带来了不便。应将动脉穿刺点选择在距吻合口3 cm以上，静脉穿刺于下肢静脉(亦可穿刺于对侧肢体，但会限制患者的活动)。如动、静脉穿刺于同一条血管上，动、静脉间距离较近，形成血液再循环，影响透析充分性。在上臂动静脉内瘘内侧进行穿刺时，此处神经末梢丰富、痛觉灵敏，患者不易接受。

(2) 由于上臂动静脉血管相对比较粗，血管容易扩张，易造成假性动脉瘤(瘤样扩张)。

(3) 上臂动静脉内瘘穿刺难度大，故应由资深护士加以指导。同时，因为上臂肌肉松弛，血管下没有明显的支撑点，容易出血及引起皮下血肿，故应以手指压迫穿刺点，压迫止血时间较前臂动静脉内瘘时间长。

4. 常见并发症及护理  上臂动静脉内瘘由于手术难度大、创伤大，故并发症相对较多。常见并发症为局部血肿、血栓形成、感染、窃血综合征、心力衰竭、假性动脉瘤。

(1) 血肿：早期血肿与手术创伤有关，内瘘使用过程中出现的血肿与穿刺技术和止血有关。由于上臂动静脉内瘘的特殊性，使其在穿刺中难度增大，血管的脆性增加，往往容易引起血肿；止血过程中由于血管下面没有很好的支撑点，且血管压力较大，易造成穿刺点的渗血，如渗入皮下则形成血肿。建议拔针后穿刺点应指压后再应用弹力绷带压迫。血肿处理同前臂动静脉内瘘。

(2) 血栓形成：发生率同前臂动静脉内瘘，早期血栓形成与手术技术有关，晚期出现血栓是不可逆的。由于上臂动静脉内瘘血管长度不够，血管不可向上或向下扩张，造成穿刺和扩张的局限性，更加容易形成血栓。为防止血栓形成，血红蛋白偏高或有高凝状态的患者应服用抗凝药物，如肠溶阿司匹林、双嘧达莫、华法林，服药期间应监测凝血酶原时间或APTT。

(3) 窃血综合征：发生率较前臂动静脉内瘘多见。患者常表现术侧远端肢体有明显的缺血表现，手指疼痛、苍白、溃疡等，大多由于上臂血管内径较粗所致。发生窃血综合征时将扩张的吻合口通过手术缩小其内径，减少血液的回流，改善手指末梢循环。

(4) 血管瘤：发生率较前臂动静脉内瘘高。由于血流量大，血管比较表浅，穿刺方法不当，很容易形成血管瘤。护理中应注意：① 变换穿刺点。② 虽然血管已经扩张，但在穿刺时仍应扎止血带，以防止内膜损伤。③ 血管出现狭窄时，应在狭窄处穿刺，促使狭窄处的血管扩张。④ 穿刺前尽量将上臂的血管充分暴露，有利于评估和选择穿刺点。

(5) 心力衰竭：心力衰竭是由于血流动力学改变造成的。由于肱动脉血流量大，静脉回流速度快且回心血量增加，吻合口扩张，患者心脏承受能力差，加上水分控制不严很容易并发心力衰竭。护理中应注意：① 减少回心血量，减轻心脏负荷。② 宣教患者严格控制水分，防止心脏负担增加。③ 有明显胸闷、气急、心跳加速时应限制活动并立即就诊。

（林惠凤　孟　慧）

## 二、移植物动静脉内瘘

由于患者自身血管条件差（如静脉纤细、短缺、闭塞等）和多次直接动静脉内瘘吻合术后，自身血管无法再利用的患者，可选用自身、异体及人造血管搭桥造瘘。常见的有自身血管移植、同种异体血管移植、异种血管移植和人造血管移植。

本节着重介绍人造血管内瘘技术与护理。人造血管具有生物相容性好、长期通畅率高、血流量大、口径和长度可任选、能反复穿刺及使用时间长等优点；缺点为价格贵、手术难度高及术后易发生血清性水肿（血清肿）。常用的人造血管材料有聚四氟乙烯（E-PTEE）和聚醚-氨基甲酸酯（PEU）。PTEE 柔软、多孔、易于穿刺及处理，抗感染性能优于涤纶，所以是目前应用最广泛的移植物假体。最常见的假体规格是内径 6 mm、孔间距 10～30 μm。

### （一）血管移植部位和手术方法

1. 部位　首选非惯用侧上肢前臂，然后依次为惯用侧上肢前臂、非惯用侧上肢上臂、惯用侧上肢上臂及下肢大腿。

2. 手术方法

(1) 直桥式吻合（直桥式 J 形）：配对动、静脉为前臂桡动脉与头静脉、贵要静脉或正中静脉。直桥式对动、静脉相距大或远端静脉纤细者较适合。移植血管两端通常与动、静脉做端侧吻合或端端吻合（图 8-4）。

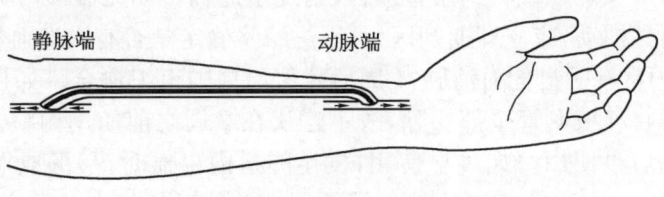

图 8-4　直桥式吻合

(2) 襻式吻合（襻式 U 形）：配对动、静脉为桡动脉根部与贵要静脉、正中静脉或头静脉；上臂肱动脉与贵要静脉、头静脉、肱动脉或腋静脉；腋动脉与腋静脉。移植血管通过 U 形皮下隧道，两端分别与所选的动、静脉做端侧或端端吻合（图 8-5）。现临床上大多应用襻式吻合。

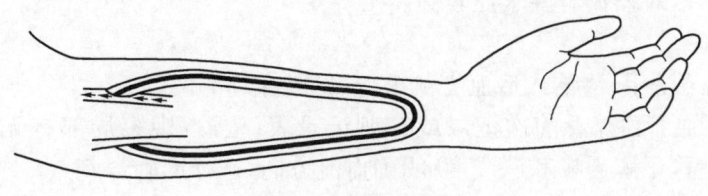

图 8-5　襻式吻合

### （二）术前评估

(1) 准备搭桥的动脉必须有足够的内径（≥3.0 mm），保证血流量至少在 300 mL/min。通过术前和术中仔细检查（包括物理检查、超声、血管造影和术中观察）确定血管内径。

(2) 准备搭桥的静脉流出道内径≥4.0 mm,以减少回流阻力,并保证近心端通畅无阻。检查方法包括物理检查、静脉造影、Fogarty 导管法和输液试验等。

(3) 对患者病情进行评估,对于既往有上肢深静脉(如锁骨下静脉、颈内静脉)留置导管史的患者,须了解置管时间、方法并排除同侧深静脉狭窄的发生;对有胸部、腋下(如乳腺癌根治术)等部位手术的患者,应避免同侧行人造血管内瘘术引起回流受阻。

**(三)手术前后护理**

1. 术前准备与宣教　详见本章节自体动静脉内瘘的术前准备及宣教内容。

2. 术后护理与宣教

(1) 术后抬高患肢;保持伤口干燥、整洁,不要随意去除包扎敷料,以防止伤口感染;若发现有渗血不止、疼痛难忍时,应及时通知医生,并有效止血、合理使用抗生素。

(2) 术后早期,应尽量穿袖口宽松的内衣(如将冬天的内衣、毛衣袖子用拉链缝合,既保暖又不影响治疗)。如出现局部肿胀,可能为血清肿(血浆通过多孔的 PTEE 移植物渗出),应促进其消退;局部红肿明显时,可用 50%乙醇湿敷。

(3) 包扎伤口的敷料不宜太多太厚,压力不宜过大,以能扪及瘘管震颤或听到血管杂音为宜,并避免其他外来压力,如测血压、挂重物或戴过紧的饰物等。造瘘侧血管严禁用于输液或抽血。

(4) 造瘘肢体术后 5~7 日可适当做握拳动作或腕关节运动,以促进血液流动,防止血栓形成。若是高凝状态者,应遵医嘱服用抗凝剂。

(5) 注意检查人造血管功能状态,教会患者判断瘘管是否通畅的方法,即用非手术侧手触摸手术侧静脉处,若扪及震颤或听到血管杂音,则提示通畅。如无震颤、搏动及血管杂音减轻或消失,或出现辐射性搏动,应立即通知医生,以进一步确定是否有人造血管血栓形成。

(6) 术后 2 周内常有明显的血清肿,4 周后才能与周围组织愈合。如操作不当,容易引起感染,一旦感染就得将移植血管全部切除,故不建议在 2 周之前使用内瘘。建议手术后 2~3 周,由资深护士评估后再使用。如过早使用,发生隧道内出血时,易形成血肿及假性动脉瘤。所以掌握好合适的使用时间,对患者人造血管使用寿命的延长是十分重要的。如患者病情严重,需行紧急透析时,在无明显血清肿和局部红肿的情况下亦可使用,但必须严格无菌操作,防止感染。

(7) 指导患者养成良好的个人卫生习惯,保持手臂清洁。血液透析后应保持穿刺部位干净,避免潮湿,增加感染概率。

**(四)穿刺技术**　人造血管内瘘不同于自体动静脉内瘘,其损伤后需要周围组织参与修复,且修复时间长,故对操作者要求比较高。

1. 穿刺前准备

(1) 患者准备:洗手,清洁人造血管侧手臂,暴露穿刺部位。

(2) 评估患者血管:查看前次记录或穿刺记录表;望诊,观察局部有无血肿、瘀斑、红肿等;听诊或触摸血管,了解通畅和深浅度;明确血流方向,选择准确穿刺点。

(3) 物品准备、工作人员准备:见本章第二节中的自体动静脉内瘘穿刺。

(4) 明确血流方向:襻式吻合的人造血管在穿刺前应先听诊,杂音响的一侧为动脉,弱的一侧为静脉;穿刺后压力大的一侧为动脉,压力小的一侧为静脉。压迫人造血管的中点,检测受压点两边血管内的脉搏、震颤,强者为动脉,弱者为静脉。

(5) 合理使用血管:由于人造血管价格比较昂贵,修复比较慢,使用寿命有限,穿刺时动脉穿刺可应用人造血管,静脉使用自身血管。提倡对人造血管内瘘进行系统管理,每次治疗时对血管穿刺点有明确标识,提高穿刺成功率,延长血管的使用寿命。

2. 穿刺要点

(1) 严格的无菌操作:戴无菌手套,消毒皮肤,铺无菌治疗巾,进针前再次消毒皮肤,消毒面积以穿刺点为中心,直径≥10 cm。

(2) 穿刺的时机:通常在移植物动静脉内瘘成形术后2～3周及局部水肿消退后,并可触及血管走行,才能进行穿刺;对于即穿型人工血管,可在术后数小时至数天进行穿刺。

(3) 穿刺针的进针方向:动脉穿刺时,进针方向可以顺血流也可逆血流,静脉穿刺顺血流方向(即向心方向),使重复循环降至最少。由于人造血管的修复较慢,动脉穿刺可用人造血管,静脉穿刺用周围血管,减少了再循环,从某种意义上讲,人造血管的寿命也延长了。

(4) 穿刺角度:穿刺角度在30°～40°比较合适,可使人造血管穿刺部位形成"皮片"效应,这种效应可于穿刺针拔出时发挥类似瓣膜的功能,以减少穿刺点的出血。进针角度越大,越容易留下圆形的穿刺孔,不产生"皮片"效应,对人造血管的损伤增大;而贴近皮肤平行进针,则会损伤人造血管外壁。

(5) 穿刺针的斜面:有学者认为穿刺针的斜面朝上损伤小,但根据作者的经验,斜面朝下损伤较小,主要是穿刺针的切割面与皮肤形成一体,减少了损伤。

(6) 穿刺针的旋转:穿刺时原则上针头斜面朝上,然后将针翻转180°,斜面向下缓慢进针,待达到需要的深度,将针翻转180°固定,其目的是为了避免损伤血管的内膜。有研究表明,任何翻转操作都有可能导致穿刺部位延展,导致透析期间渗血及内膜损伤,所以对于临床采用背孔的内瘘针不必旋转操作。

(7) 穿刺点的选择:穿刺点轮流替换是非常重要的,切忌定点穿刺。对于人造血管的管理应制订显示穿刺点及穿刺日期的图表,这将有助于穿刺点的合理使用,避免在同部位重复穿刺。沿着人造血管的平行轴每一个穿刺点相距0.5～1 cm,动静脉穿刺间的距离应在4～6 cm以上,距吻合口处约3 cm的位置不能穿刺。同自体动静脉内瘘绳梯穿刺法。

(8) 穿刺成功的标志:皮肤严格消毒后,戴无菌手套,选择穿刺点后,沿皮肤平行进针,进血管前提高穿刺角度至30°～40°,突破血管后平行推入针头。有明显的突破感,回血通畅。如有回血但流量不佳,可能针头进入人造血管的夹层,也有可能针头斜面贴在血管壁上或者穿透了人造血管。

(9) 注意事项:早期穿刺,由于患者手臂肿胀,血管显露不清晰,可用柔和的压力推开水肿,摸清血管方向后,再将针头推入血管。将针头推入血管时,必须注意进针的角度及手腕的力量,以防止损伤人造血管后壁或刺入血管夹层内。利用皮肤张力保持针的位置,加以固定,减少管腔后壁损伤。

3. 止血方法　临床上常见的止血方法是指导患者自己指压。此方法对人造血管创伤最小,止血效果最好。指压方法是指在拔针的同时,在皮肤穿刺点上方0.2～0.3 cm处进行指压(此处正好为血管进针点),压迫的力量为既能保持穿刺点两端有搏动或震颤,又能控制出血,以免压力过重导致人造血管闭塞。压力过轻会引起皮下出血或血管穿刺处假性动脉瘤的形成。应做到起针和按压动作协调,以减少血管的损伤。如患者不能自行压迫,则由医护人员协助压迫。压迫时间一般为15～25分钟,为了防止血栓形成而采用抗凝治疗的患者,应注意延长止血时间。切记人造血管内瘘穿刺点压迫止血,不能采用传统的压脉带压迫止血。

**(五) 并发症的护理**　人造血管内瘘的并发症与自体动静脉内瘘基本相同,常见为感染、血栓形成、出血和血肿。比较多见的是血栓形成及血清肿。

1. 血栓形成　早期血栓形成与外科手术操作技术有关（3个月内），晚期主要与血管内膜增生性狭窄有关。血栓形成的干预和护理要点如下。

（1）人造血管的穿刺有它的独特性，穿刺技术要求高。为了提高人造血管的使用寿命，希望穿刺者是一个资深的、穿刺技能优秀的护士。

（2）宣教患者自我保护，如每日触摸震颤，定期随访抗凝指标（凝血酶原时间、APTT），可根据医嘱服用华法林、双嘧达莫（潘生丁）、阿司匹林等抗凝剂。注意个人卫生，保持局部清洁，防止感染。

（3）人造血管手臂不提重物，不受压，不用绷带压迫，不测血压等。特别是不要将造瘘侧手垫于头下或侧睡于造瘘侧。

（4）局部出现血肿时，应立即压迫出血点并冷敷，待血肿没有继续扩散时，可予以多磺酸粘多糖乳膏（喜疗妥）涂抹按摩，第二天再行热敷。

（5）透析中容易发生低血压的患者注意水分控制，及时调整干体重，或调整透析方法，发生低血压时应及时平卧或补充容量。

（6）发现血管杂音偏低或消失，应立即到医院处理。

2. 血清肿　血清肿是指血清性积液形成的局限性肿物，主要发生于人造血管吻合口处，其中襻式移植的发生率可高达90%以上，表现为移植血管周围弥漫性肿胀。血清肿多在术后1～3日开始出现，持续数周可自行消退，但也有许多患者持续数月或数年。出现血清肿的患者一般无需做特殊处理，可在术后尽量抬高术侧肢体。对消退较慢的患者，可采用红外线灯照射，每日2～3次，每次20～30分钟。术后1周内肝素化血液透析可加重血清肿，此时透析应采用无肝素或低分子肝素透析。对于较大、长期不消退的血清肿，可行手术清除。

（接艳青　朱　蕊）

### 三、带隧道和涤纶套的透析导管

经典临时性中心静脉留置导管操作简便、易于掌握，但保留时间短、并发症多。而一些需长期透析的患者因曾实施多次自体动静脉内瘘术或人造血管搭桥术，无法再用动静脉内瘘作为血管通路。因此，带隧道和涤纶套的双腔留置导管就应运而生了，临床上也称长期导管。

导管作为外源性材料，进入血液可导致血小板黏附、聚集于导管表面，形成纤维蛋白鞘和凝血块，从而激活体内凝血机制。其中，导管的材料和硬度是两个重要影响因素。目前认为最佳的导管材料是聚氨酯，尤其是聚矽氧烷生物材料。聚氨酯具有热塑性，在体温下变软，且不易引起血管狭窄及纤维蛋白鞘形成；聚矽氧烷具有热固性，常温下是柔软的。临床有部分中心静脉导管表面或者导管尖端部位有抗菌物质涂层，包括银离子涂层、磺胺药物涂层等，可以减少导管感染概率和预防导管外纤维蛋白鞘的形成。目前，最常用的是带隧道和涤纶套的双腔导管。

（一）适应证　① 动静脉内瘘尚未成熟而需立即行血液透析治疗的患者。② 一小部分生命期有限的终末期肾病患者。③ 无法建立动静脉内瘘且不能进行肾移植的患者。④ 有严重动脉血管病的患者。⑤ 低血压而不能维持透析时血流量的患者。⑥ 心功能不全不能耐受动静脉内瘘的患者。

## (二) 特点

(1) 手术相对简单,一般术后即可使用,不需成熟期。

(2) 每次血液透析时不需要进行动静脉血管穿刺,减少了患者痛苦。

(3) 不影响血流动力学特性,心脏功能较差的患者适用。

(4) 与无隧道和涤纶套的透析导管相比较,留置时间长,而且涤纶套与皮下组织黏合,降低了感染发生的可能,并使导管固定合理,减少了因牵拉等外界因素造成的导管移位和滑脱。

## (三) 穿刺要求

**1. 体位**  患者取仰卧位,颈部置于正中位。

**2. 技术要点**  置管可以在手术室或放射介入室进行。以右胸锁乳突肌内缘环状软骨水平、颈内动脉搏动最显著之右侧旁开 0.8 cm 处作为穿刺点。常规消毒铺巾后,局麻穿刺处及皮下隧道处,穿刺针与皮肤呈 30°~45°,针头朝向同侧乳头方向,探及静脉后将导丝从穿刺针芯送入,固定导丝,在导丝出口处做一个 1.5 cm 长的皮肤切口,然后在同侧锁骨下 3~4 cm 做一长约 1 cm 的皮肤切口,用隧道针在切口间做一皮下隧道,把双腔管从锁骨下隧道口放入,从另一隧道口拉出,管壁涤纶套距出口 2 cm,扩张器从导丝处放入,扩张后把双腔管套在导丝外置入颈内静脉,边送边撤去双腔管外硬质层,拔出导丝。抽吸通畅,先使用生理盐水脉冲式冲洗两侧管腔,然后按管腔刻度分别注入浓度为 1 250 U/mL(10 mg/mL)肝素封管液,夹闭两侧管道,肝素帽封管,缝合皮下隧道口(上口),无菌敷料覆盖,10 日左右拆除缝线。

## (四) 带隧道和涤纶套的透析导管护理流程——导管护理(视频 8-2)

**1. 患者评估与核对**  核对姓名、性别、年龄、透析号、床号、透析时间和治疗模式。评估患者整体情况,测量体温。

**2. 物品准备**  无菌换药包(内含换药碗、无菌棉球/消毒棉签、无菌纱布、镊子等)、无菌手套、无菌敷贴、消毒液、医用胶布、免洗手消毒凝胶。

**3. 患者准备**  患者平卧,头侧向对侧,暴露导管穿刺部位周围皮肤。建议患者全程戴口罩。

视频 8-2 血液透析中心静脉导管护理

**4. 工作人员准备**  洗手、戴口罩和帽子,着一次性隔离衣,戴护目镜或防护面屏。

**5. 导管护理操作步骤**

(1) 取下覆盖导管出口处的敷料和导管口的纱布。

(2) 评估导管有无弯折,夹子是否处于夹闭状态,导管有无脱出及破损情况。导管封管帽是否脱落,导管周围皮肤是否完好,有无感染迹象。

(3) 快速手消毒(七步洗手法)。

(4) 打开无菌换药包,戴无菌手套,将无菌治疗巾垫于透析导管下方。

(5) 根据导管材质选用恰当的消毒剂进行导管和置管周围皮肤的消毒,需遵循无菌非接触技术(ANTT)。临床上常见的消毒剂有乙醇、碘与聚维酮碘、葡萄糖氯己定等。建议使用含乙醇的氯己定(>0.5%)溶液作为一线消毒剂。

(6) 导管置管处周围皮肤消毒:以导管口为中心,消毒剂由内向外至少消毒 2 次,消毒范围直径≥10 cm(消毒面积大于敷贴面积)。用消毒剂消毒导管的外露部(含动静脉导管分支及导管夹),自然待干,切忌反复涂擦。

(7) 待消毒液干燥后,用无菌敷贴覆盖,并给予妥善固定,且注明日期。目前临床中,维持性血液透析患者换药频次与透析治疗频次相匹配,一般 2~3 天更换一次。若敷料潮湿、松动或受到污染时应及时更换。

6. 导管护理流程

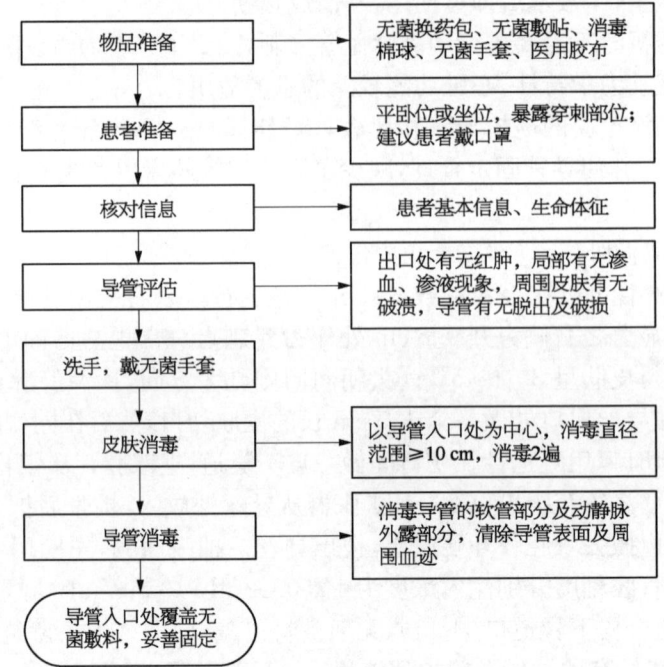

**（五）带隧道和涤纶套的透析导管护理流程——上机** 建议采用两人操作法，操作者与辅助护士共同操作。

1. 物品准备 无菌治疗包（内含换药碗、无菌棉球、无菌纱布、镊子等）、无菌手套、消毒液、无菌治疗盘（无菌注射器、抗凝剂）。

2. 工作人员准备 洗手，戴口罩、帽子，穿一次性隔离衣，戴护目镜或防护面屏。

3. 上机护理操作步骤

（1）操作者打开无菌治疗包，戴无菌手套，铺无菌治疗巾。辅助护士将导管外露部置于无菌巾上。

（2）操作者检查导管，用消毒棉片分别消毒动、静脉导管及导管夹子，待干。确保动脉侧夹子处于关闭状态下，分离动脉端的肝素帽（研究表明，无色透明、分隔膜接头一般可以每7天更换一次），用消毒棉球或一次性消毒棉片消毒导管横截面和导管螺纹口，消毒时间≥15秒，连接含生理盐水的无菌注射器，抽出导管内的封管液，观察注射器内是否含有血栓，如发现血栓，应更换注射器后再次抽取并丢弃，并连接无菌注射器。

（3）静脉侧导管护理方法同动脉侧导管的护理。

（4）去除导管内残余封管液和血凝块后，应判断导管的通畅性，一般使用20 mL无菌注射器在3～5秒内抽出20 mL血液，以确保治疗安全、有效。

（5）完成导管通畅性评估后，在导管静脉端遵医嘱注入抗凝剂。

（6）取下动脉端的注射器，连接体外循环动脉血路管，打开夹子。

（7）调整血液流量≤100 mL/min，开启血泵，引血至静脉壶，停止血泵，夹闭静脉端管路，连接于静脉端（注意排除空气），打开夹子。

（8）启动血泵，遵医嘱设置治疗参数。

（9）留置导管连接处用无菌纱布或治疗巾包裹，妥善固定。

4. 上机护理操作流程

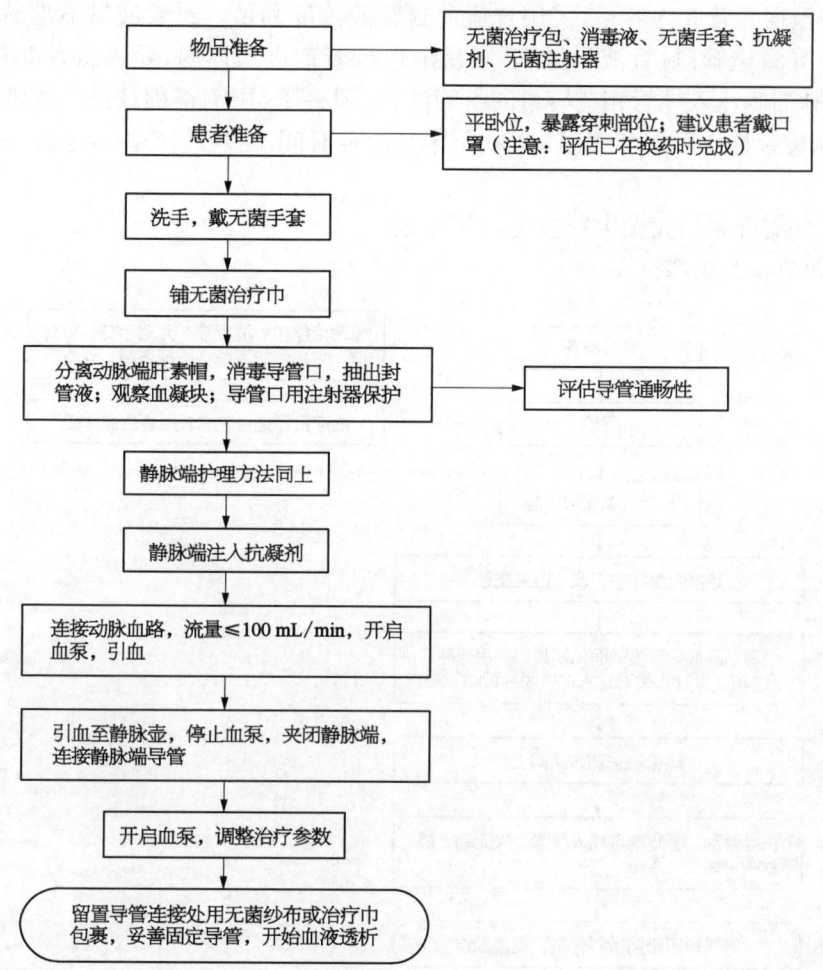

**（六）带隧道和涤纶套的透析导管护理流程——下机** 可采用一人边回血边封管的方法；也可两人协作，一人回血，一人封管。

1. 物品准备 无菌治疗包（内含换药碗、无菌棉球、无菌纱布、镊子等）、无菌手套、消毒液或消毒棉片、无菌治疗盘（含 20 mL 生理盐水的注射器 2 支、肝素封管液 2 支）、一次性无菌肝素帽 2 个。

2. 工作人员准备 洗手，戴口罩、帽子，着一次性隔离衣，戴护目镜或防护面屏。

3. 下机护理操作步骤

(1) 评估患者生命体征及治疗参数是否完成。选择回血状态，血液流量≤100 mL/min，采用密闭式回血法，将体外循环管路内血液缓慢回输入患者体内后，夹闭动、静脉两端的夹子。

(2) 戴无菌手套，螺旋断离透析导管动静脉与体外循环管路，分别用脉冲式方法进行导管腔冲洗，在动、静脉端两侧分别注入 10～20 mL 生理盐水（注射器保留连接于动、静脉导管端），夹闭动、静脉端夹子。使用无色透明、分隔膜接头者需先用消毒棉球或一次性消毒棉片（建议采用葡萄糖氯己定消毒液）消毒动脉端导管横截面和螺纹口，单个导管消毒时间不少于 15 秒。

(3) 每冲洗一个管腔需使用新的注射器和生理盐水。注射器建议采用预冲式导管冲洗器,减少污染与感染风险。

(4) 严格根据导管腔内容量,采用合适的封管液浓度和量。封管液量不足易引起血液回流、血栓形成,导致堵管;封管液量过多,则易出现抗凝剂进入体内,导致患者潜在出血风险。在导管动、静脉端侧注入导管相应容量的封管液,夹闭夹子,用消毒棉球或一次性消毒棉片再次消毒动静脉端导管横截面和螺纹口(单个导管消毒时间不少于15秒),连接一次性无菌肝素帽。

(5) 导管外露部采用无菌敷料包裹,妥善固定。

4. 下机护理操作流程

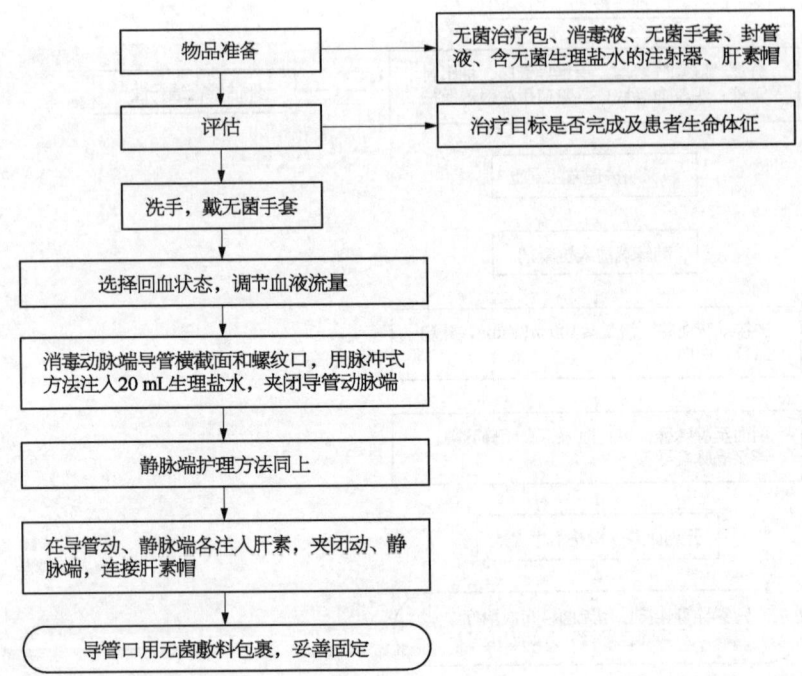

**(七) 带隧道和涤纶套透析导管的并发症及护理** 常见并发症有导管感染、血流不畅和出血。

1. 导管感染

(1) 常见原因

1) 深静脉留置导管感染分为导管出口部位感染、隧道感染和血液扩散性感染或导管相关性菌血症。

2) 感染的局部危险因素包括患者皮肤完整性受损和个人卫生习惯差、使用不透气敷料、伤口出汗、鼻腔及皮肤葡萄球菌定植等;感染的全身危险因素包括导管使用和管理不当。

3) 感染的其他因素包括出口周围渗血、血流不畅或处理血流不畅过程中导管的反复开放及导管留置时间过长、创伤性重建手术(如取栓)等。另外,导管留置部位不同,感染发生率也不同,如股静脉置管较锁骨下静脉及颈内静脉置管感染发生率高。

(2) 临床表现

1) 导管出口部位感染:导管出口处或周围皮肤红、肿、热、痛,并有脓性分泌物。

2) 隧道感染:皮下隧道肿胀,轻轻按压出口处可见脓性分泌物。

3) 血液扩散性感染:血液透析治疗开始15分钟至1小时,出现畏寒、发热。

(3) 护理评估

1) 透析前、透析中和透析后观察患者体温变化，注意有无发冷、发热、寒战等症状。

2) 观察穿刺伤口、隧道出口处是否红、肿或有渗出物。

3) 评估患者的自我护理及卫生习惯。

(4) 干预

1) 常规消毒导管周围皮肤，更换无菌敷料，一般用消毒剂由内向外消毒，直径≥10 cm，并清除局部的血垢，覆盖透气性较好的伤口敷料，妥善固定。临床有使用含2%葡萄糖氯己定消毒凝胶的敷贴，可起到有效抗菌疗效。

2) 换药过程中应观察穿刺部位有无早期感染迹象，若导管不完全滑脱或感染，应拔除而不应推入；管腔口不能暴露于空气中，操作中取下肝素帽应立即连接无菌注射器。

3) 告知患者应养成良好的卫生习惯，注意鼻腔护理，勤换内衣，伤口敷料保持清洁干燥。建议操作时患者戴口罩。

4) 工作人员规范洗手可使感染率下降，导管护理时应遵循无菌操作原则。

(5) 护理

1) 轻微的出口感染不合并菌血症和(或)隧道感染时，局部定时消毒、更换敷料，予局部抗生素治疗或口服抗生素，一般炎症即可消退。

2) 隧道感染时临床上必须使用有效抗生素2~3周，严重者要拔管，在其他部位重新置管或新建隧道更换导管。

3) 血液扩散性感染时应予以拔管，并留取外周血标本和导管血标本进行细菌培养和药物敏感试验。可先予经验性抗生素静脉治疗，血培养阳性者根据药物敏感试验结果选用抗生素，抗生素疗程至少3周。

(6) 护理流程

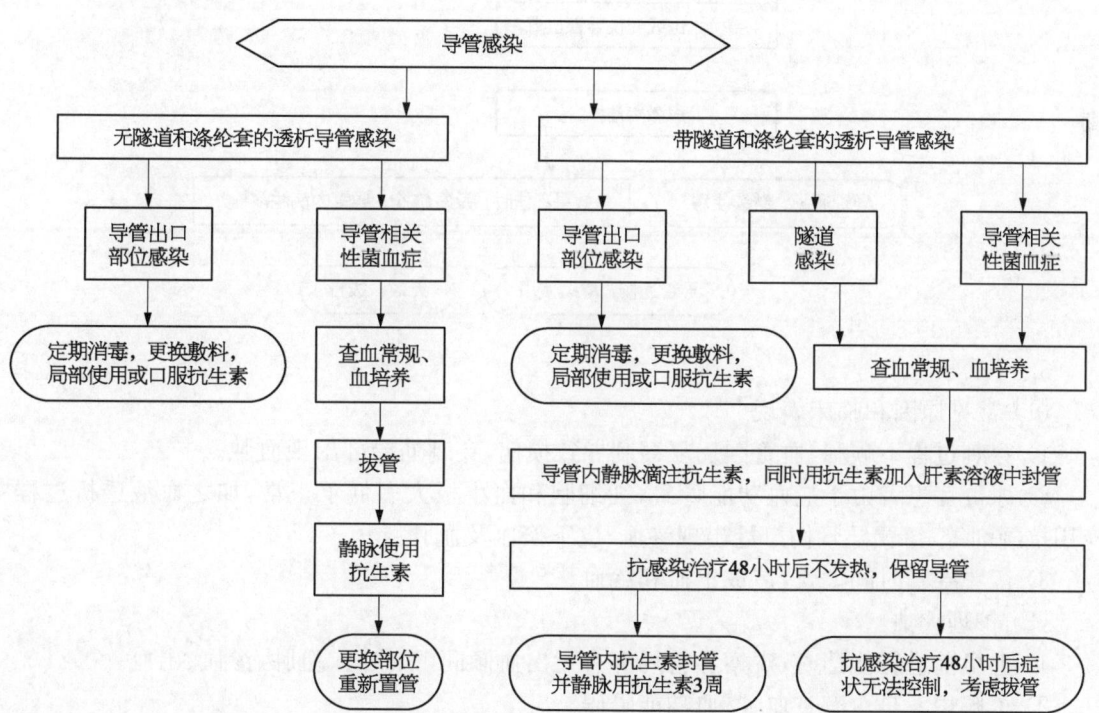

2. 导管血流不畅

(1) 常见原因：留置导管使用时间过长；患者高凝状态；抗凝剂用量不足；导管扭曲、移位；导管周围纤维蛋白鞘形成；静脉狭窄；血栓形成等。

(2) 临床表现：血液透析治疗开始导管抽吸不畅，血液透析过程中血流不畅或下降。

(3) 护理评估

1) 血液透析过程不能达到理想的血液流速。

2) 抽吸导管过程中，导管有"吸力"，出现不畅。

3) 推注通畅，回抽有阻力。

(4) 预防和护理

1) 每次血液透析后，精准的肝素封管可以最大限度地降低血栓形成。

2) 变换体位或变换导管位置，可改善血流量。

3) 抽吸过程中出现血流不畅，切忌强行向导管内推注液体，以免血凝块脱落而引起栓塞。

4) 血栓形成或纤维蛋白鞘形成时，可采用尿激酶溶栓法。具体方法如下：生理盐水 3～5 mL＋尿激酶 5 万～15 万 U，利用"负压吸引方法"缓慢注入留置导管，保留 15～20 分钟，回抽出被溶解的纤维蛋白或血凝块。若一次无效，可重复进行（注意：尿激酶溶栓法应在医生指导下进行，患者无高血压、无出血倾向方可使用），如反复溶栓无效，可使用生理盐水 100 mL＋尿激酶 25 万 U，导管内维持滴注 7 日，每日 4～6 小时。如溶栓仍无效，则予拔管。

5) 当出现抽吸不畅时，建议血液透析结束时应用尿激酶加肝素封管。

(5) 护理流程

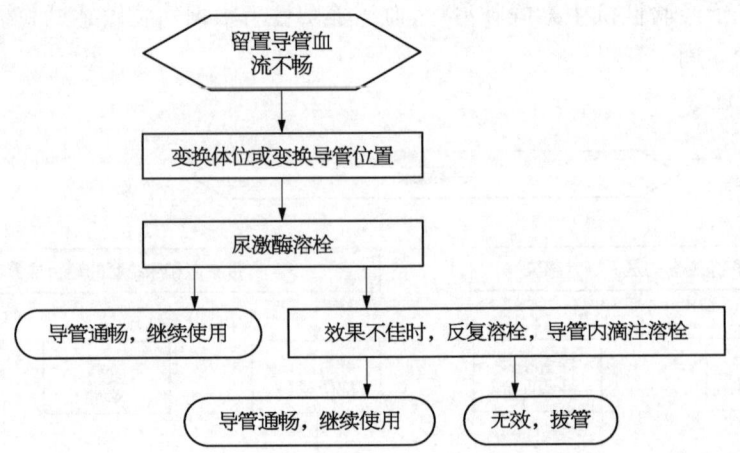

3. 导管出血

(1) 常见原因和临床表现

1) 穿刺过程不顺利，血管因反复穿刺导致损伤，穿刺处局部出现血肿。

2) 尿毒症患者由于造血功能障碍，红细胞和血小板大多低于正常，加之血液透析过程中应用抗凝剂等，留置导管伤口处出现渗血、皮下瘀血及血肿。

3) 留置导管时间太长，造成出血和渗血。

(2) 护理评估

1) 上机前进行换药时，观察导管局部有无出血倾向，如瘀斑、血肿、渗血、出血。

2) 了解患者是否有贫血、凝血功能障碍。

3) 评估患者对留置导管自我护理的认知度。

4) 透析前后检查导管的位置、伤口,并做好宣教。

(3) 预防和护理

1) 穿刺过程如误穿动脉或反复穿刺,应充分按压,防止穿刺点出血;沿皮肤血管穿刺点进行有效按压,再用冰袋冷敷;如需立即透析,应减少或避免使用抗凝剂。

2) 严重贫血及红细胞和血小板较低的患者,血液透析过程中少用或慎用抗凝剂,视病情可采用小剂量或无抗凝剂透析。

3) 妥善固定导管,告知患者注意留置导管的自我护理,减少穿刺部位的活动,减少牵拉,预防导管的滑出。

4) 每次透析时应严格检查患者的导管固定、导管位置、导管出口的皮肤等,及时发现问题并解决。

5) 穿刺部位出现血肿时,先指压、冷敷,待无继续出血时,再行血液透析,并严格观察抗凝剂使用后的出血并发症。

6) 对长期留置导管的患者应加强观察和护理,防止导管滑脱,引起出血。

7) 局部血肿较大难以压迫或症状严重者,可平卧后拔管止血,并严密观察。

(4) 护理流程

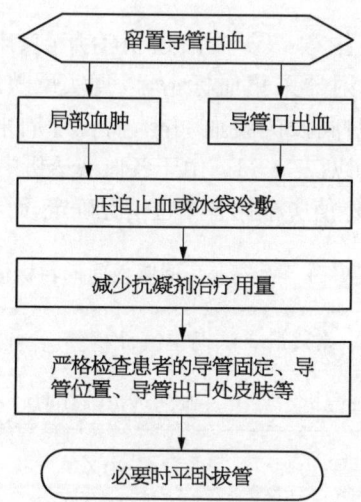

(5) 自我护理与宣教

1) 留置导管期间养成良好的个人卫生习惯,保持局部干燥、清洁。如需淋浴,一定要将留置导管及皮肤出口处用伤口敷料密封,以免淋湿后感染,如穿刺处出现红、肿、热、痛症状,应立即就诊,以防感染扩散。

2) 除股静脉留置导管不宜过多起床活动外,其余活动均不受限制,但也不宜剧烈活动,以防留置导管滑脱;同时还要提醒患者,尽量穿对襟上衣,以免脱衣服时将留置导管拔出。一旦滑脱,应压迫止血并立即就诊。

3) 当出现局部血肿时,切记第一时间进行按压止血,禁用热水热敷。

(刘玲玲 王 认 王积璇)

# 第九章
# 血液透析抗凝技术与护理

血液透析治疗过程中,由于体外循环的建立、血液与透析器材表面的接触,血液易发生凝集而阻塞体外血液循环管路和透析器。此外,治疗中血流量下降、透析中输血、补充脂肪乳剂等各种原因引起的高凝状态会引起体外循环血液管路和透析器部分或完全阻塞,从而降低透析效能,甚至使血液透析无法继续。因此,合理、充分地抗凝是保证血液透析得以顺利进行的必要条件。根据患者的凝血功能选择合适的抗凝方法和抗凝剂量,既要保证抗凝充分,又要避免出血或原有出血加重等情况。临床血液透析护士应熟练掌握各种抗凝技术的方法、剂量及不良反应。

目前,常用的凝血时间试验有3种:全血部分凝血活酶时间(WBPTT)、活化凝血时间(ACT)和试管化凝血时间(LWCT)。前两者在临床应用较多且准确性较高,并适用于血液透析患者的抗凝监测。

采集凝血时间试验标本时要注意:① 血液透析治疗前、未使用抗凝剂时,可通过患者内瘘的动脉或静脉端使用干燥的注射器采集血标本,以真实反映患者自身的凝血功能。② 在治疗过程中,为了解抗凝后各治疗时间段的凝血功能,需在外周采集血标本以避免结果误差。

血液透析治疗中目标凝血时间见表9-1。由于各血液透析中心(室)所运用的操作方法和试验条件不同,凝血试验正常范围和目标值应根据各单位情况确定,而不只是根据患者透析前的基础值。

表 9-1 血液透析时凝血时间目标值

| 凝血试验 | 基础值(秒) | 常规肝素法期望值(秒) | | 小剂量肝素法期望值(秒) | |
|---|---|---|---|---|---|
| | | 血液透析治疗中 | 血液透析治疗时 | 血液透析治疗中 | 血液透析治疗时 |
| WBPTT | 60～85 | +80%<br>(120～140) | +40%<br>(85～105) | +40%<br>(85～105) | +40%<br>(85～105) |
| ACT | 120～150 | +80%<br>(200～250) | +40%<br>(170～190) | +40%<br>(170～190) | +40%<br>(170～190) |
| LWCT | 240～480 | 1 200～1 800 | 540～960 | 540～960 | 540～960 |

## 第一节 普通肝素抗凝

普通肝素(以下简称"肝素",unfractionated heparin,UFH)是血液透析过程中最常用的抗凝剂,是由D-葡糖胺、L-艾杜糖醛酸及D-葡糖醛酸交替组成的粘多糖硫酸酯,可以结合抗凝血酶Ⅲ而灭活凝血因子Ⅱ、Ⅸ、Ⅹ、Ⅺ和Ⅻ,半衰期为30～120分钟,可应用于体内、外抗凝血,但必须采用正确方法、严格给予精确剂量,防止应用不当而引起凝血或出血。

## 一、主要作用机制

(1) 肝素具有带强负电荷的理化特性,能干扰血凝过程的许多环节,在体内、外都有抗凝血作用。

(2) 作用机制比较复杂,主要通过与抗凝血酶Ⅲ(AT-Ⅲ)结合,而增强后者对活化的Ⅱ、Ⅸ、Ⅹ、Ⅺ和Ⅻ凝血因子的抑制作用。

(3) 其后果涉及阻止血小板凝集和破坏、妨碍凝血激活酶的形成,阻止凝血酶原转换为凝血酶;抑制凝血酶,从而妨碍纤维蛋白原转换为纤维蛋白。

## 二、流程

### (一) 肝素抗凝配置步骤

(1) 血液净化治疗前,由医生评估后制订患者抗凝处方,包括抗凝方式和抗凝剂量。

(2) 遵医嘱双人核对并配制,严格遵守无菌非接触技术标准,一次性注射器遵循一人一针一管一用一抛弃原则。采用单剂量或单次使用小瓶注射液配制肝素。

(3) 应注意现配现用,必须有明确标识:标明配制日期、时间、剂量、配制及核对者姓名。配制后如需短时保存,应置于无菌治疗盘,明确标识时间、剂量、配置者姓名,冷藏于2~8℃冰箱。

### (二) 肝素抗凝配置流程

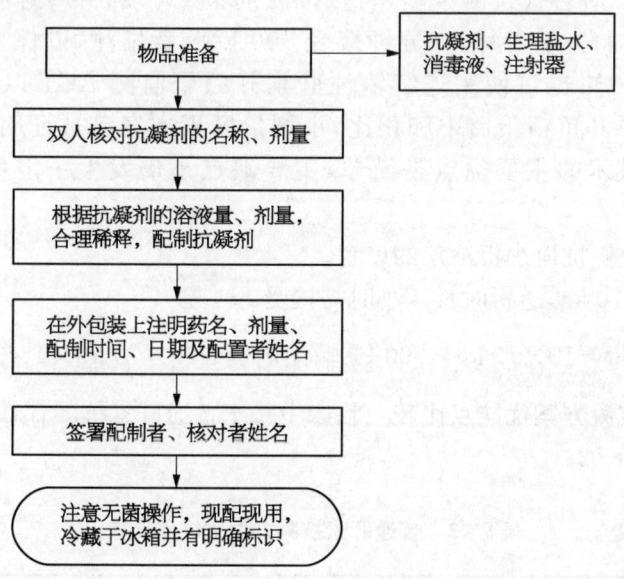

## 三、肝素剂量的使用与调整

**(一) 肝素使用方法** 血液透析开始前3~5分钟,遵医嘱从血管通路静脉端一次性注入肝素首剂量。追加肝素从体外循环管路的肝素管路端,通过肝素泵持续输注,注意保持肝素泵输注通畅。

**(二) 肝素剂量调整**

1. 肝素首剂量评估

(1) 体重:机体对肝素的反应与体重的关系不大,故体重50~90 kg的成人,肝素剂量基本相同。但体重过轻或过重者,肝素剂量应酌情调整。

(2) 肝素变异性:需要注意的是,肝素在血液透析期间的代谢存在患者间变异性,肝素活性主要由患者体重和透析器膜吸附、促红细胞生成素剂量、体外回路促凝性、血流量、透析时长等因素决定。

(3) 凝血指标:根据患者病情,必要时监测相关凝血试验,并酌情调整肝素追加剂量,使凝血指标维持在安全范围内。

2. 肝素剂量调整

(1) 增加肝素首次剂量:在肝素持续给药时,首剂 2 000 U 肝素并不能使所有患者 WBPTT 或 ACT 延长至基础值的 180%。由于肝素的抗凝作用取决于机体对肝素的反应性、肝素的活性等,使 WBPTT 或 ACT 延长至基础值的 180% 的肝素剂量范围为 500~4 000 U。为确定血液透析时首次肝素剂量,可于注射首次肝素后 3 分钟监测 WBPTT 或 ACT,如追加使用肝素,其追加剂量的计算如下:由于 WBPTT 或 ACT 的延长时间与肝素剂量成正比,故如果首剂肝素使 WBPTT 延长了 40 秒,则如需使 WBPTT 再延长 20 秒,所需追加肝素剂量为首次剂量的 1/2。

(2) 减少肝素首次剂量:如出现基础凝血指标显著延长,血小板功能减退;采用间歇肝素给药法进行抗凝治疗的短时间血液透析等情况时,应酌情减少肝素首次剂量。

(3) 小剂量肝素应用:对于高出血风险但又因频繁凝血而无法完成无抗凝剂透析的患者,最小剂量肝素是一种替代抗凝策略,可按推注剂量 10~25 U/kg,持续输注 10~22 U/(kg·h) 给药。一般而言,患者每 30 分钟接受 500 U 肝素推注,以保持 ACT 不高于基线的 40% (150~200 秒);也可使用连续输注肝素并频繁监测 ACT 以达到相同的抗凝效果。与肝素局部抗凝和鱼精蛋白中和相比,小剂量肝素方案已被证明可减少高风险患者的出血并发症。该技术的主要优点是简单,主要缺点是仍发生一定程度的全身抗凝,必须仔细监测。

例如:接受华法林、抗血小板治疗的患者。

示例:患者体重 70 kg,透析时长 4 小时需接受:

$$单次剂量 = 10 \times 70 \text{ kg} = 700 \text{ U};输注剂量 = 10 \times 70 \text{ kg} \times 4 = 2\,800 \text{ U}$$

**(三) 普通肝素抗凝方案优缺点比较** 临床中关于普通肝素抗凝存在不同的抗凝方案,其优缺点比较,详见表 9-2。

表 9-2 普通肝素抗凝方案优缺点比较

| 方案 | 优点 | 缺点 |
| --- | --- | --- |
| 初始推注 40 U/kg,治疗中重复给药 1 000~2 000 U | 易于给药,减少透析后出血 | 透析时间越长,效果越差 |
| 初始推注 40 U/kg,持续输注 10~15 U/(kg·h) | 稳态抗凝 | 可能需要监测,透析后出血时间延长 |
| 初始大剂量(>70 U/kg),逐渐减量连续输注 | 稳态抗凝,减少透析后出血 | 可能需要监测,不适用于透析中出血风险高的患者 |

### 四、肝素停止给药的时机

**(一) 肝素的半衰期** 血浆半衰期是剂量依赖性的,范围为 0.5~2 小时,平均 50 分钟。

**(二) 停止输注时间**

1. 动静脉内瘘 通常在透析结束前 60 分钟,但若患者在透析最后 1 小时出现凝血,则在透析结束前 30 分钟停止。

2. 人造血管 结束前 60 分钟。

3. 中心静脉导管 透析结束时停止。

### 五、并发症及其防治

**(一) 常见并发症** 普通肝素价格低廉、可靠、易于逆转,在确定给药剂量后极少需要干预。UFH 不能通过胎儿-胎盘屏障,在妊娠期间也可安全使用。尽管肝素的耐受性相对较好,但仍存在与其使用相关的某些已知风险和并发症,包括出血风险增加、Ⅰ型和Ⅱ型肝素诱导的血小板减少症(heparin-induced thrombocytopenia,HIT)、高甘油三酯血症、超敏反应、瘙痒和骨质疏松。

**(二) 并发症防治**

(1) 肝素的血浆半衰期是剂量依赖性的,范围为 0.5~2 小时,平均 50 分钟。尿毒症患者可延长至 60~90 分钟。血液透析患者对肝素的敏感性和代谢性有很大的个体差异,故对高危出血患者不宜使用肝素。

(2) 对有潜在出血危险的患者,可选择低分子肝素抗凝。

(3) 血液透析患者应定期检测血小板、血红蛋白等,一旦发现异常应停用肝素,并根据医嘱给予其他抗凝方法。

(4) 对血液透析中突发出血的患者,应立即停用肝素,并给予肝素拮抗剂——硫酸鱼精蛋白,使用硫酸鱼精蛋白的注意事项如下。

1) 采集血标本检测 APTT、ACT 和抗 Ⅹa 因子活性。

2) 硫酸鱼精蛋白浓度为 10 mg/mL。理想情况下,应根据凝血指标指导给药剂量。

3) 有限的数据表明,1 mL(10 mg)硫酸鱼精蛋白可中和约 1 400 U 肝素。

4) 如果拟给药时已停用肝素超过 15 分钟,应减少鱼精蛋白的剂量。

5) 鱼精蛋白单次给药剂量不应超过 50 mg。

6) 鱼精蛋白应在 10 分钟内缓慢静脉给药,输注速率不应超过 5 mg/min。

7) 应在给药后 5~15 分钟监测鱼精蛋白的疗效。

8) 当肝素与鱼精蛋白解离时,2~4 小时(最长 10 小时)后可发生反跳性出血。

### 六、血液透析肝素抗凝护理

**(一) 血液透析前抗凝评估**

(1) 使用肝素前要详细询问患者是否有出血现象,如皮肤黏膜出血、牙龈出血、眼底出血、痰中带血、外伤、女性患者月经过多、痔疮出血、透析结束后穿刺部位的止血情况、透析器残血等。如有异常情况,由医生评估后调整抗凝剂处方。

(2) 评估患者出血性疾病病史及其生活中的影响因素,如长期使用华法林等抗凝血药物或抗血小板药物；血友病等遗传性出血性疾病；既往有支气管扩张、消化道溃疡、肝硬化、痔疮等潜在出血风险疾病；严重创伤或围手术期；女性患者月经状况等。了解患者最近的血常规、出凝血时间，查看前几次血液透析的记录单，了解患者最近使用抗凝的方法及剂量，近期如果有出血现象、手术史或外伤史，应立即通知医生共同评估并遵医嘱使用抗凝处方。

(3) 首次血液透析时，医生评估患者的体重及血红蛋白指标给予肝素首次剂量和追加剂量（首次透析为诱导透析，时间短，肝素总量相应要少）。

**(二) 血液透析中抗凝护理**

(1) 血液透析过程中，应密切观察患者的血压、脉搏、心率。如发现患者有出血倾向，应立即通知医生，遵医嘱停止透析治疗或使用鱼精蛋白中和肝素，如需继续透析治疗可改为无肝素透析。

(2) 严密观察持续泵入的肝素通道是否通畅、剂量是否正确。

(3) 血液透析建立血管通路时及治疗过程中，应评估患者的血流量是否充足，发现患者的血流量不佳（抽吸不畅或动脉压力下降），应及时处理，避免发生凝血。

(4) 血液透析结束前30～60分钟，停止肝素泵入。

(5) 严密观察动脉压、静脉压、跨膜压。压力变化可提示血凝块堵塞的部位：动脉压高常提示堵塞出现在增加压力的前方（血泵前），静脉压及跨膜压高则提示堵塞出现在增加压力的后方（血泵后），一旦突然出现动脉压、静脉压及跨膜压下降，而又非血流量等原因引起，通常提示体外循环管路及透析器严重凝血，需立即回血结束治疗或更换透析器及管路继续治疗，并寻找原因。

(6) 一旦发现体外循环管路及透析器内血液色泽变深变暗、透析器中出现"黑线"或体外循环管路的动静脉滤网中血液呈现泡沫纤维或小凝块，提示抗凝不足和（或）凝血可能。

**(三) 血液透析后凝血评估**

(1) 血液透析后对透析器及管路应进行观察和记录：管路动、静脉滤网是否有血凝块、透析器是否存在血液凝集、凝集部位（透析器动脉端、静脉端、透析纤维束）、凝集面积等。临床上可通过估计凝血纤维所占比例来进行凝血程度分类，没有纤维凝血为0级凝血；透析器部分凝血，一般少于10%的纤维凝血为1级凝血；透析器10%～50%的纤维凝血为2级凝血；严重凝血，大于50%的纤维凝血为3级凝血。

(2) 观察患者皮肤表面、牙龈、黏膜、伤口等有否出血，患者大小便有否出血。

(3) 患者穿刺部位有否血肿、渗血，注意动静脉内瘘穿刺处伤口的止血时间。

**(四) 血液透析抗凝后注意事项**　由于血液透析患者肝素代谢时间延长，透析治疗结束后仍会有凝血障碍问题，应向患者做好以下宣教。

(1) 避免碰撞、摔倒等外伤。如不慎引起外伤，可局部按压止血；出现皮下血肿，可用冰袋外敷；透析后回家路途中注意防止公交车扶栏等的碰撞、防止急刹车引起的冲击等。如出血量大，进行上述处理后，即刻到医院就诊，并及时出示血液透析病历。

(2) 创伤性的检查和治疗（如肌内注射、拔牙等），应血液透析后4～6小时进行或选择非透析日。创伤性的检查和治疗（如拔牙、活检等）应由专科医生先进行评估，再与透析医生讨论后确定治疗方案。

(3) 进食避免过烫、过硬食物。注意保持大便通畅，避免用力解大便，以防引起出血。

(4) 观察内瘘穿刺处止血情况，如内瘘穿刺处出血不止，可延长局部压迫止血时间并及时告知医生进一步处理。

(张咏梅 林惠凤)

## 第二节 低分子肝素抗凝

血液透析使用低分子肝素抗凝剂,在一些长期研究中已被证明是安全有效的。低分子肝素比普通肝素的半衰期长易于使用,透析开始时可以给予单次剂量,治疗过程中不需要追加,但价格比普通肝素昂贵。

### 一、抗凝作用机制及特点

低分子肝素(low molecular weight heparin,LMWH)由标准肝素经化学或酶学方法降解后分离所得。肝素对凝血因子Ⅹa的灭活仅需与抗凝血酶Ⅲ(AT-Ⅲ)结合即能达到,而对凝血酶(因子Ⅱa)的灭活则需与AT-Ⅲ及因子Ⅱa同时结合才能达到。随着肝素分子量的下降,分子中糖基数减少,与因子Ⅱa的结合力下降,而与AT-Ⅲ的结合力有所增加。肝素的抗栓作用主要与抑制因子Ⅹa的活性有关,而抗凝作用(引起出血)则与抑制因子Ⅱa的活性有关。因此,低分子肝素的抗栓作用保留而抗凝作用较弱,呈明显的抗栓/抗凝作用分离现象,这种现象可以用抗Ⅹa/抗Ⅱa比值作为数量上的衡量,标准肝素比值为1∶1,而低分子肝素为(2~4)∶1。低分子肝素半衰期较长,约为标准肝素的2倍,主要经肾脏排泄,在肾衰竭时半衰期延长且不易被血液透析清除。低分子肝素抗栓作用以抗Ⅹa因子活性(AⅩaU)为指标。体外研究表明抗Ⅹa因子活性需在0.5 AⅩaU/mL以上才能有效抗栓,体内实际抗栓作用强于体外测定值。血液透析时维持血浆抗Ⅹa因子活性在0.4~1.2 AⅩaU/mL较为合适。

与普通肝素相比,低分子肝素的临床应用具有抗凝剂量容易掌握、个体差异性小、一般不需要监测抗凝活性、毒性较小、安全、作用时间长的优点。普通肝素与低分子肝素的比较见表9-3。

表9-3 普通肝素与低分子肝素的比较

| 作用 | 普通肝素 | 低分子肝素 |
| --- | --- | --- |
| 抗栓作用 | 能促使组织因子途径抑制物(TFPI)释放,TFPI能直接抑制Ⅹa的活性,中和内源性组织因子 | 有明显的纤溶作用,主要通过刺激血管内皮释放组织纤溶酶原激活物(t-PA)发挥作用,其抗栓作用大于标准肝素 |
| 抗凝作用 | 通过肝素辅因子Ⅱ(HCⅡ)发挥抗凝作用,并能抑制血小板聚集功能 | 对血小板功能影响较小,对血管通透性影响较小 |
| 副作用 | 出血<br>血小板减少<br>过敏反应<br>血脂升高<br>骨质疏松 | 出血少见<br>偶有暂时性、轻微且可逆的血小板减少<br>罕见过敏反应<br>未见血脂升高<br>未见骨质疏松<br>未发现器官毒性,也未发现致突变反应 |

## 二、应用指征

(1) 血液净化治疗时防止体外循环系统中发生凝血。
(2) 适用于中、高危出血倾向患者进行血液净化治疗时所需的抗凝。
(3) 血液净化治疗伴有高血压、糖尿病及心血管系统、神经系统等并发症。
(4) 预防深部静脉血栓形成,治疗血栓栓塞性疾病;预防普通外科手术或骨科手术的血栓栓塞性疾病。

## 三、抗凝药物及方法

由于不同低分子肝素产生的分子量、组成的纯度及对 AT-Ⅲ的亲和力等不同,药效学和药动学特性存在较大差异。目前,临床上应用的低分子肝素分子量均在 4 000~6 000 D。不同的低分子肝素不可互相替代使用,并严禁肌内注射。在用于预防、治疗血栓栓塞性疾病时可皮下注射。下面介绍临床常用的 4 种低分子肝素。

**(一) 低分子量肝素钙注射液** 属于低分子肝素,由普通肝素通过解聚而成,1 mL 注射液含低分子量肝素钙 9 500 A$X$a U。它是一种糖胺聚糖,其平均分子量为 4 300 D,具有较高的抗$X$a 和抗Ⅱa 活性,具有快速和持续的抗血栓形成作用,在血液透析时预防血凝块形成。临床使用时,应考虑患者的个体情况和血液透析技术条件选用最佳剂量,每次血液透析开始时一次性从静脉端给予治疗所需抗凝剂量。

1. 建议剂量
(1) 无出血危险的患者应根据体重使用相应的起始量(表 9-4)。

表 9-4 体重与那屈肝素钙(nadroparin)起始量

| 体重(kg) | 那屈肝素钙剂量(mL) |
| --- | --- |
| ≤60 | 0.3 |
| 61~69 | 0.4 |
| ≥70 | 0.6 |

(2) 伴有出血危险的患者血液透析时,抗凝剂量可以是推荐剂量的一半。若血液透析时间超过 4 小时,可再追加小剂量低分子肝素钙注射液,随后血液透析所用剂量应根据初次血液透析观察到的效果进行调整。个体化的低分子肝素剂量是血液透析抗凝安全的保障。

2. 临床配制和使用 以那屈肝素钙(Nadroparin)为例,将那屈肝素钙 0.4 mL 原液+生理盐水 3.6 mL 配制成 4 mL 溶液,每毫升含那屈肝素钙 1 025 A$X$a U。血液透析患者如遵医嘱治疗所需抗凝剂量为 3 075 A$X$a U,则将配制好的那屈肝素钙稀释溶液注射 3 mL 即可,以确保剂量准确、安全。

3. 拮抗剂使用方法 鱼精蛋白作为拮抗剂,主要中和抗凝剂的抗凝作用,仍保留一些抗凝血因子$X$a 活性。0.6 mL 硫酸鱼精蛋白中和大约 0.1 mL 那屈肝素钙。使用鱼精蛋白时应考虑注射那屈肝素钙后代谢的时间,并适当减少注射剂量。

**(二) 达肝素钠(Dalteparin)注射液** 是一种含有达肝素钠(低分子肝素钠)的抗血栓剂。1 支单剂量注射器,有 2 500 AXaU、5 000 AXaU、7 500 AXaU 3 种规格的剂量。达肝素钠是从猪肠黏膜提取的低分子肝素钠,其平均分子量为 5 000 D。达肝素钠主要通过抗凝血酶(AT)而增加其对凝血因子Xa和因子Ⅱa的抑制,从而发挥抗血栓形成的作用。达肝素钠抑制凝血因子Xa的能力,相对高于其延长活化部分凝血酶原时间(APTT)的能力。达肝素钠对血小板功能和血小板黏附性的影响比肝素小,因而对初级阶段止血只有很小的影响。尽管如此,达肝素钠的某些抗血栓特性仍被认为是通过对血管壁或纤维蛋白溶解系统的影响而形成的。

1. 建议剂量 若维持性血液透析患者无已知出血危险、治疗时间不超过 4 小时,静脉注射 4 000~5 000 AXaU。如超过 4 小时,可适当追加剂量。正常情况下,长期血液透析应用本品时,需要调整剂量的次数很少,因而检测抗Xa浓度的次数也很少。给予的剂量通常使血浆浓度保持在 0.5~1.0 AXaU/mL 的范围内。对有高度出血危险的急性肾衰竭患者,静脉快速注射 5~10 AXaU/(kg·h),继续静脉输注 4~5 AXaU/(kg·h)。进行急性血液透析的患者治疗间歇较短,应对抗Xa进行全面监测,使血浆抗Xa活性保持 0.2~0.4 AXaU/mL 的水平。

2. 临床配制和使用 以达肝素钠(Dalteparin)为例,达肝素钠 0.2 mL+生理盐水 4.8 mL 配制成 5 mL 溶液,这样配制好的溶液每毫升含达肝素钠 1 000 AXaU。如需注射达肝素钠 4 000 AXaU,则将配制好的溶液静脉注射 4 mL 即可。

3. 拮抗剂使用方法 鱼精蛋白作为拮抗剂,可抑制达肝素钠引起的抗凝作用。达肝素钠引起的凝血时间延长可被完全中和,但抗Xa活性只能被中和 25%~50%。1 mg 鱼精蛋白可抑制 100 AXaU 达肝素钠的抗Xa作用。鱼精蛋白本身对初级阶段止血有抑制作用,所以只能在紧急情况下应用。

**(三) 依诺肝素钠(Enoxaparin)注射液** 依诺肝素钠是具有高Xa(100 AXaU/mg)和较低抗Ⅱa或抗凝血酶(28 U/mg)活性的低分子肝素。在不同适应证所需的剂量下,依诺肝素钠注射液并不延长出血时间。在预防剂量时,依诺肝素钠注射液对活化部分凝血酶原时间(APTT)没有明显影响,既不影响血小板聚集,也不影响纤维蛋白原与血小板的结合。

1. 建议剂量 在血液透析中,为防止体外循环中的血栓形成,依诺肝素钠(Enoxaparin)的推荐剂量为 1 mg/kg。应于血液透析开始时,在血管通路静脉端给予治疗使用剂量。通常 4 小时透析期间给药 1 次即可,但当透析装置出现丝状纤维蛋白时(抗凝剂不足的征兆),应再给予 0.5~1 mg/kg。

2. 临床配制和使用 临床所用剂量的配制方法是将依诺肝素钠 0.4 mL(含依诺肝素钠 4 000 AXaU)+生理盐水 3.6 mL 配制成 4 mL 溶液,这样配制的溶液每毫升含依诺肝素钠 1 000 AXaU。血液透析患者如需注射依诺肝素钠 3 000 AXaU,则将配制好的依诺肝素钠溶液注射 3 mL 即可。

3. 拮抗剂使用方法 大剂量皮下注射依诺肝素钠可导致出血症状,缓慢静脉注射鱼精蛋白可中和以上症状。1 mg 鱼精蛋白可中和 1 mg 依诺肝素钠产生的抗凝作用。

**(四) 低分子量肝素钠注射液** 具有 AT-Ⅲ 依赖性抗Xa因子活性,药效学研究表明低分子量肝素钠对体内外动、静脉血栓的形成有抑制作用。低分子量肝素钠注射液能刺激内皮细胞释放组织因子凝血途径抑制物和纤溶酶原活化物,分子量>6 000 D 的制剂影响凝血功能,使 APTT 略延长。低分子量肝素钠不作为溶栓药,但对溶栓药有间接协同作用。产生抗栓作用时，出血可能性小。

1. 建议剂量　每支低分子量肝素钠含抗$Xa$活性2 500 A$Xa$U或5 000 A$Xa$U，加注射用水至5 mL，其平均分子量<8 000 D。血液透析时该药能预防血凝块形成。每次透析开始时，从血管通路静脉端注入5 000 A$Xa$U，透析中不再增加剂量或遵医嘱。

2. 临床配制和使用　将低分子量肝素钠0.5 mL（含低分子量肝素钠5 000 A$Xa$U）+生理盐水4.5 mL配制成5 mL溶液，则每毫升溶液含低分子量肝素钠1 000 A$Xa$U。血液透析患者如需注射低分子量肝素钠4 000 A$Xa$U，则将配制好的低分子量肝素钠溶液注射4 mL即可。

3. 拮抗剂的使用方法　硫酸鱼精蛋白或盐酸鱼精蛋白可中和低分子量肝素钠的作用，1 mg盐酸鱼精蛋白中和1.6 A$Xa$U低分子量肝素钠。鱼精蛋白不能完全中和低分子量肝素钠的抗$Xa$活性。

### 四、血液透析低分子肝素抗凝护理

#### （一）低分子肝素抗凝前评估

（1）对于中、高危出血倾向的患者，应加强病史、出血倾向及出血原因的评估，以减少透析中出血并发症。

（2）对有高血压、糖尿病及心脑血管并发症的患者，充分了解患者的血压、神志、精神、血糖等情况，防止并发症发生。

（3）其余可参照本章第一节肝素抗凝的评估。

#### （二）低分子肝素抗凝透析中护理

（1）严密监测动脉压、静脉压、跨膜压以及体外循环管路有无血凝块、透析器中有无黑线，防止抗凝不足引起的凝血。

（2）严密监测患者有无出血现象，包括咯血、皮肤黏膜出血、穿刺部位出血等，有出血现象者立即停用抗凝剂，遵医嘱更换抗凝方式。

（3）对伴有糖尿病、高血压、心血管并发症的患者，透析中注意患者神志、血压、心率、心律的变化等，对于糖尿病视网膜病变的患者，尊重患者主诉，特别是患者视觉模糊等症状，应防止视网膜出血、渗血引起失明等，并采取积极措施。

#### （三）低分子肝素抗凝后观察

（1）观察患者出/凝血变化，有无出血现象。

（2）观察体外循环管路有无血凝块，透析器或血滤器凝血情况，并做好记录。

#### （四）低分子肝素抗凝后宣教

（1）低分子肝素的优点是出血危险性小，不易引起血小板下降等。但对于个别患者仍会有出血现象，故透析后仍需注意防止跌伤、碰撞等，避免引起出血。

（2）低分子肝素的半衰期较普通肝素长，患者应注意动、静脉内瘘穿刺点的按压及观察，防止出血。

（张咏梅　林惠凤）

## 第三节　无抗凝剂透析

对于出血风险增加的患者，应调整血液透析期间抗凝策略。低剂量肝素或局部抗凝作为替代策略仍存在一定出血风险,可高达50%。局部枸橼酸盐抗凝治疗的使用未普遍推广,因此,在出血风险增加或活动性出血的患者中,无肝素血液透析是首选抗凝手段,也是肝素诱导的血小板减少症或其他肝素禁忌证患者的替代方案。

## 一、应用指征

(1) 活动性出血或有高危出血倾向的患者,如脑出血、消化道出血、严重肝功能损伤或有近期手术、大面积创伤、创伤性检查等。

(2) 应用肝素有禁忌证的患者,如肝素过敏、肝素诱导的血小板减少症等。

## 二、无抗凝剂透析前评估

(1) 评估患者病情,了解患者出血状况,如出血量大,要做好配血、备血并准备抢救物品。

(2) 评估患者生命体征,特别是血压。

(3) 评估患者血管通路,保证足够血流量,减少体外凝血机会。

(4) 评估患者出凝血指标及凝血、出血风险。临床患者出血风险分类具体见表9-5。

表9-5 出血风险分类

| 中风险 | 高风险 |
| --- | --- |
| 心包炎 | 出血体质 |
| 近期出血<48小时 | 凝血因子障碍 |
| 近期置入隧道式导管<24小时 | 活动性出血 |
| 3天内接受小手术 | 3天内接受过眼部手术或大手术 |
| 3～7天内接受过眼部手术或大手术 | 颅内出血<7日 |

## 三、无抗凝剂透析护理

### (一) 无抗凝剂透析护理操作

1. **物品准备** 参照第七章相关内容。无抗凝剂透析需选择生物相容性好的合成膜透析器,减少凝血的发生。

2. **预冲操作** 参照第七章相关内容。如遇高凝、无肝素类药物禁忌的患者,遵医嘱使用肝素生理盐水对体外循环管路、透析器进行密闭循环冲洗,然后用生理盐水将预冲的肝素生理盐水排尽,备用。

3. **上机** 建立血管通路后,按常规引血上机。上机后在患者可耐受的情况下,根据患者病情尽可能设置高血流量,血流量应达250～300 mL/min以上。

4. **治疗中观察** 每15～30分钟用生理盐水100～200 mL冲洗体外循环管路和透析器。冲洗时先将动脉端阻断,此时生理盐水随血泵将体外循环管路及透析器进行冲洗。同时观察透析器及管路是否有血凝块,是否有小血栓堵塞中空纤维或黏附在透析器膜的表面,中空纤维的凝集及大量纤维素附着于透析膜会影响溶质清除效果并可加速凝血。

**（二）无抗凝剂透析护理操作流程**

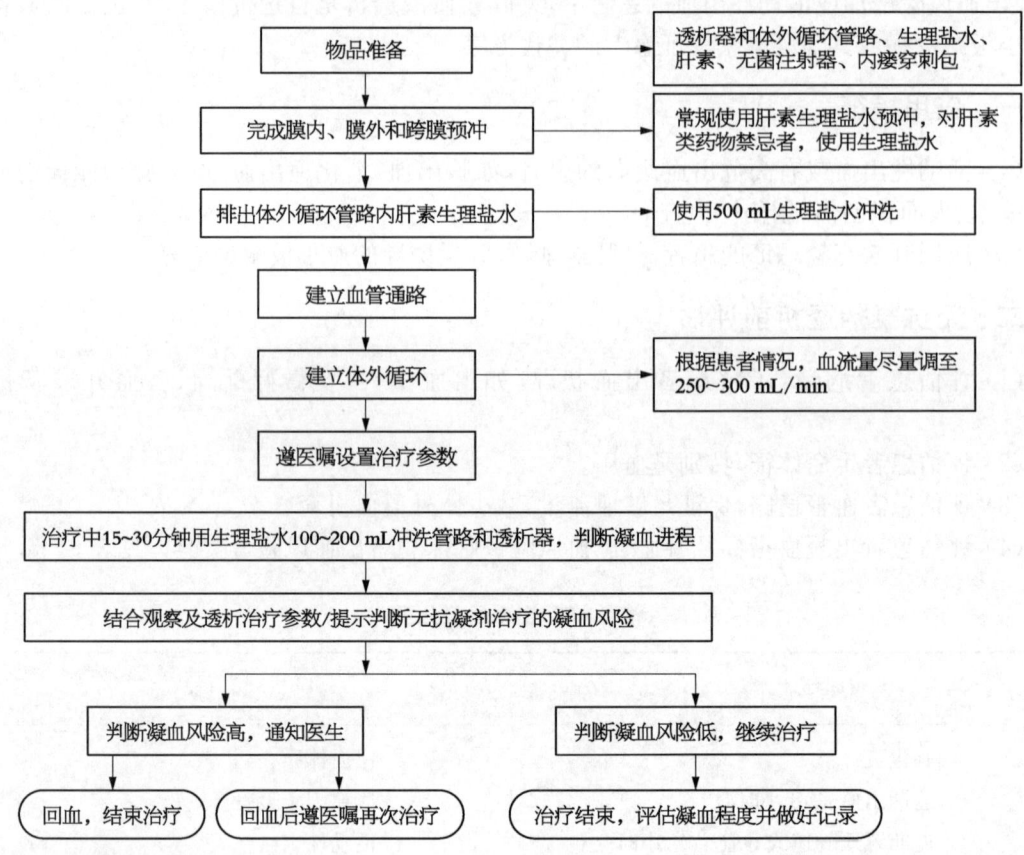

**（三）操作注意事项**

（1）冲洗的生理盐水量应计入脱水目标，并及时调整脱水速率以维持出入液量平衡。

（2）无抗凝剂治疗体外凝血风险大于常规抗凝的血液透析，对严重贫血、血小板减少患者凝血风险相对小可能完成全程治疗。无贫血、有高凝状态的患者凝血风险大，故单次透析时间一般达不到4小时。无抗凝剂透析完全凝血的发生率约5%。治疗前应充分评估并告知患者治疗的凝血风险及对策。

（3）透析过程中严密观察动、静脉压力，如动/静脉压力逐渐上升，提示有凝血的可能。可通知医生并准备后续治疗医嘱的执行，如动/静脉压力持续上升，应立即做好回血准备或更换循环管路和透析器，以防进一步凝血导致的血液丢失和血管通路的堵塞。

（4）透析过程中应观察一些凝血征象：透析器颜色变深，透析器纤维束影像不均匀；动/静脉壶的张力上升。

（5）为便于观察，动/静脉壶的液面在2/3处较为合理。若见有血凝块附着于动、静脉管路壁上，不要震动管路，防止血块掉落堵塞。

（6）无抗凝剂血液透析时，为避免发生循环管路凝血，合理安排输血、脂肪乳剂的输注时间。

（7）无抗凝剂血液透析时，严格落实规范操作，避免空气进入血液回路导致的停泵，增加凝血风险。

### (四) 无抗凝剂透析治疗后观察

（1）治疗结束后评估体外循环管路及透析器的残、凝血程度，及时记录，并反馈医生作为后续治疗处方制订依据。

（2）详细记录患者透析过程中的病情变化及出血量，包括患者口腔黏膜、皮肤、伤口、大便、小便、各种引流管等，并做好护理交班。

（张咏梅　林惠凤）

## 第四节　局部枸橼酸钠抗凝

近年来将局部枸橼酸钠抗凝法（regional citrate anticoagulation，RCA）应用于高危出血患者，取得了满意的临床效果。枸橼酸钠作为一种局部抗凝剂，克服了肝素全身抗凝所致的出血并发症、过敏反应及肝素诱导的血小板减少症，并可降低氧化应激水平，又可以避免无肝素透析的频繁冲洗和高血流速要求，获得优良抗凝效果，延长透析膜寿命，故引起了透析界对该项技术的极大兴趣。近年 RCA 临床应用日渐增多，技术也日趋完善和自动化，不仅应用于血液透析，也应用于连续性肾脏替代治疗（continuous renal replacement therapy，CRRT）中。

### 一、抗凝作用机制

枸橼酸钠与血中游离钙螯合生成难以解离的可溶性复合枸橼酸钙，使血中钙离子减少，进而阻断凝血过程中多个依赖 $Ca^{2+}$ 的环节而发挥抗凝作用。效果确切，而无全身抗凝作用，尤其适用于高危出血透析患者。KDIGO 急性肾损伤指南及《抗凝技术在危重症肾脏替代治疗应用的专家共识（2023年版）》中推荐使用局部枸橼酸钠抗凝（RCA）作为危重病患者 CRRT 的首选抗凝方式。

### 二、应用指征

（1）由于局部枸橼酸钠仅有体外抗凝作用而不影响体内的正常凝血，故可应用于活动性出血或高危出血患者。

（2）因使用肝素引起血小板减少症、过敏反应等严重副作用者可使用此法。

（3）与无肝素比较，RCA 不需要高血流量，因此，血流动力学不稳定时也可应用此方法。

（4）RCA 广泛应用于 CRRT 和持续低效缓慢血液透析（sustained low efficiency dialysis，SLED），也可应用于间歇性血液透析（intermittent hemodialysis）。

（5）有文献认为，在滤器管路使用寿命、出血风险、改善氧化应激方面，RCA 优于传统的肝素/低分子肝素抗凝。

### 三、使用方法

达到理想抗凝效果的枸橼酸钠浓度是 3～4 mmol/L，滤器后离子钙浓度一般维持在 0.25～0.35 mmol/L，而体内外周血离子钙浓度则需要维持在生理浓度 1.0～1.35 mmol/L。理想的枸橼酸钠抗凝方法旨在维持上述指标的预定范围。

**(一) 枸橼酸钠浓度**　枸橼酸钠浓度为 4%～46.7%，临床常用的浓度为 4%。血液进入透析器时，枸橼酸钠浓度维持在 2.5~5 mmol/L，即可获得满意的体外抗凝效果。临床中有医疗机构使用 30% 枸橼酸钠应用于血液透析治疗的抗凝中，临床效果显著。

**（二）输入方法** 枸橼酸钠从体外循环管路的动脉端输入，使用时可用输液泵调整和控制输入速度。局部枸橼酸钠抗凝时，透析液可采用无钙透析液或普通含钙透析液。采用无钙透析液时，可从患者的外周静脉补充钙剂；采用普通含钙透析液时，不需要补充钙剂。枸橼酸钠使用未达到标准化，需根据患者治疗情况进行个体化调节。《抗凝技术在危重症肾脏替代治疗应用的专家共识（2023年版）》推荐 4% 的枸橼酸钠输注速度（mmol/h）为患者血浆流量（L/h）的 4.5~5.0 倍。《牛津透析手册》第 4 版则推荐在无钙透析液的情况下，132 mmol/L 的枸橼酸钠溶液的输注速度是 270 mL/h，5% 的氯化钙溶液输入速度是 30 mL/h，并根据目标 ACT 及体循环血钙浓度加以调节。

**（三）抗凝过程中参数监测** 注意患者的个体情况并及时监测是保证抗凝有效和减少并发症的必要步骤。RCA 过程中的监测参数至少应包括：透析/肾脏替代治疗开始后，每小时监测管路中滤器后及体内外周血离子钙浓度直至稳定，然后可每 4~6 小时监测以下参数。

（1）滤器后离子钙浓度：应为 0.25~0.40 mmol/L。

（2）外周血离子钙浓度：应为 1.0~1.30 mmol/L。

（3）血气分析、电解质：监测酸碱平衡和钠平衡。

枸橼酸输入速度根据滤器后离子钙浓度调节，氯化钙输入速度根据体内外周血离子钙浓度调节。

### 四、操作技术及护理

（1）透析前做好患者的宣教及心理护理。解释 RCA 透析中可能的并发症及有效的处理措施，取得患者的理解与配合。

（2）规范预冲体外循环管路及透析器。

（3）准备输液泵，透析前将枸橼酸钠连接在透析管路的动脉端血泵后。

（4）动静脉内瘘穿刺针用生理盐水进行预处理，待穿刺成功后即刻连接血路管。

（5）体外循环管路连接后启动血泵，逐步调升血流量至处方目标量，并同时启动枸橼酸钠输液泵，根据枸橼酸钠浓度调整输入速度。

（6）如机器因透析液浓度、断水或其他原因进入旁路状态超过 5 分钟时，则要减慢或停止枸橼酸钠输注，排除原因后恢复枸橼酸钠的输注，若一时难以解决，则采取无抗凝剂透析法。

（7）透析过程中，应密切观察患者的血压、脉搏、心率、动脉压、静脉压、跨膜压，密切观察血路和透析器是否有凝血现象。一旦发现透析器或管路颜色变深，或静脉压较前大幅度升高，应立即采取防凝血措施，并行活化凝血时间检查，以调整枸橼酸钠输注速度。

（8）透析前，应建立周围静脉通路，以确保患者透析中发生低钙血症时推注钙剂。钙剂不可在体外循环管路的动、静脉端推注，以避免管路中钙离子浓度升高而引起凝血。

（9）透析中，应密切观察、询问患者有无唇周、四肢发麻、肌肉痉挛等低钙症状。一旦发生低血钙症状，迅速降低输注速度或停止枸橼酸钠的输注，并根据医嘱及时补充钙剂。

（10）枸橼酸钠浓度较低时，所用枸橼酸钠容量增大，应根据输注量增加脱水量，防止容量负荷增加。

## 五、并发症及防治

枸橼酸抗凝治疗过程中,需要密切监测电解质和酸碱平衡。临床治疗过程中严格按照标准规范执行,根据患者临床表现及时调整治疗方案,避免代谢异常等各类并发症发生。

**(一)高钠血症**  1 mmol 枸橼酸钠含 3 mmol 钠。采用枸橼酸钠抗凝透析时,可适当调整钠浓度,防止高钠血症。

**(二)代谢性碱中毒**  枸橼酸钠进入体内后,参与三羧酸循环,最终生成碳酸氢根($HCO_3^-$)。1 mmol 枸橼酸代谢生成 3 mmol $HCO_3^-$,透析中可适当降低透析液中碳酸盐浓度,避免代谢性碱中毒的发生。

**(三)低钙血症**  发生率为 5%~10%,常见于患者本身有低钙血症而使用无钙透析液,或患者有严重代谢性酸中毒,透析中因纠正酸中毒而降低了血钙浓度等。采用枸橼酸钠透析前应了解患者的血钙浓度及酸中毒情况。同时,在透析期间应有心电监护,随时测定血钙浓度并建立静脉通路,以防止低血钙的发生。

**(四)凝血**  枸橼酸钠透析时,应严密监测活化凝血时间(ACT)或观察体外凝血情况,防止凝血的发生。

**(五)枸橼酸中毒**  枸橼酸的主要代谢器官是肝脏,如果肝脏无法高效地把枸橼酸转化为 $HCO_3^-$,会导致枸橼酸蓄积,引起低钙血症、酸中毒、肌肉痉挛甚至心肌功能障碍。表现为总钙与离子钙比值升高(>2.5),阴离子间隙升高,低血压。肝功能不全患者更容易发生体内枸橼酸蓄积,过去曾列为局部枸橼酸钠抗凝法(RCA)的禁忌证。最近的一些研究提示,在严密监测下,局部枸橼酸钠抗凝法也可以相对有效地用于成人肝衰竭患者的 CRRT 治疗。

## 六、局部枸橼酸钠抗凝新进展

**(一)枸橼酸钠给药途径**  对于连续性肾脏替代治疗中的 RCA,除传统的滤器前输入枸橼酸钠、静脉端输入钙剂外,某些医疗机构将枸橼酸钠预先配入置换液或透析液,获得了良好的临床效果。

**(二)自动化趋势**  2010 年初,Szamosfalvi 等报道中提出可自动在线计算钙剂和透析液/置换液输入量的持续低效缓慢血液透析(SLED)枸橼酸钠抗凝(RCA)系统,此系统可极大地减轻人工操作的负担。

**(三)RCA 的应用**  可能并不限于 CRRT,随着透析技术的进展和成熟,可能在持续缓慢低效血液透析(SLED)、间歇性血液透析、全血/血浆吸附和血浆置换中均有用武之地。

(李荣英)

# 第五节  阿加曲班抗凝

阿加曲班是一种合成低分子左旋精氨酸衍生物,最早由日本三菱化学研究所于 1970 年研发,主要用于周围动脉闭塞性疾病和急性脑血栓的治疗,也可用于心肌梗死的辅助溶栓治疗。随后美国、加拿大等国家在 2000 年批准阿加曲班用于肝素诱导的血小板减少症(HIT)或潜在的 HIT 患者血液净化抗凝治疗;2002 年 12 月在中国正式上市。

## 一、抗凝作用机制及特点

阿加曲班是一种直接的凝血酶抑制剂,对游离的或与血块结合的凝血酶活性均可抑制。该药不依赖于抗凝血酶且不被丝氨酸蛋白酶所降解,可高度选择性地与凝血酶完全可逆性结合并灭活其酶活性,进而抑制由凝血酶催化或诱导的反应,包括纤维蛋白形成、凝血因子(Ⅴ因子、Ⅷ因子和ⅩⅢ因子)活化、蛋白酶C的活化及血小板聚集,从而发挥其抗凝作用。此外,阿加曲班还有抗炎和抗病毒等抗凝以外的药理作用。

阿加曲班起效快,作用时间短,主要经肝脏代谢,在具有正常清除率的个体中达到稳态血浓度的时间仅为1~3小时,药物清除半衰期为39~51分钟,停药后,APTT在2~4小时内恢复正常。故临床上作用可通过活化部分凝血活酶时间(activated partial thromboplastin time, APTT)来监测调控药物的输注速率。

## 二、应用指征

(1) 用于预防或治疗血栓,适用人群为肝素诱导的血小板减少症患者。
(2) 作为抗凝药用于合并肝素诱导的血小板减少症或高危的经皮冠脉介入患者。
(3) 有活动性出血不适合普通肝素或低分子肝素抗凝治疗的血液净化。

## 三、抗凝方法

(1) 对肝功能正常的患者,标准初始剂量为 1~2 μg/(kg·min),持续静脉输注给药,调整剂量使 APTT 维持 1.5~3 倍基线值,不超过 100 秒。
(2) 静脉给药 1~3 小时后达到稳定抗凝效果;停药后,APTT 在 2 小时内恢复正常。
(3) 总血清胆红素>1.5 mg/dL(25.5 μmol/L)的患者,以及合并肝肾功能不全、心力衰竭、严重全身性水肿或心脏手术后患者,应采用保守较低起始剂量,如 0.5~1.2 μg/(kg·min)。对于此类患者,最好在开始用药或改变剂量后 4 小时评估 APTT。
(4) 与大多数血透抗凝方法一样,阿加曲班的半衰期为 24 分钟,停药后约 1 小时内效果就会消失,阿加曲班输注应在治疗结束前约 30 分钟停止,以避免穿刺部位出血时间延长。应注意严重肝功能障碍者阿加曲班半衰期相对较长。

## 四、药物不良反应及预防

(1) 阿加曲班的不良反应主要是不同部位的出血,偶见过敏和过敏性休克(包括荨麻疹、呼吸困难、血压降低等)。可能导致重症肝炎、肝功能障碍、黄疸。
(2) 合并糖尿病、高血压、冠心病、HIT、肾功能不全时可应用阿加曲班,合并严重的肝脏疾病或肝功能异常患者不建议使用,以防止增加出血风险。
(3) 阿加曲班应谨慎与溶栓、抗凝、抗血小板聚集或降低纤维蛋白原药物联合应用,以免造成出血风险增加,如必须使用应注意减量,并严密观察出血症状,同时进行必要的出凝血指标监测。
(4) 建议用药最初 2 小时内监测 APTT,应确定 APTT 在基线值 1.5~3.0 倍,且<100 秒,以降低出血风险。APTT 监测应每日进行,应随时进行药物剂量调整。

### 五、血液透析抗凝护理

（1）患者使用阿加曲班抗凝前需评估，具体内容参照第九章第一节普通肝素抗凝评估。

（2）首次应用阿加曲班的患者应监测肝功能指标和每日 APTT 监测指标。

（3）用药最初 2 小时内监测 APTT，应确定 APTT 在基线值 1.5～3.0 倍，且<100 秒，以降低出血风险。

（4）术中根据监测调整剂量，一旦发现出血倾向，立即停止给药，确认出血原因。

（5）阿加曲班没有特殊的解毒剂，如果发生疑似致命的出血，应立即停用阿加曲班，并测定 APTT 和其他抗凝血参数。

（6）在血液透析前或 4 小时血液透析过程中，阿加曲班以连续输注 2 μg/(kg·d) 给药，大约 20% 的阿加曲班经透析去除。

（7）治疗中确认持续输注通畅且速率准确，结束前 30 分钟停止抗凝。

（张咏梅　张毅华）

## 第六节　甲磺酸萘莫司他抗凝

甲磺酸萘莫司他（nafamostat mesilate，NM）是一种广谱丝氨酸蛋白酶抑制剂，对多种蛋白分解酶具有强大的抑制作用，包括凝血酶、Ⅻa、Ⅹa、Ⅶa、纤维蛋白溶酶、激肽释放酶-激肽系统（激肽释放酶）、补体系统（$C1r^-$、$C1s^-$、B、$D^-$）以及胰酶（胰蛋白酶、胰激肽释放酶、磷脂酶 A2）。这种药物在体外循环治疗中的半衰期仅为 5～8 分钟，约 40% 的药物经透析器清除，因此具有局部抗凝作用，适用于围手术期及出血倾向的患者。

### 一、抗凝的主要作用机制

（1）抑制凝血纤溶系统：包括凝血酶、Ⅻa、Ⅹa、Ⅶa、纤维蛋白溶酶等。

（2）抑制激肽释放酶-激肽系统：包括激肽释放酶等。

（3）抑制补体系统：包括 $C1r^-$、$C1s^-$、B、$D^-$ 等。

（4）抑制胰酶：包括胰蛋白酶、胰激肽释放酶、磷脂酶 A2 等。

（5）主要在血液及肝脏中代谢，被水解为 6-脒基-2-萘酚（以下称为脒基萘酚）及胍基苯甲酸，代谢产物为无活性产物。

（6）相对分子量为 539.58 D，在血液透析过程中清除率约为 80 mL/min。

### 二、适应证

适用于出血性病变或有出血倾向者，以及在体外循环治疗时需要进行抗凝治疗者。

### 三、使用方法

#### （一）常规配置及使用方法

**1. 配置方法**　使用 5% 葡萄糖溶液对甲磺酸萘莫司他进行溶解。具体要求为：10 mg 甲磺酸萘莫司他须使用不少于 1 mL 的 5% 葡萄糖溶液进行充分溶解；50 mg 甲磺酸萘莫司他须使用不少于 5 mL 的 5% 葡萄糖溶液进行充分溶解。

### 2. 使用方法

(1) 透析治疗前预冲：体外循环管路及透析器经过规范预冲后，取经充分溶解的甲磺酸萘莫司他 20 mg，加入 500 mL 生理盐水中，对体外循环装置进行单向冲洗。

(2) 透析治疗中抗凝：将已经充分溶解后的药液以 20～50 mg/h 的速度，于体外循环管路透析器前持续泵入，具体用量遵医嘱视患者出凝血指标而定。

### (二) 特殊血液治疗时，甲磺酸萘莫司他的用药方法　详见表 9-6。

表 9-6　特殊血液治疗时，甲磺酸萘莫司他用药方法

| 项　目 | 体外循环装置预冲量 | 体外循环治疗给药量 |
| --- | --- | --- |
| 单膜血浆置换/双重滤过血浆置换 | 1 000 mL 生理盐水含甲磺酸萘莫司他 40 mg | 20～50 mg/h |
| 内毒素吸附 | 500 mL 生理盐水含甲磺酸萘莫司他 20 mg | 30～50 mg/h |
| 粒细胞吸附 | 500 mL 生理盐水含甲磺酸萘莫司他 20 mg | 20～50 mg/h |
| 白细胞清除 | 500 mL 生理盐水含甲磺酸萘莫司他 20 mg | 500 mL 生理盐水含甲磺酸萘莫司他 50 mg，按照血流量的 12% 或 300～800 mL/h 流速给药 |
| 免疫吸附 | 1 000 mL 生理盐水含甲磺酸萘莫司他 40 mg | 20～50 mg/h |
| LDL 吸附 | 500 mL 电解质输液含甲磺酸萘莫司他 40 mg | 30～50 mg/h |
| 胆红素吸附 | 2 000 mL 生理盐水含甲磺酸萘莫司他 80 mg | 20～50 mg/h |

注：甲磺酸萘莫司他不可直接溶于生理盐水，须先使用 5% 葡萄糖溶液进行充分溶解。

### (三) 监测方法

1. 出凝血指标的监测　一般来说，甲磺酸萘莫司他抗凝治疗不需要常规监测出凝血指标。然而，在特殊情况下，可能需要监测活化凝血时间（ACT）或部分活化凝血酶原时间（APTT）。在采集血标本以检测出凝血指标时，应使用硅藻土活性剂，避免使用高岭土作为活性剂，因为高岭土对甲磺酸萘莫司他药物具有吸附性，可能会影响测定结果。

2. 监测参考

(1) 间歇性血液透析治疗：活化凝血时间维持在 140～180 秒或部分活化凝血酶原时间达基线 1.5～2.0 倍。

(2) 连续性肾脏替代治疗：活化凝血时间维持在 180～250 秒或部分活化凝血酶原时间达基线 2.0～2.5 倍。

### (四) 注意事项

(1) 配制时，避免使用 0.9% 氯化钠注射液或含无机盐类的溶液直接溶解甲磺酸萘莫司他，可能会出现浑浊或析出结晶。

(2) 给药时，应根据患者的出凝血情况、体外循环装置的残凝血情况，适当调整甲磺酸萘莫司他用药剂量。在使用过程中，不可将药物快速注入患者静脉或体外循环血液中。

## 四、血液透析抗凝护理

(1) 充分评估患者病情，了解患者过敏史及高危出血情况。

（2）严格使用甲磺酸萘莫司他体外循环预冲量和透析治疗抗凝剂量。

（3）规范药物配制和体外循环预冲，以减少体外循环装置凝血和残血。

（4）严密监测动脉压、静脉压、跨膜压及体外循环装置凝血情况等，治疗过程中动态调整甲磺酸萘莫司他使用剂量。

（5）甲磺酸萘莫司他使用中很少会出现过敏和休克的表现，如一旦发生血压降低、意识障碍、支气管哮喘发作、胸部不适、腹痛、呕吐、发热、出冷汗、瘙痒感、面红、皮肤发红、麻痹等症状，应立即告知医护人员，停止用药并及时采取救治措施。

（陈　静　接艳青）

# 第十章
# 血液透析并发症干预与护理

血液透析的专业性和技术性体现了血液透析专业人员的素质和技术涵养,在复杂、多变、突发的临床工作中专业护理人员必须充分认识血液透析中的各种并发症,进行及时、准确、有效的护理干预,确保患者治疗安全性,提高治疗效果,缓解患者的恐惧心理,提高患者生存质量和生活质量。本章就血液透析治疗过程中,常见急性及远期并发症的评估、干预及护理进行阐述。

## 第一节 急性并发症干预与护理

在血液透析过程中或血液透析结束时,发生的与透析相关的并发症,称为急性并发症。这些并发症通常涉及多种原因,它们通常会同时发生,导致发病机制更难阐明。

### 一、低血压

血液透析是通过弥散、对流、超滤等原理,使血液和透析液通过半透膜(透析器)进行溶质交换和清除体内过多水分的过程。在这个过程中,机体的血流动力学发生显著变化。当血容量迅速下降,血管扩张,心脏代偿功能不全时,患者的血压会下降,伴有或不伴有头晕、恶心、呕吐、头痛和(或)胸痛、肌肉痉挛、眼前黑矇等症状。透析中低血压(intradialytic hypotension,IDH)发生率为20%~30%,目前对其没有统一的定义。美国国家肾脏基金会(NKF)肾脏病预后质量倡议(KDOQI)指南和欧洲最佳实践指南将透析中低血压定义为:收缩压降低≥2.66 kPa(20 mmHg)或平均动脉压降低≥1.33 kPa(10 mmHg),并出现需要进行医学干预的临床症状或体征。透析中低血压与透析患者的心血管死亡率和全因死亡率相关。

(一)病因

1. 透析相关原因  血液透析过程中,超滤量过多或超滤速度过快、干体重设置过低、透析液渗透压过低或透析液温度过高、透析前使用降压药、透析器膜的生物相容性而引起过敏反应、溶血等。

2. 疾病相关原因  低蛋白血症、贫血、心包炎、心肌梗死、心律失常、心力衰竭,患者在治疗过程中发生血流动力学改变或血液容量改变等。

3. 患者原因  血液透析间期体重增长过多,单位时间内脱水速度过快;透析中进食过多过快,增加内脏血管充血;老年患者心血管稳定性差,循环血量减少;糖尿病患者血管弹性下降等。

4. 其他原因

(1)失血:体外循环管路脱落出血、透析器破膜漏血、透析器外壳破裂、体外循环装置端口衔接不严密、内瘘穿刺点压迫不当、溶血等。

(2) 内脏出血：消化道出血、心包出血等。

**（二）临床表现**　少数低血压患者没有症状，典型症状有恶心、呕吐、脉搏加快等。患者常主诉头晕、眼花、出冷汗，继而出现面色苍白、呼吸困难、脉搏细速、痉挛等，严重时可出现晕厥、意识障碍。血压下降前可能出现迷走神经症状，包括打呵欠、叹息和声音嘶哑。当出现早期症状时应予以重视，及早处理，可以有效防止低血压的发生。

**（三）护理评估**

(1) 评估早期低血压症状：打哈欠、腹痛、便意、腰背酸痛、出汗、心率加快、视物模糊等。

(2) 评估透析液温度、电解质、渗透压、超滤量或超滤率、干体重等。

(3) 了解透析中患者是否进食，透析前是否应用降压药，患者是否存在严重贫血等。

(4) 加强高危患者的基础疾病和生命体征的评估和观察，如老年患者及糖尿病、心功能不全患者等。

**（四）护理措施**　低血压是血液透析过程中最常见的并发症之一，应密切观察，特别是对老年、反应迟钝及病情危重的患者要加强观察，发现低血压应立即治疗，并采取抢救措施。

(1) 暂停超滤、减慢血流量：降低超滤速率或暂时停止超滤，降低血流量，有利于血管再充盈、恢复有效循环血容量。

(2) 调整体位：患者采取头低脚高仰卧位，即仰卧平躺，脚高于头15°～30°。如患者出现神志不清、呕吐，应立即给予平卧位，头侧向一边，防止窒息。

(3) 补充血容量：根据血压情况快速静脉给予适量液体。静脉补液可有效恢复血压。常用的补充液体包括等渗盐水、高渗葡萄糖溶液、5%葡萄糖溶液，必要时可使用白蛋白溶液。

(4) 氧疗：透析中低血压可引起心排血量减少，继而血氧饱和度下降。遵医嘱给予低流量持续吸氧可改善心肌和外周组织供氧。

(5) 对于采取上述措施后仍然持续存在低血压的患者，或伴有发热、寒战、胸痛、腹痛、呼吸困难等症状，则提示患者是否存在其他非透析因素，及时进行评估及救治。

(6) 患者血压稳定后，在密切观察血压的同时，应重新评估超滤总量，观察内瘘是否通畅。

(7) 对透析中出现低血压的患者，要寻找产生低血压的原因并做好宣教。患者待病情稳定后，方能离开医院，防止直立性低血压发生。

(8) 向患者及家属做好宣教：控制水、盐摄入及透析间期体重增长、自我护理和安全防范。

**（五）预防**　对于透析中反复发生低血压的患者，应仔细进行评估并实施预防方案。采用分级干预方案，从简单的干预开始。后续的评估和干预取决于患者对初始措施的反应。

1. 一线方案　包括重新评估目标体重、避免在透析中进食、透析前停用降压药物、限制透析间期的钠摄入量。

(1) 重新评估干体重：通常采用试错法（探索法）来经验性确定最合适的目标体重，预防以后发生透析中低血压。患者的干体重是一个变量，推荐使用客观估计目标体重方法，如血容量监测、下腔静脉超声评估、利钠肽测定及生物阻抗等方法。根据监测数据调整超滤速率和透析液钠浓度。

(2) 透析中避免进食：发生透析中低血压倾向的患者在透析中应避免进食。外周血管阻力通常在进食后20～120分钟降低，可能导致血压下降。

(3) 调整降压药：有发生透析中低血压倾向的患者应在透析前停用降压药。避免一日使用2次或更多次的降压药，优选可一日使用1次的药物，并在夜间使用。

(4) 限制透析间期钠的摄入量：有发生透析中低血压倾向的患者应限制钠摄入量，从而减少液体摄入量。透析间期钠摄入过多会导致口渴和细胞外容量大幅增加。钠盐每日控制在5 g以内，控制透析间期体重增长，使超滤速率限制在13 mL/(kg·h)以内。

(5) 检查透析液成分：透析液中的钙镁浓度较低与透析中低血压有关，应确保透析液中的钙浓度≥2.25 mEq/L(1.125 mmol/L)、镁浓度≥1.0 mEq/L(0.5 mmol/L)。

2. 二线方案　一线方案效果不明显，应采取二线方案。包括心脏评估、使用低温透析液，以及延长透析时间和(或)增加透析频率。

(1) 评估心脏因素：评估可能促进发生透析中低血压的心脏因素，如心力衰竭、心脏扩大、缺血性心脏病等。应进行超声心动图排除心包积液。

(2) 使用低温透析液：采用低温透析液，增加血流动力学稳定性。现有两种进行低温血液透析的方法：经验性固定降低透析液温度和等温透析。固定降温即将透析液温度降至低于患者体温0.5～1.0℃(使用鼓膜温度计进行监测)。这可能使患者体温降低大约1℃。患者通常耐受良好，但一些患者会出现难以接受的副作用，如寒战或肌肉痉挛等。等温透析即生物反馈温度控制装置可探测到身体核心温度增加，该装置可降低透析液的温度，防止患者的核心温度进一步增加。透析液温度最低可至34℃。

(3) 延长透析时间：如果上述措施未能使透析中低血压的发生率充分降低，可延长每次透析的时间或增加每周透析次数。

3. 三线方案　给予药物支持或改变透析方式。

(1) 盐酸米多君：通常在透析前15～30分钟给予2.5～5 mg。米多君主要的不良反应包括排尿困难、仰卧位高血压(抬高床头后可缓解)、感觉异常和皮肤瘙痒等。

(2) 左旋卡尼丁：透析患者普遍存在L-左旋肉碱不足，部分透析中低血压患者给予左旋卡尼丁1～2 g，每次透析结束前静脉注射，可稳定透析中血压。但应注意该药具有增加脑梗死患者的继发性癫痫发病率的风险。

(3) 改用其他透析方式：对于长期存在严重影响日常生活能力的透析中低血压患者，可选择其他透析方式，如腹膜透析、每日透析、血液透析滤过(hemodiafiltration,HDF)或夜间血液透析。HDF可能使透析中低血压减轻。腹膜透析或夜间血液透析引起的容量改变较为缓和，因此患者能更好地耐受。

**(六) 低血压紧急处理流程**

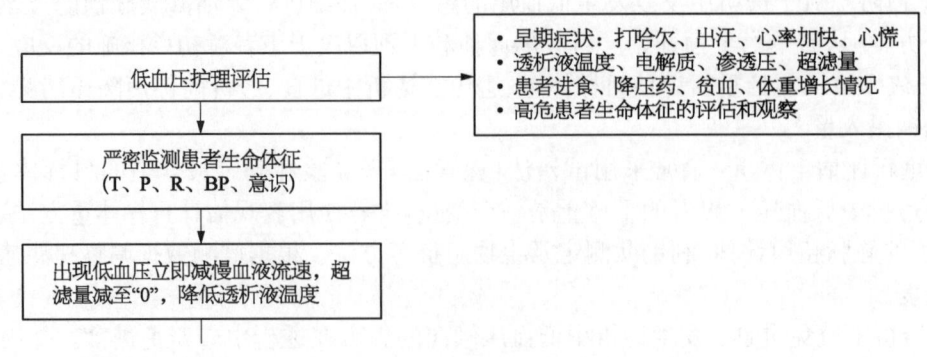

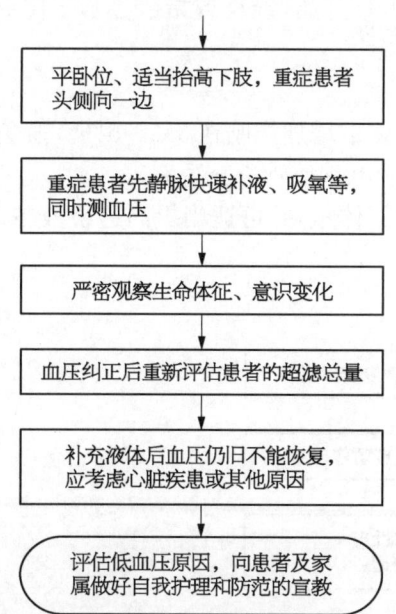

## 二、肌肉痉挛

肌肉痉挛是血液透析治疗的常见并发症,透析过程中出现肌肉痉挛发生率为10%~15%,一般发生在透析中后期,多见于足部、双手指、腓肠肌和腹壁,呈痛性痉挛,典型者可持续10分钟。大部分透析患者都曾经历肌肉痉挛,常导致提前下机,因而也是透析不充分的重要原因之一。

**(一)病因** 透析中产生肌肉痉挛的原因尚不明确,可能与透析中组织缺氧、低钠和循环血量相对不足有关。透析治疗时常常因为超滤设置过多、过快,循环血量减少,肌肉过多脱水,为维持血压、保证重要脏器的供血,四肢的血管出现代偿性收缩而导致肢体缺血,出现肌肉痉挛。

**(二)临床表现** 肌肉痉挛指透析中,长时间和疼痛的强直性骨骼肌收缩。身体任何部位的肌肉,包括手部、手臂和腹部的肌肉都可能受到影响。通常发生在血液透析将近结束时,最常影响下肢肌肉,患者表现焦虑且疼痛难忍,需要通过按摩痉挛处肌肉,甚至站立才能舒缓疼痛。

**(三)护理评估**
(1) 评估发生肌肉痉挛的诱因。
(2) 评估肌肉痉挛部位及肌肉的强硬度。
(3) 评估透析液浓度、透析液温度和患者体重增长情况。

**(四)护理措施**
(1) 减慢血流速度,减慢或停止超滤。
(2) 按摩和拉伸受影响的肌肉群,对需要站立才能舒缓疼痛的患者,必须注意患者安全。
(3) 给予患者心理支持,减轻焦虑、紧张情绪。
(4) 伴随出现低血压的患者,应注意升高血压(给予生理盐水、高渗盐水或高渗葡萄糖溶液快速静脉滴注)。
(5) 对于透析中经常出现肌肉痉挛的患者,可考虑减少透析间期体重增长,上调干体重,使用序贯超滤和钠曲线(透析钠浓度 145～155 mmol/L 开始,线性或指数逐步下降到 135～140 mmol/L)来减少透析中低血压的发生。

**(五) 预防**

(1) 对患者进行宣教,控制透析间期的水分增长,体重增加控制在 3%～5%。避免患者体重增长过多,透析中超滤设置过多、过快(超滤速率大于毛细血管再充盈率)。

(2) 对反复发生肌肉痉挛的患者应考虑重新评估干体重,并可适当提高透析液钠浓度、改变治疗模式(如序贯透析或血液滤过)等。

**(六) 肌肉痉挛紧急处理流程**

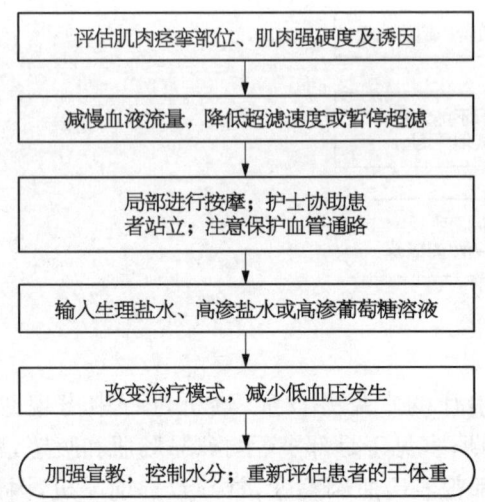

## 三、透析失衡综合征

透析失衡综合征(dialysis disequilibrium syndrome,DDS)指血液透析中或透析结束后数小时所发生的暂时性、以中枢神经系统症状为主的全身症候群,伴有脑电图特征性的改变。发生率为 3.4%～20%,常见于透析前血肌酐和尿素水平过高、尿毒症症状明显或存在严重代谢性酸中毒的慢性肾功能衰竭或急性肾功能衰竭患者,以及老年、儿童或既往有中枢神经系统疾病者。多发生于初次透析或透析诱导期,维持性血液透析患者如近期出现病情变化,亦可发生。DDS 属于排除性诊断,需排除尿毒症本身、硬膜下血肿、脑梗死、颅内出血、脑膜炎、代谢紊乱(低钠血症、低血糖)和药物性脑病。

**(一) 病因** 引起失衡综合征的原因还未完全确定,但多数学者认为它与高效透析导致的暂时性脑水肿有关,主要有尿素梯度学说和脑细胞酸中毒学说。发病机制是由于血液透析快速清除溶质,导致患者血液溶质浓度快速下降,血浆渗透压下降,血液和脑组织液渗透压差增大,水向脑组织转移,从而引起颅内压增高。

**(二) 临床表现** DDS 的症状和体征通常出现在血液透析治疗中或透析后早期。早期症状包括头痛、恶心、呕吐、血压升高、定向障碍、躁动、视物模糊及扑翼样震颤等。一般来说,轻症 DDS 的症状(如肌肉痛性痉挛、厌食和头晕)呈自限性,通常在数小时内消失。然而,重症患者可能会进展为意识模糊、癫痫发作、昏迷,甚至死亡。

**(三) 护理评估**

(1) 对刚开始接受血液透析的患者,特别是血肌酐、尿素水平比较高的患者,应严密监测患者血压变化,注意有无头痛、恶心、呕吐等症状。

(2) 对患者已存在神经系统疾病(头部创伤、脑卒中、癫痫)及其他以脑水肿为特征的疾病(低钠血症、肝性脑病、恶性高血压)时,应加强护理和监测,并及时抢救。

(3) 维持性血液透析患者因故中断或减少血液透析频次,应警惕失衡综合征的发生。

(4) 其他 DDS 危险因素:重度代谢性酸中毒、年龄较大、儿童、任何会增加血脑屏障通透性的疾病(如脓毒症、血管炎、血栓性血小板减少性紫癜/溶血尿毒症综合征)、脑炎或脑膜炎等。

### (四)护理措施

(1) 轻度非特异性透析失衡症状(如恶心、呕吐、躁动、头痛)可对症治疗,减慢血流量,吸氧。

(2) 如果患者出现癫痫发作、昏迷、意识模糊,应立即停止透析,确保气道通畅,加强安全防护措施,使用床护栏或约束带以防止意外,严密观察患者的生命体征、精神及意识状态。此外,还要考虑除重度 DDS 以外可引起这些症状的其他原因。

(3) 心理指导、宣教,帮助患者克服恐惧感,告知患者早期透析、规律透析的重要性。

### (五)预防

(1) DDS 是可以预防的,充分合理的诱导透析是减少失衡综合征的主要措施。

(2) 预防 DDS 常用方法:① 早期介入透析时建议采用低效透析方法,缩短每次透析时间(每次透析时间控制在 2~3 小时内);② 可以采用透析膜表面积小的透析器,一般为 0.9~1.2 $m^2$;③ 降低血流量,建议设置范围为 150~200 mL/min;④ 降低透析液流速,一般设定为血流速度的 2 倍。

(3) 初发的尿毒症患者应采取诱导透析方式,避免短时间内快速清除大量溶质。首次透析患者血清尿素氮下降应控制在 30%~40%以内。调高患者每周透析频率,根据患者透析前残余肾功能,可采取开始透析的第 1 周透析 3~5 次,根据治疗反应及残余肾功能、机体容量状态等,逐步过渡到每周 2~3 次透析,以充分清除毒素。

(4) 对于同时有明显液体过剩的患者,可先进行单纯超滤(单位时间内清除的尿素更少,不改变血浆渗透压),再开始短时的血液透析治疗。

(5) 维持性透析患者预防 DDS 的方法是提高透析液中钠的浓度,并使用钠曲线,以降低血液和脑组织液渗透梯度,减少脑水肿的风险。症状严重者可提高透析液钠浓度至 140~148 mmol/L。透析过程中输注高渗糖、高渗钠或 20%甘露醇,严重者输注人血清白蛋白。

(6) 早期进行患者的宣教干预,如对于氮质血症期的患者,要告知早期血液透析的重要性。

### (六)透析失衡综合征紧急处理流程

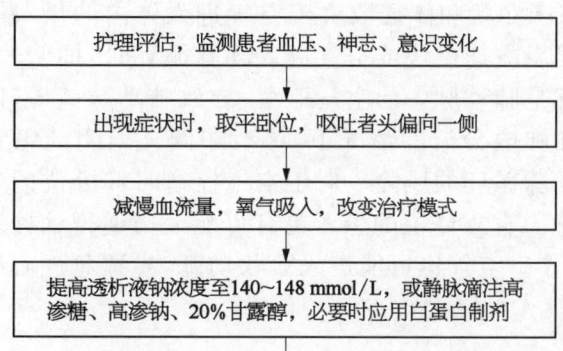

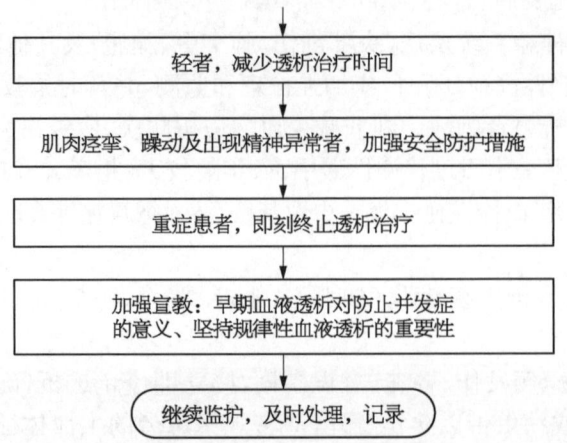

## 四、空气栓塞

血液透析中,空气进入体内引起血管栓塞,常引起致命性危险,称为空气栓塞。空气栓塞大多与技术操作和机械装置失误有关。在当前血液净化设备和技术比较完善的状况下,空气栓塞较少发生。一旦发生空气栓塞常可危及患者生命,应紧急抢救。

**(一)病因**

(1)操作时,因空气监测装置故障或未将气泡捕获器置入空气监测装置。常见情况有:① 预冲透析器和体外循环血液管路时,未排尽空气。② 泵管反向安装,连接动脉穿刺针的体外循环血液管路有空气,血泵将空气泵入体内。③ 透析器或体外循环血液管路破裂、漏气。④ 泵前输液管未关闭,体外循环血液管路与动脉穿刺针未锁紧,血液泵打开时将空气输入体内。⑤ 泵前输液瓶内液体输完未及时处理。

(2)血液透析结束时用空气回血,操作不慎导致空气进入体内(现临床中采用密闭式回血,可防止空气栓塞的发生)。

(3)体外循环血液管路和透析器中有气泡输入,在处理过程中操作不当。

(4)中心静脉留置导管护理操作中,在取下导管肝素帽或注射器时,导管夹未处在关闭状态,致使空气进入体内。

提示:透析过程中,透析机器设有各种保障措施阻止空气进入患者体内。静脉壶允许在血泵后捕获空气,静脉壶下游有空气检测器和静脉夹,如果检测到空气会关闭血泵和静脉夹,不应禁用这些警报。

**(二)临床表现** 临床症状和体征取决于空气进入体内的量,暴露的速度以及患者的体位和解剖等因素。当暴露速度快或空气进入动脉循环时,即使较少的空气也可能是致命的。通常的病理生理是肺动脉中的空气滞留,导致肺动脉高压,静脉回流减少,最终导致循环休克或死亡。在肺内分流的情况下,患有卵圆孔未闭的患者或大量空气存在,有空气从静脉循环进入动脉循环的风险。对于空气栓塞时仰卧位的患者,症状包括呼吸困难、心悸、胸痛和濒死感。直立体位的患者更有可能经历逆行脑栓塞,并表现为局灶性系统缺陷、晕厥或癫痫发作。空气也可能进入冠状动脉,导致急性心肌梗死,或进入门静脉循环,引起腹痛。

## (三) 护理评估

(1) 体外循环血液管路气泡捕获器置入空气监测装置,是防止透析过程中空气栓塞的重要步骤,操作时必须安装到位。

(2) 确认体外血液循环管路没有气泡时,方可进行体外循环治疗。

(3) 确认透析器和体外循环血液管路无破损,各个连接之间紧密等。

(4) 确认血液透析中心(室)对空气栓塞的紧急处理预案和抢救物品准备。

## (四) 护理措施

(1) 发现空气进入体外循环管路应立即停泵,夹闭动静脉内瘘穿刺针或中心静脉导管,进行管路排气。

(2) 如一旦发现空气进入体内,应立即阻断其继续进入,并通知医生。

(3) 抬高下肢,使患者处于头低足高、左侧卧位,使空气进入右心房或右心室顶端并积存在此,而不进入肺动脉和肺。轻拍患者背部,鼓励患者咳嗽,将空气从肺动脉的入口处排出。

(4) 高流量吸氧(有条件者给予纯氧)或面罩吸氧。以上步骤可同时进行。

(5) 当进入右心房或右心室空气量较多时,影响到心脏排血,应考虑行右心房或右心室穿刺抽气。尝试通过患者的中心静脉导管或 Swan-Ganz 导管(漂浮导管)直接从心脏抽吸空气。

(6) 必要时应用激素、呼吸兴奋剂等。

(7) 发生空气栓塞时禁忌心脏按压,避免空气进入肺血管床和左心房。

(8) 病情严重者,如发绀、胸闷、心前区不适等或出现剧烈头痛、昏睡、神志改变等缺氧症状时,应立即高压氧治疗。

(9) 一旦发生空气栓塞常可危及患者生命,必须认真寻找原因,总结经验。

## (五) 预防

空气栓塞是威胁患者生命的严重并发症之一,应以预防为重。护士在各项操作时都应做到仔细认真,必须按照操作规范进行严格核对和检查,以杜绝血液透析时发生空气栓塞。

(1) 严禁使用空气监测故障及透析液脱气装置故障的机器。

(2) 上机前严格检查透析器和体外循环血液管路有否破损;预冲过程中再次检查是否有破损和漏气。有血路密闭自检的机器,应按流程进行血路密闭自检。

(3) 连接患者时,再次检查穿刺针、中心静脉导管、透析器和体外循环血液管路之间的连接,注意端口间和连接处是否锁紧;上机前必须夹闭血路管各分支。

(4) 动、静脉壶液面分别调节于壶的 3/4 处,避免液面过低。

(5) 快速补液时,护士须守候在旁,补液完毕后及时夹闭血路管输液分支和输液器。

(6) 治疗过程中若发现体外循环血液管路内有气泡,应立即寻找原因,避免空气进入体内。空气若已进入气泡捕获器,机器将会发出警报,并停止血泵运转,同时捕获器下的静脉管路被自动关闭,操作者切忌将静脉管路从管夹中拽出,否则空气会因压力顺管路进入体内。

(7) 若空气已经通过气泡捕获器,可将动、静脉夹闭,将体外循环血液脱机循环,使管路内的气泡循环至动脉、静脉壶排气,确认整个体外循环血液管路中没有空气后,再连接患者继续血液透析。

(8) 回血操作时必须思想集中,忌用空气回血,应用生理盐水全程进行密闭式回血,不可违规先打开空气监测阀。

(9) 护士在取下中心静脉留置导管的肝素帽或注射器前,确认导管管夹为关闭状态。

(10) 一旦发生空气栓塞,应立即通知医生并按照急救流程进行应急处理。

**(六) 空气栓塞紧急处理流程**

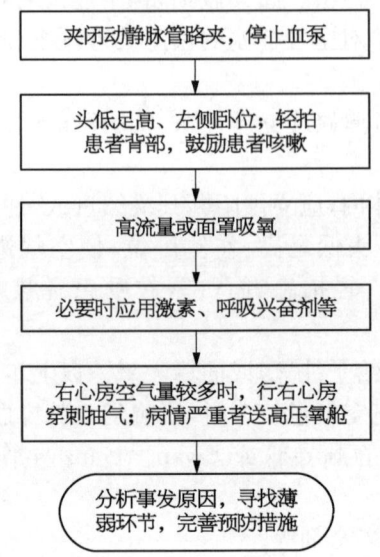

## 五、首次使用综合征

首次使用综合征(first use syndrome)主要在使用新透析器时发生的临床症候群,也称为透析器反应(dialyzer reactions),是指由于血液与透析膜之间相互作用而引发的所有异常反应。主要有2种类型的反应:A型和B型。

A型反应:又称过敏型反应,发生率较低(5/10万次透析),症状通常出现在透析开始后的5~30分钟。主要表现为呼吸困难,可有动静脉内瘘部位或全身的烧灼感、血管神经性水肿;轻症仅有瘙痒、荨麻疹、咳嗽、打喷嚏、流涕或流泪等症状,也可出现胃肠道的表现,如腹部绞痛或腹泻。严重者可危及生命。

B型反应:又称非特异型反应,较常见(3~5/100次透析),其基本的临床表现是胸痛,伴或不伴背痛。症状可出现在透析开始后20~60分钟,也可延迟到1小时或更长时间才出现。

**(一) 病因**

(1) A型反应在很大程度上可能是由于透析器中存在的物质或细菌肽污染导致的。也有报道,由于环氧乙烷对中空纤维透析器消毒,导致环氧乙烷的残留所致。A型反应仅在首次使用时发生,通常是由于使用透析器前没有进行充分预冲导致的。在使用丙烯腈-甲代烯丙基磺酸钠(acrylonitrile-sodium methallyl sulfonate,AN69)透析器进行高通量血液透析的患者中,当使用血管紧张素转换酶(angiotensin-converting enzyme,ACE)抑制剂时,类过敏反应的发生率很高。这些透析膜可使缓激肽的水平增加。ACE 也是一种激肽酶,因此阻断ACE可阻止缓激肽失活,从而增加发生类过敏反应的可能性。

(2) B型反应原因不清,可能与补体激活有关。透析膜上的游离羟基可激活补体的替代途径,从而导致中性粒细胞激活及之后在肺循环中的隔离。这些变化通常伴有显著而暂时的中性粒细胞减少,开始透析后1分钟即可出现,白细胞计数在15分钟内达到最低值。随后,循环中未成熟中性粒细胞(杆状核细胞)的数量增加,使中性粒细胞计数在1小时内回升至透析前的数值。然而,此时杆状核细胞计数可能达正常水平的3倍,该作用可能持续长达5小时。补体激活在很大程度上是由所使用透析膜的种类决定的,随着透析膜生物相容性的增加,补体激活逐渐减弱。透析膜按生物相容性递减的顺序列举如下:合成膜(生物相容性最好);重复使用的纤维素膜;合成纤维素膜(血仿膜);改良的纤维素(醋酸纤维素)膜;纤维素膜(铜仿膜)(生物相容性最低)。

(二)临床表现

(1) A型反应症状可能较轻微,也可能很严重。轻症病例可能出现多种症状,如瘙痒、血液透析入路处灼热感、荨麻疹、潮红、咳嗽、打喷嚏、喘鸣、腹部绞痛、腹泻、头痛、背痛和胸痛、恶心、呕吐、发热和寒战。更严重的反应可导致呼吸困难、濒死感、低血压,还可能导致心搏骤停和死亡。具有过敏体质和嗜酸性粒细胞增多的患者易于发生此类反应。

(2) B型反应更常见,没有A型反应严重。最常见的症状是胸部和背部疼痛、呼吸困难、恶心、呕吐和低血压。全身性过敏反应极为罕见。随着透析治疗的继续进行,症状通常有所改善。B型反应的症状会延迟出现,而A型反应的症状通常在最初几分钟内出现。

(三)护理评估  治疗前评估患者既往的过敏史,严格核对透析耗材及透析处方。

(四)护理措施

1. A型反应的护理措施

(1) 吸氧、密切观察患者生命体征,做好抢救准备,严重时应立即停止透析治疗,夹闭血路管,丢弃管路和透析器中血液。

(2) 根据症状的严重程度,可使用抗组胺药、类固醇、肾上腺素、支气管扩张剂、升压药等。如出现呼吸循环障碍,应立即予心脏呼吸支持治疗。

(3) 鼓励、安慰患者,减轻患者紧张情绪。

2. B型反应的护理措施

(1) 吸氧、减慢血流量,密切观察患者生命体征。症状减轻后继续正常透析。

(2) 充分理解患者的心理,耐心细致地讲解病情,正确宣教,消除其恐惧心理。

(五)预防

1. A型反应的预防

(1) 规范预冲,过敏患者适当增加生理盐水预冲量。

(2) 上机时严格控制血流量。

(3) 接受ACE抑制剂的患者避免使用聚丙烯腈(polyacrylonitrile,PAN)透析膜。

(4) 对于具有A型反应既往史的患者,在使用新透析器时,尽量选用γ射线或蒸汽灭菌的透析器,并使用抗组胺药、类固醇进行预治疗。

2. B型反应的预防

(1) 规范预冲,过敏患者适当增加生理盐水预冲量。

(2) 更换使用生物相容性好的透析器。

(3) 复用透析器可能有一定预防作用。

## (六) 首次使用综合征紧急处理流程

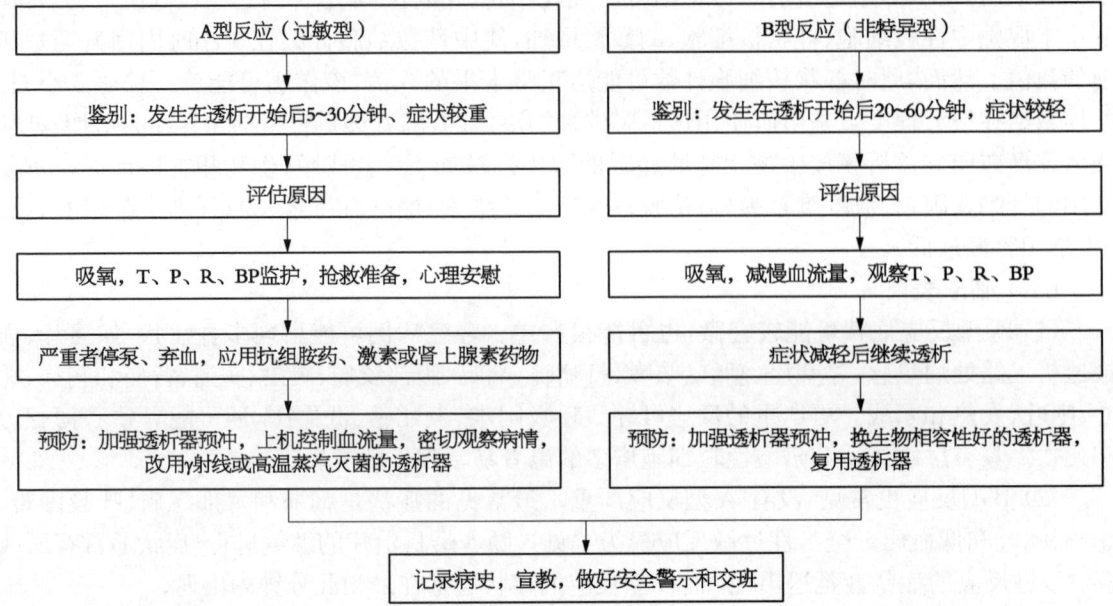

## 六、电解质紊乱

血液透析过程出现严重的电解质紊乱,往往会危及患者的生命。

**(一) 病因** 严重的电解质紊乱常见于血液透析机透析液配比系统或电导度监测系统故障、透析过程中透析液温度异常、透析用水处理不当、透析液配制错误等导致透析液成分或浓度异常。

**(二) 临床表现**

1. 透析液浓度异常引起的电解质紊乱

(1) 低钠血症:使用低钠透析液透析30~60分钟,患者即可出现烦躁不安、头痛、恶心、呕吐、心率加快、血压下降等症状。低钠会引起血浆渗透压下降,当钠离子浓度低于120 mmol/L 时会发生急性溶血。

(2) 高钠血症:高钠血症可引起血浆渗透压增高,使细胞内和组织水分向血管内移动,造成细胞内脱水。高钠透析30分钟左右即可出现头痛、烦躁不安、恶心、口渴、痉挛、肺水肿和心力衰竭等严重并发症,严重时可导致昏迷甚至死亡。

(3) 高钙和高镁血症:用未经处理或处理不到位的硬水稀释、配制透析液会导致高血钙、高血镁。硬水透析30~60分钟即可出现硬水综合征,表现为烦躁不安、胃部及全身烧灼感、头痛、痉挛、血压升高等。

2. 透析液成分异常引起的电解质紊乱 透析液成分异常出现的症状较晚,如果透析用水中铝、铜等重金属离子超标、氯胺升高等,会表现为贫血、溶血、皮肤瘙痒、皮肤颜色变黑等。

**(三) 护理评估**

(1) 评估透析液型号、浓度、批号、标识等。

(2) 评估透析机电导度的默认值和允许范围。

(3) 评估水处理系统的离子浓度。

(4) 对"开始透析后不久患者即出现不良反应"应予足够重视,评估患者的主诉和不适症状,及时寻找原因,及时留取血液标本和透析液标本送检。

### (四) 护理措施

(1) 疑有电解质紊乱时,应立即寻找原因,同时安慰患者,降低患者恐惧心理。

(2) 立即留取患者血液标本,立即送检电解质(血清钾、钠、氯、钙和镁),并检测血红蛋白、网织红细胞计数、乳酸脱氢酶等溶血指标。留取透析液标本并送检(血清钾、钠、钙、镁及pH)。

(3) 疑有透析机故障时,必须立即更换透析机;疑有浓缩液浓度错误时,必须立即更换正常浓缩液;如发现水处理系统出现异常时,必须停止所有血液透析,严重时应用腹膜透析或连续肾脏替代治疗(continuous renal replacement therapy,CRRT)过渡,以纠正电解质紊乱。

(4) 症状严重时给予吸氧、平卧,低钠时输入高渗盐水,必要时应用糖皮质激素。

(5) 肉眼观察到患者血液已有溶血时,透析器内和体外循环血液管路中的血液不得回输患者体内。

(6) 严重溶血时出现高钾血症,应积极组织力量进行抢救和处理。

(7) 在恢复透析2~3小时后须复查患者血液生化,直到患者电解质正常、无心力衰竭、无肺水肿,方可终止透析。

(8) 评估、分析事件,寻找薄弱环节,完善预防制度。

### (五) 预防

(1) 不同型号的浓缩液必须有明确、醒目的标识;A、B液应有明确标识;浓缩液吸管置入A、B液浓缩液桶前必须核对。

(2) 透析液配制必须两人核对,并记录。

(3) 在血液透析开始后不久(30~60分钟)即出现不明原因的恶心、头痛、头晕、烦躁等症状时,应尽快进行血液、透析液生化检测。

(4) 新的血液透析机安装和调试后,必须进行两次生化检测。

(5) 常规应定期对血液透析机进行维护保养,对监控系统进行检测、校对与定标,以保证血液透析机电导度显示值与实际值的偏差在可接受范围内。调整浓缩液混合比例泵后,必须进行透析液生化检测后方可进行血液透析。

(6) 保证透析用水的质量,水处理装置必须按要求定人、定时进行处理和维护,按质控要求定时对水质进行余氯、水质硬度、重金属、细菌等各项指标的检测。水处理装置日常运行状况由专人负责监管和督查,记录要有监管和督查者双人签名。

(7) 48小时未使用的血透机,使用前需消毒和重新检测透析液电解质。

### (六) 电解质紊乱紧急处理流程

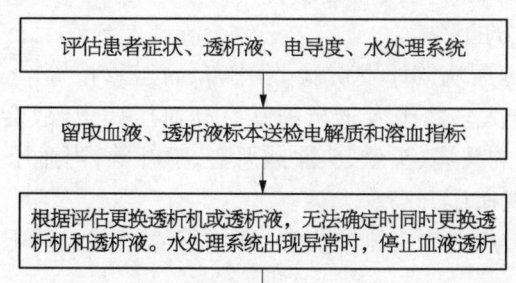

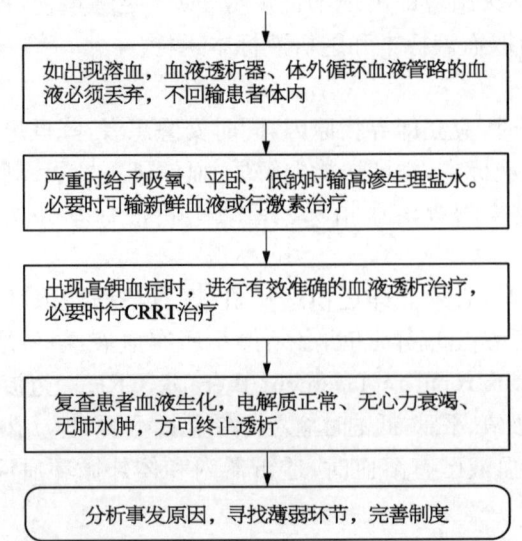

## 七、高血压和高血压危象

血液透析过程中出现的高血压往往发生于超滤后 2~3 小时和血液透析结束前 30~60 分钟,表现为透析治疗过程中平均动脉压增加≥2 kPa(15 mmHg)。高血压危象(hypertension crisis)包括高血压急症及亚急症。高血压急症是指在某些诱因下,血压突然和显著升高(一般超过 180/120 mmHg),伴有进行性心、脑、肾等重要靶器官功能不全的表现,包括高血压脑病、颅内出血、脑梗死、急性心力衰竭、急性冠脉综合征及主动脉夹层等。高血压亚急症是指血压明显升高,但不伴严重临床症状及进行性靶器官损害。

**(一)病因** 维持性血液透析患者血压增高是由于多种调节血压平衡的因素失调而造成的。

(1) 残余肾功能丧失和钠盐摄入过多等,引起的水钠潴留,导致容量负荷过重。
(2) 肾素-血管紧张素-醛固酮系统活性增强。
(3) 交感神经兴奋。
(4) 氧化应激与微炎症状态。
(5) 甲状旁腺功能亢进。
(6) 睡眠障碍。
(7) 药物影响:促红细胞生成素、环孢素、他克莫司、肾上腺皮质激素、非甾体抗炎药等。
(8) 血液透析对降压药物体内代谢的影响。
(9) 透析液电解质成分的影响。
(10) 其他:高血压、糖尿病等原发疾病,铅中毒、肾脏移植等。

**(二)临床表现** 由于大多数患者透析前就有高血压病史,故会对高血压症状有耐受性,感觉不到因为高血压出现的头痛、头晕、头胀或恶心、呕吐等;当血压上升幅度较大时才会感觉不适,或在测量血压时发现血压升高。

当出现高血压危象时,患者出现剧烈头痛、视物不清、恶心、呕吐、烦躁不安、昏迷等神经系统的改变。

## （三）护理评估

（1）监测血压，当患者动脉压较透析前增高≥15 mmHg时，应加强观察和护理。

（2）透析治疗中检测和确认透析液温度、电导度、超滤量、钠曲线、干体重等。

（3）患者出现头晕、与平时不同的头痛、恶心、呕吐、活动障碍、肢体无力、肢体麻木或突然感到一侧面部或手脚麻木等时，要注意因为高血压引起的脑卒中。

## （四）护理措施

（1）鉴于细胞外液体过多的可能作用，应对高血压透析患者进行连续的干体重降低，并考虑增加透析频率或延长透析时间。

（2）使用透析清除率少的抗高血压药物。

（3）减少促红细胞生成素（erythropoietin stimulating agents，ESAs）的使用。

（4）降低透析液钠水平，使用钠浓度低于患者血清钠水平的透析液。

（5）调整钠盐和水分的摄入。尤其是顽固性高血压患者。

（6）对于透析中并发高血压危象的患者，需做好以下护理措施。

1）需快速降压，给予有效降压药物，严密监控患者血压水平并及时调节静脉滴注速度与药物剂量。

2）序贯超滤脱水，单纯超滤脱水1小时以后再开启透析模式。

3）吸氧镇静，伴有心力衰竭症状者取半坐位或者坐位，湿化瓶中加入30%~50%的乙醇，心电监护，必要时脑部用冰帽冷敷。

4）对于出现恐惧、烦躁不安的患者，遵医嘱应用适量的镇静药物静脉滴注。

5）对患者进行心理护理，缓解患者的焦虑、紧张情绪，辅助血压平稳下降。

（7）出现高血压并发脑卒中时，注意下列护理。

1）患者绝对卧床，保持安静，控制情绪；对神志不清的患者注意安全护理；病情严重时，及时通知家属，并进行沟通。

2）危重患者减少搬动，给予吸氧、心电监护，必要时脑部用冰帽冷敷。

3）根据医嘱及时给予治疗，应用降压药物时，应严格注意血压变化和药物滴速，防止血压波动；注意血管通路的保护，防止通路滑脱或出血；患者出现剧烈头痛、呕吐等神经系统改变时，应立即头侧向一边，及时清除呕吐物，保持气道通畅，必要时停止血液透析；停止血液透析前根据医嘱，应用肝素拮抗剂，防止抗凝剂造成的出血。

## （五）预防

血液透析过程中避免出现高血压，预防工作很重要。

（1）全面评估患者病情和生活环境，根据患者实际情况进行积极的宣传教育。戒烟、戒酒，控制钠盐，每日摄入4~5 g；透析间期体重增加控制在3%~5%；维持合理的运动和良好的生活习惯。

（2）加强健康教育，提高患者按时血液透析的依从性。

（3）按照医嘱及时合理应用药物，有条件者每日早、中、晚各测量血压一次。

（4）调整血液透析模式，如采用钠曲线透析、序贯透析、血容量监测、血液透析滤过等治疗，防止和减少高血压的发生率。

（5）加强对高血压患者的监测和护理，防止高血压危象及脑卒中。

## （六）高血压和高血压危象紧急处理流程

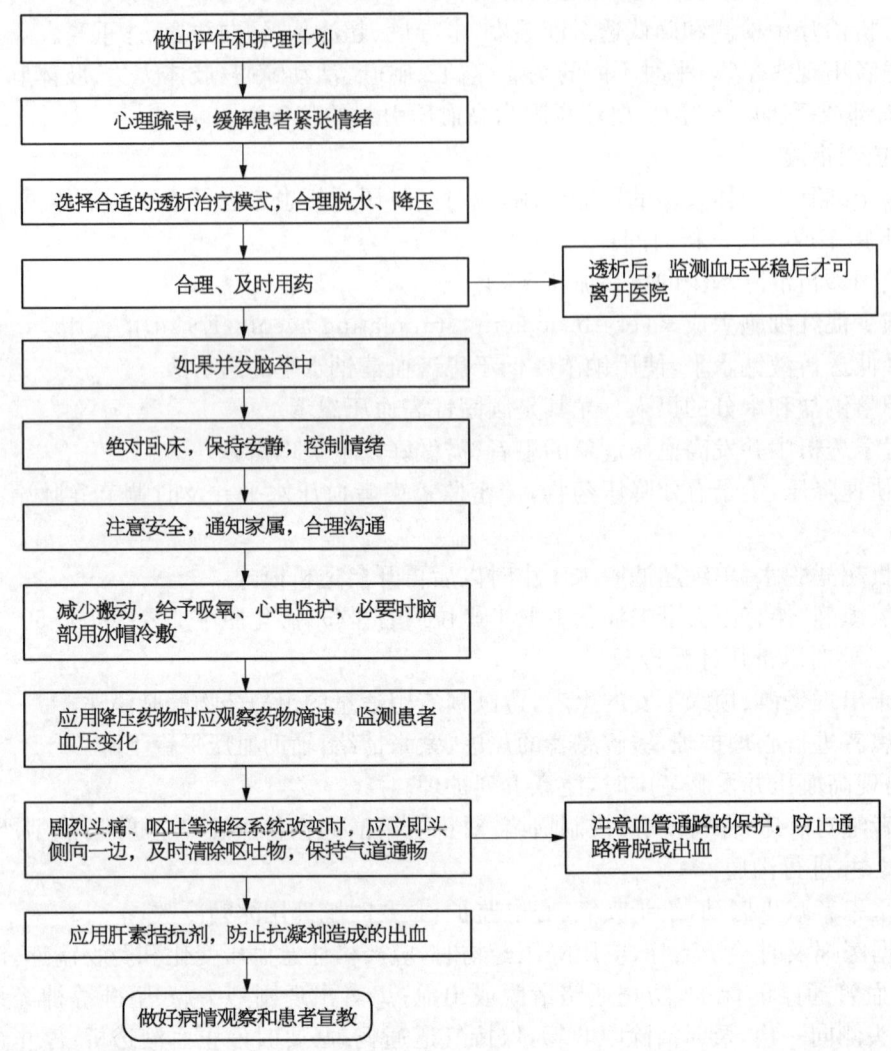

## 八、恶心、呕吐

恶心常为呕吐的前期表现，常伴有面色苍白、出汗、流涎、血压下降等，但也可只有恶心没有呕吐，或只有呕吐没有恶心。恶心、呕吐通常由很多因素所致，应密切观察。特别是刚进入透析治疗阶段的患者、老年患者、反应迟钝及病情危重的患者更应加强观察，及时干预、治疗。

### （一）常见原因

1. 治疗相关原因　超滤量过多、过快导致透析低血压；硬水综合征；血压过高；透析液浓度不当；水处理系统污染；生物相容性引起的过敏反应；失衡综合征；醋酸盐透析；抗生素治疗等。

2. 疾病相关原因　消化系统的各种感染；急性心肌梗死早期及心力衰竭；各种导致颅内压增高的疾病；糖尿病胃轻瘫；食物、药物过敏或中毒；血肌酐、尿素氮过高；低钠血症；电解质紊乱;代谢性酸中毒;低血糖、甲状旁腺危象等。

**3. 患者原因** 透析时大量进食导致血压下降;饮食不洁导致食物中毒;长期的透析不充分;中心静脉导管患者出现导管感染等。

**4. 其他原因** 刚进入透析时的角色转换;长期透析者因生理、心理压力过大导致的精神性呕吐、癔症。

**(二)临床表现** 恶心、呕吐常伴有出冷汗、面色苍白、流涎、脉搏细速、血压下降、压力性尿失禁等。

**(三)护理评估**

(1) 透析前严格查体,了解患者透析前已有的症状与体征,并初步评估导致此症状与体征的原因。

(2) 透析前严格执行透析机的自检程序,确保各项透析安全界限在正常范围,各程序均在正常透析状态。

(3) 每日检查水处理系统的总氯、余氯、水质硬度,每月检测内毒素一次,每年检测重金属一次,保持水质良好。

(4) 详细了解患者的饮食与精神状态,加强沟通与宣教。

(5) 加强患者透析中的监测、观察,及时发现呕吐先兆,对症处理,减轻患者痛苦。

**(四)护理措施**

(1) 患者出现恶心、呕吐时,立即停止超滤,减慢血液流速,头偏向一侧,及时清理呕吐物,避免呕吐物进入气管引起窒息。

(2) 给予心理护理,缓解患者紧张情绪。

(3) 观察呕吐的量、性状、气味、呕吐方式及特征,及时报告医生,采取相应措施。

(4) 积极寻找原因,在针对病因处理的基础上采取对症止吐治疗。

(5) 对低血压患者,应监测血压、血糖等情况,根据病情补充生理盐水或高渗葡萄糖等。

(6) 根据呕吐量重新进行超滤量评估,必要时下机。

**(五)预防** 恶心、呕吐不是一个独立的并发症,由很多因素所致,应密切观察。特别是当同一时间段有几个患者出现恶心、呕吐则应高度重视,应立即排除相关因素;对刚进入透析治疗阶段的患者、老年患者、糖尿病患者、反应迟钝及病情危重的患者更应加强观察,及时干预,预防相关并发症。

(1) 严格处理透析用水及透析液,严密监测,保证透析用水的纯度。水质各项指标均在正常范围,杜绝透析液连接错误。

(2) 严格控制超滤量和超滤率,根据恶心、呕吐的原因,采取干预措施:控制患者透析间期的体重增长,防止因超滤过多、过快导致低血压而出现恶心、呕吐症状;透析前减少降压药、胰岛素用量,防止透析中出现低血压、低血糖;定期评估干体重。

(3) 加强健康教育,特别是个体化、针对性的健康教育,帮助患者适应透析生活。

(4) 严格按照操作规程进行规范化操作,有效减少各类并发症发生。

### (六)恶心、呕吐紧急处理流程

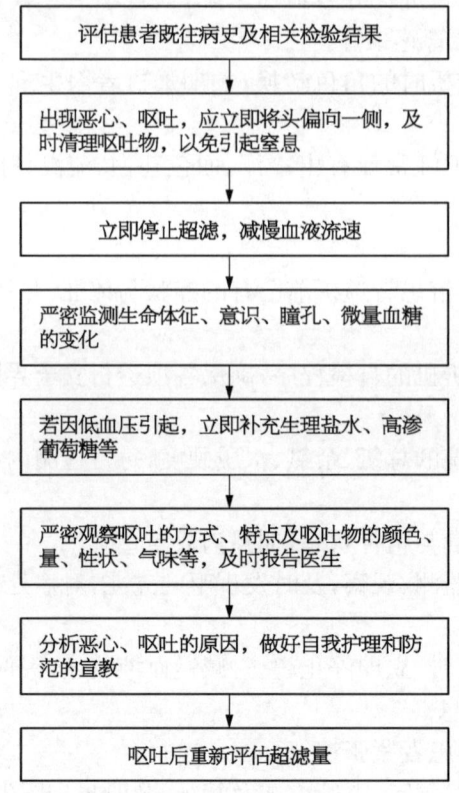

### 九、发热

血液透析中的发热是指在透析过程中或结束后出现发热,体温升高0.5℃以上,直肠温度38℃以上,腋窝温度37.5℃以上。常见原因有致热源反应、各种感染、输血反应、高温透析及原因不明的发热等。

**(一)常见原因**

1. 致热源反应　透析过程中未严格落实无菌操作技术规程;水处理系统消毒、维护不当,引起细菌或内毒素残留;透析器重复使用过程中被病原体污染,导致细菌生长并产生内毒素,致热源进入体内而致发热。

2. 感染　常见的有留置导管感染、肺部感染、败血症等,体内已存在的感染病灶透析后通过血液透析播散。

**(二)临床表现**　致热源反应引起的发热一般透析前体温正常,透析开始后1~2小时出现发热、畏寒、寒战、恶心、呕吐,体温38℃左右(较少超过39℃),持续2~4小时消退,血常规检查一般白细胞与中性粒细胞均不增高,血培养阴性。

感染所致发热在透析开始或结束后体温升高,可以达到39℃以上,白细胞及中性粒细胞明显增高,血培养有时阳性。临床表现为发冷、寒战、体温升高。

**(三)护理评估**

(1)血液透析治疗之前应了解患者透析间期是否有发热现象,是否存在感染、感冒、咳嗽等,并测量体温。

（2）评估患者血管通路：动静脉内瘘局部有无红、肿、热、痛；中心静脉留置导管置管周围是否清洁、干燥，出口处是否存在渗血、渗液、红肿等现象，透析间期和透析治疗过程中是否有发冷、寒战等。

（3）检查体外循环血液管路、透析器、采血器、生理盐水等消毒有效期，注意外包装有无破损等。

（4）合理评估血液透析过程中无菌操作技术是否存在缺陷等。

（5）评估水处理系统的维护质量和检测方法。

**（四）护理措施**

（1）致热源反应引起的发热一般无须治疗，只需改进透析治疗过程中无菌操作技术、复用透析器消毒方法，或小剂量服用退热剂和糖皮质激素。

（2）感染所致发热需严格消毒，遵守无菌技术操作规程，避免不规范操作而引起医源性感染，选用有效抗生素。

（3）做好心理护理，缓解患者紧张、焦虑情绪。

（4）密切观察患者体温、脉搏、呼吸、血压等生命体征的变化。体温＞39℃者给予物理降温、降低透析液温度或药物治疗，服用退热剂后应密切注意血压变化，防止血压下降。降温后30分钟需复测体温并详细记录。

（5）对畏寒、寒战的患者应注意保暖，并注意穿刺部位的安全、固定，防止针头滑脱。

（6）患者出现恶心、呕吐时，应让其头偏向一侧，避免呕吐物进入气道引起窒息。

（7）高热患者由于发热和出汗，超滤量设定不宜过多，必要时加以调整。

（8）为了维持一定的血药浓度，发热患者的抗生素应根据药代动力学原理给予合理应用，大多数药物应在血液透析结束后使用，确保疗效。

（9）血液透析结束后再次测量体温。

（10）做好高热护理的宣教和指导，嘱患者发生特殊情况及时就医。

**（五）预防**

（1）严格遵守无菌技术操作规程，杜绝因违反操作规程而发生的感染，并随时观察、及时处理。

（2）对疑似感染或中心静脉留置导管患者，上机前必须先测量体温。如发现患者已有发热，应由医生确认原因给予治疗后，再行血液透析。

（3）一旦发热，应立即查找原因，如为器械污染或疑似污染，应立即更换。

（4）加强水处理系统的管理和监测。

**（六）发热紧急处理流程**

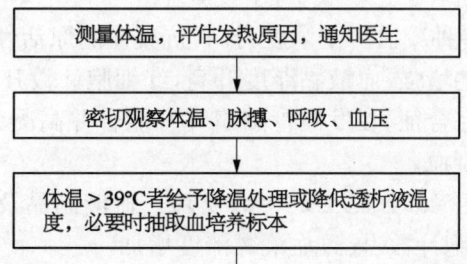

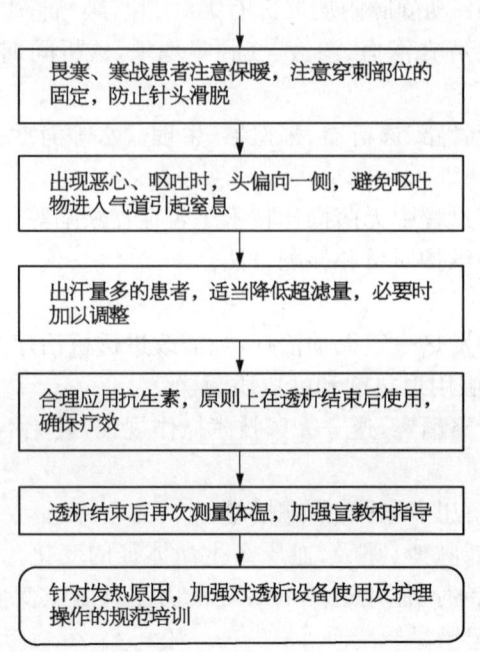

## 十、凝血

血液净化治疗过程中,血液通过体外循环管路时,会暴露于具有不同血栓形成性的表面。体外循环管路中出现严重凝血事件时,无法将血液返回患者体内,会损失约 200 mL 的血液。

**(一)常见原因**

1. 血流量不足　造成血流量不足的原因有以下几种。

（1）血管通路血流量欠佳：内瘘功能欠佳、中心静脉导管功能不良、穿刺针头或中心静脉导管贴壁。

（2）管路扭曲或弯折使血流量下降。

（3）机器频繁报警而血泵中断血流后,加速凝血。

（4）高凝状态导致血液黏稠度高,易造成内瘘或中心静脉导管堵塞。

（5）循环血容量不足：一些急性、危重患者出现低血压或超滤速度过快,引起血压下降,而导致低血容量、血流速度缓慢。

2. 抗凝剂用量不足或无抗凝透析　抗凝剂配置错误、抗凝剂用量不足、小剂量肝素抗凝等。对有出血倾向、已有出血或围手术期的患者,透析时一般采用无肝素抗凝,此时血液经过透析器时,其有形成分容易附着于透析膜上,引发凝血。

3. 高凝状态　血液中多种凝血因子浓度升高,抗凝血酶原活性下降,纤溶酶原浓度降低,血小板增加及聚集性、黏附性增强,血液黏滞度升高,红细胞计数升高等,都是导致高凝状态的可能因素。晚期肿瘤、肾病综合征、多发性骨髓瘤等可能合并高凝状态的患者,应注意合理调整抗凝剂剂量,否则易发生凝血。

4. 血液制品及重组人类促红细胞生成素的使用　血液制品及重组人类促红细胞生成素(rHuEPO)治疗会增加红细胞计数,导致血液黏滞度增加。

5. 透析器重复使用　透析器残留血迹、纤维蛋白等没有彻底清除。

6. 预冲不规范　透析器的空心纤维丝未充分湿化,小气泡未充分排放,空气和血液接触会导致血液中形成凝血块,增加凝血机会。

**(二) 临床表现**

(1) 透析过程中,出现跨膜压和静脉压明显增高,滤器出现不同程度的条索状阴影。透析器凝血分级见第九章"血液透析抗凝技术与护理"。

(2) 体外循环血液颜色变暗或滤器动静脉端口出现血凝块。

(3) 体外循环部分可以见到血液红细胞和血浆分离或静脉回路的血液变冷。

(4) 静脉壶中出现泡沫,继之血凝块形成或静脉壶张力加大、变硬等,均提示透析器凝血。

(5) 除了失血以外,在透析器中空纤维内的凝血还会导致透析效率下降。

**(三) 护理评估**

(1) 操作者肉眼观察或用生理盐水冲洗后观察,可见血液颜色变深、透析器出现条索状阴影、透析器动静脉端出现血凝块、传感器被血液充满。

(2) 体外循环的压力改变:透析器阻塞,引起泵前压力上升,静脉压力下降;静脉壶或静脉穿刺针阻塞,泵前压和静脉压上升;凝血广泛,所有压力均升高。

**(四) 护理措施**

(1) 规范预冲透析器,防止透析器凝血。

(2) 合理规范应用抗凝剂。

(3) 无抗凝、小剂量抗凝或患者有高凝史者,血液透析过程中要保证足够的血液流量;透析过程应间歇(15~30分钟)用生理盐水冲洗透析器及体外循环管路,注意观察血路管及透析器颜色、静脉压力变化等。

(4) 透析器的复用应严格按照质控要求进行,充分氧化残存纤维蛋白,如果透析器残血不能完全清除干净,则应丢弃。

(5) 轻度凝血常可通过追加抗凝剂用量,调高血流速度来解决。在治疗中仍应严密监测患者体外循环凝血情况,一旦凝血程度加重,应立即回血,更换透析器和体外循环管路。

(6) 重度凝血常需立即回血。如回血过程中静脉压超过高限而不能按常规回血,则建议直接丢弃体外循环透析管路和透析器,不主张强行回血,以免凝血块进入体内发生栓塞。

(7) 更换体外循环管路和透析器时,应向患者解释和进行心理疏导,减少焦虑、恐惧情绪,根据医嘱确定是否增加抗凝剂用量及调整相关治疗参数。

**(五) 预防**

(1) 透析治疗前全面评估患者凝血状态、合理选择和应用抗凝剂是防止凝血发生的关键。

(2) 加强透析中凝血状况的监测。包括:压力参数改变(滤器前压力快速升高、静脉压力快速升高/降低)、管路和透析器血液颜色变暗、透析器中空纤维凝血、管路的动脉壶或静脉壶内出现小凝血块等。

(3) 透析中避免在体外循环管路上直接输注血液、血制品和脂肪乳剂等,特别是输注凝血因子。

(4) 定期监测血管通路血流量,避免透析中再循环过大。

(5) 避免透析时血流速度过低。如需调低血流速度,且时间较长,应加大抗凝剂用量。

## （六）凝血紧急处理流程

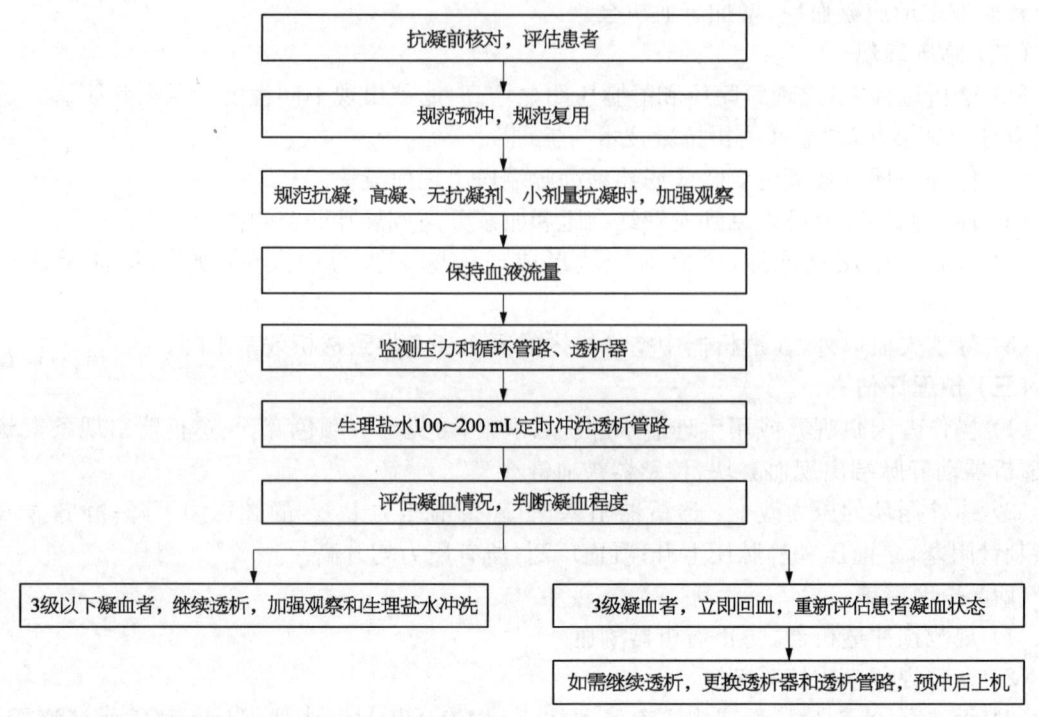

## 十一、破膜漏血

血液透析过程中出现透析器的半透膜破裂，血液从血室到透析液室泄漏，造成血液丢失以及透析液污染，临床称之为破膜漏血。

血液透析机一般采用光电传感器或红外线测量透析液中有无血液有形成分存在。在规定的最大透析液流量下，当每分钟漏血$>0.5$ mL时，漏血报警器发出声光报警，同时自动关闭血泵，并阻止透析液进入透析器。

### （一）常见原因

（1）透析器膜内压增加：超滤过多、过快，超出透析器跨膜压的耐受值；静脉回流受阻、血路管扭曲、凝血，使膜内压力升高，导致破膜。

（2）复用透析器冲洗压力过大；消毒剂的氧化、腐蚀作用；消毒剂的浓度、剂量过大，使用方法不正确；复用透析器冲洗后未做破膜试验；储存复用透析器时冷藏柜温度过低。

（3）运输或存放不当：湿膜透析器储存温度低于0℃；透析器运输过程中受压或受到碰撞等。

### （二）临床表现

（1）血液透析机均有漏血监测装置，漏血后机器会发出报警，但不排除发生漏血装置不报警或假报警情况。

（2）临床上肉眼可以观察到透析器膜外或透析液出口有红色或粉红色液体。当难以确定是否有漏血时，可用两支试管分别留取有漏血报警的透析液和无漏血报警的透析液进行对照，以确定是否存在漏血。也可取透析器透析液出口侧的透析液进行离心，查看有无红细胞沉淀。

### （三）护理评估

（1）从透析器静脉端出口监测透析液，鉴别真假漏血。

(2) 寻找漏血原因,如静脉回路受阻、透析器跨膜压过高、抗凝不当等。

(3) 排除假漏血。

### (四) 护理措施

(1) 透析治疗中加强巡视和观察。

(2) 一旦发生漏血,均应做紧急处理。少量漏血时可将血液回输后,更换透析器:① 立即将透析液呈旁路状态;② 将血流量减至 150 mL/min(血泵运转可保持正压);③ 回血;④ 更换新透析器,规范预冲后继续透析治疗;⑤ 评估生命体征,设置透析参数。

(3) 发生严重破膜漏血时,直接将血液丢弃。

(4) 严密监测患者生命体征,一旦出现发热等表现,应采取相应处理措施。若出血量较多,可根据医嘱,迅速输液以补充血容量。

(5) 安抚患者,减轻恐惧心理。

### (五) 预防

(1) 透析前应仔细检查体外循环管路和透析器有无破损。注意透析器的运输和储存,运输过程应标明"小心轻放",湿膜透析器储存温度不得低于 0℃。临床使用时,如透析器不慎摔落在地上或撞击,应先做破膜测试后再使用。

(2) 透析中严密监测压力变化,避免各种原因造成血液侧或透析液侧压力过高,而导致透析器破膜发生。

(3) 透析器与次氯酸钠等消毒剂在高浓度和长时间接触后对透析膜有损害,易导致破膜。复用透析器时消毒剂浓度应按标准配制,必须双人核对。

(4) 透析机漏血报警等装置应定期检测,若漏血监测装置发生故障,应及时修复,排除故障后方可使用。

(5) 透析器复用时严格按照规定的复用程序操作:① 建议复用机清洗消毒。② 供复用的反渗水必须符合水质的生物学标准,保证一定的压力($1.5 \sim 2.0 \ kg/m^2$)和流速($3 \sim 4 \ L/min$)。③ 透析器复用时应严格进行破膜试验。

### (六) 破膜漏血紧急处理流程

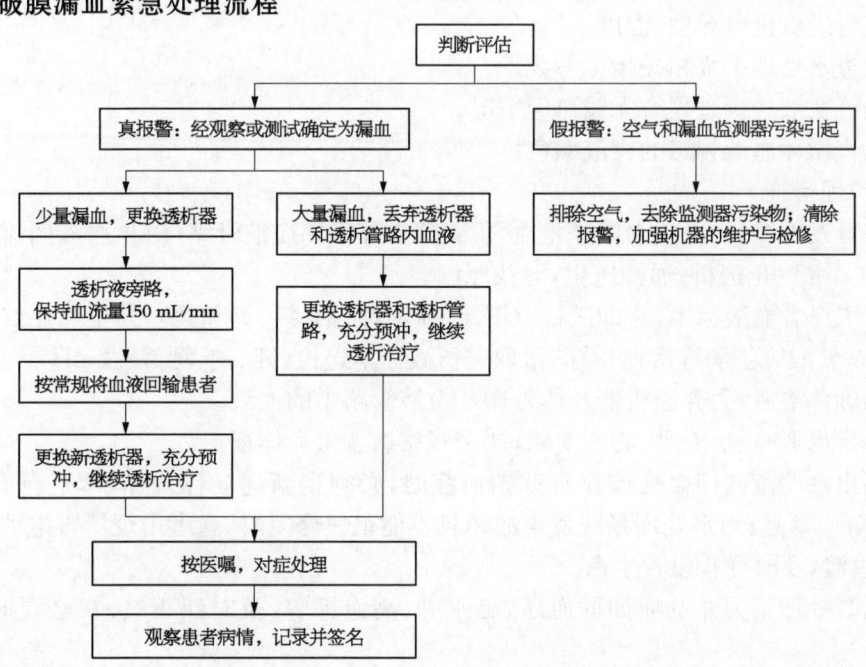

## 十二、溶血

溶血定义为循环红细胞（red blood cell，RBC）破坏。血液透析过程中患者出现胸痛、胸闷或背部酸痛这些症状时应警惕溶血，如同时透析多个患者同时出现这些症状时需特别注意。

**（一）常见原因**

1. 透析液不当

（1）透析液温度过高：当透析液温度＞42℃时，易发生溶血。

（2）低渗透析液：浓缩液与水的比例不恰当引起透析液或置换液低渗，造成机体出现低渗的时候，细胞内外的渗透压会增大，导致红细胞破裂。当透析液钠浓度低于 130 mmol/L 时，患者会出现不适症状，如低于 120 mmol/L 时，即可出现溶血。

（3）透析液严重污染：如透析液受消毒剂、细菌等严重污染。

2. 透析用水成分异常　当同时有几个患者出现溶血症状时应考虑透析用水出现问题，如氯胺超标、消毒剂残留、微量元素（铜、硝酸盐）超标等。

3. 血透机故障　透析机滚压式血泵运转不正常、透析机配比系统故障等。

4. 其他

（1）血液管路扭曲、安装不当。

（2）透析器重复使用时，预冲不规范导致残留消毒剂进入患者体内。

（3）血液透析过程中误输入异型血。

（4）患者对透析膜的某些材质不相容，引起了严重溶血。

**（二）临床表现**　溶血可表现为胸痛、胸闷、背痛、呼吸急促、腹痛、发热、畏寒等。严重溶血时，静脉血液呈葡萄酒色，尿液呈酱油色。检查可见血细胞比容下降，网织红细胞计数升高。血样离心后血浆呈粉红色。若未能及早发现溶血，可能会出现重度高钾血症甚至死亡。

**（三）护理评估**

（1）重视患者的主诉和不适症状，有相关症状和体征时，立即通知医生。

（2）核对透析液型号、浓度。

（3）核对透析机电导度、温度。

（4）检查水处理系统相关指标参数。

（5）确认血液透析过程有无输血等情况。

（6）检查循环血液管路的血液颜色。

**（四）护理措施**

（1）一旦发现溶血，必须立即停止血泵、夹闭体外循环血液管路（阻止血液回流，以降低高钾血症风险），并终止透析；通知医生，寻找原因。

（2）留取患者血液标本，立即送检电解质（血清钾、钠、氯、钙和镁），并检测血红蛋白、网织红细胞计数、乳酸脱氢酶等溶血指标；留取透析液标本送检（钾、钠、钙、镁及 pH）。

（3）如确诊溶血，丢弃透析器及体外循环血液管路中的血液。

（4）给予患者吸氧、平卧、心理安慰，严密观察患者生命体征。

（5）当出现严重高钾血症或伴有低钠血症时，必须重新建立体外循环，进行有效血液透析，纠正电解质紊乱；当水处理系统发生故障且不能很快修复时，患者出现严重电解质紊乱，需以 CRRT 过渡，及时挽救患者生命。

（6）及时处理相关并发症如低血压、脑水肿、高血钾等，及时纠正贫血，必要时输注新鲜血液。

**(五) 预防**

(1) 严格查对透析器及透析液型号。避免采用过低钠浓度透析。

(2) 定期对血液透析机进行维护和检测。透析机出现浓度故障时,维修后必须检测透析液生化指标;新的透析机在使用前必须测定生化指标2次以上;若备用透析机停用>48小时,使用前应进行一次完整的水路消毒;患者在血液透析过程中出现发热等症状时应及时测试透析液温度;定期对血泵进行矫正和检测;定期对透析液加温设施进行矫正。

(3) 严格监测透析用水和透析液,水处理系统根据规范做好余氯、硬度、细菌培养,内毒素测定等。消毒后应严格冲洗,并进行监测,避免透析液污染。

(4) 严格遵守透析器复用制度,复用透析器上机前充分预冲,并检测消毒剂残余量。

(5) 严格执行查对制度,杜绝异型输血的发生。

**(六) 溶血紧急处理流程**

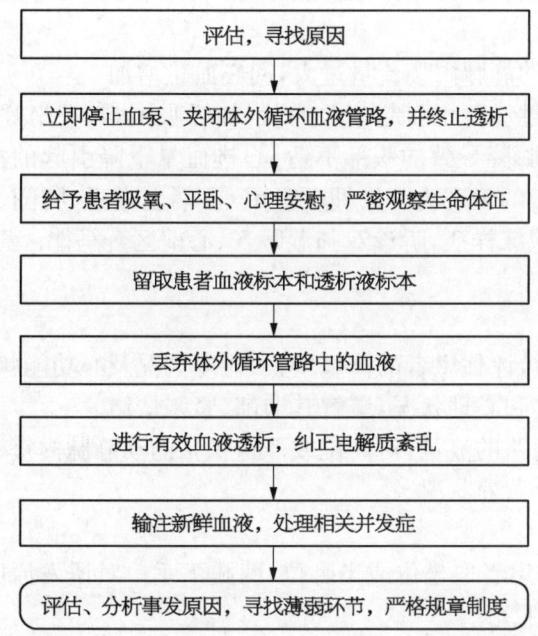

## 第二节 远期并发症干预与护理

血液透析的远期并发症不容忽视,包括心血管并发症、慢性肾脏病矿物质和骨代谢异常(chronic kidney disease-mineral and bone disorder,CKD - MBD)、蛋白质能量消耗/营养不良、神经病变、贫血、感染等,可累及人体的各个器官、系统,引起多脏器功能损害。早期发现和防治并发症对疾病的预后极为重要,是影响患者长期存活和生活质量的危险因素。

### 一、心血管并发症

心血管疾病(cardiovascular disease,CVD)是透析患者最常见的死因,包括心力衰竭、高血压、血管钙化、冠状动脉粥样硬化性心脏病等。透析人群的心血管疾病死亡率是普通人群的17倍，因心血管并发症而死亡的人数占所有死亡的透析患者的50%。CKD患者大多数在发展至终末期之前就有了心血管疾病。

**（一）心力衰竭**　维持性血液透析患者规律透析治疗过程中，突然出现心力衰竭表现较为少见，但是不少患者因为疾病因素加上情绪激动、烦躁、紧张、高血压等，在透析过程中或尚未透析时会诱发心力衰竭。

1. 常见原因

(1) 饮食控制不严，水钠摄入过多，高血压控制不佳，造成患者心脏负荷过重。

(2) 透析不充分，透析超滤不足，未达到干体重。

(3) 有严重的贫血、失血、感染等原因，透析中短时间内大量输血、输液造成循环血量增加。

(4) 蛋白质摄入不足或因其他慢性疾病导致蛋白质丢失，引起低蛋白血症，全身水肿、水钠潴留、加重心脏负荷并发肺水肿。

(5) 伴有心脏器质性病变，心室舒张功能障碍（常与左心室肥厚有关）、左心室收缩功能障碍及心脏瓣膜病。

(6) 患者动脉僵硬，动静脉内瘘流量过大，回心血量增加。

2. 临床表现　液体过量蓄积引起相关症状，如呼吸困难、端坐呼吸、水肿、肝充血引起的疼痛，以及腹水引起腹部膨隆导致的腹部不适；心排血量下降引起的症状，如乏力、虚弱，用力时更显著。急性左心衰竭的表现为阵发性呼吸困难、端坐呼吸、胸闷、心率加快、口唇青紫、发绀、大汗淋漓、咳粉红色泡沫样痰，听诊双肺湿啰音、心前区奔马律。患者情绪不稳定、烦躁、紧张、激动。

3. 护理评估

(1) 透析前严格查体，评估患者的体重增长、血压情况及心功能状况。

(2) 评估患者的情绪和心理状况，缓解其抑郁、紧张情绪。

(3) 评估患者血管通路的流量，对高位或严重扩张的动静脉内瘘进行监测和护理观察。

(4) 评估患者贫血及营养状况。

4. 护理措施

(1) 减少回心血量：患者取坐位或半卧位，两腿下垂。对诱发原因进行及时了解，稳定患者情绪，防止坠床和导管脱落。

(2) 吸氧：血氧饱和度（$SpO_2$）＜90%时应给予吸氧，肺部出现湿啰音可采用50%乙醇（酒精）吸氧。若无$CO_2$潴留，可采用高流量（6～8 L/min）给氧。

(3) 超滤脱水：立即给予单纯超滤，血压稳定者，超滤脱水速度0.5～1.0 L/30 min，以快速降低容量负荷。透析患者心力衰竭的护理关键是通过透析和利尿（如有残余肾功能）来治疗容量超负荷。

(4) 调节血流量：血流量控制在150～200 mL/min，以免增加心脏负担。

(5) 药物治疗：遵医嘱给予镇静、强心、血管扩张药等药物。

5. 预防

(1) 控制高血压和做好容量管理是透析患者预防心力衰竭的关键。

(2) 贫血和缺铁的管理：贫血会增加心血管疾病相关并发症的发病率和死亡率。铁储备减少或铁可用度下降会影响红细胞生长刺激剂（erythropoiesis-stimulating agent, ESA）的疗效。

(3) 心律失常的管理：加强原发疾病的管理，避免电解质紊乱，规范服用抗心律失常药物，避免诱发急性心力衰竭。

(4) 动静脉通路管理：避免选择高流量肱动脉动静脉瘘；闭合多余不用的瘘；持续难治性心力衰竭，且没有不用的瘘时，可使用外科技术降低透析所用动静脉通路的血流量，但需维持充分透析；以上措施无效时，关闭动静脉通路，置入隧道式导管或小型人工血管，也可以选择腹膜透析。

(5) 患者自我管理：严格控制水分，每日监测体重，透析间期体重增长控制在3%以内，加强用药管理，并进行适度运动。

(6) 饮食管理：指导患者保持足够的蛋白质摄入、限水、限盐、限制高钾或高磷食物摄入、戒烟、限制饮酒。

(7) 向患者做好解释工作，缓解患者的恐惧和焦虑情绪，降低心肌的耗氧量。

6. 心力衰竭紧急处理流程

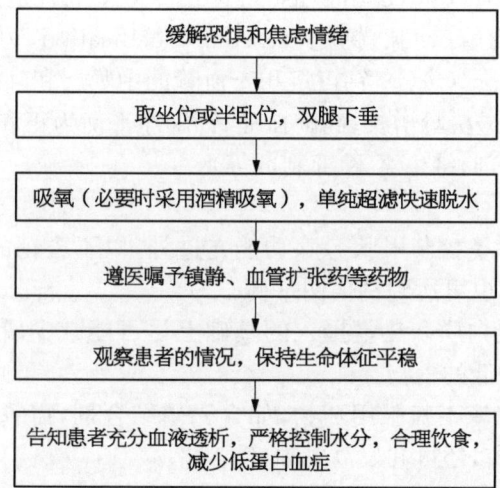

(二) 高血压  高血压在尿毒症血液透析患者中的发病率达70%～90%，是导致患者发生心脑血管事件及其死亡的主要原因。透析间期的血压增高多与患者的容量负荷过重、肾素依赖性有关。动态血压监测（ambulatory blood pressure monitoring, ABPM）是诊断高血压的金标准。血液透析患者高血压包括：① 透析高血压，透析过程中平均动脉压较透析前升高15 mmHg以上；② 透析间期高血压，非透析日血压符合高血压的诊断标准（居家自测血压连续6个非透析日早晨和夜间平均BP≥135/85 mmHg、动态监测血压非透析日24小时平均BP≥130/80 mmHg，非透析日诊室BP≥140/90 mmHg）。

1. 发病机制

(1) 容量超负荷引起心排血量增加以及全身血管阻力升高，从而导致血压升高，是透析患者出现高血压的主要原因。

(2) 交感神经过度兴奋、肾素-血管紧张素系统被激活、动脉硬化，也促使血液透析患者发生高血压。

(3) 其他的促进因素包括：内皮源性血管活性肽改变、细胞内钙离子增加、肾胺酶减少、使用红细胞生成刺激剂（erythropoiesis-stimulating agent, ESA）治疗、使用鼻腔减充血剂、非甾体消炎药（nonsteroidal anti-inflammatory drug, NSAID）等药物。

2. 干预和护理

（1）降低干体重：绝大多数透析患者，降低干体重可使血压恢复正常或使高血压更易于控制。干体重的定义为透析后可耐受的最低体重，此时患者仅有极轻微的低血容量或血容量过多的症状或体征。可通过评估容量状态、延长透析时间、降低透析液的钠浓度等，在数日到数周调整至干体重。

（2）使用降压药：使用降压药可降低死亡率，有显著临床获益。

（3）饮食干预：限制透析间期体重增加的最佳方法为限制盐的摄入，每日摄入 2 000 mg 钠（大约 5 g 食盐）。降低脂肪类和高胆固醇饮食的摄入，适当运动。

（4）改变透析模式：对顽固性高血压患者可降低透析液钠浓度，选做序贯透析或血液滤过。

（5）严密观察：严密观察患者的血压变化，警惕高血压危象出现。

（6）心理护理：持续性高血压的一个常见原因为不依从。通过健康教育与心理引导，提高患者的认知程度，增加配合治疗的积极性。

**（三）血管钙化** 心血管疾病（cardiovascular disease，CVD）是透析患者最常见的死因。其部分原因可能是过度的血管（动脉）钙化（vascular calcification，VC），尤其是冠状动脉钙化（coronary artery calcification，CAC），钙可沉积于血管的中膜层和（或）内膜层。

1. 危险因素 年龄和透析龄增长、高磷血症、钙磷净平衡为正和、钙磷乘积高、糖尿病、血脂异常、药物（维生素 D、钙剂、维生素 K 抑制剂等）。

2. 干预和护理

（1）钙的代谢平衡：除了控制甲状旁腺功能亢进外，以不含钙的磷结合剂代替含钙磷结合剂、调整透析液的钙浓度也可达到钙代谢平衡。

（2）饮食护理：保证蛋白质和热量摄入的基础上尽可能减少磷的摄入，根据患者饮食习惯选择磷/蛋白质比值相对低的食物。

（3）用药护理：指导患者正确服用药物，如含钙磷结合剂，需餐中与食物一起咬碎吞下，整片吞服不仅不能降低血磷，还可并发高钙血症。

## 二、蛋白质能量消耗

蛋白质能量消耗（protein-energy wasting，PEW）综合征指终末期肾病（ESKD）患者的机体蛋白质和能量储备丢失。营养评估是维持性透析治疗的常规内容，其目的是早期识别和治疗 PEW 综合征。身体质量指数（body mass index，BMI）、白蛋白、氮表现率蛋白相当量（protein nitrogen appearance，PNA）的任何进行性下降均可提示蛋白质能量消耗。

**（一）发病原因**

1. 摄食减少和厌食 可能因含氮废物蓄积、肠道激素增加、脂肪因子（包括瘦素和脂肪素）增加、炎症细胞因子增加、抑郁、厌食和味觉灵敏度降低。

2. 高分解代谢状态 一些 CKD 患者存在高分解代谢，尤其是透析患者静息能量消耗（resting energy expenditure，REE）更高。

3. 炎症和共存疾病 慢性肺疾病、充血性心力衰竭、恶性肿瘤、胃轻瘫、炎症等均会引发 PEW。

4. 代谢性酸中毒 代谢性酸中毒可能促发蛋白质水解。

5. 血液透析 透析操作本身可能起到分解代谢作用，因为蛋白质合成减少且氨基酸流失进入透析液。使用生物不相容性膜、聚砜膜透析器复用经过漂白剂处理，氨基酸和蛋白质流失会更显著。

6. **膳食限制** 膳食限制可能会使食物不合患者口味。此外,为减少透析间期体重增加而进行的液体限制,可能会导致热量摄入降低。

7. **药物** 如钙磷结合剂,不利于营养吸收。

### (二) 营养评估

1. **膳食评估** 询问患者有无食欲减退、体重减轻、恶心、呕吐。对难治性高钾血症、高磷血症患者进行3日膳食回顾。

2. **身体评估** 包括主观全面评定(subjective global assessment,SGA)、透析后体重、BMI、皮褶厚度、上臂中点臂围(mid-arm circumference,MAC)、腰围或臀围或腰臀比(waist-to-hip ratio,WHR)、身体成分测定、肌力等。

3. **实验室评估** 包括血清白蛋白、透析前后血尿素氮、PNA、前白蛋白、血清转铁蛋白、血清胆固醇、血清肌酐、CT或MRI扫描等。

### (三) 治疗和护理

1. **评估和治疗共存问题** 如抑郁、感染导致食欲下降;经济拮据、不会烹饪导致摄入不足;糖尿病伴胃轻瘫、腹泻导致吸收不良等。

2. **评估并优化透析处方** 评估透析处方和实际的Kt/V。使患者达到最低目标Kt/V。减少透析不充分所致的食欲降低。

3. **预防蛋白质能量消耗饮食** 蛋白质1.2 g/(kg·d),至少50%为高生物价蛋白质,热量为30~35 kcal/(kg·d)。

4. **密切监测尿素等代谢参数** 预防高蛋白质摄入引起的尿毒症毒素生成、代谢性酸中毒、高磷血症。

5. **营养补充剂** 经饮食指导,干体重仍持续减轻,可给予营养补充剂,推荐针对ESRD患者配制的低钾低磷补充剂。如果患者口服营养补充剂后仍有PEW或不能耐受口服补充剂,可使用透析中肠外营养(intradialytic parenteral nutrition,IDPN)。

6. **心理护理** 透析患者由于年龄、文化程度、经济水平、家庭情况、疾病并发症等原因,存在恐惧、悲观、抑郁、焦虑、烦躁等心理,影响食欲;对疾病认知差,通过盲目减少饮食的方法避免体重增加,致使营养摄入不足;对食物营养成分了解不足,造成饮食搭配不合理。可采取知识讲座、墙报、肾友会、面对面单独讲解、发放宣传册等方式对患者及家属进行透析营养知识的宣教,讲解蛋白质能量消耗的危害,鼓励其尽量回归社会。

## 三、慢性肾脏病矿物质和骨代谢异常

慢性肾脏病矿物质和骨代谢异常(chronic kidney disease-mineral and bone disorder,CKD-MBD)是指因CKD所致的矿物质与骨代谢异常综合征,以往认为CKD中矿物质代谢异常局限于骨骼,称为肾性骨营养不良。CKD-MBD是慢性肾脏病的严重并发症,是慢性肾脏病患者致残、致死等不良结局的重要原因之一。

### (一) 发病原因
CKD-MBD包括一系列实验室指标异常(如低钙、高磷、甲状旁腺激素升高、维生素D降低等)、骨的病变、血管及软组织钙化等。患者的血管钙化还可引起相应组织、器官的缺血或功能异常,如缺血性心脏病、心功能不全、病变肢体远端疼痛或溃疡等。其发生的始动环节是肾脏滤过功能下降,导致肾脏对磷酸盐排泄障碍,机体被迫升高成纤维细胞生长因子23(fibroblast growth factor 23,FGF23)、甲状旁腺激素(parathyroid hormone,PTH)

水平，同时降低1,25-二羟维生素$D_3$[1,25-dihydroxy-vitamin $D_3$,1,25-$(OH)_2 D_3$]和Klotho蛋白水平等来维持血磷稳定及对抗由血磷变化导致的一系列病理生理改变。但随着患者肾功能的恶化，磷潴留加剧，上述调节机制已经不足以维持磷稳态，随之出现高磷血症、低钙血症、继发性甲状旁腺功能亢进症（secondary hyperparathyroidism，SHPT）、血管和软组织钙化等，给患者带来一系列严重不良后果，使患者的生活质量下降，骨折、心血管事件和死亡风险增加等。CKD-MBD是对上述病理生理过程的概括，实际上是一种临床综合征。

**（二）临床表现**　CKD-MBD主要涉及3个方面：实验室检查异常、骨异常及血管钙化。可出现以下一项或多项临床表现。

1. 钙、磷、甲状旁腺激素（PTH）或维生素D代谢异常　PTH水平是最早用于诊断和监测CKD-MBD和骨转换的生物标志物。继发性甲状旁腺功能亢进是CKD-MBD的一个主要特征，在CKD病程早期便开始出现，随着肾功能下降，其患病率增加。

2. 骨转化、骨矿化、骨量、骨线性生长或骨强度异常　主要的CKD相关性骨病的特点有：纤维囊性骨炎、动力缺失性骨病。动力缺失性骨病的特点为低骨转换、骨软化症、混合性尿毒症性骨病、骨囊肿。

3. 血管或其他软组织钙化　如冠状动脉钙化、主动脉等大动脉钙化，钙性尿毒症性小动脉病等，是由多种促进磷酸钙沉积的因素引起。血管钙化的临床意义取决于钙化位置、组织学部位（即中膜或内膜）和类型（即微钙化或融合的较大致密钙化区域）。

**（三）预防与治疗**

1. 降低高血磷，维持正常血钙，防止血管钙化

（1）尽可能将升高的血清磷降至接近正常范围。

（2）血磷超过目标值，限制饮食中磷的摄入（800～1 000 mg/d）。

（3）避免高钙血症，合理使用含钙磷结合剂，改善患者预后和预防血管及软组织钙化。

（4）充分透析，并考虑延长透析时间或增加透析频率，以更有效地清除血磷。

2. 继发性甲状旁腺功能亢进（SHPT）的治疗

（1）血液透析患者的全段甲状旁腺激素（intact parathyroid hormone，iPTH）水平应维持在正常值上限的2～9倍。

（2）血液透析患者使用活性维生素D及其类似物、拟钙剂，或使用活性维生素D及其类似物联合拟钙剂治疗。治疗过程中应监测血钙和血磷水平，避免高钙血症和高磷血症。

（3）经规范药物治疗后，血清iPTH>600 pg/mL或已经形成直径>1 cm的甲状旁腺结节或腺瘤的患者，或者血清iPTH<600 pg/mL，但伴有顽固性高钙血症和高磷血症的患者，应考虑行甲状旁腺切除或超声引导下介入治疗。

**（四）护理措施**

1. 充分透析　这是治疗高磷血症的基础。

2. 饮食指导　指导患者合理正确饮食，定期给予患者和家属饮食健康教育，包括限制饮食中磷的摄入（800～1 000 mg/d），限制摄入蛋白质的总量，选择磷/蛋白质比值低、磷吸收率低的食物，限制摄入含有大量磷酸盐添加剂的食物。

3. 药物指导　包括钙磷结合剂的选择及服用方法，活性维生素D及其类似物、拟钙剂的使用方法，并督促患者定期复查。

4. 运动锻炼　每日适当的户外运动并增加日照。

5. 定期监测　监测钙、磷、PTH、总碱性磷酸酶(alkaline phosphatase，ALP)水平。

## 四、贫血

贫血是终末期肾病常见并发症，是导致一些慢性肾衰竭相关症状(如乏力、抑郁、运动耐量降低和呼吸困难)的常见原因。贫血还会增加心血管疾病相关并发症的发病率和死亡率，以及导致住院风险增加和住院时间延长。

贫血的诊断标准：依据世界卫生组织(World Health Organization，WHO)推荐，海平面水平地区，年龄≥15岁，男性血红蛋白<130 g/L，成年非妊娠女性血红蛋白<120 g/L，成年妊娠女性<110 g/L，可诊断为贫血。

### (一)发病原因

1. 红细胞生成素缺乏　红细胞生成素(erythropoietin，EPO)是红系祖细胞和前体细胞扩增和终末分化所必需的生长因子，主要影响骨髓造血。EPO生成不足是终末期肾病患者贫血的最主要原因。肾脏是产生EPO最主要的场所，肝实质也可产生小部分EPO。当肾组织受到弥漫性损伤时，EPO的产生显著减少。

2. 尿毒症及红细胞生成抑制因子的存在　尿毒症中、大分子毒素可能是重要的骨髓抑制剂。当前认为，患者体内有一些对红细胞的生成有抑制作用的大分子毒素，包括白细胞介素-1α、白细胞介素-1β、甲状旁腺激素等，它们能抑制骨髓红系的分化，使红细胞前体对EPO的反应性降低。

3. 造血原料缺乏　铁、叶酸及组氨酸等均是造血过程中不可缺少的物质，患者常因其摄入减少、吸收不良、慢性失血等，引起造血原料的缺乏。

4. 红细胞寿命缩短　慢性肾脏病患者较正常人群中红细胞生存时间有所缩短。

5. 造血功能减退　甲状腺功能减退，骨纤维化导致造血功能减退。

6. 失血　透析患者血液累积丢失量较大，这主要与透析失血、周期性抽血有关。其他因素包括胃肠道出血、女患者经血量增多等。

7. 铝中毒　骨髓中铝的累积可导致可逆性小红细胞性贫血，这种贫血不伴随铁缺乏证据并对铁补充抵抗。铝导致贫血的准确机制尚不明确，可能涉及铝取代转铁蛋白中铁的位置，抑制血红素δ-氨基乙酰丙酸脱氢酶的生成。

8. 甲状旁腺功能亢进　继发性甲状旁腺功能亢进(SHPT)可促进骨髓纤维化，缩短红细胞寿命，抑制红细胞生成。

9. 营养因素　摄入减少以及透析本身所致的营养物质丢失，均可造成营养不良及造血原料的缺乏。

### (二)临床表现
贫血的临床症状主要是由于组织缺氧和代偿性心排血量增加产生的乏力、呼吸困难，其次为注意力难以集中、头晕、睡眠障碍、畏寒、头痛等，并且伴有甲床、手掌等部位的皮肤黏膜苍白的较明显体征。重度贫血时，患者会有心慌、胸闷、气短等症状出现，甚至出现心脏相关疾病等症状。

### (三)预防与治疗

1. 持续性监测　定期检测血红蛋白(Hb)、转铁蛋白饱和度(transferrin saturation，TSAT)百分比、总铁结合力(total iron-binding capacity，TIBC)、血清铁蛋白浓度、血清铁蛋白、血清叶酸、维生素$B_{12}$水平、大便隐血等。

2. 应用红细胞生成刺激剂(ESA)　可有效治疗贫血，减少输血需要，改善生存质量症状、提高运动耐量、改善左心室肥厚。

3. 补充铁剂　充足的铁储备对 ESA 发挥最大的作用至关重要。

4. 使用缺氧诱导因子脯氨酸羟化酶抑制剂（hypoxia-inducible factor prolyl hydroxylase inhibitors，HIF-PHI）　HIF-PHI 是一种新型治疗肾性贫血的口服药，可上调内源性 EPO 产生和 EPO 受体表达，促进肠道对铁的吸收和骨髓对铁的利用，从而促进红细胞的生成。

5. 输血　红细胞输注会立即提高血红蛋白水平。但它们可能引发严重并发症，包括输血传播性感染、免疫致敏、铁超负荷综合征、容量超负荷、输血反应。可用于治疗对 ESA 和铁剂无反应的严重或症状性慢性贫血。

6. 提高透析充分性　改善身体内环境，增加骨髓红系反应。

7. 其他　纠正甲状旁腺正常功能，防止铝中毒。

（四）护理措施

1. 指导患者配合透析治疗　告知患者充分透析能够清除血液中相关因子，以免其对 EPO 产生抑制。

2. 药物指导　观察 ESA 相关反应或副作用，如高血压、血红蛋白快速上升。静脉补铁：护理人员要询问患者有无药物过敏史，并将静脉补铁的方法和注意事项告知患者。一旦出现过敏情况，如低血压、呼吸困难、荨麻疹、心悸、头晕、颈部和背部痉挛等，要及时停止使用药物。

3. 饮食指导　补充足够热量、高生物价的优质蛋白质，以及维生素，改善营养状况。

4. 减少失血　规范操作防止漏血；观察静脉压和透析器颜色，防止凝血；穿刺部位要轮流更换，防止针眼渗血。

5. 心理护理　耐心宣教疾病知识、药物用法和副作用的观察，缓解患者焦虑心理，配合治疗。

## 五、感染

感染是导致终末期肾病透析患者死亡的第二位病因（平均约占死亡病例的 25%），仅次于心血管疾病（约占 50%）。因此，对感染进行积极预防与护理尤为重要。

（一）易感原因

1. 感染途径　透析过程中消毒隔离操作不严密、透析液污染、中心静脉置管护理不当或导管留置过久均可导致感染。

2. 免疫功能低下　原发病与免疫系统相关，如肾小球疾病，IgA 肾病，抗基底膜性肾炎，狼疮性肾炎等均与 T 淋巴细胞与 B 淋巴细胞缺陷、巨噬细胞功能障碍，以及多种免疫功能异常有关。

3. 血液透析过程中发生的变化　① 生物相容性较差的透析膜（如铜仿膜、醋酸纤维膜）可激活补体 C3a、C5a，刺激巨噬细胞产生白介素-1。② 生物相容性差的透析膜，透析 15～30 分钟可引起一过性白细胞减少，白细胞的趋化、聚集和黏附力降低。③ 透析患者 T 细胞亚群发生变化，OKT3、OKT4 及 OKT4/OKT8 比值均较正常人低。

（二）感染类型

1. 细菌感染　透析患者较为多见的细菌感染有泌尿系感染、呼吸道感染、腹腔感染及结核，且感染后易引起菌血症、亚急性细菌性心内膜炎等。

2. 病毒感染　① 肝炎病毒：常易发生的乙型肝炎和丙型肝炎主要与输入血制品、接触已感染的患者或工作人员有关。② 人类免疫缺陷病毒（human immuno-deficiency virus，HIV）：

输血或交叉感染而发生获得性免疫缺陷综合征（acquired immuno-deficiency syndrome, AIDS），西方国家血液透析患者感染率为 0.8%，我国的感染率也逐年升高，应当引起重视。

③ 其他：如真菌、巨细胞病毒、单核细胞增多症也有一定的发病率。

**（三）防治措施** 详见第四十一章"血液透析中心（室）感染控制管理"。

（陈 蕾）

# 第三篇  特殊血液净化技术与护理

特殊血液净化技术包括高通量血液透析、血液滤过与血液透析滤过、血液灌流、夜间长时血液透析及每日短时透析、居家血液透析、连续性肾脏替代治疗、血浆置换及血浆吸附等。

该技术除了应用于维持性血液透析治疗的终末期肾病患者外,同时也广泛应用于急性肾损伤、多脏器功能障碍综合征、急性药物或毒物中毒、免疫系统疾病等危重患者的救治中。近年来,特别是在突发灾害(地震、火灾等)和重大公共卫生事件中,凸显出了它的治疗优势。

# 第十一章
# 高通量血液透析

高通量血液透析（high-flux hemodialysis，HFHD）是指用高通量透析器在容量控制的血液透析机上进行血液透析的一种技术。高通量是指水通过透析膜的速率高，溶质或溶剂高效率穿过半透膜在血液侧与透析液侧移动。高通量透析器要求透析膜的通透性，即超滤系数（Kuf）≥20 mL/(h·mmHg)，$\beta_2$微球蛋白（$\beta_2$-MG）的清除率>20 mL/min，其清除溶质的机制包括弥散、对流和吸附，属于高效血液净化方法之一。

血液透析治疗提高了终末期肾病患者的生存率，但仍不能完全满足患者对生存质量的需求。高通量血液透析的推广应用使患者的生存率和生存质量有了很大的提高。

## 第一节 高通量透析器特性

### 一、生物相容性好，减轻炎症反应

在血液透析治疗过程中，血液与透析膜的非生物相容物质大量接触会引起机体的炎症反应，可累及白细胞、血小板、补体、炎症介质和凝血系统。目前临床有3种用于制造透析器的透析膜，即纤维素膜、改良纤维素膜和合成非纤维素膜。合成非纤维素膜的通透性和生物相容性更好，包括聚丙烯腈膜、聚砜膜、聚碳酸酯膜等，其通透性从低通量到高通量不等。总体来说，高通量透析膜的生物相容性优于低通量透析膜，可减轻血液透析患者炎症反应和氧化应激。

### 二、超滤系数大，溶质清除率高

高通量透析器对水和溶质通过透析膜的转运能力较强，并且对水和中大分子溶质具有高通透性。有研究结果显示，相较于血液透析（HD）治疗模式，在相同血流速和透析液流速的情况下，高通量透析器可显著增加$\beta_2$微球蛋白（$\beta_2$-MG）、甲状旁腺激素（PTH）、内皮素、血管紧张素Ⅱ等中大分子物质清除率，同时又能显著降低血肌酐、血清尿素氮、血磷，改善患者临床皮肤瘙痒症状、慢性炎症状态，保护残余肾功能，起到降低并发症发生的作用。

## 第二节 高通量血液透析技术原理

高通量透析治疗成功标准：在一定的时间内清除足够的溶质和水分，使血浆毒素水平接近正常，并达到干体重。高通量透析治疗主要通过弥散、对流和吸附原理来达到治疗效果。

### 一、弥散

高通量血液透析依赖高通量透析膜来实现溶质的清除。高通量透析膜多为高分子人工合成膜,具有高弥散作用,透析器的溶质转运系数高,膜孔径大,有效清除中大分子溶质、有更优异的生物相容性,很少激活炎症介质,具有很高的扩散性能和水力学通透性。

### 二、对流

高通量血液透析对中大分子物质的清除是依靠对流。对流主要是模拟肾小球的滤过作用,进行溶质清除。在滤过膜孔径范围内的所有溶质均以相同的速度跨过滤器,溶质滤过的量在一定的跨膜压范围内(400~500 mmHg)与跨膜压呈线性关系。溶质的清除率主要受膜孔径大小、超滤率、血流量、透析时间的影响。

### 三、吸附

由于高通量透析膜具有不对称、膜表面疏水性的特性,它对 $β_2$ 微球蛋白等中大分子物质的吸附能力增强,透析中能清除更多的中大分子的溶质,从而来达到更好的透析效果。

## 第三节 高通量血液透析技术临床优势

### 一、增加 $β_2$ 微球蛋白的清除率

$β_2$ 微球蛋白($β_2$-MG)是相对分子质量为 11 800 D 的多肽。正常人体内产生的 $β_2$ 微球蛋白主要通过肾脏进行重吸收和降解,对于终末期肾病患者来说,肾功能部分或全部失去导致体内 $β_2$ 微球蛋白无法正常排出,易造成患者发生远期并发症。高通量透析的溶质清除率高,高通量透析膜能够显著增加 $β_2$ 微球蛋白的清除率,使得 $β_2$ 微球蛋白的透析下降率达到 35%~60%。

### 二、对甲状旁腺激素的影响

甲状旁腺激素(PTH)是由 80 多个氨基酸组成的多肽,相对分子质量约 9 500 D,是慢性肾脏病患者发生肾性骨病、软组织和血管钙化的重要因素之一,也是导致终末期肾病患者皮肤瘙痒的主要物质,甚至可能导致患者出现肾性骨营养不良、软组织和血管钙化,增加心血管事件和死亡风险。高通量血液滤过器,可清除患者体内全段甲状旁腺激素(iPTH),使 iPTH 值有效降低。长期使用高通量透析治疗,可显著降低患者血中的 iPTH 浓度,继而改善皮肤瘙痒症状。

### 三、对磷的影响

血液中的磷酸盐是分子量低于 500 D 的小分子毒物。虽然分子量小,但清除方式类似于中分子物质。透析患者人群高磷发生率可高达 50%。血磷增高不仅诱发继发性甲状旁腺功能亢进和肾性骨营养不良,也是透析患者死亡的独立危险因素。高通量血液透析治疗可显著增加血磷的清除。

## 四、减少心血管性病变

生物相容性好的高通量透析膜,可减少血-膜反应,降低氧化应激反应,减少体内蛋白质的丢失,如晚期糖基化产物(AGE)的氧化修饰作用,继而减少了对低密度脂蛋白、$β_2$微球蛋白等的修饰作用,降低了其病理学意义,较少发生心血管病变。

## 五、保护残余肾功能

残余肾功能对于保证透析充分性、提高血液透析患者生存质量和存活率、减少透析并发症等具有重要的意义。高通量血液透析治疗具有保护残余肾功能的作用,探究其机制可能与以下因素有关:① 增加中、大分子毒素的清除;② 改善钙磷代谢紊乱、甲状旁腺功能亢进;③ 减轻炎症反应;④ 改善细胞免疫功能;⑤ 改善脂质代谢等。

## 六、改善脂质代谢

终末期肾病患者常伴有脂质代谢异常,如高甘油三酯血症,低高密度脂蛋白血症,这些与冠心病的发生具有相关性。高通量血液透析治疗能降低血浆甘油三酯水平,改善终末期肾病患者脂质组成,经过高通量透析治疗后血游离脂肪酸和酯酶活性提高,可有效清除中分子脂蛋白酯酶的抑制剂。高通量透析膜对脂质代谢的改善有益于减少血液透析患者心血管事件的发生率。

## 七、清除瘦素与改善营养

瘦素相对分子质量为16 000 D,由脂肪细胞分泌入血液,有抑制食欲、减少能量摄入、增加能量消耗的生物学作用。肾脏是清除瘦素的主要器官之一,尿毒症患者通过常规血液透析治疗无法排出该物质。由于肾小球滤过率下降,尿毒症患者常存在高瘦素血症,瘦素的蓄积可导致营养不良的发生。此外,瘦素还会促进患者发生炎症反应,导致血管钙化,增加心血管疾病的风险。高通量血液透析治疗可显著降低瘦素水平,改善维持性血液透析(MHD)患者营养状态和贫血。

## 八、其他

高通量血液透析可减少氧化应激,有效清除血液中炎症因子和中大分子毒性物质。例如,高通量透析可使患者血液中肿瘤坏死因子α(TNF-α)逐渐下降,使微炎症状态得到改善;高通量血液透析能使患者体内丙二醛(malondialdehyde,MDA)和超氧化物歧化酶(superoxide dismutase,SOD)释放减少或清除增加,有利于维持体内氧化与抗氧化系统的动态平衡。

# 第四节 高通量血液透析护理操作

高通量血液透析技术常规护理操作参照第七章"血液透析相关护理操作流程",其重点护理操作内容如下。

## 一、患者评估

**(一) 整体情况评估**

(1) 无顽固性低血压、严重心功能不全等。
(2) 透析间期水分控制相对稳定。
(3) 能承受 HFHD 治疗所需高血液流量、高超滤量。

**(二) 血管通路评估** 血流量充足,可达到 250 mL/min 以上,以避免再循环发生。

## 二、用物准备

**(一) 透析器** 必须使用高通量透析器,超滤系数≥20 mL/(h·mmHg)。由于 HFHD 膜的孔径大,故治疗需要使用超纯透析液。

**(二) 透析用水** 必须使用无致热源的碳酸氢盐透析液,反渗水的细菌菌落计数 <0.1 cfu/mL,内毒素<0.03 EU/mL,须达到静脉输液标准。

**(三) 透析装置**

(1) 具备可以调节钠离子浓度和透析液流量的装置,以确保高通量血液透析治疗采用可调钠或高钠透析方式,透析液流量需达到 800~1 000 mL/min。
(2) 在透析液进入透析器前,须加装有细菌和内毒素滤过器。超纯透析液是由标准透析液流入透析机前通过细菌和内毒素滤过器直接滤过生成。
(3) 具备高效精确的超滤装置和定量控制超滤性能。

## 三、护理操作技术

(1) 规范预冲体外循环管路和高通量透析器,确保透析器使用的安全性,预防首次使用综合征的发生。
(2) 治疗过程中,提高透析液钠离子浓度的同时,避免患者出现水电解质紊乱,以减少治疗中低血压的发生。加强患者透析间期水分控制的健康宣教,体重增长不得超过干体重的 5%。
(3) 透析过程中严密观察患者生命体征,询问患者透析中有无不适。一旦出现急性并发症及内毒素反应,及时干预。
(4) 定时监测透析机的静脉压和跨膜压变化,防止反超滤发生。为避免治疗过程中反超滤现象的发生,视患者整体情况可适当提高患者的血液流速和超滤量。
(5) 严格落实透析液的细菌检测,确保达标。
(6) 长期高通量血液透析(HFHD)患者,鼓励其增加优质蛋白质的摄入。

## 四、并发症及预防措施

**(一) 致热源反应** 高通量透析器由于膜孔径大,治疗过程中可能引起透析液中内毒素进入血液,引起致热源反应。

临床中可通过下列措施预防:① 提高跨膜压;② 使用超滤性能较好的高通量透析器;③ 使用超纯正的透析液定期监测并及时更换滤过器,减少致热源反应。

**(二) 反超滤** 由于高通量透析器的滤过系数大,滤器膜孔径大,水和溶质非常容易通过,当血液侧的压力低而透析液流量大时,透析液侧压力大于血液侧,造成反超滤现象,患者透析后体重增加。

临床中可通过下列措施预防：① 高通量透析设置时增大超滤量，同时补入相应的水分来达到平衡；② 透析机设计防止反超滤发生，可在机器内设置最小脱水量 50~100 mL/h，防止反超滤现象。

**(三) 耗损综合征**　指在运用高通量透析器时，体内营养物质丢失的一个过程。高通量透析器的膜孔径及膜面积均较大，能够透出中大分子毒素，包括有益的白蛋白及维生素等。

临床中可通过下列措施预防：① 针对不同的患者，选择合适的透析器及透析模式；② 高通量透析期间增加营养摄入。

高通量血液透析治疗的应用在不增加医疗成本的同时，提高了治疗质量。

（杨国彬）

# 第十二章
# 血液滤过与血液透析滤过

血液滤过(hemofiltration,HF)问世至今已有80多年的历史,其治疗方法最早是在单纯超滤(ultrafiltration,UF)技术的基础上发展起来的。1978年,Leber等人通过综合血液透析(HD)和血液滤过(HF)的优点来提高血液透析质量,这项技术即血液透析滤过(hemodiafiltration,HDF)。与血液透析(HD)治疗模式相比,血液滤过和血液透析滤过治疗在溶质清除时增加了对流的转运方式,具有血流动力学稳定、中分子物质清除率高等优点。近年来,已逐渐成为终末期肾病常规治疗、急性肾损伤救治及连续性肾脏替代治疗(continuous renal replacement therapy,CRRT)的主要治疗模式选择。

## 第一节 概 述

### 一、血液滤过技术

血液滤过(HF)是在单纯超滤的基础上发展起来的一种技术,其原理是:血液流经体外循环中的血液滤过器,在滤过压的作用下滤出大量液体和溶质,等渗性地通过血液滤过膜进行转运产生超滤液(ultrafiltrate),同时回补与血浆液体成分相近的电解质溶液,即置换液(substitute),以达到血液净化的目的。整个过程一方面模拟肾小球的滤过功能,其溶质的清除率取决于超滤率和滤过膜的筛选系数,另一方面通过置换液在血液透析滤过器前/后的回补模仿肾小管的重吸收功能。血液滤过技术具有中分子毒素清除率高、血液动力学稳定、更接近人体生理状态的优点。

**(一)发展史与现状** 20世纪六七十年代,Henderson等人报道了利用高通透性的滤过膜,同时补充置换液的血液净化模式达到了清除水分和溶质的目的,研究证实了对流转运可有效清除中大分子毒素且清除率优于血液透析。1979年Henderson等人首次报道了无菌置换液的制备方法,并将其在血液滤过治疗过程中运用与推广,大大改善了血液滤过治疗过程中的致热源反应。70年代在北京、上海等地开始使用大面积空心纤维透析器、电动吸引器和林格液进行纯手工控制的简易血液滤过治疗,并有了该项技术用于治疗终末期肾病伴顽固性高血压和皮肤瘙痒患者的相关报道。而今,精准的液体平衡装置在可实施血液滤过治疗模式的透析设备中的运用,成品无菌置换液在临床的普及,透析膜良好的生物相容性、不同级别的超滤系数与筛选系数甚至部分吸附功能的实现,血液滤过以其安全、精准、高效的特点广泛运用于临床。

**(二)适应证** 血液滤过适用于急性肾损伤、慢性肾脏病患者,尤其是伴有以下情况者。
(1)常规透析易发生低血压。

（2）顽固性高血压。

（3）常规透析不能控制的体液过多和心力衰竭。

（4）严重继发性甲状旁腺功能亢进。

（5）周围神经病变。

（6）心血管功能不稳定、多脏器功能衰竭。

**（三）血液滤过技术的影响因素** 血液滤过在溶质的清除中以对流转运方式为主，清除效率主要受血液透析滤过器膜对水与溶质的通透性、跨膜压、血流量、血浆蛋白浓度、血浆蛋白组成占比、红细胞压积、温度等因素的影响。在较低的跨膜压范围内，超滤量与跨膜压呈线性关系。当跨膜压>500 mmHg，超滤率不再受跨膜压的影响，而与血流量、滤过膜的几何形状、血浆蛋白浓度有关。血流速度越快，膜的内径越小，血浆蛋白浓度越低，超滤率就越高。有学者在对膜的筛选系数与全血清除率的关系研究中指出：膜的筛选系数越大，全血清除率受溶质分布的影响越大；对那些大多数滤过膜中筛查系数接近1的溶质（如肌酐、尿素氮），前稀释比后稀释的清除效率更高。

## 二、血液透析滤过技术

血液透析滤过（HDF）是将血液透析的"弥散"功能和血液滤过的"对流"功能有机结合，具有两种治疗模式的优点，从而在单位时间内比单独的血液透析或血液滤过清除更多的小分子和中大分子物质，达到净化血液的目的。但 HDF 实施过程中对透析通路血流量的要求较血液透析高，一般需 250~350 mL/min 才能达到理想的治疗效果。与血液滤过不同的是，HDF 在置换液补给的同时在血液滤过器膜外有透析液运行，进行滤过器膜内膜外的物质交换。

**（一）发展史与现状** 1978年 Leber 等提出了血液透析滤过技术，该技术结合血液透析和血液滤过的特点，既可以通过"弥散"清除小分子毒素，同时通过"对流"清除中分子毒素。其治疗原理更接近人体肾脏的肾小球滤过和肾小管重吸收功能。该技术经过40多年的发展与不断完善，现有增加置换液输入速度和置换液量的高容量血液透析滤过、提高置换液浓度的高张血液透析滤过及配对透析滤过等衍生模式。

**（二）适应证** 血液透析滤过适用于急性肾损伤、药物或者毒物中毒，以及慢性肾功能衰竭合并以下症状者。

（1）严重的水、电解质和酸碱平衡紊乱。

（2）顽固性高血压。

（3）不能耐受透析的低血压。

（4）钙磷代谢紊乱导致的慢性肾脏病矿物质与骨异常。

（5）中分子物质蓄积引起的神经系统改变。

（6）常规透析不能控制的体液过多与心力衰竭。

（7）心血管功能不稳定、多脏器衰竭。

（8）顽固性皮肤瘙痒。

（9）高磷、高钾血症、酸中毒、高钠血症、低钠血症。

**（三）血液透析滤过治疗的影响因素**

1. **影响弥散的因素** 主要为膜两侧的浓度差，还包括以下3个方面：①滤过器膜孔径与面积，溶质弥散率随着膜面积的增加而增加。②血流量，小分子溶质的清除在血流量增加至 500~600 mL/min 时，清除率仍逐渐增加，而中分子溶质的清除在血流量增加至 250 mL/min

时,则不再随血流量的增加而增加。③ 透析液流量,从 500 mL/min 增加至 800 mL/min,小分子溶质的清除率逐渐增加而中分子溶质的清除率无明显改变。

2. **影响对流清除率的因素** 主要取决于跨膜压和血液透析滤过器的超滤系数。在跨膜压一定范围时(其中高通量膜的跨膜压低于 200～300 mmHg),超滤率与跨膜压呈线性关系,但当血液浓缩到一定程度时,跨膜压与超滤率就不存在线性关系,要达到同样的超滤率就需要增加跨膜压,到达某平台后,即使增加跨膜压也不能再增加超滤率。超滤系数与血液透析滤过器膜的特性有关,各种血液透析滤过器都有自己不同的超滤系数,但值得注意的是,HDF 治疗中血液透析滤过器的超滤系数实际测得值会因血液中的蛋白在血液透析滤过器膜表面形成蛋白膜覆盖而较体外测得值要低。

## 第二节 血液滤过与血液透析滤过的装置

### 一、血液透析滤过器

进行 HF 或 HDF 治疗的血液透析滤过器,其超滤系数(KUF)须≥50 mL/(h·mmHg)的标准,并具备以下特点:① 生物相容性好,无毒性;② 理化性质稳定;③ 截留分子量通常<60 000 D,能截留血清(白)蛋白;④ 具有清除并吸附中分子毒素的能力;⑤ 能截留内毒素。临床中可根据患者体表面积、透析通路血流量、需要清除的溶质种类等选择合适的血液透析滤过器。目前血液透析滤过器主要在生物相容性与毒素的清除上不断研究探索。

血液透析滤过器膜的性能是决定血液滤过与血液透析滤过治疗效果的关键。血液透析滤过膜应具备大孔径、高通量、(较)高的超滤系数和筛选系数等要求。现在临床使用的膜材质多为高分子合成膜,包括聚丙烯腈膜、聚砜膜、聚碳酸酯膜、聚甲基丙烯酸甲酯膜等。呈不对称结构,有支持层和滤过层,支持层保持膜的机械稳定性,滤过层保证其良好的通透性,这样既有利于对流又能进行弥散。许多研究显示,表面能够嫁接抗凝物质(如肝素)的聚砜膜和 AN69 - ST 膜材料等可提高膜的生物相容性,减少透析过程中抗凝剂的用量。高截留膜材料增大膜的通量可以清除更多的中分子毒素和蛋白结合类毒素。另外,AN69 - oXiris 膜对炎症因子和内毒素有较好的吸附作用,显著降低脓毒血症患者内毒素和炎症介质水平。

### 二、血液透析滤过机

血液透析滤过机除了与血液透析机具有相同的动脉压、静脉压、跨膜压、漏血监测、空气监测等监护装置外,还增设了置换液泵和液体平衡加温装置。血液透析滤过机控制液体平衡系统有两种类型:一种是重量平衡,另一种是容量平衡。重量平衡法一般使用电子称重系统,容易受环境因素影响平衡,如治疗过程中对机器的移动,透析模式下对称重系统上物品的增减等。容量平衡法采用平衡腔原理。现大多数血液透析滤过机器以容量平衡取代了重量平衡。以重量平衡法控制液体平衡的机器,通常用于连续性血液滤过和血液透析滤过的机器。

### 三、置换液补入装置

目前临床开展 HF、HDF 治疗的设备一般都是联机在线实时产生置换液进行补充的在线血液透析滤过(OL - HDF)。在线式(online)血液透析滤过机,实现了可即时生产大量洁净、无致热源、低成本且更符合生理的碳酸氢盐置换液。

对 OL-HDF 进行质量控制的过程中，透析用水的质量控制对置换液的质量而言非常关键。水处理系统的双级反渗和血液透析滤过机配置细菌过滤器可有效提高透析液和置换液的纯度，预防因内毒素与细菌引起的发热、败血症、内毒素性休克和机体的微炎症状态。另外，定期对水处理系统及循环水路进行化学消毒、热消毒，每日检测透析用水的硬度、游离氯与总氯，每月监测微生物(内毒素测定与细菌培养)，每年测定化学污染物。根据厂家推荐和水质监测情况按时更换细菌过滤器(一般 2~3 个月或治疗例次达到 100 例次)是保证置换液安全的重要管理措施。

血液透析滤过中常规设置的超滤量为 70~200 mL/min，每次治疗置换液补充总量约需 16~50 L。由于置换液直接输注至患者血液且输入速度极快，因此对置换液的质量要求很高，必须保证其无菌、无致热原、无有机物、可调节离子浓度且价格低廉。置换液常用配方见表 12-1，其溶质成分主要包括钠、钾、氯、钙、镁、碳酸氢钠。

表 12-1 HF/HDF 治疗置换液常用配方

| 电解质(mmol/L) | | | | | | 渗透压(mmol/L) |
|---|---|---|---|---|---|---|
| $Na^+$ | $K^+$ | $Cl^-$ | $Ca^{2+}$ | $Mg^{2+}$ | 碳酸氢钠 | |
| 135~145 | 2.0~3.0 | 103~110 | 1.25~1.75 | 0.5~0.75 | 30~34 | 286~300 |

根据临床治疗需求、不同物质的清除特性、心肺功能、抗凝需要等可选择不同的置换液输入方式和置换液量。

1. 前稀释法　置换液于血液透析滤过器前，血泵后置换液输入支管进入体外循环管路。如图 12-1，其优点是血液在进入血液透析滤过器前已被稀释，故血流阻力小，不易在滤过膜上形成蛋白覆盖层，可减少抗凝剂用量，但溶质清除率低于后稀释，要达到与后稀释相等的清除率需消耗更多的置换液。无抗凝剂或小剂量肝素抗凝治疗时，建议选择前稀释置换法。

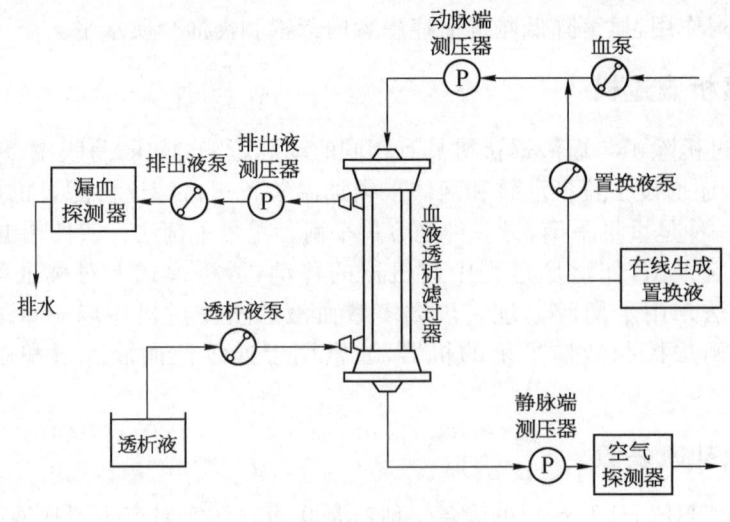

图 12-1 前稀释法

2. **后稀释法**  置换液于滤过器后静脉端输入(图12-2),是临床上最常用的置换液输入方法,其优点是清除率高,可减少置换液用量,节省治疗费用。有文献报道,后稀释 HDF 应用较高的置换量对中分子毒素清除率远胜于高流量透析,当置换液输入速度为 100 mL/min 时,$\beta_2$ 微球蛋白的清除率可以是高流量透析的 2 倍,对骨钙素(osteocalcin,分子量为 5 800 D)和肌红蛋白(分子量为 17 200 D)等中大分子也能充分清除,对磷的清除亦优于传统的血液透析,而尿素清除率则与高流量透析大致相当。后稀释的缺点是滤过器内水分大量被超滤后致血液浓缩,易在滤过器膜上形成覆盖物。因此,后稀释时,总超滤与血流比<30%,肝素用量也较前稀释多。为提高每次治疗的清除效果,常规治疗患者通常可选择后稀释置换法。若为无抗凝剂或小剂量肝素治疗的患者或有高凝倾向的患者,不宜选择此法。

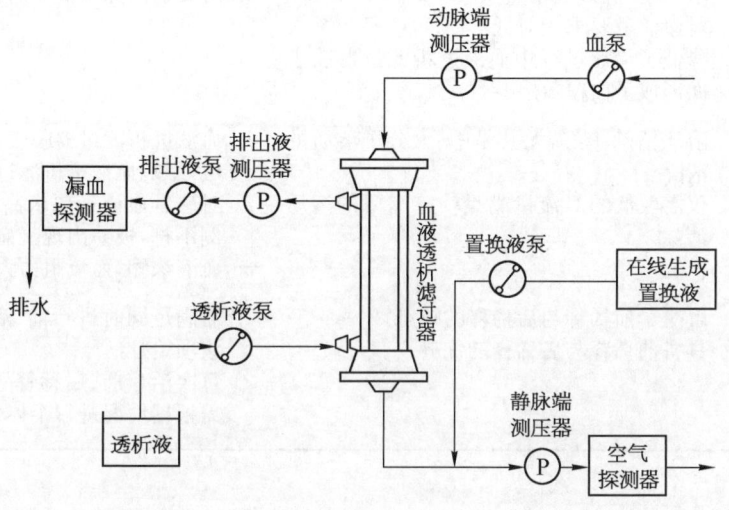

图 12-2  后稀释法

3. **混合稀释法**  血液透析滤过器前后同时进行置换液输入的方法(图12-3)。有学者研究,混合稀释法血液透析滤过治疗能快速有效清除维持性透析患者中大分子尿毒症毒素,明显减轻慢性肾衰竭患者的微炎症状态、改善营养状况、提高其生存质量,疗效优于前稀释法和后

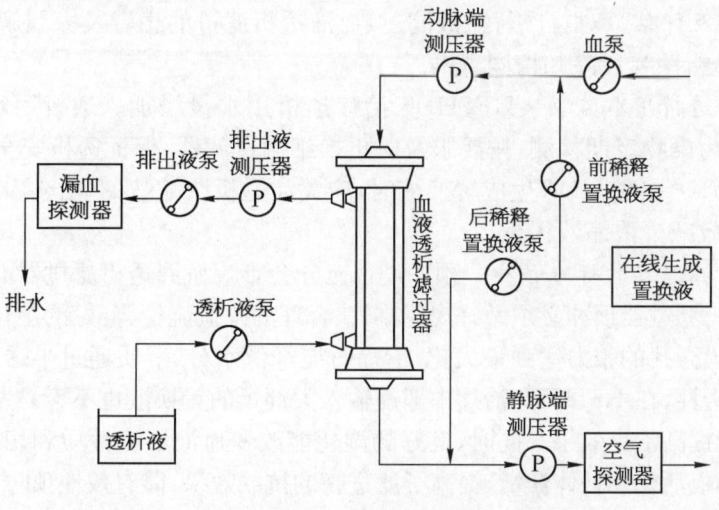

图 12-3  混合稀释法

稀释法。目前临床上能实现混合稀释法的一般均为连续性血液净化设备。但已有部分常规血液透析滤过机也能实现混合稀释的报道。

前稀释法、后稀释法、混合稀释法根据治疗需求和使用机型不同,在血液滤过、血液透析滤过治疗时选择使用。不同的稀释法也各有优缺点(表12-2)。

表12-2 三种不同置换液稀释方法优缺点比较

| 项目 | 优点 | 缺点 |
| --- | --- | --- |
| 前稀释 | 1. 血液进入血液透析滤过器前被稀释,血流阻力小,抗凝剂用量少<br>2. 对血流量要求相对低<br>3. 降低了治疗过程中血液透析滤过器膜表面形成蛋白覆盖层 | 1. 置换液用量多<br>2. 溶质的清除率低于后稀释和混合稀释 |
| 后稀释 | 1. 溶质清除率好,尤其是中、大分子溶质的清除<br>2. 仅需较低的对流量满足治疗需要的溶质清除 | 1. 血液透析滤过器膜表面易形成蛋白覆盖层,影响血液透析滤过器的滤过效率<br>2. 对患者血流量要求高,置换液与血流比例不符,极易出现凝血<br>3. 血液浓缩,血流阻力大,抗凝要求高 |
| 混合稀释 | 1. 解决了前稀释与后稀释的缺点<br>2. 具备前稀释与后稀释的优势 | 1. 需满足同时进行前、后稀释的机器配合该项治疗<br>2. 每次治疗前、后稀释置换液的量和比例需根据情况进行个体化的计算 |

## 第三节 血液滤过与血液透析滤过的护理

### 一、治疗前准备

1. **患者准备及评估** 对首次行血液滤过、血液透析滤过的患者及家属解释治疗的目的与风险,签署血液透析医疗风险知情同意书。

2. **置换液和透析用水监测** HF、HDF治疗透析用水量增加。透析用水、置换液的菌落数、内毒素、化学污染物定期检测,按要求及时更换细菌过滤器,保证透析安全。严格无菌操作连接置换液补液管。在线HDF生成置换液时,应关注透析浓缩液A液与B液的质量,推荐使用透析干粉可有效减少浓缩液污染。

3. **血液透析滤过器的标准预冲** 预冲是否充分会影响血液透析滤过器的性能发挥。需要强调的是血液透析滤过器预冲必须做好规范排气、合理的泵血流量、良好的湿化及跨膜预冲。规范预冲能使滤过膜微孔的张力达到最大化,治疗时能降低水分、溶质通过半透膜的阻力,提高膜对水和溶质的通透性,在HF、HDF治疗中即使输入大剂量的置换液也不容易发生跨膜压快速上升的现象,有助于提高治疗效果。同时,良好的湿化能改变血液层流性质和切变力,降低血液流动阻力,防止血小板活化和补体激活,提高了滤过膜的抗凝效果,能有效地预防血膜反应。

4. **血液透析滤过器选择** 血液滤过和血液透析滤过清除溶质的效果取决于有效的血流

量、滤过器面积、滤过膜筛选系数、超滤率和每次治疗时的置换液总量,因此,滤过器选择及技术参数的设置都必须评估和确认,以达到理想效果。

5. 血管通路准备　血流量要求较血液透析高,一般需 250～350 mL/min 的血流量才能达到理想的治疗效果。

6. 置换液总量、超滤量、血流量的设置　这三个量应根据患者病情、清除目的、补液量、干体重、通路血流量、出凝血指标、患者心血管功能等结合置换液补充方式、抗凝方法进行设置,遵医嘱并双人核对。

## 二、护理干预

1. 密切观察　治疗过程中密切监测动脉压、静脉压、跨膜压和血流量等的变化。HF、HDF 均需补充大量置换液,上机前需仔细检查并确认置换液泵管与机器置换液出口端连接严密,没有渗漏,确保患者液体出入量的平衡和保障治疗安全。严密观察患者意识、生命体征的变化,及时处理并发症。所有的治疗参数、症状、体征、干预措施应详细记录。

2. 急性并发症的预防与护理　血液透析的所有并发症都有可能在 HF、HDF 中出现,最需要警惕的有:① 液体平衡误差;② 置换液成分错误;③ 置换液被污染引起热源反应;④ 低血流量;⑤ 凝血。护士在临床护理操作中要加强责任心,严格执行操作规范,做到操作前、操作中、操作后查对,及时发现隐患,积极预防并发症。若置换液补液管与机器置换液出口端连接不紧密而导致置换液渗漏,治疗中会出现置换液输入量少于患者体内被超滤的量,若不及时发现,会导致患者脱水过量,有效血容量下降而发生低血压、休克。

3. 饮食指导　血液滤过或血液透析滤过在大量清除液体的同时,蛋白质、氨基酸、维生素等丢失量也相应增加。维持性血液透析患者蛋白质摄入量为 1.2～1.5 g/(kg·d),在 HF、HDF 治疗阶段推荐蛋白质摄入量为 1.5 g/(kg·d),其中 50%～70% 为高生物价蛋白质。同时做好患者的饮食指导和宣教,提高患者合理饮食依从性。

4. 机器清洗、消毒和日常维护　必须严格遵照厂家要求实施,包括消毒液品种、浓度、消毒时间。以确保每一次消毒的有效性、安全性。机器停用超过 24 小时,应开机冲洗 20～30 分钟再使用;超过 48 小时,应重新清洗消毒后再使用,以避免微生物的生长。

5. 其他　血液滤过和血液透析滤过是血液净化治疗中的一种特殊技术。随着这种技术的不断成熟和治疗成本的逐渐下降,HF、HDF 已成为维持性透析患者一种标准的常规治疗模式,在常规透析的同时通常每周或每两周进行一次 HF 或 HDF。因此,血液透析护士应充分了解它的治疗原理、适应证、不良反应及并发症,熟练掌握血液滤过、血液透析滤过的操作流程及机器的操作常规,有针对性地对患者进行密切监测与护理。

## 三、血液滤过与血液透析滤过护理流程

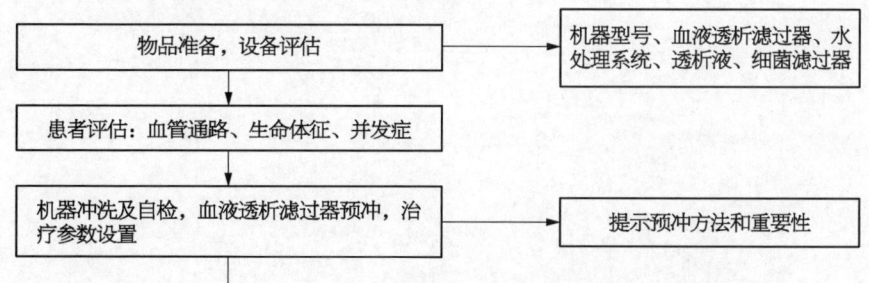

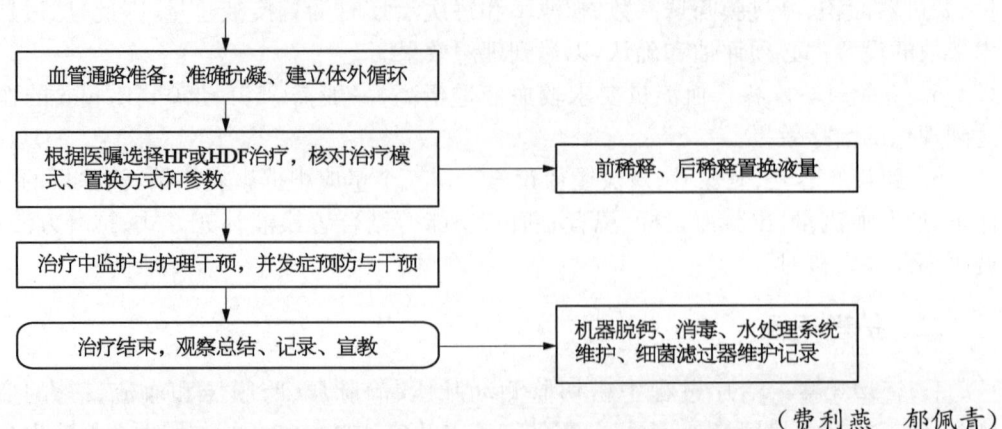

(费利燕 郁佩青)

# 第十三章
# 血液灌流

血液灌流(hemoperfusion,HP)是将患者血液从体内引到体外循环系统,通过灌流器中吸附剂(活性炭或树脂等材料)与体内待清除的代谢产物、毒性物质及药物间的吸附结合,达到清除这些物质的一种血液净化治疗方法或手段。近年来,随着血液灌流技术的发展,临床上将血液灌流与其他血液净化方式结合,形成了不同类型的杂合式血液净化疗法。灌流器常用吸附材料有活性炭、吸附树脂、多糖类及无机材料吸附剂等。

## 一、适应证和禁忌证

### (一) 适应证

1. **急性药物或毒物中毒** 药物或毒物中毒是临床常见的急症,血液透析可通过溶质弥散来清除毒物或药物,但仅适用于水溶性、不与蛋白或血浆其他成分结合的物质。血液灌流相较于血液透析治疗,对大部分毒物或药物的清除效果更好。常见药物中毒包括巴比妥类、催眠镇静类药物、抗精神失常药、解热镇痛药、洋地黄类、除草剂等,其他毒物中毒,如鱼胆、蛇胆、毒蕈等。

2. **尿毒症** 血液灌流可以清除肌酐、尿酸、胍、酚、吲哚、中分子物质和氨基酸、激素等,但不能清除水和电解质。目前临床采用组合式血液灌流(血液灌流联合血液透析治疗),对尿毒症患者,特别是合并严重尿毒症相关皮肤瘙痒、严重尿毒症相关睡眠障碍、蛋白质能量消耗、微炎症状态、严重继发性甲状旁腺功能亢进、严重高 $\beta_2$ -微球蛋白($\beta_2$ - MG)血症及难治性高血压者,具有较好的临床疗效。

3. **肝脏疾病** 血液灌流对患者血中的芳香族氨基酸、硫酸有机酸酚类和中分子代谢药物有显著吸附作用,可用于重症肝炎,特别是暴发性肝衰竭导致的肝性脑病、高胆红素血症等。

4. **炎性疾病** 重症急性胰腺炎、脓毒症、内毒素血症及系统性炎症反应综合征等。

5. **风湿免疫性疾病** 系统性红斑狼疮、类风湿关节炎、血管炎等。

6. **神经系统疾病** 重症肌无力、格林-巴利综合征等。

7. **血液病** 特发性血小板减少性紫癜、过敏性紫癜、血友病、溶血性尿毒症综合征、多发性骨髓瘤等。

8. **其他疾病** 海洛因等药物成瘾、银屑病、天疱疮等。

### (二) 禁忌证
对灌流器及相关材料过敏者。

## 二、血管通路

药物中毒或急救等患者行血液灌流治疗时,血管通路建立以无隧道和涤纶套的透析导管为宜,维持性血液透析患者采用组合式血液灌流联合血液透析治疗时,可采用患者原有血管通路(带隧道和涤纶套的透析导管、自体动静脉内瘘或移植物动静脉内瘘)。

## 三、操作程序

**(一) 单纯血液灌流治疗** 该模式是用体外循环管路连接血液灌流器,将血液直接引入灌流器,经过吸附后血液回输至患者体内的过程(图 13-1)。主要适用于各种药物、毒物中毒,不合并肝肾功能障碍及水电解质、酸碱平衡紊乱的患者。

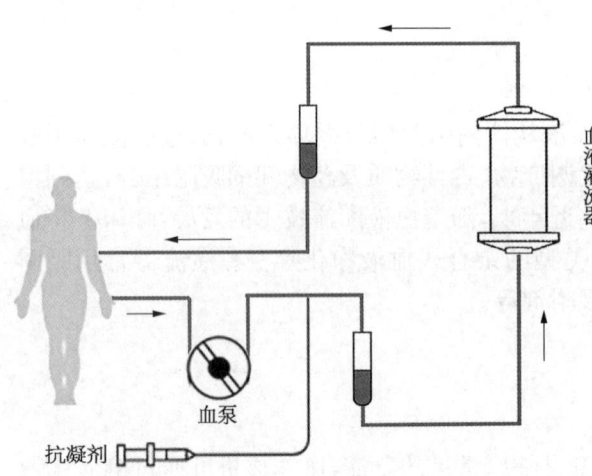

图 13-1 单纯血液灌流治疗示意图

1. 治疗前准备

(1) 物品、药品准备:血液灌流器、体外循环管路、穿刺针(动静脉内瘘患者备用)、抗凝剂、生理盐水及无菌治疗巾、聚维酮碘(碘伏)和棉签等,确认所有物品包装在有效期。

(2) 机器准备:血液灌流机、单纯血泵机、血液透析机、血液透析滤过机或 CRRT 设备。

2. 预冲 临床分为动态肝素化预冲和静态肝素化预冲两种方法。

(1) 动态肝素化预冲:用 2%~3%肝素生理盐水 2 500 mL(含肝素钠 6 250~9 375 U)、20%肝素生理盐水 500 mL(含肝素钠 12 500 U)、生理盐水 500 mL 依次对体外循环管路及血液灌流器进行冲洗。具体操作方法如下。

1) 将血液灌流器以动脉端向下、静脉端向上的方向固定于支架上。

2) 将体外循环管路动脉端与 2%~3%肝素生理盐水连接并充满。

3) 按照血流方向,连接体外循环管路与血液灌流器。

4) 开启血泵,以 100 mL/min 的速度预冲体外循环管路与灌流器,预冲量为 2 500 mL。

5) 使用 20%肝素生理盐水 500 mL,以不超过 50 mL/min 的速度缓慢预冲,使血液灌流器达到充分肝素化。

6) 使用生理盐水 500 mL 冲洗体外循环管路与血液灌流器,呈备用状态。

(2) 静态肝素化法预冲:是指将灌流器肝素化后,再使用生理盐水进行冲洗的过程。具体操作方法如下。

1) 灌流器肝素化:① 在治疗准备室,严格无菌操作;② 打开血液灌流器上端保护螺帽,置于无菌治疗巾上;③ 去除已抽取 12 500U 肝素的无菌注射器针头,对接血液灌流器端口回抽空气并缓慢注入,拧紧保护帽;④ 将灌流器上、下 180°缓慢反转至少 10 次,确保肝素充分融入保存液中,将血液灌流器静置于无菌治疗巾 20~30 分钟,待用;⑤ 在血液灌流器上注明抗凝剂药名、剂量、摇晃后时间及操作者姓名。

2) 体外循环管路与灌流器预冲:① 将灌流器以动脉端向下、静脉端向上的方向固定于支架上;② 将体外循环管路动脉端与生理盐水连接并充满;③ 按照血流方向,连接体外循环管路与血液灌流器;④ 开启血泵,以 200~300 mL/min 速度预冲外循环管路与血液灌流器,生理盐水预冲总量为 2 000~3 000 mL,排尽体外循环管路及血液灌流器中的气泡,呈备用状态。

(3) 注意事项

1) 动态肝素化预冲时,因灌流器未经肝素化,肝素生理盐水流经灌流器时,通过慢速冲洗使肝素与灌流器充分接触,以降低凝血风险。

2) 预冲排气过程中推荐使用有弹性的排气工具,呈 30~60°夹角持握血液灌流器敲击底部 12 点区域,排尽血液灌流器及体外循环管路内的气体。

3) 预冲过程中,如发现游离颗粒冲出,提示吸附剂包膜破损,必须进行更换。

4) 不同灌流器的操作,宜参照说明书要求执行。

3. 抗凝

(1) 由于目前常用血液灌流器内的树脂有较强吸附性,对治疗中使用的抗凝剂肝素钠、低分子肝素等有较强吸附作用,因此,血液灌流治疗中肝素等抗凝剂使用不当,易出现体外循环凝血。

(2) 抗凝剂使用

1) 普通肝素:适用于临床无出血倾向或无出血性疾病、无肝素诱导的血小板减少症、凝血功能正常或升高的患者。一般首剂量 62.5~125 U/kg(0.5~1.0 mg/kg),追加剂量 1 250~2 500 U/h(10~20 mg/h),间歇性静脉注射或持续性静脉输注,预期结束前 30 分钟停止追加。肝素剂量应依据患者的凝血状态个体化调整。

2) 低分子肝素:适用于临床无出血倾向或无出血性疾病、无肝素诱导的血小板减少症患者。一般选择 60~80 U/kg,推荐在治疗前 20~30 分钟静脉注射,无需追加剂量。

3) 阿加曲班:适用于肝素诱导的血小板减少症、活动性出血或有明显出血倾向的患者,一般首剂量 250 μg/kg、追加剂量 2 μg/(kg·min)持续给药,应依据患者血浆活化部分凝血活酶时间(APTT)的监测,调整剂量。阿加曲班主要在肝脏代谢,合并肝功能不全的患者阿加曲班半衰期延长,应慎选阿加曲班作为抗凝药物。

4. 体外循环建立

(1) 连接血管通路:将体外循环管路动脉端与血管通路正确连接(如透析用中心静脉导管或动静脉内瘘),开启血泵,速度为 50~100 mL/min。当血液经过灌流器即将达到静脉端血路管的末端出口时,将血路管静脉端与血管通路连接。

(2) 遵医嘱使用抗凝剂。

(3) 调整血流量:患者血压、心率等平稳状态下,逐步增加血液流量至 150~250 mL/min。

(4) 治疗的时间与次数:灌流器中吸附材料的吸附能力与饱和速度决定了每次灌流的时间。一般吸附剂对溶质的吸附在 2~3 小时内达到饱和。临床可根据需要每间隔 2~3 小时更换一次灌流器,但一次连续血液灌流治疗不超过 6 小时。对于部分脂溶性药物或毒物,在一次治疗后可能会有脂肪组织中的相关物质释放入血的情况,可根据不同物质的特性间隔一定的时间后再次灌流治疗。

5. 治疗结束,回血

(1) 生理盐水回血:血液流速调整至 50~100 mL/min,使用生理盐水将灌流器及循环管路中的血液回输至患者体内,至灌流器颜色变浅,卸下整套体外循环管路。

(2) 空气回血:用于急性药物中毒抢救,利用空气替代生理盐水,尽量减少所吸附药物与吸附剂洗脱解离、再次入血,但应注意空气栓塞的风险。

6. 单纯血液灌流操作流程

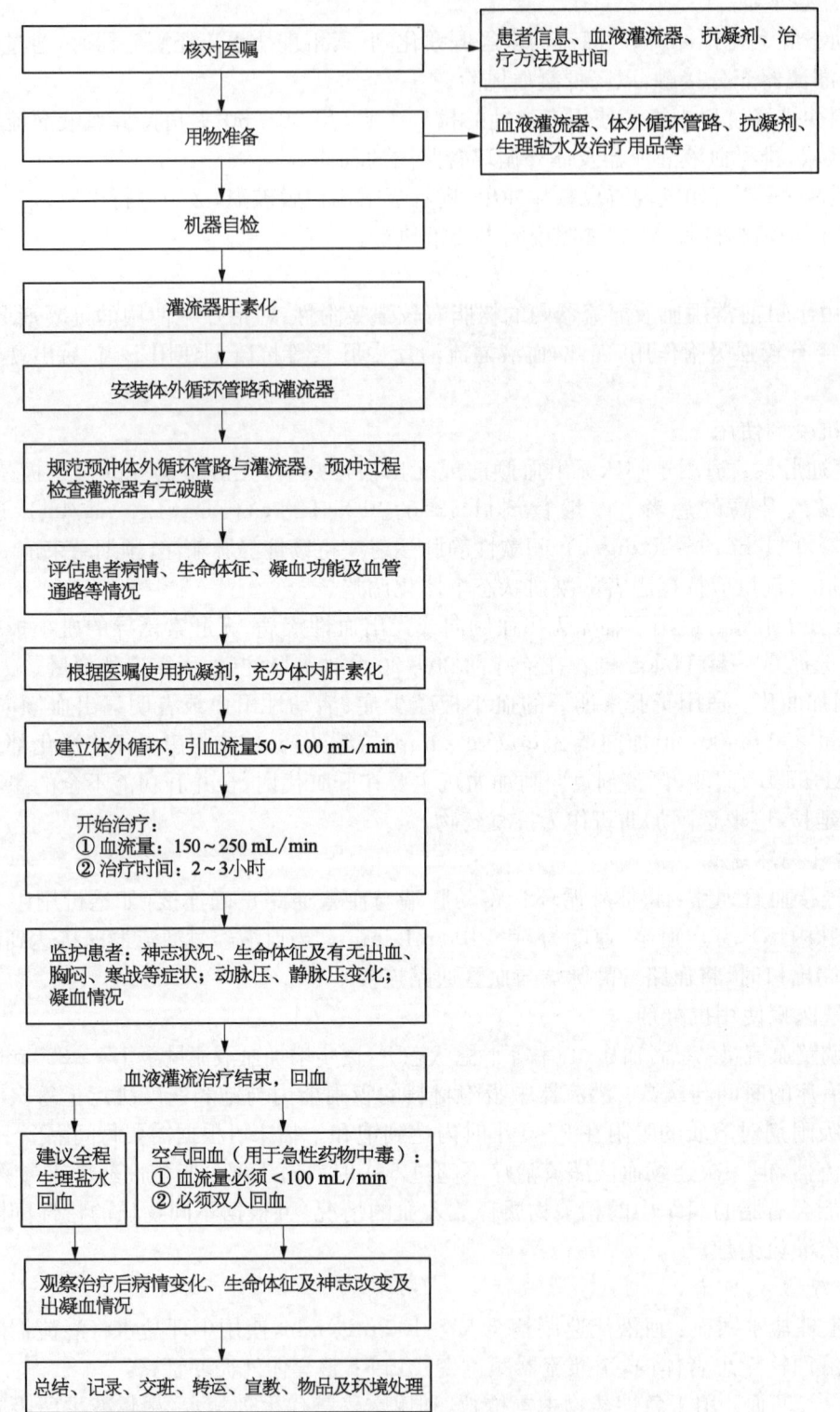

**（二）组合式血液灌流联合血液透析治疗** 血液灌流联合血液透析是目前维持性血液透

析患者治疗常用的模式之一,能有效清除蛋白结合类毒素等,预防远期透析相关并发症的发生,提高生活质量和改善远期预后。建议将血液灌流器串联在透析器前,且每次血液灌流治疗时间为 2~3 小时,如图 13-2。

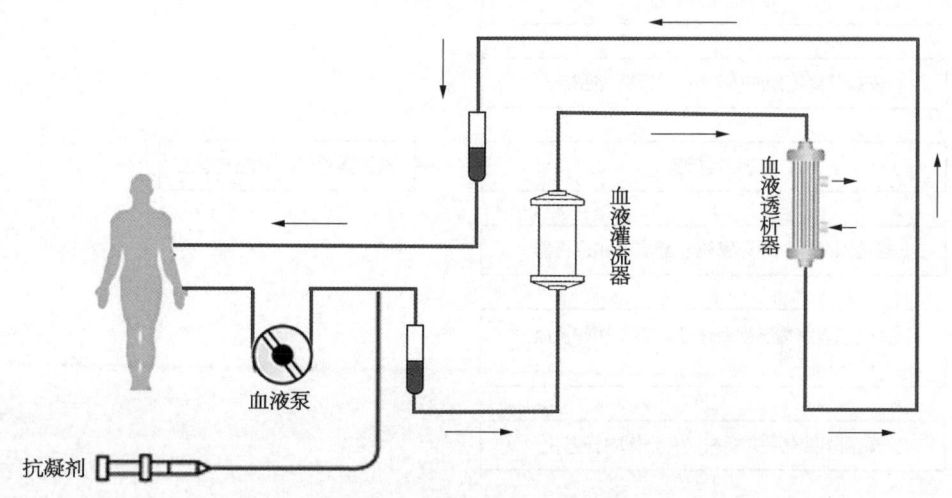

图 13-2　组合式血液灌流联合血液透析治疗示意图

1. 治疗前准备
(1) 物品准备:血液透析器、连接管,其余同"单纯血液灌流治疗"物品准备。
(2) 机器准备:血液透析机。
2. 体外循环管路、血液灌流器与血液透析器预冲　推荐使用组合型人工肾一体化循环管路,实现灌流器、透析器分别独立预冲。
(1) 灌流器预冲:参照"单纯血液灌流预冲"。
(2) 透析器预冲:将透析器与已预冲后的灌流器连接,灌流器置于透析器前,预冲方法参照第七章"血液透析相关护理操作流程",执行标准预冲技术。
(3) 按照规范预冲要求,排尽灌流器、透析器及体外循环管路空气后,呈备用状态。
3. 体外循环建立　同单纯血液灌流治疗。
4. 组合式血液灌流撤除灌流器方法　血液灌流联合血液透析治疗 2~3 小时后,予撤除灌流器。采用生理盐水回血,血液流量调整至 50~100 mL/min,将灌流器及循环管路中的血液回输至患者体内,至灌流器颜色变浅,卸下灌流器,继续透析治疗。遵医嘱调整抗凝剂剂量,注意严格无菌操作,避免液体滴洒和空气进入血液。
5. 治疗结束,回血　采用密闭式回血法,操作方法与血液透析治疗方法一致。
6. 组合式血液灌流联合血液透析操作流程

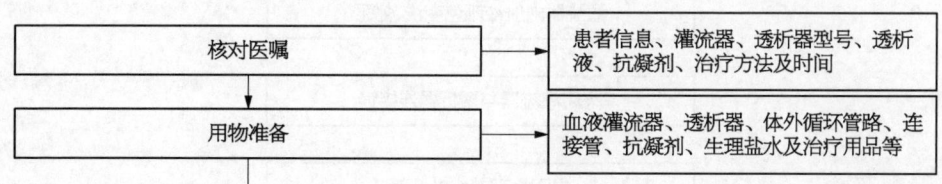

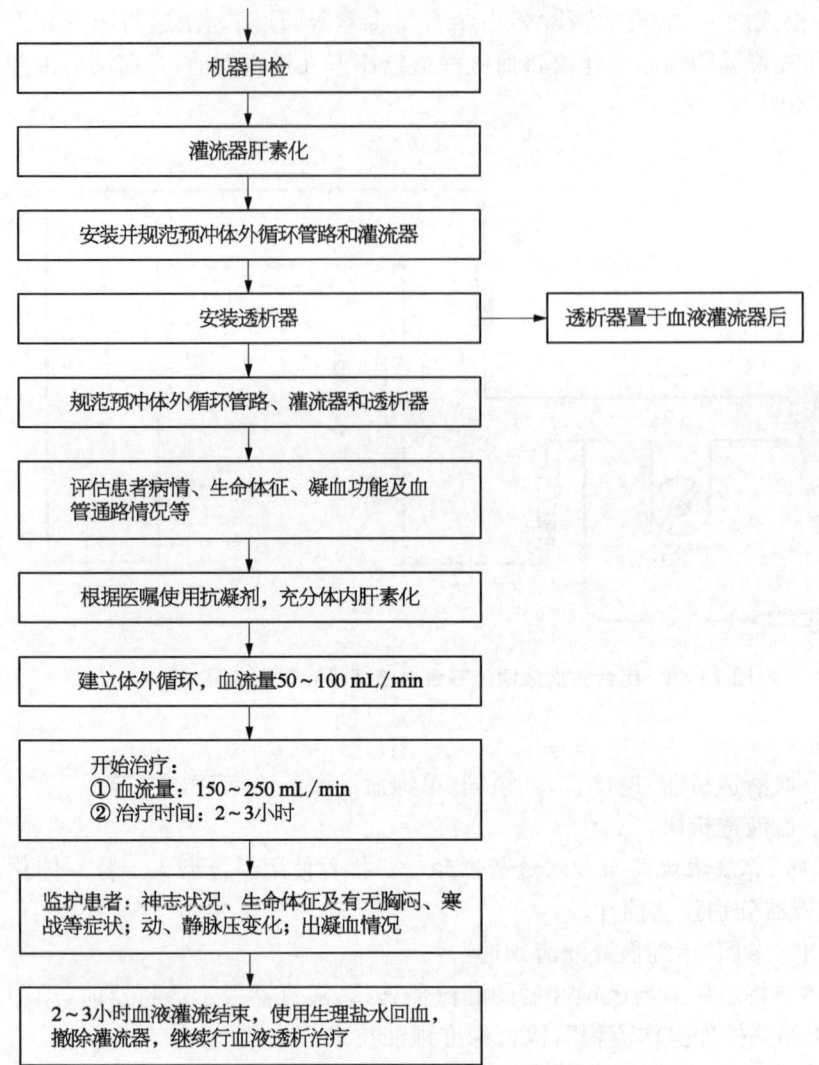

7. 组合式血液灌流撤除灌流器操作流程(生理盐水回血)

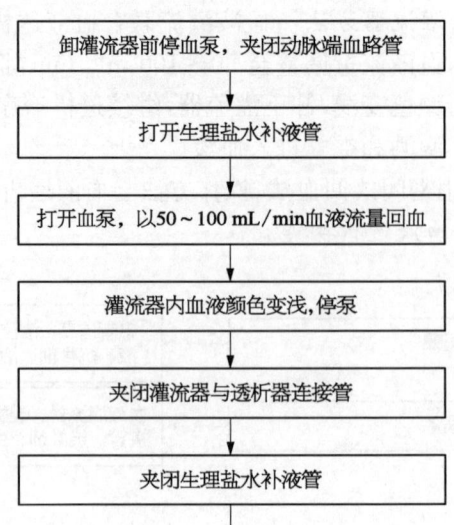

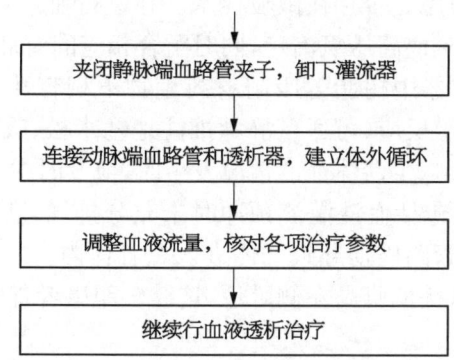

## 四、护理措施

### (一) 治疗前评估

(1) 了解患者血液灌流目的,评估患者神志状况和生命体征。
(2) 评估患者有无出血现象或倾向,查看相关凝血功能参数。
(3) 评估患者血管通路,做好相应护理干预。
(4) 糖尿病患者评估进食情况,防止低血糖发生。
(5) 对烦躁、昏迷、神志不清等患者应加强护理安全,防止坠床,必要时进行约束。
(6) 做好抢救准备工作。

### (二) 治疗中监测与护理

1. 生命体征监测　患者血液灌流治疗时,由于有效血容量减少、灌流器内树脂等吸附剂血液相容性较差或患者伴全身各脏器功能障碍,易出现血压下降。如果患者治疗前处于低血容量状态,在开始引血时,可不排出预冲液,直接连接静脉血路管,必要时采用生理盐水、代血浆、新鲜血浆或 5% 白蛋白补充血容量。治疗时严密观察患者生命体征变化,尤其是血压变化,如果患者发生低血压,应减慢血液流量,患者呈头低脚高位,增加回心血量,从静脉端适量补液,以扩充血容量,必要时遵医嘱酌情使用升压药。如果患者伴全身各脏器功能障碍,应对症治疗。如果患者血压下降无法改善,应终止血液灌流治疗。

2. 出/凝血时间监测　由于血液灌流过程中抗凝剂使用和灌流器吸附剂吸附作用,患者可出现不同程度的出/凝血现象。治疗过程中合理使用抗凝剂,监测凝血酶原时间或活化部分凝血活酶时间,根据监测结果调整抗凝剂用量。严密观察循环血路的颜色、动脉压、静脉压的变化曲线,警惕灌流器凝血,如果发生体外循环血路凝血,应终止治疗。如果患者并发出血或出血倾向时,可用鱼精蛋白按 1:1 用量与肝素中和。

3. 血管通路监测　血管通路应保持通畅,妥善固定,避免弯折、扭曲和牵拉,注意观察穿刺部位有无肿胀、渗出;若穿刺处渗血,应及时更换敷贴。

4. 反跳现象的监测　部分药物(如安眠药、有机磷类药物或脂溶性药物等)中毒经过灌流治疗后,外周组织中的药物或毒物可再次释放入血液;洗胃不彻底,药物或毒物经肠胃吸收再次进入血液,导致患者二次症状或体征加重。一旦出现反跳迹象可再次进行灌流治疗。

### (三) 常见并发症及处理

1. 微粒栓塞　灌流器中的吸附材料为具有巨大表面积的小颗粒。性能良好的包膜材料和灌流器柱体及循环管路中滤网可防止吸附剂微粒脱落进入血液,但当患者出现进行性呼吸困难、胸闷、血压下降等,应考虑是否存在微粒栓塞。在进行血液灌流治疗过程中一旦出现该现象,必须停止治疗,给予吸氧或高压氧治疗,同时配合相应的对症处理。

2. 过敏反应　由于灌流器中树脂等吸附材料生物不相容性,患者可出现寒战、胸闷、发热、血压下降、呼吸困难等过敏反应,可适量静脉推注地塞米松、吸氧等处理。如果经过处理,症状得不到缓解,并有严重影响生命体征的情况发生时,应及时中止血液灌流治疗。

3. 空气栓塞　主要原因包括血液灌流预冲时未充分排气、进行空气回血、治疗过程中输液完未及时发现或体外循环管路破损导致气体进入患者体内。一旦发生空气栓塞,必须立即停止血液灌流治疗,患者采取头低脚高左侧卧位,连续轻叩患者背部,给予高流量吸氧,严重者及时进行高压氧治疗。

4. 血小板减少　血液灌流器吸附材料对血小板有吸附、破坏作用,导致血小板消耗性降低。如患者血小板处于较低水平时,应考虑采用血浆灌流替代血液灌流治疗。如患者血小板已降至临界值且有出血倾向,应停止血液灌流治疗。

5. 低血压　血液灌流易引起血压下降,需严密监测患者体温、脉搏、血压和呼吸,做好相应的预防措施,如患者发生低血压应快速处理,及时扩容,血压骤降时应终止血液灌流治疗。

(黄家懿　吴谷奋)

# 第十四章
# 夜间长时血液透析与每日短时血液透析

随着透析技术和透析设备的不断进步与发展,个性化的血液透析治疗策略越来越受到关注,主要包括每日透析(daily hemodialysis,DHD)和夜间透析(nocturnal hemodialysis,NHD)。其中每日透析包括每日短时血液透析(short daily hemodialysis,SDHD)和常规每日血液透析;夜间透析包括频繁夜间长时透析、每周3次或隔日1次的夜间长时透析。SDHD每次治疗1.5~3小时,常规每日血液透析每次治疗3~5小时,每周透析5~7次。NHD每次治疗6~10小时,每周透析3~6次。患者既可以在家透析治疗,也可以在透析中心进行。

研究显示,传统的血液透析治疗(conventional hemodialysis,CHD),短时高效透析,即每周3次,每次4小时,其透析间期并发症的发生率显著增高,增加患者死亡风险。个性化的血液透析治疗策略,通过增加患者的透析治疗频次和(或)延长患者的透析治疗时间,可有效提升患者透析充分性,降低远期并发症,从而提高患者的生存率和生活质量。

## 一、夜间长时血液透析

国际上对于夜间长时间血液透析,主要包括两种:一种是家庭夜间血液透析,另一种是透析中心夜间血液透析。国外报道显示,Tassin透析中心于1970年白天或夜间开展每周3次,每次8小时的血液透析治疗,可达到无药物高血压和透析低血压的低发生率,通过低剂量药物达到良好营养状态,纠正贫血,控制血磷和血钾。

国内研究学者基于我国的国情,对传统的间歇性血液透析模式,参照国外的家庭透析治疗模式,进行了改良。海军军医大学第二附属医院(原第二军医大学附属上海长征医院)于2009年率先在国内开展透析中心夜间长时血液透析治疗(nocturnal hemodialysis,NHD),利用患者夜间睡眠时间行血液透析治疗。

(一)**治疗方案**　血液透析3次/周,7~8小时/次,透析开始时间22:00~22:30,结束时间为次日凌晨5:30~6:00。血流量为180~220 mL/min,高通量透析器透析,透析液流量300 mL/min,普通肝素或低分子肝素个体化抗凝,超滤个体化设置。透析液钠135~143 mmol/L,钾3.0 mmol/L,钙1.5 mmol/L,碳酸氢根35 mmol/L。

(二)**临床应用**

1. **适应证**　行稳定维持性血液透析3个月以上者;长期行血液透析治疗但伴有贫血、钙磷代谢控制不佳者;透析不充分者;血管通路功能良好者;睡眠无障碍者;具有社会回归能力者;有自理能力且自愿参加者。

2. **禁忌证**　合并肝、肺等重要器官严重衰竭者;近1个月内有手术、外伤、感染的患者;年老体弱、神志不清及无法配合治疗者。

3. **临床效果**

(1)提高透析患者的生活质量:同传统的间歇性血液透析相比,该治疗方式能够改善患者高血压、左心室肥大、贫血、营养等问题,进而降低了急、慢性并发症,提高了患者的生存率和生活质量。国内首家开展夜间长时血液透析中心的研究学者,通过近14年的治疗经验及临床结果显示,患者行夜间长时血液透析治疗6个月后,其生理功能、活力和社会功能等方面均有较大改善。

(2) 有效降低患者心血管并发症:夜间长时血液透析治疗可有效改善患者血压状况。长时间血液透析,可以帮助患者缓慢清除体内多余的水分,避免透析中水分清除过快、过多而导致透析中低血压的发生。研究显示,行夜间长时血液透析3~6个月的患者,透析前、后血压维持在较理想状态,透析中高血压及低血压发生率显著减少。

(3) 改善贫血状态:导致患者贫血难以纠正的一个主要原因是透析不充分。夜间长时血液透析患者每周透析3次,每次7~8小时,透析充分性较好,患者血液中促使红细胞增生的表达基因增多,患者贫血状态改善明显。

(4) 对钙、磷和尿素的清除增加:文献研究显示,高血磷可增加终末期肾病患者的心血管疾病发生率和病死率。常规血液透析清除磷的结果不理想,而降低血磷取决于透析时间,每次7~8小时的夜间透析可明显降低血磷,降低病死率。行夜间长时血液透析6个月后,患者血磷、甲状旁腺激素、血钙、低密度脂蛋白、尿素下降率等都有较大改善。

(5) 提高经济效益,降低医疗费用:据研究统计,夜间长时血液透析患者年平均住院次数明显减少,住院费用显著降低,用药费用与传统间歇性血液透析患者相比明显降低。

(6) 保持患者健康的心态:患者通过夜间睡眠时间行血液透析治疗,满足机体睡眠需求的同时,可以平稳地进行血液透析治疗。对于有社会回归能力的患者来说,夜间行血液透析治疗,白天可以回归工作岗位,做到了职业"康复",改善了患者的心境,提升了患者对治疗的依从性,实现了自我价值。

**(三) 护理及并发症的防治**

1. 患者护理

(1) 环境要求:舒适、安静、整洁、光线柔和,给患者创造睡眠环境。

(2) 安全管理

1) 完善安全管理制度:① 完善陪客制度和患者转运制度等。② 规范夜间长时血液透析治疗工作流程,注重环节管理。③ 科室定期召开安全分析会,对容易发生护理缺陷和差错的工作环节进行分析,修订夜间工作制度和工作流程,保证治疗的安全性和可靠性。

2) 合理配备人力资源:夜间长时血液透析是一项让患者受益的治疗项目,但却给医务工作者带来了无法避免的身体和心理负担。此时,合理配备人力资源尤为重要。具体措施有以下两点:① 护士人力搭配合理。严格按照护患比1:5分配人力。根据护士的能力、资历等综合素质实行"新老护士搭配制",每组由一名专业素质过硬、临床经验较丰富的护士担任组长,带领2名低年资护士共同管理。② 护士相对固定。护士和患者长期接触,彼此间易建立起相互信任的感情;同时护士对患者病情比较了解,对血管通路具有延续的护理经验,符合整体护理理念。

3) 治疗过程中加强巡视:患者行血液透析治疗时,血液在体外进行循环,稍有不慎便会带来渗血、失血等严重不良后果。医护人员应加强透析治疗中对患者的巡视工作。具体措施有以下几点:① 在透析过程中护士应严密巡视,监测生命体征,监测循环管路、机器等,及时帮助患者解决夜间可能出现的问题。② 观察患者有无急性并发症,积极处理机器报警。③ 保证患者透析治疗安全。

4) 落实透析后患者管理工作:① 防止跌倒等意外发生,确保患者安全转运。② 透析后及时测量患者的血压,做好患者安全评估,嘱咐患者卧床休息10分钟后再起床。

(3) 心理护理:患者行夜间长时血液透析治疗初期,对夜间长时血液透析治疗会产生不适应、不信任,有疑虑,应加强护患沟通和交流。一旦患者选择了夜间长时血液透析治疗,我们就应该积极鼓励、支持他们的决定,让其对自己的选择充满信心。

对于有些因为习惯改变而出现入睡困难或失眠的患者,可传授患者一些对抗失眠的方法,如教会他们放松、听音乐;告知患者不必太紧张;寻找失眠的原因,改善睡眠质量。

若患者确实不适合行夜间长时血液透析治疗,应及时与医生、患者及其家属进行沟通,寻找更适合患者的透析方式。

2. 并发症及防治 夜间长时血液透析治疗患者的急性并发症与常规血液透析患者的并发症基本相同,但由于治疗的特殊性,更易发生穿刺部位血肿和跌倒、坠床。

(1) 穿刺部位血肿:除与患者自身血管条件、穿刺技术及压迫不当有关外,夜间长时血液透析治疗中,应着重关注患者在睡眠状态下,手臂不自主的移动导致穿刺部位肿胀。医护人员在穿刺时,应避开关节部位血管穿刺,有条件者可以使用一次性留置针进行穿刺和(或)手臂固定架。

(2) 跌倒、坠床:人在睡眠时,机体的一切生命活动减慢,处于休息、恢复和重新积累能量的状态。夜间长时血液透析治疗过程中,患者大部分时间处于睡眠状态,应全程保证患者床两侧护栏架起,避免患者在治疗过程中坠床发生。

患者治疗结束后,嘱其勿急于起床,避免体位性低血压的发生。患者血压在平稳状态下,可告知患者实施起床三步走:醒来后先躺5分钟,再坐5分钟,下地后先站5分钟,然后再行走,以避免跌倒发生。

## 二、每日短时血液透析

**(一) 透析原理** 每日短时血液透析时,患者血液中尿素浓度呈指数级降低,透析膜两侧的浓度梯度也随之下降,引起单位时间内尿素清除率的降低。每日短时血液透析患者整个1周内的溶质高峰浓度较常规每日血液透析时降低,并能够在这个较低的水平上维持较小的波动。

**(二) 透析指征**
(1) 病情严重,特别伴有心血管疾病,对每周3次透析的快速超滤不耐受者。
(2) 不存在透析后乏力感,透析治疗后可投入工作或参与日常活动者。
(3) 高体重需充分透析者。
(4) 妊娠合并肾衰竭患者。
(5) 有回归社会需求工作者。

**(三) 优点**
(1) 每日短时血液透析,即每周透析6次或7次,每次2~3小时,用高血流量和透析液流量比每周透析3次方案(总透析时间相同)有较好的清除率。
(2) 更好地控制细胞外液容量以改善血压。
(3) 改善心功能。
(4) 更好地改善营养状况,增加食欲,使体重和血清蛋白达标。
(5) 更好地控制磷平衡以减少磷结合剂的使用。
(6) 减少促红细胞生成素(EPO)的使用。

（7）减少血液透析中低血压和其他症状的发生。提高对透析的耐受性，使患者尿毒症状态、透析相关症状、高血压、头痛、痉挛等症状减少或消失。

（8）改善生活质量、降低住院率。每日短时血液透析使患者性功能、生理功能、精神活动、社会回归率明显改善，保持精力充沛，有较好的生活质量。

（9）每日短时血液透析改善抑郁和透析后疲乏症状。

（10）潜在的优点还包括：降低尿毒症患者血浆毒素的峰值，减少血浆毒素水平的波动，使透析治疗更具有生理性；每日透析除水缓慢；有较好的血流动力学稳定性。

（陈　静　刘玲玲）

# 第十五章
# 居家血液透析

居家血液透析是终末期肾病患者在家中进行血液透析治疗的方法。居家血液透析患者需要具备合适的血管通路,患者和家属通过规范培训,掌握居家血液透析相关理论知识和操作技能,并通过专业团队考核,确认本人或家属具备居家血液透析自我护理能力。研究结果表明,居家血液透析治疗时间灵活,并发症少,拥有更好的生活质量。

## 第一节 居家血液透析概况

居家血液透析(home hemodialysis,HHD)最早于1961年在日本报道开展,随后在波士顿、西雅图和伦敦多个城市发展,成为当时肾脏替代治疗最常用的模式,缓解了当时公共医疗资源匮乏,医护人力不足的问题。随着医保支付政策的改革,肾移植增加及腹膜透析治疗模式的兴起,使得居家血液透析治疗模式由盛转衰,到1980年接受居家血液透析治疗的患者比率低于5%。

居家血液透析和其他透析方式相比,生存时间更长,并发症更少,具有更好的生活质量。与中心血液透析相比,居家血液透析的益处逐渐受到医护人员与血液透析患者的关注。进入21世纪后,随着居家血液透析专用透析机的问世,透析用水处理机的小型化,以及动静脉内瘘的扣眼穿刺法等设备和技术的革新,居家血液透析治疗模式又重新兴起,在澳大利亚、新西兰有9%~18%的患者选择家庭血液透析治疗,加拿大和西欧的比率为3%~6%,其他国家≤3%。近几年在中国香港地区逐渐开展夜间HHD的模式,台湾地区的肾脏病协会也在2008年发起了HHD主题会议。中国大陆于2020年4月实施了首例居家血液透析治疗。

### 一、居家血液透析应用指征

选择适宜的居家血液透析患者对成功开展居家血液透析治疗至关重要。并非所有的肾功能衰竭患者都适合进行居家血液透析。

**(一)理想的居家血液透析患者**
(1)没有或极少的并发症。
(2)具有较好的认知能力、解决问题能力、运动能力及足够的体力。
(3)具有良好的血管通路条件。
(4)具有可以提供专业技术和护理支持的照顾者。
(5)乐观自信,能够积极投入和接受居家血液透析的各类需求。
(6)具备适宜的居住环境和治疗环境。

**(二)不适合居家血液透析的患者**
(1)无固定居住环境的患者。

(2) 个人卫生习惯差。
(3) 脑部受损、痴呆、短时记忆障碍、不可控的抑郁和精神疾病。
(4) 手部功能障碍或双目失明,导致生活自理能力障碍。
(5) 不具备建立永久性血管通路的条件。
(6) 沟通能力欠缺,无法准确描述现况与存在的问题。

## 二、居家血液透析设备

血液透析机和水处理设备操作的难易程度对 HHD 患者培训有关键的影响作用。设计更适宜 HHD 患者使用的居家血液透析设备是目前不断研究和发展的方向。

**(一) 水处理设备** 在家中使用传统的血液透析机,必须使用一个单独的移动水净化系统进行水预处理。最常用的系统与大多数医院用于便携式透析的系统类似,包括防回流器、预处理超滤器、碳罐、便携式反渗透系统。但便携式水净化系统需要定期的维护、监测和常规的消毒,增加了患者治疗的负担和操作的复杂性。

**(二) 血液透析机** 血液透析中心使用的血液透析机同样可供居家治疗使用。透析中心常用的血液透析机附加功能较多,尺寸较大,同时需要使用反渗水与浓缩液在线配置透析液,在行 HHD 时血液透析机与生产反渗水的单床水处理机相连接,需使用 2 台医疗设备,并不是最理想的居家血液透析设备。在欧美国家,多数 HHD 患者已使用专门为其设计的机器。目前已经上市使用的透析机主要包括 Nxstage System One、Physidia $S^3$、Quanta SC+ 及 Tablo。这类机器操作更加简便、尺寸小巧,多数支持使用成品透析液,使 HHD 患者可以更加舒适、自由地进行治疗。透析中心常用的血液透析机与 HHD 专用血液透析机的区别详见表 15-1。

表 15-1 透析中心常用的血液透析机与 HHD 专用血液透析机的区别

| 类别 | 常用血液透析机 | HHD 专用血液透析机 |
| --- | --- | --- |
| 重量 | 偏重(约 70 kg) | 偏轻巧(23~35 kg) |
| 培训时间 | 8~12 周 | 6~8 周 |
| 水净化方式 | 反渗水 | 去离子过滤器/成品透析液 |
| 透析液处方 | 个性化设置 | 个性化设置 |
| 管路安装耗时 | 操作复杂、耗时长 | 固定套装操作简便、耗时短 |
| 故障排除 | 部分操作较难 | 相对容易,有人机界面功能 |
| 化学消毒 | 需要 | 不需要 |
| 便携性 | 不可携带 | 可供携带 |
| 水质监测 | 需要 | 成品透析液不用监测 |

## 三、居家血液透析治疗方案

居家血液透析患者可以根据病情和需求,由医师提供其灵活的透析处方,自由选择治疗时间(日间或夜间),以满足个性化需要。目前,国际公认的 HHD 基本处方包括以下 4 个原则。

(1) 每周 3 次的最少治疗处方剂量尿素下降率(urea reduction ratio,URR)应超过 60%,并且每次治疗的尿素清除指数 Kt/V 应达到 1.2。

(2) 增加每周总血液透析时间,以提高患者的生存率。

(3) 避免血液透析间期体重增加过多(>患者干体重的5%)和身体长期水负荷过重,这些影响患者的生存率。

(4) 缩短血液透析治疗间期,时间超过3天会影响生存率。

通过提高患者血液透析治疗时间,可以改善其身体容量和血压控制,减少磷结合剂的使用,降低死亡率。居家血液透析治疗患者,透析治疗方案需要不断地进行调整,以便在改善健康结果和生活质量之间提供一个非常必要的平衡。目前,在欧美国家 HHD 治疗频次见表 15-2。

表 15-2 欧美国家居家血液透析治疗(HHD)的不同频次

| HHD 频次 | 每次小时数 | 每周次数 |
| --- | --- | --- |
| 每日短时 | 2.5~3.5 | 5~6 |
| 每日短时低流量 | 2.5~4 | 5~6 |
| 常规每周3次 | 3~5 | 3~4 |
| 夜间 | 6~8 | 4~6 |

## 第二节 居家血液透析培训与管理

居家血液透析患者及其照顾者需要接受规范的居家血液透析治疗技术培训并经考核通过后,方可进行居家血液透析治疗。医护人员对患者及其照顾者进行规范培训,是居家血液透析成功展开的基石。

### 一、居家血液透析培训要求

(1) 对拟进入 HHD 的患者进行全面评估和教育,确定患者是否适合 HHD 治疗。

(2) 开展居家血液透析的医疗机构必须具有专门的居家血液透析培训室或培训区。

(3) 培训由医疗机构的居家血液透析专职团队负责,同一位患者的护理培训人员相对固定。

(4) 分阶段对患者进行理论与操作技术考核,针对治疗过程中出现的问题进行专门培训和指导。

(5) 居家血液透析操作培训时,应同时培训其照顾者。

(6) 通过培训了解患者,提供个性化的培训方案,解决患者的疑问和担忧。

### 二、居家血液透析培训框架及培训内容

培训应根据患者及其照顾者的学习能力有计划地进行。首先应制订培训计划,设定每日的学习目标,培训后再进行评估,及时发现患者及其照顾者学习中的障碍,进行必要的强化训练及定期考核。居家血液透析(血透)具体培训框架与内容详见表 15-3。

表 15-3 居家血液透析培训框架与内容

| 培训框架 | 培训目标 | 培训内容 |
| --- | --- | --- |
| 理论知识 | 基本掌握居家血液透析相关的理论知识 | 血液透析的作用、居家血液透析使用设备及水电管道 |
| | | 血液透析及其耗材、药物、设备等医学术语 |
| | | 感染预防与无菌概念 |
| | | 动静脉内瘘血管的评估与护理 |
| | | 干体重概念与如何控水 |
| | | 透析抗凝作用与药物使用方法 |
| | | 主要生化检查及其意义 |
| | | 使用药物的作用与用法 |
| | | 血液透析过程中相关并发症 |
| | | 饮食与运动 |
| 操作技能 | 掌握居家血液透析应具备的操作能力 | 环境与物表消毒 |
| | | 水处理设备开机、冲洗及水样硬度、总氯检测 |
| | | 血液透析机开机、冲洗及自检 |
| | | 洗手与手卫生时机 |
| | | 血液透析治疗用物准备与检查 |
| | | 抗凝剂配置与使用 |
| | | 无菌技术操作 |
| | | 体外循环装置安装 |
| | | 体外循环装置规范预冲 |
| | | 体重测量 |
| | | 血压测量 |
| | | 透析机相关参数设置 |
| | | 动静脉内瘘穿刺 |

(续 表)

| 培训框架 | 培训目标 | 培训内容 |
| --- | --- | --- |
| 操作技能 | 掌握居家血液透析应具备的操作能力 | 上机操作 |
| | | 管路密闭循环 |
| | | 下机操作 |
| | | 治疗用药原则与方法 |
| | | 动静脉内瘘拔针技术 |
| | | 体外循环装置拆卸方法 |
| | | 机器消毒 |
| 应急培训 | 掌握居家血液透析相关应急事件的识别与处理 | 机器常见报警处理 |
| | | 透析中急性并发症处理 |
| | | 机械故障应急事件处理 |
| 居家管理 | 掌握居家血液透析自我管理 | 门诊随访 |
| | | 耗材储备 |
| | | 药物储存 |
| | | 设备维护 |
| | | 医疗垃圾处理 |

### 三、居家血液透析管理

居家血液透析管理通过访视进行，可分为家访、患者来院随访、互联网+远程监护3种形式。目前互联网远程监护并没有在居家血液透析患者管理中普及。

**(一)家访** 对刚进入HHD治疗阶段的患者，前3次透析治疗医护人员须进行家访。治疗第一个月，每周至少家访1次，之后每个月至少1次。病情出现变化的患者，按需增加家访频次。根据访视结果及时记录并予以反馈，调整治疗方案。访视内容包括以下几点。

(1) 测量患者生命体征、检查患者透析记录情况；询问临床症状、了解透析相关情况(内瘘穿刺、血透管路安装、透析处方执行情况，以及透析并发症、用药依从性等)。

(2) 血管通路功能检查。

(3) 观察患者无菌操作是否规范。

(4) 透析用物储存环境及放置、药物及药液有效期。

(5) 按照血液透析质量控制要求检测水质相应指标。

**(二)来院随访** 患者定期预约来院随访，完成透析充分性相关评估与检查。随访内容包括以下几点。

(1) 观察患者及其陪护者的自我护理能力,就随访中出现的问题进行再培训。
(2) 对患者血管通路行超声检查,评估血管通路功能情况。
(3) 根据检查结果及时调整治疗方案,记录访视结果并予以反馈。

**(三) 互联网+远程监护** 由 HHD 专职医生、护士和工程师进行。在每次治疗过程中监护 HHD 患者。这种方式在一定程度上提高了 HHD 患者对治疗的依从性和安全性。监护中应注意对患者隐私的保护。具体监护内容有以下几点。

(1) 评估患者病情,调整透析处方。
(2) 评估患者及其照顾者进行体温、血压、心率和治疗前后体重等参数测定的准确性。
(3) 进行透析不良事件分析。
(4) 完成远程随访并汇总患者透析相关数据。

## 第三节 居家血液透析治疗安全与风险控制

居家血液透析的安全性受到广泛的关注,患者及其陪伴者往往会担心独立执行这一复杂治疗过程的风险,对可能危及生命的透析相关紧急情况产生恐惧心理。没有开展 HHD 经验的透析中心临床医生对患者的安全也有类似的担忧。所以,在居家血液透析开展和完善的过程中,相关风险因素及有效监控需得到更多的关注和研究,在治疗过程中可能发生的潜在严重不良事件需要得到有效监管。

### 一、居家血液透析相关紧急事件

患者居家血液透析治疗中可能会发生与在中心血液透析相同的紧急事件(例如:血管通路并发症、感染、水质污染等),基于居家透析环境的特殊性,操作程序相关的紧急事件相比透析中心更为多见。完善的居家血液透析培训体系使患者居家血液透析治疗中发生严重不良事件的概率降低。目前,报道中最常发生的居家血液透析不良事件是透析过程中的失血,另外,空气栓塞、严重电解质紊乱、溶血、过度超滤或透析液滴漏也有可能发生。

### 二、治疗安全保障系统

持续有效地监测和不断改进质量体系是患者居家治疗安全的重要保障。医疗机构的专职居家血液透析治疗团队必须配备至少 2 名专职医生、2 名专职护士和 1 名专职工程技术人员。在开展居家血液透析治疗的过程中,提供 24 小时电话值班制,可以运用互联网实施远程监控。由专职医生汇总患者透析相关数据,评估患者病情,调整透析处方。专职护士核对透析处方,观察患者操作规范及治疗过程中的生命体征变化,及时为患者提供应急情况的远程帮助。专职工程师观察患者治疗开始前的水质检测、机器消毒测试操作。

通过治疗安全保障系统加强患者治疗安全管理,避免操作程序相关的严重不良事件,可降低不良事件发生对患者的伤害程度,同时提供有效措施预防相关事件的再次发生,也为医护专家、患者和照顾者之间建立有效安全沟通。

### 三、居家血液透析相关风险因素与控制

**(一) 血管通路功能** 血管通路功能不良会直接影响患者居家血液透析治疗。

（1）血管通路的护理和维护是居家血液透析患者最需要掌握的技能。血液透析患者首选永久性血管通路是自体动静脉内瘘。患者应学会正确的自体动静脉内瘘物理检查，每日通过"视、触、听"的方法对内瘘进行规范的物理检查，评估内瘘的情况。及时发现潜在并发症，是居家血液透析培训计划中很重要的部分。此外，每3个月要求居家血液透析患者来院进行血管通路的超声检查并进行通路的评估。中心静脉导管在居家血透患者中使用率低，尤其是高频次的治疗方案更容易引起中心静脉导管感染的概率。使用中心静脉导管治疗的患者应学会正确的导管换药与护理技术，能识别导管有无失功和感染的迹象。

（2）自体动静脉内瘘患者应学会正确的穿刺方法。进行内瘘穿刺对于患者而言是比较困难的操作，需要通过反复练习才能掌握穿刺技巧。扣眼技术的运用可以大大提高患者内瘘穿刺的成功率。但如穿刺不当，容易导致血管通路的感染，原因是由于患者不正确的去痂方法和不能进行无菌的连接。利用血管通路访视工具表，提供患者安全无菌操作、连接和分离管路所需各种步骤的列表，可以帮助患者识别自我内瘘穿刺和连接方法中的错误，降低血管通路感染的高危因素，减少血管通路感染的频率。血管通路访视工具表内容详见表15-4。

表15-4 血管通路访视工具表（自体动静脉内瘘）

| 填写说明：<br>操作正确打"√"<br>操作不正确打"×" | 日期 | 日期 | 日期 | 日期 |
|---|---|---|---|---|
| **自我穿刺：绳梯技术** | | | | |
| 手卫生：正确洗手及内瘘侧手臂 | | | | |
| 用无菌技术进行皮肤消毒 | | | | |
| 等待消毒液干 | | | | |
| 使用无菌技术进行穿刺 | | | | |
| 使用无菌技术进行连接 | | | | |
| **自我穿刺：扣眼技术** | | | | |
| 手卫生：正确洗手及内瘘侧手臂 | | | | |
| 用无菌技术进行皮肤及扣眼穿刺点消毒 | | | | |
| 正确使用工具去痂 | | | | |
| 用无菌技术再次进行皮肤及扣眼穿刺点消毒 | | | | |
| 完全去干净痂皮 | | | | |
| 去痂后没有扣眼点出血现象 | | | | |
| 等待消毒液干 | | | | |
| 使用无菌技术进行穿刺 | | | | |
| 使用无菌技术进行连接 | | | | |
| **下机后拔针** | | | | |
| 使用免洗手消毒液进行手卫生 | | | | |
| 用无菌敷贴放置在穿刺点 | | | | |
| 用纱布或弹力绷带按压 | | | | |

**(二) 用药安全** 患者及其照顾者通过培训掌握血液透析中常用药物的疗效、储存方式、配置方法、用药途径、使用时机等。医护培训人员制订干预和教育计划,以提高血液透析患者用药安全和依从性。

**(三) 透析仪器设备** 选择从患者角度出发、简单易操作、安全性能高的血液透析机。除此之外,体积较小、故障率低、遇到报警容易识别和操作的透析机会受到居家血液透析患者的青睐。易于使用的血液透析机型将帮助患者克服与机器复杂性相关的培训障碍。

**(四) 水质监测** 透析用水的质量会影响到血液透析患者的治疗效果。被微生物污染的透析用水和(或)透析液可能会导致败血症和慢性炎症。居家血液透析患者需接受透析用水每日监测的培训,工程师或护理人员每月需上门对水质进行采样,以确保患者透析用水的安全。

**(五) 居家血液透析治疗方案和超滤率** 研究证实,短频(每日)的血液透析治疗相对每周3次的治疗,通常可以有效降低超滤量,避免低血压的发生。为保证夜间血液透析患者治疗的安全,可以通过限制最大超滤率为 600 mL/h,最大血流量为 250 mL/min,以及降低透析液流量来有效把控。

**(六) 居家血液透析患者评估和监测体系** 现有的医疗机构专职居家血液透析治疗团队的评估和监测体系可以用于支持、维护和改进居家血液透析的质量,其内容包括以下几点。

(1) 建立患者访视团队(由肾内科医生、血液透析护士、技术员、社会工作者和营养师组成),定时监管居家血液透析患者在家中的透析操作、评估患者的身体机能,通过规律性的家庭随访,提供医疗支持。

(2) 配备医疗设备供应团队,提供患者居家血液透析机、水处理机,以及医疗物品的运输。

(3) 建立设备维护团队,对透析机和水处理机进行定期维护和保养(包括仪器的消毒、细菌和内毒素的采样),保证仪器正常运作。

(4) 持续监控团队,有提供患者 24 小时的咨询服务电话,尤其是对于选择夜间透析治疗的患者,能随时提供帮助,让患者在治疗时能始终获得安全感和得到医疗支持。

(5) 由医疗护理团队建立培训小组,经规范的教育和培训后,小组成员能够独立地对患者进行管理(这个团队应能够重新评估患者的需求,当患者有任何医疗需求或某些情况下无法继续居家透析时,能够安排转到透析中心接受治疗)。

(6) 居家血液透析质量控制小组,负责评估治疗患者的总数、透析治疗方案(隔天、每日短时或夜间透析)、居家血液透析开展的成功率、失败率及其原因,分析透析质量改进后仍然存在的障碍。

(7) 对每个居家血液透析患者,应该提供其合适的培训时间(1~6 个月),制订灵活的透析时间表(主要根据残余肾小球滤过率和个人需要安排每周 2~7 次的治疗),家庭和中心透析的相互整合,对需要更换居住地的患者能够再次提供血液透析机或协助重新安装调试,相关财政补助等。

(8) 除了建立 HHD 患者的医疗监测团队,简易的监测仪器也可以用到监测体系中,例如用于监测透析管路外部漏血的报警装置、检测针头意外脱离的显示器。

**(七) 居家血液透析患者意外事件应急管理** 在居家血液透析培训中,培训人员应及时指导并纠正患者不正确的操作行为,强化患者应急处理能力,与患者和家属及时沟通培训过程中出现的问题,使其掌握有效的求助方式或启动个体化的医疗报警系统。另一方面,患者在身体和智力上,应有能力和动机进行居家血液透析及其相关活动,包括遵循治疗处方、维护设备、监测水处理机和血液透析机的工作,并正确执行与排除故障。有操作技能障碍的患者需要额外的培训或家庭支持,以确保他们的安全。如果没有解决方案,应考虑过渡到更适合的治疗方式。同时,血液透析培训中心应建立并健全完善的保障机制,提供患者紧急救助的绿色通道,降低突发的意外事件对患者造成的伤害和损失。居家血液透析患者应急处理流程详见图15-1。

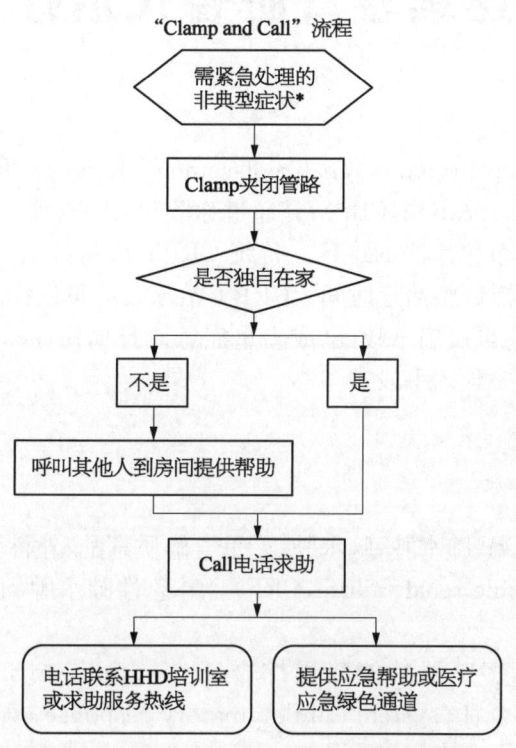

**图15-1 居家血液透析患者应急处理**

\*:非典型症状包含但不仅限于头晕、心悸、胸闷、局部神经症状或自觉意识逐渐丧失等。

  随着我国经济发展和生活水平的提高,糖尿病和高血压引起的终末期肾病患者比例呈逐渐增加趋势,透析患者的人数越来越多。居家血液透析可以缓解公立医疗机构的负担,降低医疗成本,使患者回归社会和家庭。居家血液透析模式同时可避免院内交叉感染的发生。居家血液透析为终末期肾病患者的治疗开辟了新的途径,建立适应我国国情的居家血液透析培训体系、制定规范的操作规程和治疗处方、健全患者评估及风险管理,将是我国今后居家血液透析发展的方向。

(章海芬　赵　莉)

# 第十六章
# 连续性肾脏替代治疗

连续性肾脏替代治疗(continuous renal replacement therapy,CRRT),也称为连续性血液净化(continuous blood purification,CBP),是通过弥散和(或)对流、吸附,缓慢、连续地进行溶质交换和水分清除的血液净化疗法的统称。传统CRRT应持续治疗24小时以上,但临床上可根据患者的治疗需求灵活调整治疗时间。CRRT治疗目的不仅仅局限于替代功能受损的肾脏,近来更扩展到常见的危重疾病急救,已成为重症急性肾损伤(acute kidney injury,AKI)及非肾脏疾病危重患者的重要救治手段。

## 一、应用指征

**(一) 肾脏疾病**
(1) AKI伴有心力衰竭、肺水肿、脑水肿、严重电解质紊乱、外科手术后严重感染等。
(2) 慢性肾衰竭(chronic renal failure,CRF)合并急性肺水肿、心力衰竭、尿毒症脑病、血流动力学不稳定等。

**(二) 非肾脏疾病** 多脏器功能障碍综合征(multiple organ dysfunction syndrome,MODS)、全身炎症反应综合征(systemic inflammatory response syndrome,SIRS)、急性呼吸窘迫综合征(acute respiratory distress syndrome,ARDS)、急性重症胰腺炎、挤压综合征(横纹肌溶解综合征)、乳酸性酸中毒、药物或毒物中毒、脓毒血症、充血性心力衰竭、肺水肿、脑水肿、重型颅脑外伤术后、肝功能衰竭及肝移植术后、体外循环心脏术后、严重电解质、酸碱平衡紊乱等。

## 二、技术特点与潜在优势

(1) 缓慢去除液体,保持血流动力学的稳定,改善器官灌注。
(2) 血浆渗透压缓慢下降,防止透析失衡综合征。
(3) 有效清除大、中、小分子物质,改善心包膜功能。
(4) 更好地清除细胞因子、内毒素、炎症介质,改善微炎症状态。
(5) 有效地清除组织水肿。
(6) 维持体内酸、碱电解质平衡。
(7) 置换液补充个体化。
(8) 便于深静脉营养和静脉给药,有利于生命支持。
(9) 精确控制容量负荷。
(10) 调节免疫功能,重建机体内环境状态。

## 三、基本原理与常用技术

**(一) CRRT 的基本原理**　一方面是模拟肾小球滤过，将血液中能透过滤器半透膜的部分溶质和水分以对流的形式排出体外；另一方面是模拟肾小管重吸收，将置换液补充回体内。经过数小时或更长时间的连续治疗，将毒物、代谢废物及水分排出体外，机体需要的营养物质、药物、电解质输入体内。

**(二) 常用技术**　早期方式为连续性动静脉血液滤过(continuous arterio-venous hemofiltration，CAVH)和连续性动静脉血液透析(continuous arterio-venous hemodialysis，CAVHD)，后来又衍生出很多方式，近年来"日间"CRRT 的应用逐渐增多。目前，CRRT 主要包括以下技术。

1. **连续性静-静脉血液滤过**(continuous veno-venous hemofiltration，CVVH)　CVVH 是利用人体动静脉之间所产生的压力差作为体外循环驱动力，以对流的原理清除体内各种物质、水和电解质。清除溶质的原理与 CAVH 相同，不同之处是采用中心静脉导管(股静脉、颈内静脉或锁骨下静脉)建立血管通路，借助血泵驱动血液循环。临床根据需要采用前稀释或后稀释法输入置换液(图 16-1)。

2. **连续性静-静脉血液透析**(continuous veno-venous hemodialysis，CVVHD)　CVVHD 溶质转运主要依赖于弥散和少量对流。当透析液流量为 150 mL/min(此量小于血流量)时，可使透析液中全部小分子溶质呈饱和状态，从而使血浆中的溶质通过弥散机制被清除。CVVHD 的原理(图 16-2)采用静脉-静脉建立血管通路，用血泵驱动血液。

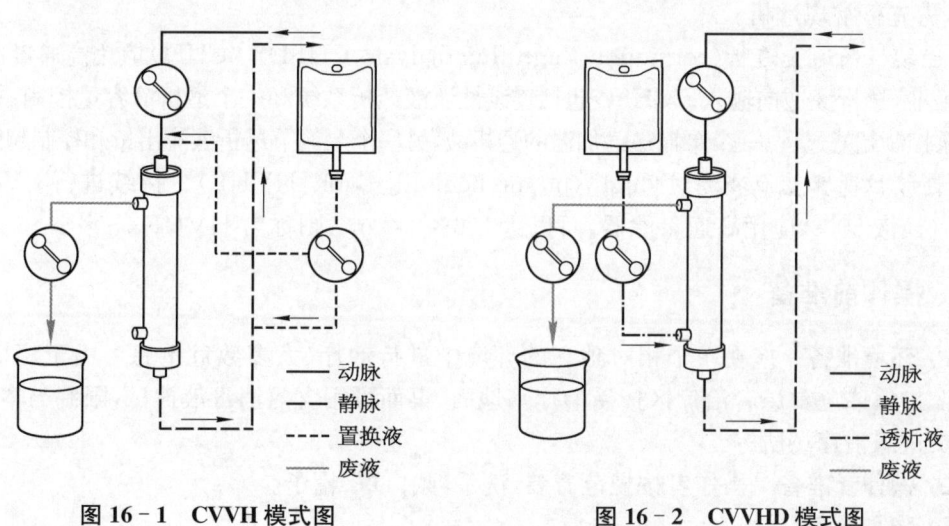

图 16-1　CVVH 模式图　　　　图 16-2　CVVHD 模式图

3. **连续性静-静脉血液透析滤过**(continuous veno-venous hemodiafiltration，CVVHDF)　CVVHDF 是在 CVVH 的基础上发展起来的，增加透析以弥补 CVVH 对氮质清除不足的缺点。CVVHDF 的溶质转运机制是对流加弥散，不仅增加了小分子物质的清除率，还能有效清除中大分子物质。CVVHDF 工作模式见图 16-3。

4. **缓慢连续超滤**(slow continuous ultrafiltration，SCUF)　SCUF 是以对流转运机制清

除溶质,既不补充置换液,也不用透析液,而是将血液引入透析器或血滤器后单纯依赖增加透析膜跨膜压力差达到清除体内水分。这也是连续性血液净化技术的一种类型,其目的是控制容量而不是清除溶质。SCUF 工作模式见图 16-4。

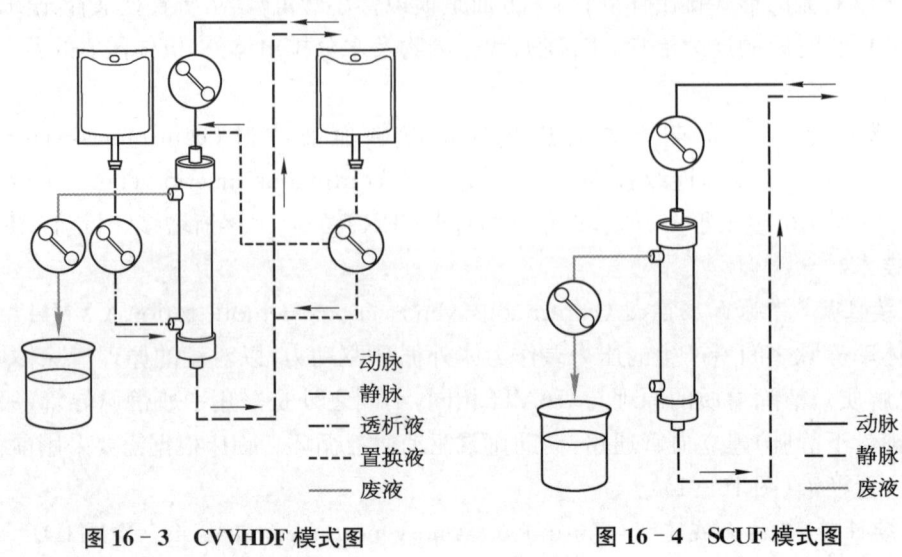

图 16-3  CVVHDF 模式图        图 16-4  SCUF 模式图

SCUF 治疗持续时间较长,超滤率较低。它为等张性脱水,细胞内液不增加,血浆渗透压稳定,患者容易耐受,血压更加稳定。

若患者有严重高钾血症、代谢性酸中毒时,因为 SCUF 不能明显清除钾离子也不能纠正酸中毒,需先行常规透析。

5. 连续性高通量透析(continuous high flux dialysis,CHFD)  CHFD 应用高通量血滤器,不用置换液,透析液逆向输入。CHFD 包括连续性血液透析系统和一个透析液容量控制系统。它由两个泵控制超滤过程,一个泵输送已加温的透析液,另一个泵调节透析液流出量和控制超滤。

6. 连续性高容量血液滤过(high volume hemofiltration,HVHF)  持续进行 CVVH,每日输入置换液 50 L,应用高通量滤器,面积达 $1.6 \sim 2.2\ m^2$,则称为 HVHF。

### 四、操作前准备

**(一) 环境准备**  应在一个相对独立的环境中进行治疗(大多数危重患者由于病情原因,在重症监护室或危重患者治疗区接受治疗),地面、桌面可用含氯消毒液擦拭,限制与本治疗无关的人员进入治疗场所等。

**(二) 操作者准备**  操作者按规范着装,洗手,戴口罩、帽子。

**(三) 物品准备**

1. **药品准备**  抗凝剂,各类抢救药物,成品置换液或置换液配置所需药物(如生理盐水、10%氯化钠、碳酸氢钠、葡萄糖、10%葡萄糖酸钙、硫酸镁、氯化钾、氯化钙)等。

(1) 置换液准备与配置

1) 目前国内使用的 CRRT 置换液主要包括以下 3 种:商品化置换液、血液透析滤过机在线生产的 online 置换液及手工配制置换液,其特点见表 16-1。推荐采用商品化置换液作为治疗首选。

表 16-1　不同置换液的比较

| 项　目 | 商品化置换液 | online 置换液 | 手工配制置换液 |
| --- | --- | --- | --- |
| 生产方式 | 由生产线统一加工配制，并做无菌消毒处理 | 由血液透析滤过机在线产生并装袋 | 由手工将各种溶质成分配制在 3 L 袋中 |
| 细菌学质量 | 优 | 较优 | 影响因素较多 |
| 保存时间 | 12～24 个月 | 24 小时内 | 24 小时内 |
| 溶质的稳定性 | 优 | 优 | 影响因素较多 |
| 酸碱电解质调节 | 方便 | 不易调节 | 方便 |
| 个体化配制 | 较易 | 较难 | 容易 |

2) 在手工配制置换液或成品置换液中添加药物时，必须在相对无菌的环境下进行无菌操作。如果患者在 CRRT 治疗过程中突然出现不明原因的寒战、抽搐及高热等情况，在排除其他原因后，需考虑到置换液污染的可能，应立即更换置换液，并对疑似污染的置换液进行细菌学检测。

3) CRRT 置换液成分需因人而异：置换液的电解质原则上应接近人体细胞外液成分，根据需要调整电解质和碱基成分(表 16-2)。目前临床常用的置换液碱基主要包括碳酸氢盐及乳酸盐两类，由于乳酸在肝功能衰竭、循环衰竭及严重低氧血症时代谢不充分会对患者带来治疗风险，目前临床推荐采用碳酸氢盐为置换液的基础碱基成分。当采用枸橼酸抗凝时，枸橼酸则成为置换液的主要碱基成分，在体内可代谢成为碳酸氢盐。

表 16-2　CRRT 置换液成分

| 成　分 | 浓　度 |
| --- | --- |
| $Na^+$ | 135～145 mmol/L |
| $K^+$ | 0～4 mmol/L |
| $Ca^{2+}$ | 1.25～1.75 mmol/L |
| $Mg^{2+}$ | 0.5～0.75 mmol/L |
| $Cl^-$ | 100～115 mmol/L |
| $HCO_3^-$ | 30～38 mmol/L |
| Glu | 控制在 5～12 mmol/L(online 置换液除外) |
| pH | 7.1～7.3 |

(2) 手工配置置换液注意点：① 建议在静脉输液配制中心(PIVA)配制置换液，如无此设施，应在治疗室内进行置换液的配制。操作前室内紫外线照射 30 分钟，用含氯消毒液擦拭操作台面等。② 严格无菌操作，配制置换液前洗手、戴帽子、口罩。③ 严格执行三查七对，配制前双人核对药物，配制时注意各种药物剂量的准确，配制后应在置换液袋外做好相应标识，双人核对并签名。④ 碳酸氢钠置换液应现配现用。⑤ 必要时检测置换液电解质浓度。

2. **CRRT 物品** CRRT 机器、配套体外循环管路、透析器或血滤器等。选择透析器或血滤器应根据治疗的需求,如 CVVHD 时,可选用高效透析器;CVVH、CVVHDF 时,则通常选用血滤器;其他特殊方法则选用相应的透析耗材。此外,选择透析器或血滤器时还需要考虑到膜材料对溶质的清除率、生物相容性和面积大小,以及超滤系数等因素。一个良好的血滤器除了要有出色的生物相容性和出色的溶质清除率外,还可吸附细胞因子及其他脓毒血症相关介质(如血小板活化因子、肿瘤坏死因子等),并能承受长时间的治疗而较少出现凝血现象。

3. **抢救器械** 氧气装置、心电监护仪、吸引器、抢救车、人工呼吸机、除颤仪等。

**(四)血管通路** CRRT 常用的血管通路为无隧道和涤纶套中心静脉导管,常见于股静脉、颈内静脉或锁骨下静脉留置导管。

**(五)治疗前患者护理评估**

(1)了解患者原发病及目前病情,了解各项生化指标、生命体征和并发症,包括尿量、血压、心率、心律、呼吸、神志、动脉血气分析、电解质、肌酐、尿素、酸碱度、有否出血现象或出血倾向等。

(2)了解治疗方案,选择合适的血液净化器材和抗凝剂。

(3)了解患者监护设备应用情况,如心电监护仪、呼吸机、动态血压监测等。

(4)评估血管通路、患者对治疗的耐受性、治疗过程安全性和并发症,以及危险因素,并做好相应的护理干预。

## 五、操作方法与护理

**(一)操作者准备** 操作者着防渗透性的隔离衣或者围裙,洗手、戴帽子、口罩。

**(二)物品准备** 血滤器、体外循环管路、置换液、生理盐水、透析液、抗凝剂,导管护理包、注射器、无菌治疗巾、无菌纱布、聚维酮碘(碘伏)和棉签等消毒物品、止血带、无菌手套等。

**(三)机器准备** 检查并连接电源,打开机器电源开关,完成机器开机自检。

**(四)安装和预冲** 安装管路、透析器或血滤器,按照机器说明书提示的步骤进行规范预冲。

**(五)设置治疗参数** 根据医嘱选择治疗模式,设定治疗参数。低血压患者暂时不设置超滤量,待患者上机平稳后再根据血压情况缓慢设置。

**(六)上机过程**

(1)常用置管方式为颈内、股静脉及锁骨下静脉,其导管换药及上机操作主要参照第八章"血管通路技术与护理"。维持性血液透析患者行 CRRT 治疗时,视情况可继续采用患者原有的血管通路,如自体动静脉内瘘、人工血管或带隧道和涤纶套中心静脉导管作为 CRRT 的血管通路。

(2)遵医嘱注入抗凝剂:全面评估患者的整体状况和出凝血情况,评估抗凝可能给患者带来的获益和风险。目前,尚未有一种抗凝方式适合所有的 CRRT 治疗人群,应个性化、遵医嘱选择合适的抗凝方式。具体使用方法详见第九章"血液透析抗凝技术与护理"。

(3)将血泵速度调到 50~100 mL/min,连接动脉血路,打开夹子,启动血泵,单向排放预冲液、引血上机(如患者有低血压等,则根据情况保留预冲液)。

(4)引血至静脉壶,停泵,夹闭体外循环管路静脉端,将其连接于血管通路静脉端(注意排除空气),打开夹子,妥善固定管路,开启血泵。

(5) 再次检查体外循环管路连接是否紧密,有无脱落、漏液、漏血等。

(6) 根据医嘱选择置换液前稀释或后稀释,设定每小时置换液量、透析液量、超滤量、肝素维持量等。

(7) 核对患者的 CRRT 治疗处方,并做到双人核对、签名。

(8) 严密监测患者生命体征后,逐渐调整血流量(根据患者心脏功能与治疗方式调整血液流量,150~300 mL/min),机器进入治疗状态,记录血液净化治疗记录单。

(9) 清理用物,整理床单位,洗手。

### (七) 治疗过程监测与护理

(1) 严密观察生命体征、血氧饱和度、中心静脉压、每小时出入液量等;严密观察患者的神志和意识,倾听患者主诉,当患者出现神志改变、烦躁等症状时,应做好安全性约束;严密观察血液净化技术的并发症。

(2) 根据患者病情随时监测(病情稳定患者可每 30 分钟监测一次)、记录各治疗参数,如静脉压、动脉压、跨膜压、超滤速度、超滤量、置换液速度等,及时发现和处理各种异常情况并观察疗效。

(3) 血管通路管理:维持血管通路的通畅是保证 CRRT 有效运转的最基本要求。治疗期间保证中心静脉导管或者动静脉内瘘穿刺处固定牢靠,无脱落、无弯折、无漏血等现象,局部无渗血、渗液、红肿;中心静脉导管敷料保持清洁、干燥,潮湿、污染时及时换药,以减少感染机会;当动脉端血流有微细气泡现象时,可能是静脉导管内口紧贴血管壁所致,应调整患者体位或导管位置。

(4) 置换液补充方法:① 前稀释法:置换液在滤器前输入,称为前稀释(由动脉端输入)。前稀释法血流阻力小、滤过率稳定,残余血量少,不易形成蛋白覆盖层;同时因为置换液量大(6~9 L/h),可降低血液黏稠度,减少滤器内凝血。② 后稀释法:置换液在滤器后输入,称为后稀释(由静脉端输入)。后稀释法溶质清除率较高,但容易发生凝血,因此超滤速度不能超过血流速度的 30%。

(5) 置换液温度设置:置换液的温度应根据患者病情进行设置,一般为 36.5~37.5℃。CRRT 设备通常都有加温装置,但该装置的加热速度有时不能与置换液的补充速度相匹配,难以保证置换液的温度始终接近患者的体温。因此,患者在治疗过程中常会感到寒冷,此时应特别注意患者的肢体保暖。CRRT 对血流动力学的益处很大程度上取决于这种冷热效应,长时间采用 CRRT 将导致患者的热量减少,但同时又可以减少发热、感染,以及炎症反应引起的体温变化。

(6) 正确采集各类标本,密切监测血电解质和肝、肾功能,以及动脉血气等的变化,发现异常及时汇报,根据医嘱动态调整治疗参数。

(7) 根据机器提示,及时更换置换液及废液袋。

(8) 在 CRRT 治疗过程中,凝血和出血是较常见的并发症之一,应用抗凝剂应严格按照医嘱,剂量准确;应用无抗凝剂治疗时可采用前稀释法。严密观察跨膜压、动脉压、静脉压的变化,观察滤器的颜色,必要时使用生理盐水冲洗管路和滤器,观察凝血情况并给予提前干预,以防止凝血发生。在治疗过程中密切观察患者静脉穿刺处有无渗血,观察皮肤黏膜及创面的渗血和渗液情况,观察引流液的量和颜色等。

(9) 安全管理及设备运转监测:治疗过程中严密观察 CRRT 设备的运转和报警,及时排除故障;随时检查管路有无扭曲、受压、脱落、堵塞,检查各连接口及滤器衔接是否正常,保持管路的通畅。

（10）液体平衡管理：严密监测患者每小时尿量、创面渗血和渗液情况、各种引流量、肠外营养入量、液体入量、置换液进出量、超滤量，并根据以上情况做好液体出入量精准计算，及时调整超滤率，确保患者安全。

### 六、常见并发症与护理

**（一）低血压** 由于接受 CRRT 治疗的患者大多合并多脏器功能障碍，病情危重，生命体征不稳定，CRRT 治疗前或治疗过程中出现低血压较为常见，故应密切观察生命体征，利用桡动脉测定即时血压。

（1）上机时血流动力学不稳定的低血压患者推荐双连接法，将血液净化管路的引血端和回血端同时与患者的血管通路相连接，然后启动血泵 50～100 mL/min，开始治疗，避免血管内容量的下降。对于低血压、低体重或儿童患者，必要时可以用代血浆、血浆或新鲜血液等胶体在上机前对体外循环管路和血滤器进行灌注。

（2）血压稳定后逐渐增加血流量至 150～300 mL/min，逐渐增加超滤量。治疗中通过调整脱水量和升压药的速度，使血压保持在安全范围。

（3）治疗过程中出现低血压，可采取头低位，减少或停止超滤，补充生理盐水，补充置换液或遵医嘱使用白蛋白等。如血压好转，则逐步恢复超滤，同时观察血压的变化。

**（二）凝血** 由于 CRRT 治疗时间长，容易发生体外凝血，而凝血是 CRRT 治疗失败的重要原因之一。因此，整体治疗过程中需要密切注意以下几点。

（1）治疗前体外循环管路及血滤器应按照厂家操作要求进行规范预冲，减少凝血的发生。

（2）置换液采用前稀释可有效抗凝，或间隔 15～30 分钟从动脉端快速输入生理盐水 100～200 mL，使血液在进入滤器前加以稀释，降低血液黏滞度、观察滤器有无凝血倾向。

（3）无肝素抗凝治疗时要保证充足的血流量，保持血管通路通畅，在患者血流动力学稳定、心功能允许的情况采用高血流量治疗。

（4）避免体外循环管路中输入高营养液、脂肪乳剂、血制品等。

（5）严密监测静脉压、跨膜压、滤器前压及波动范围，仔细观察滤器两端端口血液分布是否均匀、滤器的纤维颜色有无变深或呈条索状、滤出液是否通畅、静脉壶的滤网有无凝血块等，通过这些措施及时判断是否发生凝血，以便尽早处理。

**（三）感染** 由于行 CRRT 治疗的患者病情危重，机体抵抗力低下，加之各种侵入性的检查、治疗，容易引起感染。感染是危重患者死亡的主要原因之一，在 CRRT 治疗时严格执行无菌技术是防止发生感染和交叉感染的一项重要措施，任何一个环节都不能违反无菌操作规程。

（1）环境的管理：治疗过程中限制与治疗无关的人员入室，入室时需戴帽子、口罩，穿鞋套；地面、桌面用消毒液擦洗，室内每日 2 次紫外线消毒。

（2）血管通路是 CRRT 技术的生命线，严格做好中心静脉留置导管的各项护理，防止感染甚为重要（详见第八章"血管通路技术与护理"）。

（3）合理应用抗生素：CRRT 治疗会导致抗生素的浓度下降，因此，应根据药代动力学以及抗生素的分子量选择应用时间及剂量，以使抗生素达到有效浓度。

(4) 做好患者基础护理,如口腔护理、压疮护理、呼吸道护理、引流管护理等。

**(四) 出血** 接受 CRRT 治疗的危重患者,原发病与手术、创伤、肝功能衰竭、凝血功能障碍等有关,往往伴有出血或潜在出血的现象,CRRT 治疗过程中抗凝剂的应用使出血危险明显增加或加重出血,因此,对此类患者应加强护理。

(1) 观察创口、牙龈等出血,观察皮肤黏膜有无瘀斑及出血点。

(2) 观察引流液、痰液、大小便颜色,并做好记录。

(3) 观察血压及神志的变化,注意颅内出血的危险。

(4) 严格抗凝剂的应用,发现出血倾向时根据医嘱及时调整抗凝剂用量或使用无肝素技术,以避免出现由此引起的严重并发症。

**(五) 心律失常** 患者在治疗过程中可因心脏病变、电解质紊乱、酸碱平衡紊乱或血容量改变引起低氧血症、低血压,诱发心律失常。轻者仅有心慌、胸闷、低血压的临床表现,重者则可能发生猝死。因此,在治疗过程中如遇心律失常,应积极治疗原发病,控制血流量,给予氧气吸入并加强心理护理,缓解患者的紧张情绪。

### 七、下机操作与护理

**(一) 物品准备** 接受 CRRT 治疗的患者大多为临时性血管通路,物品准备主要参照第八章"血管通路技术与护理"。

**(二) 患者准备** 颈内静脉、锁骨下静脉留置导管患者接受治疗时,建议戴口罩或头侧向一边;股静脉留置导管患者应注意保护隐私部位。

**(三) 工作人员准备** 洗手,戴口罩、帽子。

**(四) 下机前评估**

(1) 确认治疗参数已经达到医嘱要求。

(2) 测血压、脉搏、呼吸、心率、心律、体温等。

(3) 确认患者所有生化标本已经采集和送检。

**(五) 下机操作**

(1) 选择合适的回血方式,具体操作方法详见第七章第三节"血液透析下机操作技术与护理"。

(2) 血管通路护理方法详见第八章"血管通路技术与护理"。

(3) 做好患者治疗记录:病情变化、出入量、凝血情况等,并做好患者的安全转运和交接。

### 八、相关操作流程

**(一) 上机操作流程**

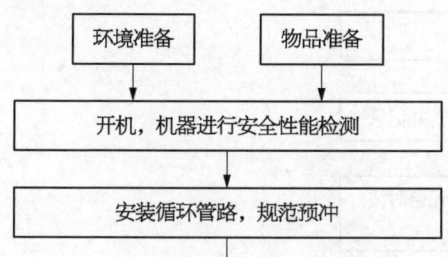

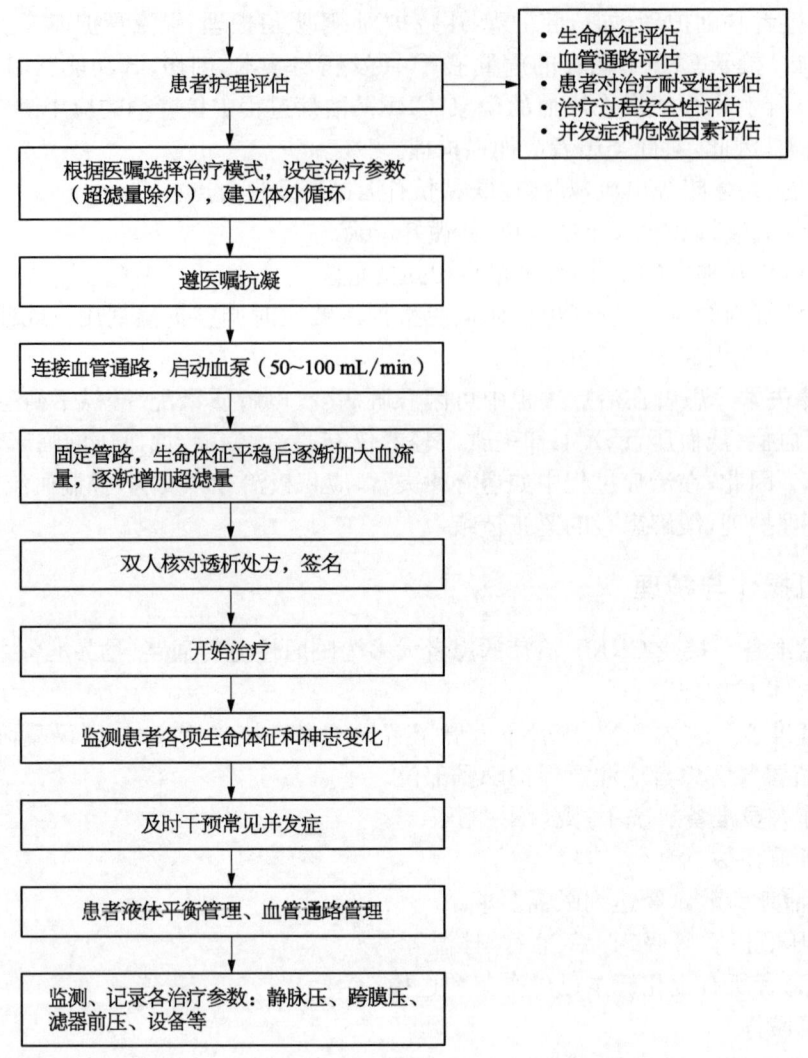

(二)下机操作流程

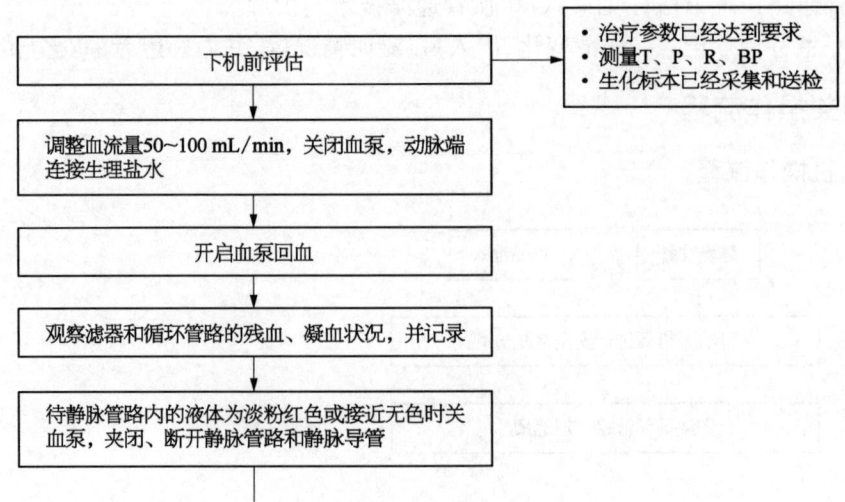

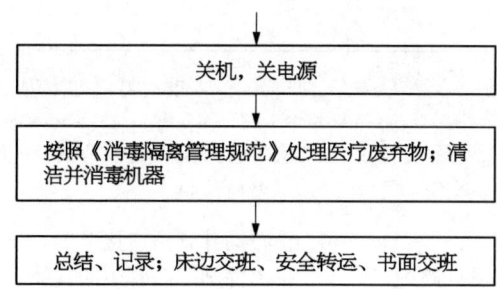

## 九、常见报警与处理

CRRT 临床实践过程中,护理人员经常会遇到报警情况。常见报警与处理方式见表 16-3,以供参考。

表 16-3 CRRT 常见报警原因与处理

| 常见报警 | 报警原因 | 报警处理 |
| --- | --- | --- |
| 动脉压低报警 | 1. 血泵前血路管夹子关闭或扭曲、打结<br>2. 血泵速度过高<br>3. 血泵速度过慢<br>4. 患者血管通路堵塞<br>5. 动脉管路断开<br>6. 中心静脉导管贴壁<br>7. 患者体位改变<br>8. 压力传感器安装不正确 | 1. 检查泵前管路,打开夹子或理顺管路<br>2. 调慢血泵速度<br>3. 调快血泵速度<br>4. 疏通或更换导管<br>5. 连接动脉管路<br>6. 调整导管、穿刺针位置及连接方向<br>7. 调整患者体位<br>8. 重新安装压力传感器 |
| 静脉压高报警 | 1. 静脉血路管夹子关闭或扭曲、打结<br>2. 静脉壶或滤器堵塞<br>3. 患者血管通路堵塞<br>4. 静脉压力传感器保护罩进水 | 1. 检查管路,打开夹子或理顺管路<br>2. 更换管路或滤器<br>3. 疏通或更换导管<br>4. 重新更换传感器 |
| 静脉压低报警 | 1. 血泵速度过慢,血流量不足<br>2. 静脉管路断开<br>3. 静脉压力传感器保护罩进水或漏气<br>4. 传感器保护罩连接不紧密 | 1. 增加血流流速,判断患者血压情况<br>2. 连接静脉管路<br>3. 重新更换传感器<br>4. 重新连接传感器保护罩 |
| 跨膜压高报警 | 1. 滤器凝血<br>2. 超滤量过大<br>3. 置换液量过大<br>4. 使用低系数小面积滤器<br>5. 静脉压力高<br>6. 管路夹未打开、打结或堵塞 | 1. 评估抗凝,更换滤器<br>2. 减少超滤量<br>3. 降低置换液量<br>4. 选择合适的滤器<br>5. 检查静脉管路并整理可能的扭结,检查导管接头并进行必要的纠正<br>6. 检查管路,打开夹子或理顺管路 |
| 跨膜压低报警 | 1. 压力传感器未安装到位<br>2. 透析液压力传感器损坏<br>3. 滤器出口端凝血 | 1. 重新连接传感器保护罩<br>2. 请技术人员维修<br>3. 更换滤器 |

(续表)

| 常见报警 | 报警原因 | 报警处理 |
| --- | --- | --- |
| 跨膜压低报警 | 4. 滤器与静脉壶端管路弯折、受压<br>5. 血流量不足,血流量与超滤率不匹配 | 4. 检查管路是否受压弯折,纠正<br>5. 调整血流量 |
| 空气报警 | 1. 动脉管路与患者连接断开<br>2. 有空气或者微小泡沫在静脉回路中<br>3. 静脉壶内液面过低<br>4. 静脉管在空气探测器中的位置不正确 | 1. 检查动脉管路连接情况<br>2. 排出静脉回路管中的气体<br>3. 用注射器将血液面升高<br>4. 重新放好位置 |
| 平衡报警 | 1. 除气壶空或置换液液平面非常低<br>2. 置换液袋、滤出液袋晃动<br>3. 置换液袋、滤出液袋的易折处有破损<br>4. 置换液袋、滤出液袋、滤出液管路漏液<br>5. 置换液、滤出液管路夹闭、扭曲、打结 | 1. 检查置换液管路是否漏气、扭曲、打结<br>2. 稳定袋子<br>3. 更换袋子<br>4. 检查连接头或更换袋子<br>5. 打开夹子,理顺管路 |
| 漏血报警 | 1. 滤出液浑浊、粉色或红色<br>2. 滤器漏血<br>3. 漏血检测壶(管)位置未摆放好<br>4. 漏血监测器表面污染 | 1. 检查置换液管路是否漏气、扭曲、打结,用注射器将水抽满除气壶<br>2. 更换滤器<br>3. 重新放好<br>4. 清洁监测器表面 |

虽然上表罗列了 CRRT 治疗过程中常见的一些报警与处理方法,但是在临床操作过程中,护理人员应在保证患者治疗安全的前提下,按照 CRRT 厂方说明手册和实际情况做出相应处理。

## 十、CRRT 的展望

传统的肾脏替代方式主要包括血液透析(hemodialysis,HD)、CRRT 和腹膜透析(peritoneal dialysis,PD)。CRRT 作为一种体外循环治疗新技术,它是近 20 年来血液净化领域最新成就之一。对于危重患者,掌握应用的指征,早期应用 CRRT 将是未来趋势。其作用迅速、疗效确切、应用范围广泛,为危重患者提供了重要的支持治疗手段,CRRT 与血液透析相比,主要优势是改善心血管稳定性、维持脑灌注、有效控制高分解代谢、维持水电解质和酸碱平衡,为营养支持创造条件。重症急性肾损伤伴有血流动力学不稳定、脑水肿、高分解代谢和严重液体负荷者,应首选 CRRT。

近年来,杂合肾脏替代治疗(hybrid renal replacement therapy,HRRT)受到了越来越多的关注,尽管其尚无明确定义,但临床应用已较为广泛。目前,狭义的 HRRT 是指介于 HD 和 CRRT 之间的持续低效透析方式;广义的 HRRT 则是将血液透析和血浆置换、免疫吸附等血液净化模式相结合的治疗方法。HRRT 主要适用于各类疾病合并急性肾损伤,其预后(生存率)有待进一步观察。

(吴霞珺　杨振华)

# 第十七章
# 血 浆 置 换

血浆置换是通过有效的分离、置换方法迅速地从循环血液中选择性地去除病理血浆或血浆中的病理成分(如自身抗体、免疫复合物、副蛋白、高黏度物质、与蛋白质结合的毒物等),同时将细胞成分和等量的血浆替代品回输患者体内,达到清除致病物质的目的。

## 第一节 临 床 应 用

自1914年Abel等首次开展血浆置换疗法以来,血浆置换主要包括两种分离技术,即离心式血浆分离和膜式血浆分离。离心式血浆分离主要是通过体外循环和抗凝,把血液抽到特制的离心槽内,在离心力作用下,各种血液成分由于比重不同而分层沉积下来。膜式血浆分离主要是通过膜式血浆分离器——由高分子聚合物制成的空心纤维型或平板型滤器,其滤过膜孔径为 0.2~0.6 μm,该孔可允许血浆滤过,但能阻挡所有细胞成分,从而起到血浆分离的成效。

随着血液净化技术的不断发展,离心式血浆分离已逐步被膜式血浆分离所替代,临床上膜式血浆分离又分为非选择性血浆置换与选择性血浆置换。

### 一、适应证

目前血浆置换的诊疗范畴已扩展至神经系统疾病、结缔组织病、血液病、肾脏病、代谢性疾病、肝脏疾病、急性中毒及移植等领域大约200种疾病,其主要适应证如下。

(一) **作为首选疗法的疾病或综合征**  冷球蛋白血症、抗肾小球基底膜病、格林-巴利综合征、高黏滞综合征、栓塞性血小板减少性紫癜、纯合子家族性高胆固醇血症、重症肌无力、药物过量(如洋地黄中毒)、与蛋白质结合的物质中毒、新生儿溶血、自身免疫性血友病甲。

(二) **作为辅助疗法的疾病或综合征**  急进性肾小球肾炎、抗中性粒细胞胞质抗体阳性的系统性血管炎、累及肾脏的多发性骨髓瘤、系统性红斑狼疮(尤其是狼疮性脑病)。

### 二、治疗技术与要求

(一) **血浆置换频率**  一般置换间隔时间为1~2日,连续3~5次。

(二) **血浆置换容量**  为了进行合适的血浆置换,需要对正常人的血浆容量进行估算,可按以下公式计算:

$$PV=(1-HCT)(B+C \times W)$$

式中,PV:血浆容量;HCT:血细胞比容;W:体重(kg);B:常数,男性为1 530,女性为864;C:常数,男性为41,女性为47.2。

举例:一个 60 kg 的男性患者,HCT 为 0.40,则 PV=(1−0.40)(1 530+41×60)。如血细胞比容正常(0.45),则血浆容积大致为 40 mL/kg。

**(三)置换液种类**　包括晶体液和胶体液。

1. 晶体液　血浆置换常用的晶体液为生理盐水、葡萄糖生理盐水和林格液,用于补充血浆中各种电解质的丢失。补充量为丢失血浆量的 1/3~1/2,补充量为 500~1 000 mL。

2. 胶体液　包括血浆代用品和血浆制品。血浆代用品包括中分子右旋糖酐、低分子右旋糖酐、羟乙基淀粉,补充量为丢失血浆量的 1/3~1/2;血浆制品最常用的有 5% 白蛋白和新鲜冰冻血浆。一般含有血浆或血浆白蛋白成分的液体占补充液 40%~50%。新鲜冰冻血浆是唯一含枸橼酸盐的置换液,一般每 100 mL 血浆需补充 10% 葡萄糖酸钙 0.5~1.0 mL。

**(四)置换液补充方式**　血浆置换时必须选择后稀释法。

**(五)置换液补充原则**　原则上补充置换液时采用先晶体后胶体的顺序,即先补充电解质溶液或血浆代用品,再补充蛋白质溶液,目的是使补充的蛋白质尽可能少丢失。等量置换,保持血浆胶体渗透压正常;维持水、电解质平衡;如应用的胶体液为 4%~5% 的白蛋白溶液时,必须补充凝血因子;为防止补体和免疫球蛋白的丢失,可补充免疫球蛋白;应用血浆时应注意减少病毒感染机会;置换液必须无毒性、无组织蓄积。

**(六)抗凝剂**　常用抗凝剂为肝素、低分子肝素,严重出血倾向时可选用枸橼钠。肝素用量为常规血液透析的 1.5~2 倍。对于无出血倾向的患者,一般首剂量为 40~60 U/kg,维持量为 1 000 U/h,但必须根据患者的个体差异来调整。低分子肝素在血浆置换抗凝中优选、安全有效、出血危险小。枸橼酸钠一般采用 ACD-A 配方,即含 22 g/L 枸橼酸钠和 0.73 g/L 枸橼酸,其用量约为血流速度(mL/min)的 1/25~1/15。为防止低血钙,可补充葡萄糖酸钙。

## 第二节　常见血浆置换术

### 一、非选择性血浆置换

**(一)原理**　用血浆分离器一次性分离血细胞与血浆,将分离出来的血浆成分全部去除,不仅去除了有害的低密度脂蛋白(LDL)、脂蛋白(a)[Lp(a)]、胆固醇、致病的抗体等成分,也清除了高密度脂蛋白(HDL)、白蛋白和免疫球蛋白等有益成分,需置换与去除量相等的新鲜血浆(FFP)或白蛋白溶液(图 17-1)。

**(二)适应证**　最早用于治疗家族遗传性脂质代谢紊乱,现广泛应用于重症肝炎、严重的肝功能不全、血栓性血小板减少性紫癜、多发性骨髓瘤、手术后肝功能不全、急性炎症性多神经炎、多发性硬化症等。

**(三)护理评估**

1. 一般情况　对患者的体重、生命体征、神志、原发病等进行评估。准确的体重测量有助于确定患者血浆置换的总量。

2. 出凝血情况　确认患者出凝血相关指标,有无出凝血的异常状况,便于治疗过程中抗凝剂的使用与调整。

3. 血管通路　对血管通路及血流量进行评估,确认动、静脉端血流畅通,以免动脉压不足或静脉压增高而引起血浆分离器破膜或再循环。

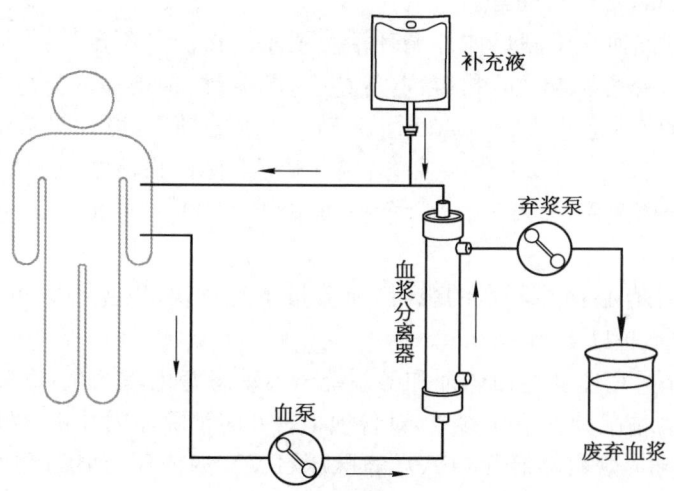

图 17-1 非选择性血浆置换示意图

4. **心理状况** 评估患者依从性,应做好患者心理护理,使患者消除紧张和顾虑,积极配合,共同完成治疗。

(四) 操作准备

1. 物品准备

(1) 仪器设备:血浆分离机器、心电监护仪,呈备用状态。

(2) 耗材:血浆分离治疗配套血路管、血浆分离器、生理盐水 3 000 mL、护理包等。

(3) 置换液:置换液成分原则上根据患者的基础疾病制订,如肝功能损害严重、低蛋白血症的患者应适当提高患者胶体渗透压,提高白蛋白成分;血栓性血小板减少性紫癜患者除了常规血浆置换外,可适当补充新鲜血小板;严重肝功能损害患者或置换液中胶体液仅为白蛋白时,在血浆置换以后可适当补充凝血因子、纤维蛋白原等。

(4) 抗凝剂:由于血浆置换患者大多为高危患者,故在抗凝剂的选择上根据患者的出凝血指标遵医嘱使用抗凝剂。

(5) 葡萄糖酸钙:非选择性血浆置换时,在输入大量新鲜血浆的同时,枸橼酸钠也被输入体内,枸橼酸钠可以与体内钙离子结合,造成低血钙,患者出现抽搐,故可适当补充葡萄糖酸钙。

(6) 激素:由于血浆置换时输入了大剂量的异体蛋白,患者在接受治疗过程中可能出现过敏反应。

2. **建立血管通路** 采用中心静脉留置导管或动静脉内瘘,血流量应达到 150 mL/min。静脉回路必须畅通,采用中心静脉留置导管时注意防止再循环。

(五) **操作过程与监护** 血浆置换是一种特殊的血液净化方法,操作治疗时应有一个独立的空间,并有专职护士对患者进行管理和监护。术前向患者和家属做好心理护理和治疗风险意识培训,取得患者的积极配合。

(1) 打开总电源,打开血浆分离机电源,开机并自检。

(2) 连接体外循环管路和血浆分离器,准备预冲。

(3) 按血浆分离器说明书上的预冲方法,进行体外循环管路和血浆分离器的预冲。预冲的血流速一般为 100～150 mL/min,预冲液体量为 1 500～2 000 mL。

(4) 设定各项治疗参数:遵医嘱设定患者的血流速度(mL/min)、血浆分离速度(mL/h)、血浆置换总量、肝素量、治疗时间等。

(5) 确保血管通路血流量满足体外循环治疗要求。血流量不足,易导致血浆分离时出现破膜现象。在血管通路静脉端注入抗凝剂(等待3~5分钟,使得体内充分肝素化),进行体外引血,引血时血流量应不超过100 mL/min。运转5~10分钟后,患者若无异常反应,则加大血流量至100~150 mL/min,启动弃浆泵及输液泵,根据实际的血流情况调节血泵流速,逐步提高血流速度/血浆分离速度20%~30%,置换血浆量2 500~3 000 mL,系统自动计算治疗时间。

对于年龄大且伴有心功能不全的患者,血流量不宜过快,以免心脏负荷过重,一般50~70 mL/min,回血时不超过40 mL/min。

(6) 治疗过程中严密监测生命体征和各系统压力动态变化,需细心观察并及时发现异常,根据压力变化和患者情况调整治疗参数,对各项报警及时消除原因并正确处理。

1) 血路压力:随时观察动脉压(PA)、静脉压(PV)、滤前压(PBE)和血浆分离器跨膜压(TMP)变化。① 动脉压:常见低压报警,提示运行过程中患者出血不畅。② 静脉压:常见低压或高压报警。低压报警提示血泵停转或出血不畅。高压报警提示回血管路弯折或扭曲、管路凝血、穿刺处肿胀或局部渗出等。处理方法是去除报警原因,必要时增加抗凝剂用量或用生理盐水冲洗管路。如遇穿刺处肿胀、渗出则另建回路。③ 滤前压和血浆分离器跨膜压:临床常见高压报警,提示分离的血浆量过大或动脉壶血浆分离器凝血。一旦发生,调整血泵、血浆泵的转速,减少血浆分离量,并观察是否抗凝剂不足,给予及时调整,必要时予生理盐水冲洗管路。

2) 血浆路压力:主要包括血浆分离泵前压力(PPL)、沉淀过滤器前压力(PPF)、血浆分离器前压力(PDF)和沉淀过滤器前后压力差(PDPA)。① 血浆分离泵前压力:临床多见于负压报警,提示治疗后期血浆分离器堵塞或分离血浆速度过快。处理方法是调整血浆泵速或血浆分离总量,若堵塞,应增加肝素用量并用生理盐水冲洗。② 沉淀过滤器前压力:主要反映血浆进入沉淀过滤器前的压力。③ 血浆分离器前压力:反映沉淀过滤器及肝素吸附器前的压力。④ 沉淀过滤器前后压力差:指沉淀过滤器输入和肝素吸附器输出之间的压力差,如遇PDPA升高至压力上限,说明沉淀过滤器已饱和,需更换或结束治疗。

3) 置换液部分的压力:包括置换液经加热器加热后的压力。

(7) 观察血浆分离器及弃浆颜色,判断有无破膜现象发生。血浆分离器耐受的压力为50 mmHg,一旦出现破膜,立即查找原因并更换血浆分离器。

(8) 观察患者过敏反应及低钙反应,确保患者血浆置换容量平衡。

(9) 下机前再次评估患者生命体征、标本采集、抗凝剂总结、治疗目标值情况。及时记录治疗参数。

(10) 书写记录,患者转运、交班;整理物品;处理好医疗废弃物并擦拭消毒机器。

**(六) 非选择性血浆分离操作流程**

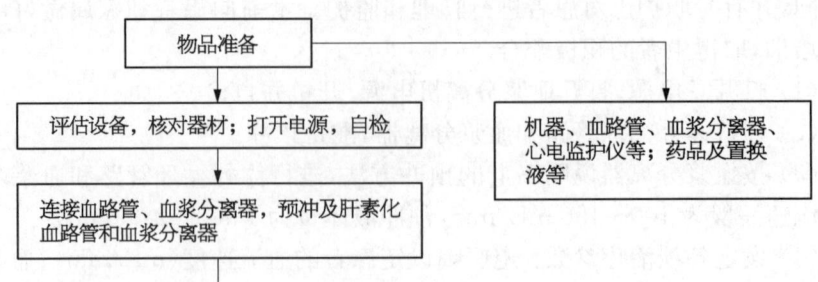

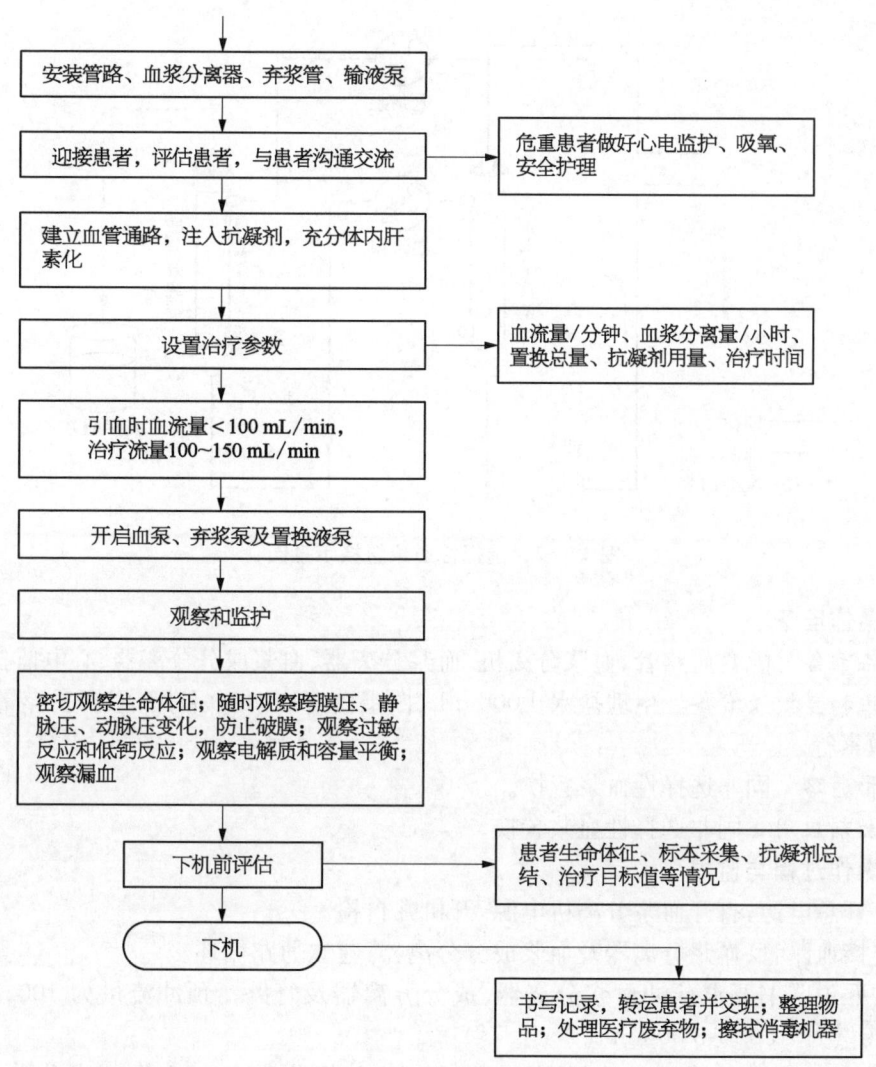

## 二、选择性血浆置换

（一）**原理** 选择性血浆置换也称为双重血浆置换（double filtration plasmapheresis, DFPP），又称不同膜滤过（membrane different filtration, MDF）或级联滤过（cascade filtration, CF），利用不同孔径血浆成分分离器来控制血浆蛋白的去除范围，第一个滤器是普通的血浆分离器，用于分离红细胞等有形成分和血浆，其孔径约 $0.2\ \mu m$，可供无细胞成分的血浆自由通过。第二个滤器中空纤维柱孔径约 $0.03\ \mu m$，用于分离血浆中的大分子物质如低密度脂蛋白（LDL）、极低密度脂蛋白（VLDL）、中间密度脂蛋白（IDL）和纤维蛋白原等，但也有少量高密度脂蛋白（HDL）、免疫球蛋白、白蛋白和小分子激素等有益成分也同时被清除，因此称为半选择性。选择性血浆置换原理示意图见图 17-2。

（二）**适应证** 多发性骨髓瘤、原发性巨球蛋白血症、家族性难治性高脂血症、难治性类风湿关节炎、系统性红斑狼疮、血栓性血小板减少性紫癜、重症肌无力、多发性硬化症、多发性神经炎及移植前后的抗体去除等。

（三）**护理评估** 同非选择性血浆置换。

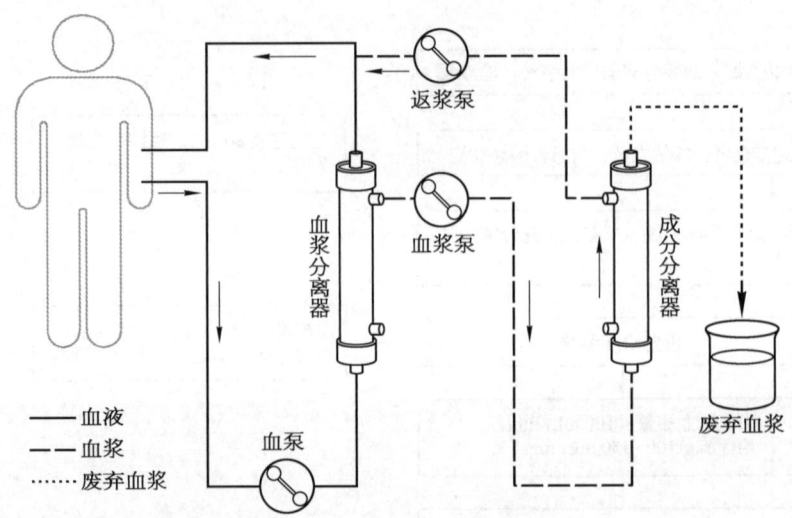

图 17-2 选择性血浆置换示意图

**（四）操作准备**

1. 物品准备 配套血路管、血浆分离机、血浆分离器、血浆成分分离器、心电监护仪等。

2. 药品和置换液准备 生理盐水 4 000 mL、白蛋白溶液 30 g（备用，根据丢弃量补充所需白蛋白）、激素等。

3. 血管通路 同非选择性血浆置换。

4. 抗凝剂应用 同非选择性血浆置换。

**（五）操作过程与监护**

（1）打开总电源，打开血浆分离机电源，开机并自检。

（2）连接血路管、血浆分离器及血浆成分分离器，建立通路循环。

（3）按照说明书要求预冲血浆分离器、成分分离器及管路。预冲流量为 100～150 mL/min，预冲液量为 2 500～3 000 mL。

（4）设定各项治疗参数：血流量（mL/min）、血浆分离量（mL/h）、成分分离器流量（mL/h）、血浆置换总量、肝素量、治疗时间等。

（5）建立血管通路，注入抗凝剂，建立血循环，引血时建议血流量<100 mL/min。运转 5～10 分钟后患者无不适反应，治疗血流量增至 120～150 mL/min，启动血浆泵、弃浆泵及返浆泵。

（6）血浆分离器耐受的压力为 50 mmHg，引血过程中严密监测动脉压、静脉压、跨膜压的变化，以防压力增高，引起破膜。

（7）观察血浆分离器、成分分离器及弃浆颜色，判断有无破膜发生。一旦发生破膜，查找原因并及时更换。

（8）选择性血浆分离，根据患者体重和病情决定血浆置换总量，根据分子大小决定弃浆量，一次选择性血浆置换会丢弃含有大分子蛋白的血浆 100～500 mL。

（9）治疗过程中严密监测患者体温、脉搏、呼吸、血压；随时观察跨膜压、静脉压、动脉压变化，防止破膜；观察电解质和容量平衡。

（10）及时记录数据；及时处理各类并发症。

（11）达到治疗目标值，下机。

（12）完成护理记录；向患者所在病房交班；合理转运危重患者；整理物品；处理医疗废弃物；擦拭消毒机器。

### （六）选择性血浆分离操作流程

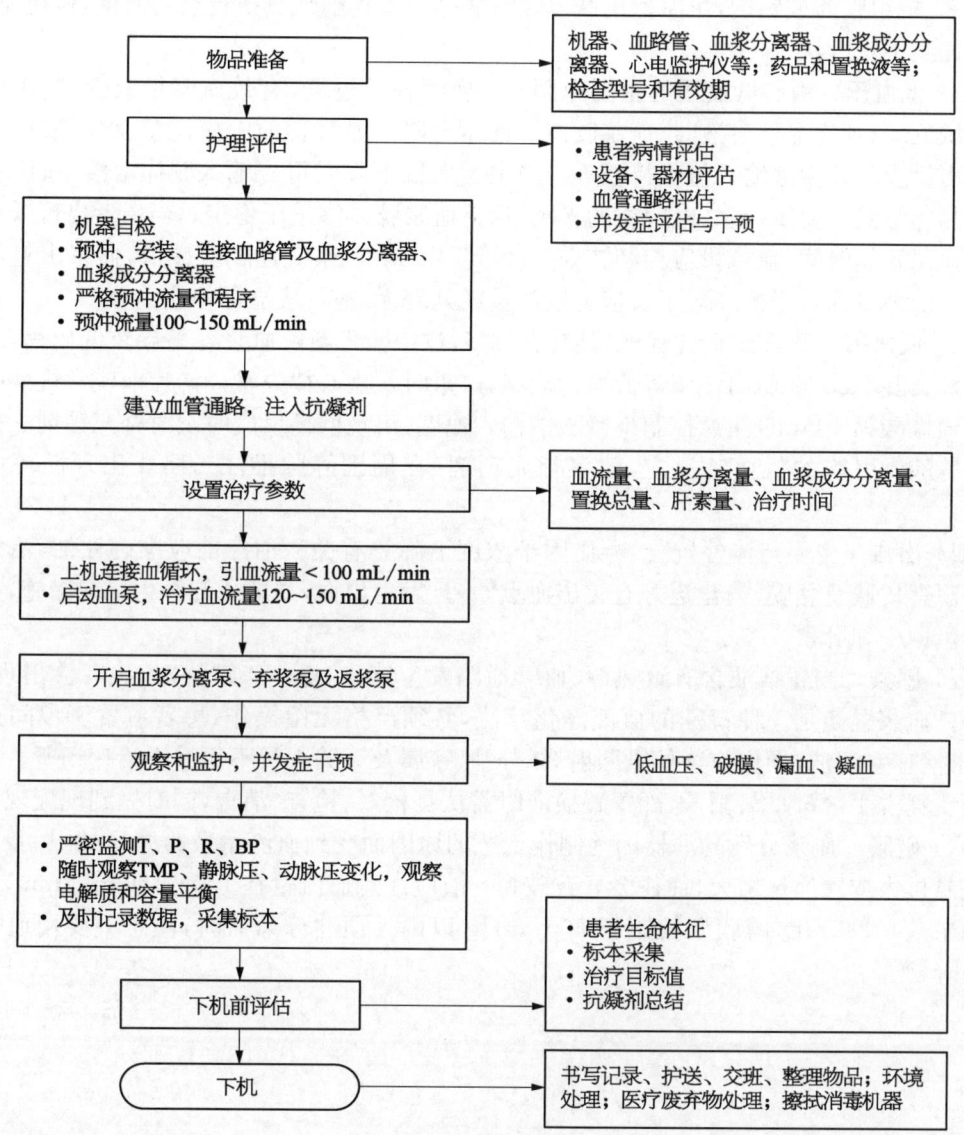

## 第三节　血浆置换并发症与护理干预

血浆置换的并发症同常规血液净化的并发症、血管通路的相关并发症、抗凝的并发症等。血浆置换特别相关的并发症如下：

（一）**过敏反应**　一方面是由于新鲜冰冻血浆含有凝血因子、补体和白蛋白，由于其成分复杂，常可诱发过敏反应。据文献报道，过敏反应发生率为0～12％。补充血液制品前，可遵医嘱静脉给予地塞米松5～10 mg或10％葡萄糖酸钙20 mL，同时选择合适的置换液以预防和减少过敏的发生。另一方面是治疗前若服用血管紧张素转换酶抑制剂（ACEI）则可出现低血压、恶心、呕吐等反应，这可能与缓激肽的过多释放有关，故治疗前建议停用 ACEI 药物。

治疗过程中应严密观察，如出现皮肤瘙痒、皮疹、寒战、高热时不可随意搔抓皮肤，应及时给予激素、抗组胺药或钙剂，可摩擦皮肤以缓解瘙痒。治疗前认真执行查对制度，核对血型，血浆输入速度不宜过快。

（二）低血压　引起低血压的主要原因：置换液补充过缓，有效血容量减少；应用血制品引起过敏反应；补充晶体溶液时，血浆胶体渗透压下降。血浆置换中应注意血浆等量置换，即血浆滤出量应与置换液输入量保持相等。当患者血压下降时可先输入胶体溶液，血压稳定时再输入晶体溶液。要维持水、电解质的平衡，保持血浆胶体渗透压稳定。当患者出现低血压时可延长血浆置换时间，血流量应控制在 50～80 mL/min，血浆流速相应减低，血浆出量与输入的血浆和液体量保持平衡。对于反应特别严重经处理无效者，应立即停止治疗。

（三）低血钙　新鲜血浆含有枸橼酸钠，过多、过快输入新鲜血浆容易导致低血钙，患者会出现口麻、腿麻及小腿肌肉痉挛等低血钙症状，严重时发生心律失常。治疗前应常规静脉注射 10% 葡萄糖酸钙 10 mL，注意控制枸橼酸钠输入速度，出现低钙反应时及时补充钙剂。如出现由于枸橼酸钠引起的低血钙反应，建议补充钙剂（在周围静脉推注），防止出现循环血液的凝血。

（四）出血　主要与体外抗凝、凝血因子浓度下降等有关。治疗前应准确评估，治疗过程中严密观察皮肤及黏膜、消化道等有无出血点，一旦发生出血，立即通知医生采取措施，必要时用鱼精蛋白中和肝素。

（五）感染　当置换液含有致热源、血管通路发生感染、操作不严谨时，患者会出现感染、发热等。血浆置换是一种特殊的血液净化疗法，必须严格无菌操作，患者应置于单间进行治疗，要求治疗室清洁，操作前紫外线照射 30 分钟，家属及无关人员不得进入治疗场所。操作人员必须认真洗手，戴口罩、帽子，配置置换液时需认真核对、检查、消毒，同时做到现配现用。

（六）破膜　血浆分离的滤器因为制作工艺的原因而受到血流量及跨膜压的限制，如置换时血流量过大或置换量增大，往往会导致破膜。故应注意血流量在 100～150 mL/min，每小时分离血浆＜1 000 mL，跨膜压控制于 50 mmHg 以内。预冲分离器时，注意不要用血管钳敲打，防止破膜。

（陈　静　接艳青）

# 第十八章
# 分子吸附再循环

肝衰竭是一种具有高死亡率的内科急症。在既往肝功能正常的人群中表现为急性肝衰竭（acute liver failure，ALF），在慢性肝病患者中表现为慢性肝衰竭急性加重或失代偿性终末期肝病。肝衰竭导致体内毒性代谢物质蓄积，引起终末器官功能障碍，最终导致多器官衰竭和死亡。

肝脏支持装置/系统（人工肝）能代替肝脏的解毒功能，直到肝功能恢复，在急慢性肝衰竭（acute，chronic liver failure，ACLF）和慢性基础上急性肝衰竭（acute on chronic live failure，AOCLF）的管理中起着重要作用。1956年，Sonentino证明新鲜肝组织匀浆能代谢酮体、巴比妥和氨，首次提出了人工肝的概念。1993年由德国罗斯托克大学内科系两位博士Stange和Mitzner研制出了分子吸附再循环系统（molecular adsorbent recirculating system，MARS），1998年应用于临床，2001年我国亦开展了此项新技术。MARS是一种人工肝脏支持系统，不同于既往的血液透析、血浆置换和生物人工肝支持系统，MARS可以选择性地有效清除体内代谢毒素，对急、慢性肝衰竭及其并发症有显著疗效。

## 一、原理

MARS是一种整合透析、超滤和吸附机制的体外肝脏支持系统，模拟肝脏解毒过程，通过MARS膜（模拟肝细胞膜）和白蛋白透析（模拟肝脏解毒过程）技术，实现从血液中清除与白蛋白结合的毒素及水溶性毒素的目的。

## 二、工作过程

MARS包含三种回路：血液回路（经过血液透析器——MARS FLUX透析器）、白蛋白回路（经过阴离子交换柱和活性炭吸附器）及透析液回路（经diaFLUX透析器）。

选择颈内静脉、锁骨下静脉或股静脉建立中心静脉留置导管作为治疗用血管通路。患者血液以150~250 mL/min的流速流经MARS透析膜（MARS FLUX透析器），膜外使用20%白蛋白溶液进行交换。MARS膜有模拟白蛋白结合位点，可与血浆中的白蛋白竞争性结合毒素，而循环液的白蛋白浓度远高于血浆浓度（50~80倍），这样循环液中的白蛋白又竞争性地结合被MARS吸附的毒素，从而达到清除毒素（如间接胆红素和游离脂肪酸等）的作用。之后含有毒素的白蛋白循环液再经过透析器（diaFLUX透析器），清除小分子的水溶性毒素（如尿酸、尿素、肌酐、氨等）。白蛋白循环液再分别经过活性炭吸附柱（diaMARS AC250吸附柱）和阴离子交换器（diaMARS IE250吸附柱），通过吸附过程清除大分子毒素及与白蛋白结合的毒素。这些再生的白蛋白循环液再次与血液进行透析交换，如此循环治疗，以达到清除患者体内毒素的目的。

MARS肝脏支持治疗过程见图18-1。

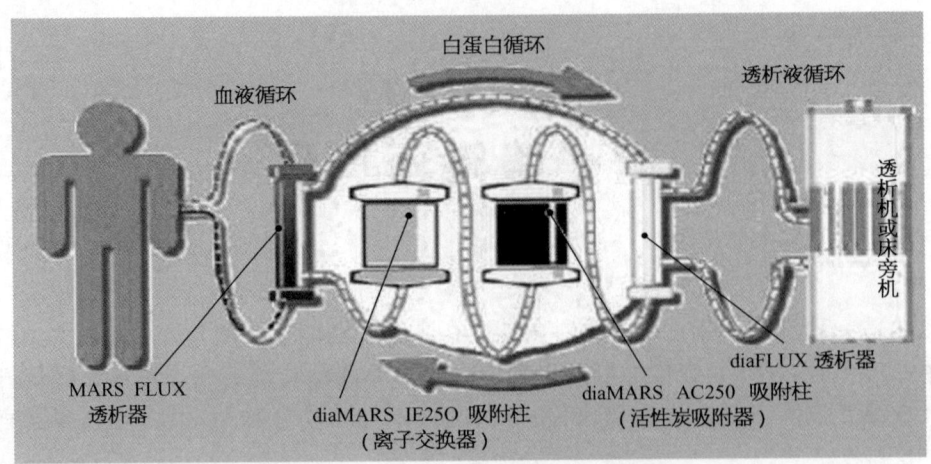

图 18-1　MARS 肝脏支持治疗示意图

## 三、临床应用

### (一) 治疗目的
(1) 有效清除与白蛋白结合的毒素和水溶性毒素。
(2) 纠正水、电解质、酸碱平衡紊乱。

### (二) 适应证
(1) 慢性肝病失代偿(并发进行性黄疸、肝性脑病、肝肾综合征)作为移植前桥接治疗。
(2) 药物治疗无效、病因可逆的急性肝衰竭,包括急性酒精性肝炎、暴发性病毒性肝炎、药物(对乙酰氨基酚、别嘌呤醇、铬、铜)和天然毒素。
(3) 肝移植术后移植肝功能障碍。
(4) 肝切除术/严重机械性创伤后肝衰竭。
(5) 继发性肝衰竭或多脏器功能衰竭(源于低氧血症或低灌注、ARDS、脓毒血症)。
(6) 药物引起的肝衰竭,效果尤为突出。
(7) 胆汁淤积经最大限度的药物治疗后仍有顽固性瘙痒。
(8) 与肝衰竭无关的白蛋白结合药物中毒:苯妥英钠、茶碱、拉莫三嗪。

### (三) 禁忌证
MARS 用于抢救生命的紧急治疗时,没有绝对禁忌证;当用于选择性治疗时,以下被认为是相对禁忌证:① 严重活动性出血和 DIC。② 严重脓毒血症和脓毒性休克(抗生素治疗无效)。③ 急性溶血(常规治疗无效)。④ 血流动力不稳定。

## 四、治疗机制

### (一) 改善患者的临床症状
MARS 治疗能改善患者精神状态、增加肝脏解毒和合成功能、改善血流动力循环状态和肾功能;能增加血钠水平;能降低肝性脑病的严重程度,增加了患者的平均动脉压,这可能与其增加了血管外周阻力有关。

### (二) 清除体内的一氧化氮
MARS 治疗改善了肝硬化患者血流动力循环状态,有利于降低门脉压,改善肾脏血流量,纠正肝肾综合征。白蛋白循环显著增加了血清白蛋白池的结合能力,对于清除患者体内总胆汁酸及改善腹水、肝肾综合征有很大益处。

（三）改善肝细胞的生存环境和功能　MARS治疗后，患者肝细胞合成功能改善，血浆抗凝血酶、凝血酶原活性、Ⅶ因子水平、胆碱酯酶水平明显升高，患者毒血症症状明显减轻。

（四）清除有害物质　MARS通过清除胆红素、胆盐和胆汁酸而改善肝、肾功能；清除氨、尿素、肌酐等水溶性物质；清除血液中醛固酮、肾素和其他血管活性物质。

（五）MARS与常规血液透析清除能力的比较　连续MARS治疗6小时后，清除患者血液中胆红素、胆汁酸及短、中链脂肪酸的能力显著高于血液透析，可提高支链氨基酸与芳香族氨基酸的比例。

## 五、治疗前护理

（一）护理评估　应用MARS治疗的患者，病情均危重，术前必须准确评估。

(1) 评估患者的生命体征和神志、尿量；了解有无出血史（黑便、牙龈出血、皮下出血）及肝性脑病表现；确认肾功能、肝功能、总胆红素、凝血酶原时间、血型、血小板计数等各项实验室检查指标。

(2) 评估患者的血管通路及其通畅性、安全性。

(3) 评估患者的心理状态及合作程度，评估治疗风险和防范水平。

(4) 患者安置于环境消毒后的相对独立的治疗区域。评估设备准备和使用前的检测情况。

（二）患者准备　患者或家属已了解并签署知情同意书和风险告知书。给予患者术前宣教，患者正确理解治疗的意义和目的并愿意配合。

（三）心理护理　加强沟通和交流，消除患者的恐惧、悲观、绝望等消极情绪。对于昏迷、神志不清的患者，应及时与其家属进行沟通，以取得密切配合，并做好安全防范措施。

（四）消毒隔离　接受MARS治疗的患者病情均严重，一般情况很差，机体抵抗力差，并带有不同程度的传染性，故必须做好消毒隔离，严格遵循无菌操作，既要保护患者，又要防止肝炎病毒的交叉感染。

## 六、操作方法

（一）物品准备

1. 仪器　① MARS分子吸附循环装置是全自动新型人工肝系统，该系统采用血液体外循环，配以特殊材料，构成MARS分子吸附循环系统，利用特制的MARS膜清除特异性肝毒素（白蛋白结合毒素）和水溶性毒素的同时，保留人体有用而必需的物质和蛋白质。② 血液透析装置与MARS联合应用，再生的白蛋白循环液与血液进行透析交换，如此循环治疗，以达到清除患者体内毒素的目的。

2. 耗材　MARS FLUX透析器、diaFLUX透析器、diaMARS IE250吸附柱和diaMARS AC250吸附柱。

MARS FLUX透析器膜是仿生物膜，膜的厚度只有普通透析膜的1/500～1/100，膜的总面积为2.4 $m^2$。灌注液为20%白蛋白，用于吸附血液中的毒素。

diaFLUX透析器膜为特殊的低通透量透析膜，膜的总面积为1.8 $m^2$。

diaMARS IE250吸附柱为阴离子树脂吸附罐，阴离子交换树脂用量为250 g，用于吸附白蛋白透析液中携带的胆红素等毒素。diaMARS AC250吸附柱为活性炭吸附罐，活性炭用量为250 g，用于吸附白蛋白透析液中携带的毒素。diaMARS IE250和diaMARS AC250吸附柱的作用是清除白蛋白循环液中的毒素，使白蛋白循环液可以重复使用，从而节省白蛋白的用量。

3. 透析液　MARS治疗时透析时间长，使用常规透析液钾浓度 2.0 mmol/L 易引起低钾血症。MARS治疗时可将透析液钾浓度调至 3.0～4.0 mmol/L。白蛋白循环液浓度为 20%，容量为 600 mL。

4. 其他　准备治疗中所需的各种抢救药品和物品、心电监护仪、氧气设备及凝血监测仪。

（二）血管通路　采用中心静脉留置导管（颈内静脉、锁骨下静脉或股静脉），血流量能够达到 200 mL/min。MARS治疗的血流速应与白蛋白流速相同，一般为 150 mL/min。

（三）连接与参数设置

1. 预冲与灌注

（1）根据显示屏提示，正确安装并连接体外循环管路、透析器（diaFLUX 透析器）、阴离子交换吸附柱及活性炭吸附柱。

（2）使用生理盐水 3 800 mL（其中 1 000 mL 为肝素生理盐水）对 MARS 的血液循环系统、白蛋白循环系统和透析循环系统进行预冲，排尽空气，充分冲洗 MARS 管路。先预冲血液透析机管路和 diaFLUX 透析器，再预冲 MARS 管路和 MARS FLUX 透析器，排净管路内气体（或按照产品说明书操作）。

（3）生理盐水对 MARS 的血液循环系统、白蛋白循环系统和透析循环系统进行预冲，排尽空气，使每一个系统得到充分循环，预冲时间约为 60 分钟。充分预冲可提高交换面积，防止首次使用综合征的发生，减少残、凝血，降低并发症。

（4）20% 白蛋白 600 mL 进行灌注，灌注流速为 50 mL/min，避免管路中产生气泡，同时防止蛋白质丢失。灌注完毕，白蛋白闭路循环 40 分钟至 1 小时，目的是使白蛋白与树脂、活性炭吸附罐充分亲和，增加吸附罐对毒素的吸附能力。

2. 核对和连机

（1）根据医嘱设置各项治疗参数，并确认各项范围均正常。

（2）协助患者取舒适、安全卧位，吸氧，连接心电监护仪，监测患者生命体征。

（3）建立血管通路，连接体外循环管路。引血时速度宜慢，从 40～50 mL/min 开始，使患者逐渐适应，引血完成后，待血液循环 3～5 分钟，观察各项压力指标正常，患者无不良反应后，再逐步提高血流速度至 120～150 mL/min。

（4）选择"MARS 治疗"键，进入治疗程序。白蛋白循环液（20%～25%）流量为 150 mL/min；透析液流量为 500 mL/min，若选用连续肾脏替代治疗装置时，透析液流量则为 100～150 mL/min；治疗时间为 6～8 小时/次，个别患者可达 24 小时/次。

（5）监测治疗过程中各项指标并记录，观察患者病情，及时消除报警。治疗过程中避免血泵停止，全程监测患者活化凝血时间各指标及电解质。

（6）超滤率：慢性肝衰竭急性加重患者多有水钠潴留，并存肝性脑病者，由于脑水肿更应严格限制入水量，但在 MARS 治疗过程中可适当补充液体，然后通过调节超滤率以维持相对水量负平衡。为防止低血压发生，可先不超滤，待治疗 30 分钟，测量患者生命体征平稳后再根据患者容量负荷及其临床状况调整超滤率，以达到轻度脱水状态。

（四）抗凝剂的应用　MARS治疗的抗凝技术很重要，个体化的抗凝技术是决定治疗能否顺利进行的关键。如因肝功能损害使患者肝脏合成凝血酶原减少，凝血功能障碍，应谨慎使用抗凝剂。根据是否有出血现象及监测活化凝血时间（ACT）等综合指标，选择无肝素治疗、小剂量的低分子肝素或小剂量肝素抗凝。若 ACT>150 秒，应用抗凝剂时应特别注意，防止出血。治疗中密切监测压力(FDP,透析器动静脉两端的压力差)的变化,若 FDP 逐渐上升有凝血趋势,用生理盐水冲洗体外循环装置,观察有无凝血征兆。

### 七、治疗中的护理干预

1. 观察患者的神志变化　观察并记录患者的意识状态、瞳孔大小、对光反射、角膜反射及压眶反射等。并发肝昏迷时,患者可取仰卧位,头偏向一侧,以保持呼吸道通畅。对烦躁不安的患者,治疗过程中应做好安全防范措施,防止坠床、管道脱落及扭曲。

2. 观察患者的呼吸有无异常　呼吸异常常出现在肝昏迷、出血或继发感染时,应密切观察患者的呼吸频率、节律、氧饱和度及呼吸的气味等。给予持续低流量吸氧,以改善机体的缺氧情况。

3. 观察患者的体温变化　因肝细胞坏死,患者常会出现持续低热,如体温逐渐并持续升高,常常提示有继发感染的可能。

4. 观察血压、脉搏、氧饱和度的变化　在治疗时应给予心电监护和氧饱和度监测,平稳的患者在 MARS 治疗后血压逐渐正常,氧饱和度逐渐升高。但不少重症患者在治疗过程中血压明显下降、心率加快、脉搏细速,常提示有大出血或休克的可能,如有大出血倾向应立即停止治疗。脉搏缓慢,同时伴有血压升高、呼吸深慢时,常为颅内高压的先兆。

5. 抗凝剂的应用与监护　患者肝衰竭致凝血因子合成障碍,凝血时间延长,应用抗凝剂容易导致出血,故术前一般不用肝素或使用小剂量的低分子肝素,常规先测 ACT,若 ACT>150 秒,可不使用抗凝剂。但此类患者大多血红蛋白正常,所以在治疗过程中应密切观察动脉压、静脉压、跨膜压,观察透析器的颜色,术中每 1~2 小时检测 ACT 一次,并根据 ACT 值调整抗凝剂的用量。此外,因单次 MARS 治疗时间较长,且随着治疗后肝功能的改善,凝血功能改善,ACT 值缩短,有凝血的可能,因此定时用生理盐水冲洗管路可了解管路凝血情况,同时可适当稀释血液。如术中 ACT 值减小至 150 秒以下且管路有少量血凝块时,可以适当追加低分子肝素或生理盐水 500 mL+肝素 5~10 mg,泵前缓慢滴入以防止血液凝集,阻塞管路;一旦 ACT 值延长,应立即停用抗凝剂。

6. 术中及术后测定电解质浓度　MARS 治疗过程中,透析液中钾离子浓度为 2 mmol/L,而 MARS 治疗的患者一般血钾正常,2~3 小时的透析治疗后会出现血钾下降,治疗过程中需根据血钾值进行合理调整,如出现低血钾可将透析液中的钾离子浓度调整为 4 mmol/L,同时可鼓励患者进食含钾丰富的饮料,如新鲜橙汁,以防止低血钾的发生。

7. 监测各项指标　严密监测治疗过程中的静脉压、动脉压、跨膜压、血流量、白蛋白流量等,并记录。监视机器上的各种报警装置,排除故障,使治疗顺利进行,并做好必要的记录。

8. 记录出入水量　MARS 治疗过程中和治疗结束后,均应观察、记录出入水量,包括引流量、尿量、呕吐量、胃肠减压量及大便量等。

9. 做好交接　MARS 治疗结束后,与所在病房做好交接班工作,告知患者在治疗过程中的用药、病情变化,以及治疗结束时的用药情况和各项生命体征,同时告知患者应观察的项目和指标。

### 八、MARS 治疗的重点监护

(一) 血流动力学评估与处理　术前需建立心电、呼吸和无创血压监测,记录基线值以备术中对照。血流动力学不稳定者需进行中心静脉压监测;低氧血症者给予氧疗并进行脉搏血氧饱和度监测。

**（二）MARS治疗的不良反应** MARS治疗与其他人工肝治疗方式相比安全性高，但也存在一定的不良反应：如治疗中发冷、寒战、消化道症状、出血、凝血、低血压、继发感染、低血钾、低血钙，血细胞和血小板的减少，以及对耗材生物相容性引起的滤器过敏反应，严重患者出现失衡综合征。上机后应专人监护评估相关不良反应。对合并肝性脑病、躁动不安的患者，观察是否有脱管、管路扭曲、受压等。术中注意监测电解质，防止电解质紊乱。

**（三）预防感染**

（1）消毒：人工肝治疗应按要求进行室内空气消毒，定时通风换气，每次行紫外线消毒30分钟。环境消毒合格后可以接患者治疗。

（2）严格执行无菌操作：重型肝炎病情重，常有严重并发症，免疫功能低下，易并发各种感染，必须严格无菌操作。

**（四）预防出血**

（1）重型肝炎患者因肝功能衰竭致凝血机制障碍，治疗中肝素的应用宜慎重。评估患者的凝血指标，可使用床旁监测ACT。定时监测调整抗凝方案或提示治疗方案。

（2）评估患者的出血倾向及插管部位的出血。

## 九、健康教育

**（一）饮食指导** 重症肝炎患者的消化功能减退，食欲降低，恶心、呕吐、腹胀等消化道症状明显。行MARS人工肝治疗后，体内胆红素、内毒素等物质暂时下降，而实际患者的肝功能及肠胃功能未完全恢复，此时进食过多的动物性蛋白质食物可诱发肝性脑病。因此，应指导患者少量多餐，进食清淡易消化食物，每餐食量不宜过饱。进食注意温凉流质，防止出血。注意营养支持，必要时从肠外途径供给营养。对于少尿、无尿或高血钾患者要限制液体和钾的入量。

**（二）出血观察** 中心静脉留置导管处渗血是最常见的并发症之一。由于肝衰竭患者的凝血功能障碍、使用抗凝剂和股静脉导管导致下肢活动时易牵拉，伤口极易出现渗血。术后嘱患者尽量平卧，避免侧卧于导管侧。若需屈曲双腿，角度应超过90°。一旦发现出血，应立即加压包扎至渗血停止。

指导患者及家属识别出血先兆，生活细节中应注重防止出血，如不穿过紧衣服、用软牙刷刷牙、保持大便通畅、打喷嚏不要用力、进食时速度慢且少量多餐等，以消除诱因，避免或减少出血。

**（三）感染预防** 进行人工肝治疗的患者多免疫功能低下，易合并口腔、肺部、腹腔、尿道等部位感染，要做好口腔护理、静脉留置针局部护理、协助大小便；严密监测体温的变化。

## 十、MARS治疗操作流程

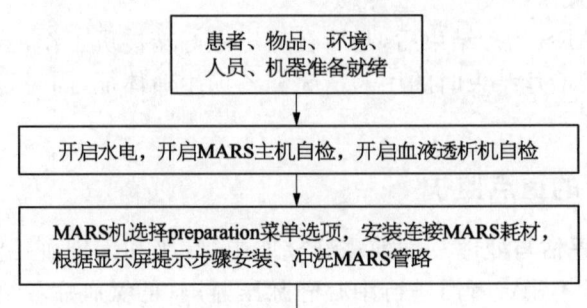

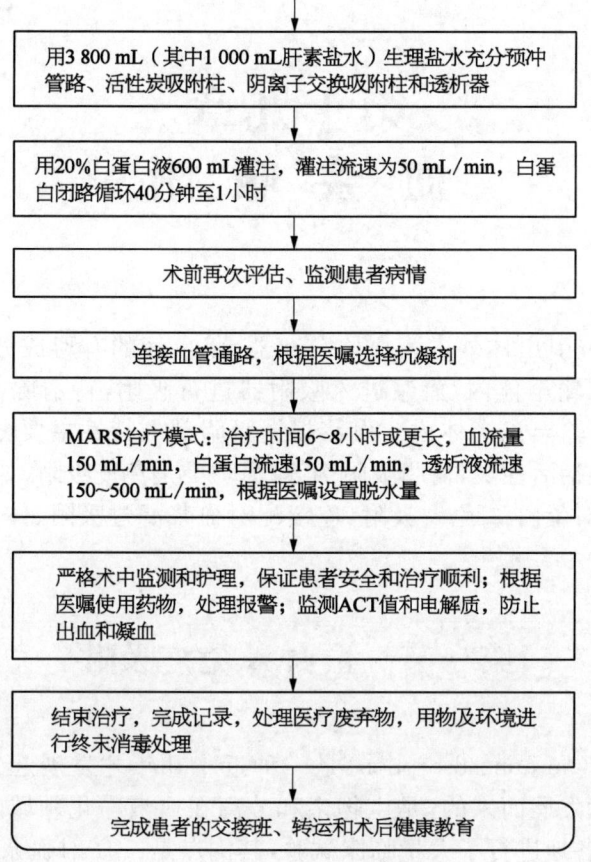

# 第十九章
# 血浆吸附

血浆吸附是指血液引出体外进入血浆分离器,将血液的有形成分(血细胞、血小板)和血浆分开,有形成分回输至体内,血浆进入吸附器进行吸附,待清除其中某些特定的物质后,将吸附后的血浆回输至患者体内。血浆根据吸附剂的特性主要分为两大类,一类是分子筛吸附,吸附材料包括活性炭、树脂吸附剂等;另一类是免疫吸附,如蛋白A免疫吸附、胆红素吸附等。本章节对蛋白A免疫吸附、连续配对血浆滤过吸附、体外血脂净化治疗进行重点描述。

## 第一节 蛋白A免疫吸附

蛋白A免疫吸附(immunoadsorption)是一种近十几年才发展起来的新型血液净化技术,是由亲和层析技术发展而来的,是生物亲和分离在血液净化领域的应用。蛋白A免疫吸附技术已经在世界各地进行了大量临床试验,其优点是:① 对血浆中致病因子清除的选择性更高,对血浆中有效成分的丢失更少;② 证实了可以有效治疗传统方法难以奏效的疾病;③ 避免了血浆输入后所产生的不良影响。同时蛋白A免疫吸附治疗的安全性也得到了证实。

### 一、治疗原理

蛋白A免疫吸附是利用基因重组蛋白AFc区段的生物亲和吸附反应原理,将生物活性物质基因重组蛋白A用共价耦合的方式固定在特定的载体上(一般为琼脂凝胶)制成吸附柱,当血浆流经吸附柱时,选择性或特异性地有效吸附和去除血液中的过量抗体(主要是IgG)和免疫复合物,清除患者血液中的致病因子,从而达到净化血液、缓解病情的目的。

### 二、治疗过程

蛋白A免疫吸附的治疗过程:① 利用膜式血浆分离器将血液分离后,血液从回路侧回入体内;② 血浆则从端盖的一头通过吸附柱进行处理,血浆通过吸附柱时,蛋白A与血浆中致病性的IgG类抗体及其免疫复合物结合,吸附于吸附柱上;③ 当吸附柱上的抗体饱和,断开吸附柱,通过洗脱液将吸附柱的pH降至2.3~2.5,此时蛋白A与所结合抗体解离,抗体被洗脱清除;④ 当pH恢复至7.0时,蛋白A又恢复吸附能力,连接吸附柱,这样不断循环吸附特异性致病性抗体,从而达到治疗疾病的目的。

### 三、临床应用

蛋白 A 免疫吸附疗法临床应用广泛,且疗效确切,主要用于治疗难治性肾病、自身免疫系统疾病和神经系统疾病,去除体内某些特定的物质。其适应证如下。

**(一)难治性肾脏病**

(1) 抗 GBM 抗体综合征。

(2) 新月体肾炎。

(3) IgA 肾病、脂蛋白肾病。

**(二)自身免疫性疾病**

(1) 系统性红斑狼疮(systemic lupus erythematosus,SLE):是最常见的结缔组织病,用吸附柱能大量清除抗 DNA 抗体、抗磷脂抗体等。

(2) 类风湿关节炎(rheumatoid arthritis,RA)或重度风湿性关节炎。

**(三)器官移植**

(1) 移植前:高群体反应抗体(panel reactive antibody,PRA)和交叉配型试验(complement-dependent cytotoxicity,CDC);移植失败后再次移植。

(2) 移植后:急性体液免疫性排斥,强化 IA 联合抗排斥药物,可使排斥反应逆转。

**(四)血液系统疾病**

(1) 血栓性血小板减少性紫癜(thrombotic thrombocytopenic purpura,TTP)、特发性血小板减少性紫癜(idiopathic thrombocytopenic purpura,ITP)。

(2) 伴有免疫复合物的过敏性紫癜。

**(五)皮肤病**

(1) 天疱疮、类天疱疮。

(2) 皮肌炎。

(3) 结节性多动脉炎。

**(六)神经系统疾病**

(1) 重症肌无力。

(2) 格林-巴利综合征。

**(七)其他**

(1) 扩张性心肌病(dilated cardiomyopathy,DCM)。

(2) 透析相关性 $\beta_2$ 微球蛋白淀粉样变。

(3) 伴有抗精子抗体的不孕症。

### 四、操作流程

**(一)物品准备**

(1) 同血浆置换,另需准备吸附柱、pH 计或精密 pH 试纸等。检查各种物品的外包装及有效期。

(2) 药物准备:同血浆置换,另需准备洗脱液、平衡液、保存液。

(3) 监护抢救物品:氧气设备、心电监护仪、血压表、定时器等。

**(二)患者准备与评估**

(1) 向患者解释免疫吸附的方法和意义,指导患者调整心理状态,消除紧张、焦虑情绪,从而对治疗充满信心,积极配合医务人员做好治疗的准备。

(2) 术前做好相关检查:血型、凝血全套、免疫全套、抗体、血电解质、肾功能、肝功能等。

(3) 吸附治疗当日给予患者测量体温、脉搏、呼吸、血压及体重,以及心电监护和吸氧。

(4) 建立血管通路:免疫吸附前应评估患者的血管通路。由于免疫吸附治疗时血液流量要求在 80~120 mL/min,故主要选择四肢大静脉穿刺,以便血液抽吸和回输畅通。患者血管条件不佳时,治疗前应建立临时性血管通路,如股静脉、锁骨下静脉或中心静脉留置导管,以保证 2~4 周的免疫吸附治疗。

(5) 签署知情同意书。

**(三) 操作方法** 蛋白 A 免疫吸附治疗分单柱免疫吸附和双柱免疫吸附治疗。

1. **单柱免疫吸附治疗法** 由于蛋白 A 免疫吸附包括了血浆分离及血浆吸附两个过程,故在治疗前必须先做好血浆分离部分的连接与预冲,详见第十七章"血浆置换"。

(1) 连接与预冲

1) 连接循环管路和血浆分离器,用 1 000 mL 生理盐水从动脉端进行预冲。

2) 排除蛋白 A 免疫吸附柱内的保存液(具有防腐消毒作用),并连接相应管路。将 2 000 mL 生理盐水从吸附柱的入口处注入,进行预冲。

3) 用 1 000 mL 生理盐水加上 2 500 U 肝素,分别将血浆分离部分的循环管路和免疫吸附部分的循环管路进行再预冲。或按照产品说明书操作。

4) 根据机器提示,将血浆分离、免疫吸附两部分进行有效连接。如使用连续肾脏替代疗法的机器用于免疫吸附治疗时,必须将所有的连接部分、监护部分进行检查和测试后再应用,以确保患者的治疗安全。

(2) 患者的连接

1) 建立血管通路。

2) 遵医嘱使用抗凝剂。

3) 连接血浆置换部分。

4) 设置血液流量和置换血浆流量,全血以 80~120 mL/min 的速度流经血浆分离器将血液的有形成分(血细胞、血小板)和血浆分离,血液有形成分通过血浆分离器回输入体内。

5) 分离后的血浆由蛋白 A 免疫吸附柱进行吸附,血浆泵流速设置为 30~40 mL/min,吸附 10~12 分钟后(血浆量 250~420 mL),停止血浆分离,用 50 mL 生理盐水将血浆回输体内。患者首次治疗时,可将血浆泵流速设置为 25~35 mL/min,待稳定后再调至 30~40 mL/min。血浆泵流速不超过血液泵流速的 30%,以 25% 为宜。

6) 夹闭血浆泵,将吸附后的血浆通路转至废液通道,然后打开洗脱泵,用甘氨酸洗脱液洗脱吸附柱黏附的蛋白质和抗体,用 pH 计或精密 pH 试纸于废液出口处进行测试,当 pH≤2.3 时,洗脱过程完成,洗脱时间约 7 分钟。

7) 夹闭洗脱泵,打开平衡泵,用平衡液对吸附柱进行平衡,用 pH 计或精密 pH 试纸于废液出口处进行测试,当 pH≥7 时,平衡过程完成,吸附柱再生,平衡时间约 7 分钟。

8) 用 50~100 mL 生理盐水置换出平衡液。

9) 夹闭再生泵,将废液通道转至血浆通路,打开血浆泵,开始下一循环治疗。

10) 常规治疗量是患者血浆容量的 2~3 倍。

(3) 回血：常规治疗量完成后，进行回血，结束治疗。

1) 留取标本。

2) 连接生理盐水，将蛋白A免疫吸附柱内的血浆回输患者。

3) 卸下免疫吸附柱，做消毒贮存处理。

4) 按常规将血浆分离器内的血液回输患者体内。

(4) 吸附柱的消毒和保存：每次吸附治疗结束时，将血浆回输患者，卸下后即对蛋白A免疫吸附柱进行洗脱、平衡，再应用贮存液（含0.1%迭氮钠的磷酸盐缓冲液，pH 7.4）冲洗、注满吸附柱，将管路两端进行密闭连接，使用一次性消毒纸巾对蛋白A免疫吸附柱进行表面擦拭后置于无菌储存袋内，于1~10℃下冷藏保存（注明患者姓名、床号、使用次数、消毒日期、消毒液名称、操作者姓名）。为防止污染，在整个准备、治疗和后处理操作中，应注意无菌操作原则。

单柱蛋白A免疫吸附工作原理见图19-1。

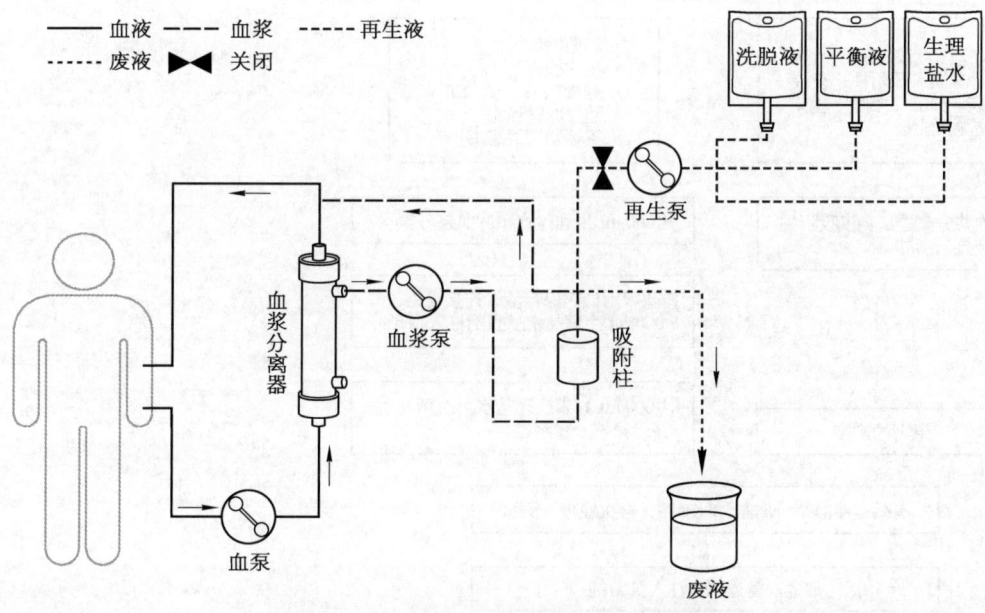

图19-1 单柱蛋白A免疫吸附工作原理

**2. 双柱免疫吸附治疗法** 顾名思义，双柱蛋白A免疫吸附治疗是在血浆置换后有两个蛋白A免疫吸附柱。当第一个蛋白A免疫吸附柱在进行血浆吸附时（包括吸附、回输、洗脱、平衡、再生），第二个吸附柱也冲洗完毕，两个柱工作状态开始自动转换。当第一个吸附柱吸附抗体饱和后（约10分钟），第二个柱开始吸附血浆而第一个柱进行再生。

方法：由酸液泵和缓冲液泵自动混合两种液体（酸和缓冲剂，预先配制好），形成一种有pH梯度（2.2~7.0）的液体进入该柱，蛋白A吸附柱上的抗体遇酸后脱落，随即被缓冲液冲走，进入吸附废液袋内并弃去；当吸附柱内pH恢复至7.0时，第二个柱又饱和，两个柱工作状态又转换（每10分钟转换一次）。被吸附过的血浆（不含抗体血浆或再生血浆）进入血浆袋内，并通过泵回输患者体内。整个治疗过程均由电脑控制，达到事先设定的血浆循环总量和要排出的IgG总量。

## 五、注意事项

（1）吸附过程中，注意各种参数的准确选择，如血泵流速、血浆分离量等，防止血浆分离器破膜、凝血等。

（2）吸附过程中，严密观察洗脱、平衡过程并检测 pH，防止血浆丢失，防止洗脱液流入体内。

（3）吸附治疗中输入过多的枸橼酸抗凝溶液，易引起低血钙反应。术前常规给予 10% 葡萄糖酸钙，以免发生严重的枸橼酸反应。

（4）治疗过程中严格执行医嘱，记录治疗全过程，做好交班。

（5）由于吸附柱价格昂贵，治疗结束需按照操作规程严格处理消毒吸附柱，并妥善保存。

## 六、操作技术流程（单柱蛋白 A 免疫吸附）

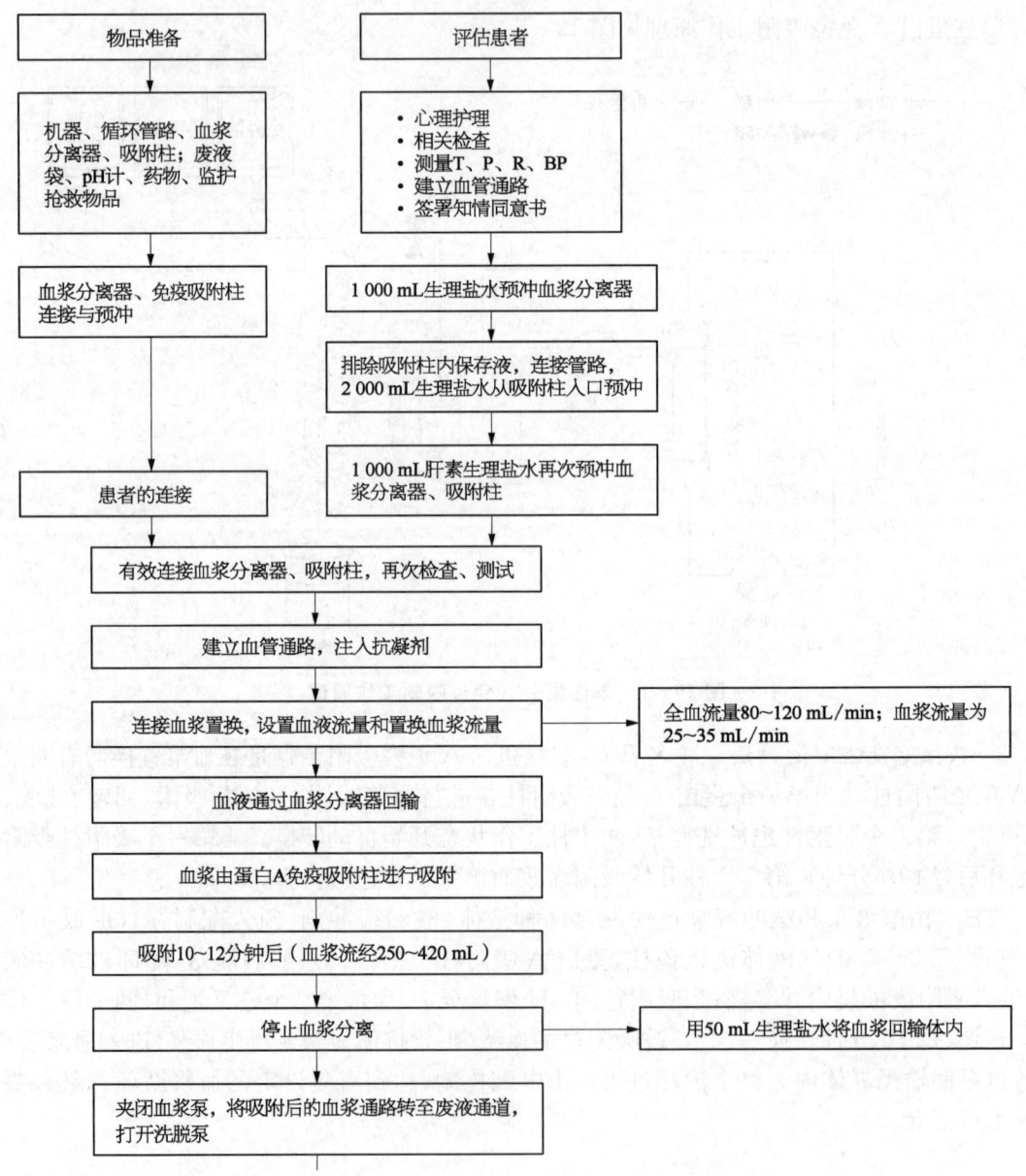

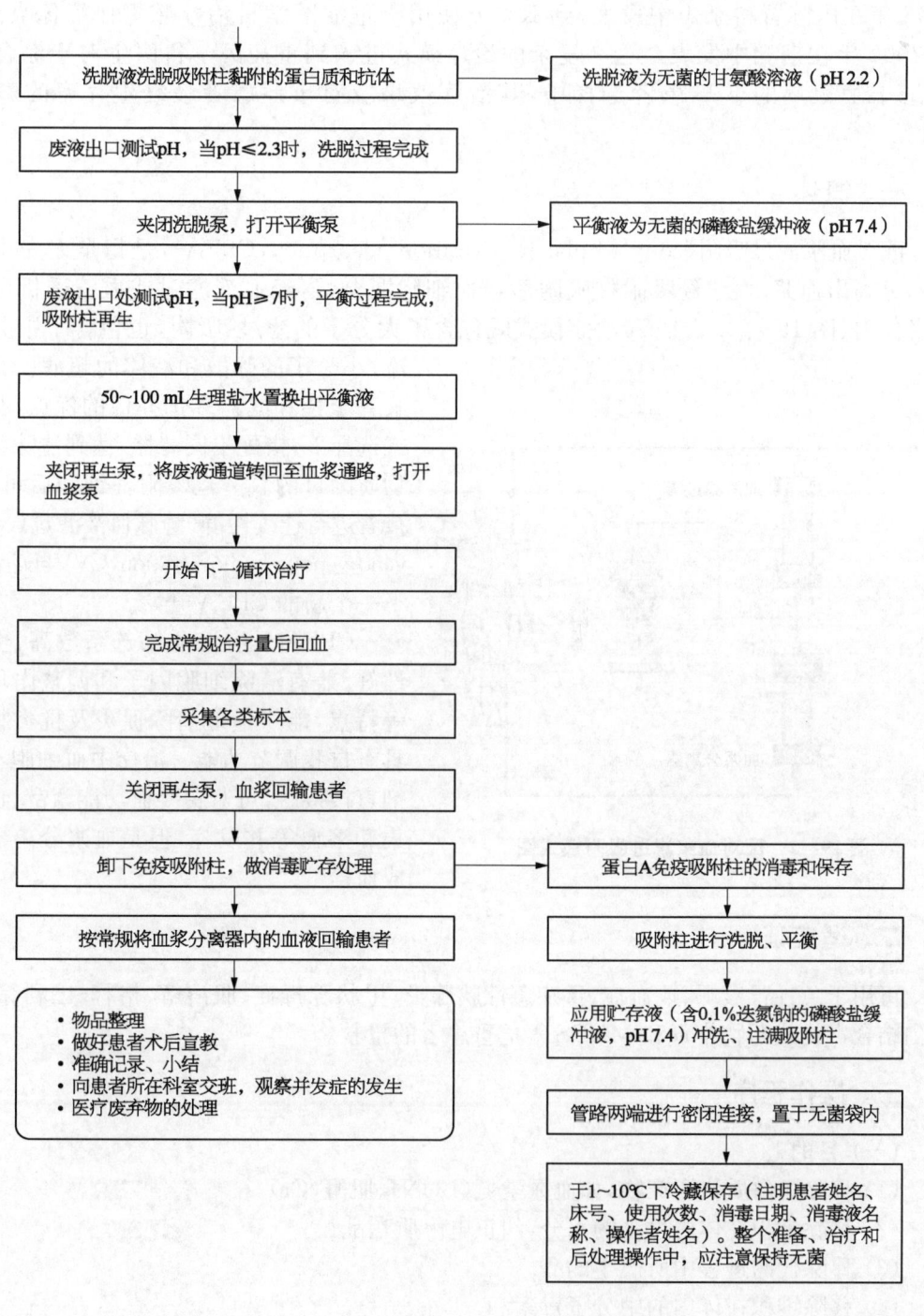

(林惠凤)

## 第二节 连续配对血浆滤过吸附

配对血浆滤过吸附(coupled plasma filtration adsorption,CPFA)治疗模式自 Tetta 于

1998年在国际肾科杂志中发表,到 Ronco 使用于重症医学科治疗脓毒血症休克患者,并于2002年在期刊中发表。这一复杂的治疗模式进入到重症医学科医生对于综合病情复杂、多器官衰竭的 ICU 患者选择中,其治疗效果及对重症患者最终生存率的影响尚无定论。

## 一、概述

配对血浆滤过吸附(coupled plasma filtration adsorption,CPFA),是指全血先由血浆分离器分离出血浆,血浆经吸附柱吸附后与血细胞混合,再经血液滤过或血液透析后回输到患者体内(图19-2)。CPFA 治疗模式既包含了大分子的滤过、吸附,也包含了中分子的对流,小分子的弥散和液体的超滤。具备了模式齐全性和滤器多选择性的优点,在不同模式选择下,搭配不同滤器,达到清除某些致病物质的目的。一旦吸附柱饱和后可以卸除,接着进行连续性静-静脉血液滤过(continuous veno-venous hemofiltration,CVVH)治疗,直到下一个新的 CPFA 开始。

CPFA 具有溶质筛选系数高、生物相容性好、兼有清除细胞因子和调整内环境功能等特点,能广谱地清除促炎及抗炎物质而且具有自我调节功能。治疗中血细胞不和吸附剂直接接触,可避免凝血功能紊乱、血小板聚集和溶血等并发症,但是血浆分离器内易形成血栓。

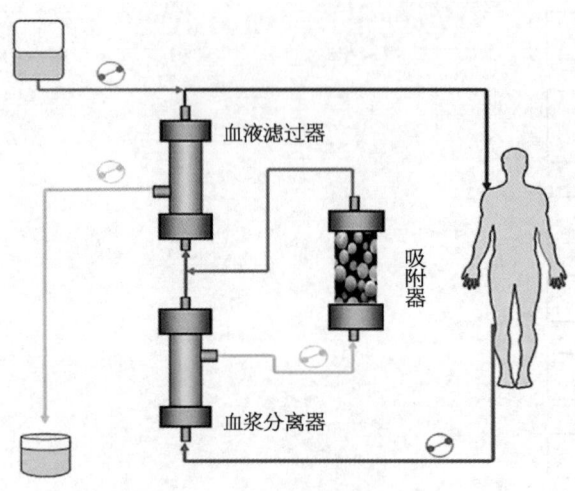

图19-2 配对血浆滤过吸附模式图

## 二、适应证

可用于急性肾衰竭、败血症、重症急性胰腺炎、甲状腺毒症、肌溶解、格林-巴利综合征、高蛋白结合毒物或药物中毒和 MODS 等危重患者的抢救。

## 三、操作程序

### (一)目的

(1)移除蛋白质代谢产物,如血尿素氮(BUN)、肌酐(Cr)。
(2)移除堆积在体内过多的水分,纠正电解质紊乱。
(3)移除代谢过程中所产生的酸。
(4)移除堆积在体内的中分子毒素。
(5)移除致病的大分子物质,如细胞因子、毒素、炎症介质等。
(6)血液滤过去除小、中分子毒素,血浆吸附去除特定大分子,如炎症介质和胆红素等。

### (二)评估

1.患者评估
(1)患者的神志、生命体征、面色及贫血的程度。

(2) 患者的血管通路使用情况。
(3) 患者的基本信息、现病史、既往史、过敏史、拟定的治疗模式、穿刺部位。
(4) 患者的营养状况、食欲情况、睡眠状况、心理状态。
(5) 患者对 CPFA 相关知识的了解情况。
(6) 患者有无出血倾向,抗凝剂的应用情况。

2. 机器评估　确认 CPFA 模式的特殊血液净化机已消毒,自检通过,可正常运转。

3. 环境评估　环境安静、整洁,温度、湿度适宜,治疗过程中保护患者隐私。

### (三) 物品准备

1. 机器准备　打开电源总开关,完成机器自检。

2. 用物准备　遵医嘱准备相关物品,免疫疾病患者选择特异性免疫吸附柱,肝脏疾病患者选择胆红素吸附柱,脓毒血症患者选择细胞因子吸附柱,毒物中毒患者选择广谱性吸附柱。

3. 置换液准备　同 CRRT。

4. 抗凝剂准备　同血浆置换。

5. 常规准备　心电监护、血氧监测,地塞米松、肾上腺素等急救药品和器材。

### (四) 配对血浆滤过吸附(CPFA)操作流程

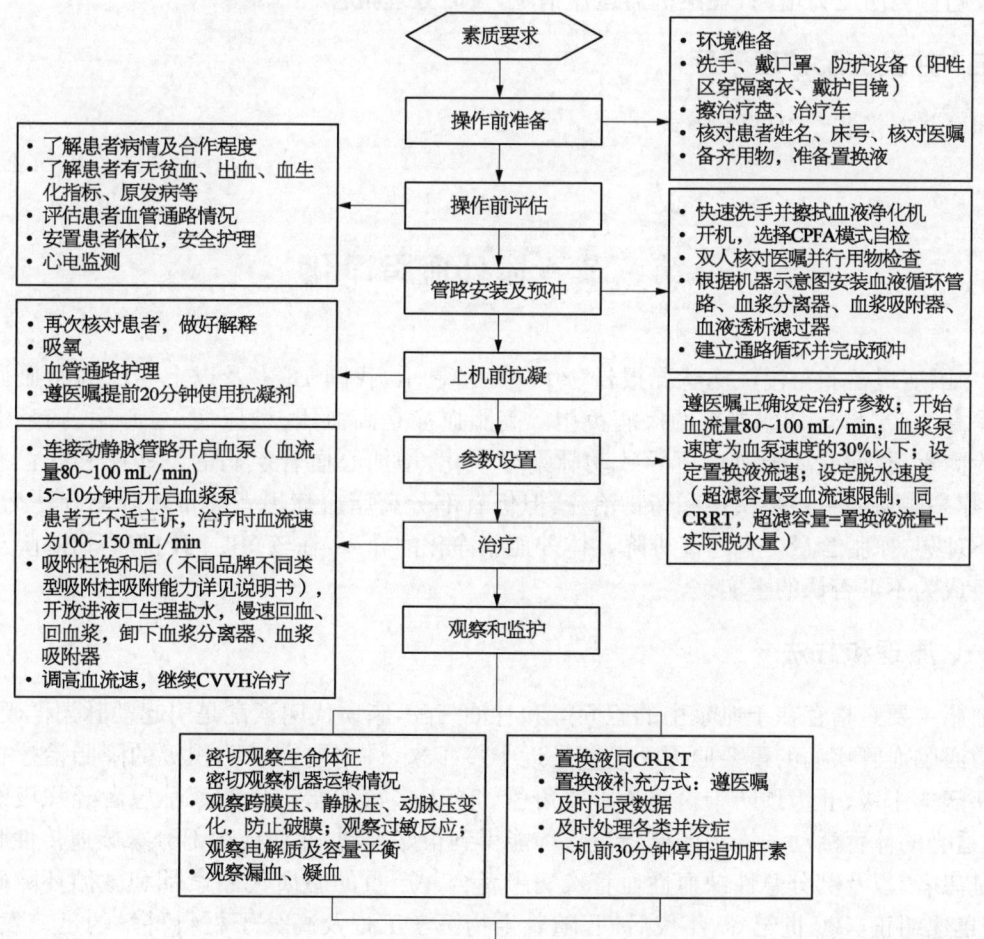

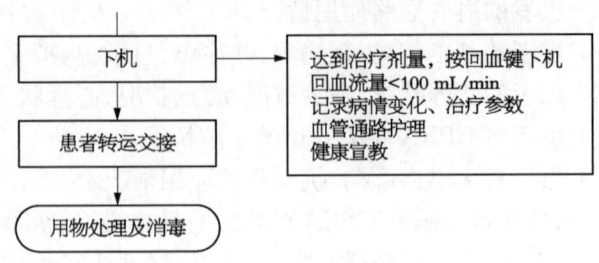

### 四、配对血浆滤过吸附治疗特定护理与技术

(1) 血浆分离器、血浆吸附器、血液透析滤过器的预冲方法与预冲量参照说明书。

(2) 血泵流量 CPFA 治疗开始时血流量为 80～100 mL/min,患者无不适主诉后逐渐调高至 100～150 mL/min,最高不超过 150 mL/min。通常分浆速度不超过血流量的 30%,有的吸附器也规定了血浆速度的上限。

(3) 滤过分数(filtration fraction,FF)是超滤量与经过滤器血流量的比值,一般要求控制在 25%～30% 以内。血浆吸附结束后,继续 CVVH 治疗时可适当调高血流量,调高超滤量。

(4) 密切观察患者生命体征,重视患者主诉。操作中严密监测动脉压、静脉压、跨膜压的变化及趋势以防压力增高,观察机器运作情况,及时处理报警。

### 五、并发症及护理干预

同血浆置换和 CRRT 治疗。

(章海芬)

## 第三节　体外血脂净化

《中国居民营养与慢性病状况报告(2020 年)》显示,我国 18 岁及以上居民高脂血症总体患病率高达 35.6%,造成严重的疾病负担。高脂血症是高血压、糖尿病、冠心病、脑卒中的重要危险因素,长期患高脂血症可导致动脉粥样硬化,增加心血管疾病的发病率和死亡率。目前,治疗高脂血症主要是饮食和药物治疗,但仍有部分高脂血症患者经常规降脂疗法后,其疗效尚不理想,血脂含量一直超高难降。体外血脂净化的介入,在较短时间内将高血脂降至理想范围已成为不可否认的事实。

### 一、原理和方法

血脂主要是指存在于血浆中的胆固醇和甘油三酯,脂质代谢紊乱是引起动脉粥样硬化,继而导致心脑血管疾病的重要原因。尤其是近十多年来,许多研究表明积极的降脂治疗在心脑血管疾病的Ⅰ级、Ⅱ级预防中扮演了重要角色。绝大多数的脂质代谢紊乱患者经积极的饮食控制、适当的体育活动和恰当的调脂治疗均能得到很好控制,然而极少部分家族遗传性脂质代谢紊乱患者,以及部分急性缺血性血管疾病患者合并严重的脂质代谢紊乱和微循环障碍等情况,需迅速纠正。20 世纪 80 年代后期,随着生物医学工程及高分子材料科学的迅速发展,各类高度选择性的体外降脂技术得到了进一步的完善与提高。

### (一) 体外血脂净化疗法的技术特点

1. 非选择性方法　指血浆置换(plasma exchange, PE),详见第十七章"血浆置换"。

2. 半选择性方法　指二重滤过血浆置换疗法(double filtration plasmapheresis, DFPP),又称不同膜滤过(membrane different filtration, MDF)或级联滤过(cascade filtration, CF),详见第十七章"血浆置换"。

3. 高选择性方法

(1) 硫酸右旋糖酐纤维素吸附系统(dextran sulfate cellulose adsorption, DSA):硫酸右旋糖酐共价交联于多孔状纤维素,结构类似于 LDL 受体,其表面带负电荷,可与表面带正电荷的 LDL 特异性结合。硫酸右旋糖酐共价结合于多孔纤维素珠上,外用多聚复合物包裹成吸附柱。此疗法应用物理化学亲和吸附剂,方法简便,疗效稳定,在国外应用非常广泛。

(2) 肝素介导体外低密度脂蛋白沉淀系统(heparin mediated extracorporeal LDL precipitation system, HELP):根据等电点产生沉淀的原理,将分离出来的血浆与肝素和醋酸盐的混合液(pH=4.85)以 1∶1 的比例混合,使 pH 达到 5.12,即 LDL 等电点。在这样的环境中,表面带大量负电荷的肝素与 LDL、Lp(a)、纤维蛋白原、极低密度脂蛋白(very low density lipoprotein, VLDL)最大限度地结合,在脂质沉淀器中沉积,而 HDL、白蛋白等有益成分几乎不受影响,去除上述成分的"清洁"血浆经阴离子交换柱完全吸附肝素后,再经碳酸氢盐透析恢复生理状况的容量、pH 和电解质,与分离的红细胞混合返回体内。一次处理血浆 2 500～3 000 mL。由于在治疗过程中,肝素被阴离子交换柱吸附,故所需抗凝剂肝素剂量偏大,首剂 4 000～5 000 U,维持 5 000～6 000 U/h(图 19-3)。

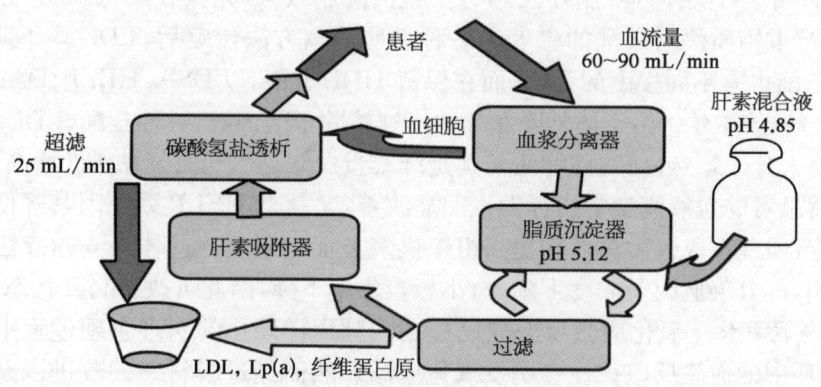

图 19-3　HELP 治疗示意图

(3) 全血灌注脂蛋白吸附法(direct adsorption of lipoprotein from whole blood, DALI):常规的血脂分离首先需要将血细胞和血浆分离,而 DALI 作为一种改良的全血灌流(hemoperfusion),可直接从全血中清除 LDL 和 Lp(a)。其灌流器由聚丙烯酸盐配体包裹的聚丙烯酰胺珠构成,带阴电荷的聚丙烯酸盐配体与表面带阳电荷的 LDL 和 Lp(a)结合,选择性吸附这些脂质成分,而对血细胞和 HDL 几乎没有影响。DALI 系统比较特殊的是其抗凝技术,它采用肝素枸橼酸盐(ACD-A)混合液,即每毫升血液用 0.5 U 肝素+0.375 mg 枸橼酸盐的混合液抗凝,既能达到最佳抗凝效果,又最大限度地避免补体激活和低钙血症的发生。每次处理 1.3～1.6 倍的全血量即能获得很好的疗效。

### (二) 体外血脂净化疗法的评价

HELP 系统和 DSA 系统是目前临床使用最广泛、治疗例数最多，且被美国 FDA 批准临床应用的体外血脂净化疗法。

1. HELP 系统　利用物理化学亲和性的原理，即肝素在低 pH 环境下表面带有大量阴电荷，与表面带阳电荷的 LDL、Lp(a)、纤维蛋白原紧密结合而沉淀。HELP 系统是净化效率最高的一种办法，处理 3 L 血浆即能降低 LDL、Lp(a)、纤维蛋白原 50% 左右。HELP 系统有着非常良好的生物相容性，治疗前后未出现明显的补体激活和炎症因子的大量产生。与 DSA 和 DALI 系统相比，其最大的特点是不激活缓激肽系统，因此服用血管紧张素转换酶抑制剂（ACEI）的患者不需停药，在治疗中也不会出现明显的低血压、恶心、呕吐、面部潮红等反应。但我们不难看出 HELP 系统的最大缺点是操作烦琐、需大量的消耗品、价格昂贵。

2. DSA 系统　利用硫酸右旋糖酐共价交联于多孔状纤维素，模拟 LDL 受体的空间结构来特异性吸附 LDL，其最大的优点是操作方便、选择性好，但需注意，其选用的吸附材料与 DALI 系统一样是多价负电性物质，和血液接触会产生 ABC(anion-blood contact reaction)现象，即在体外循环开始 15 分钟后少部分患者会出现头痛、胸闷、呕吐、腹痛、腹泻等症状，伴血压下降、声带水肿等，这主要是由于血液与负离子物质接触使缓激肽生成增加。因此，在治疗前 24～48 小时应停用 ACEI 制剂。

3. DALI 系统　采用全血灌注的血脂净化疗法，其简捷的操作、良好的生物相容性及相当不错的疗效越来越受到临床工作者的关注。它可能代表未来血脂净化发展的方向。目前，DALI 系统存在的主要不足有两方面：一是有比较大的体外循环，二是治疗中少部分患者有 ABC 反应。另外，DALI 系统至今治疗的例数尚不够多，需进一步临床验证。

（三）临床效果

1. 调节血脂　各类体外降脂疗法均有不错的降脂效果，尤其在降低 LDL 方面。综合各类文献报道，严重脂质代谢紊乱的患者经各种血脂分离方法治疗后，LDL 均下降 50% 以上，Lp(a)、甘油三酯也有不同程度的下降，而在保留 HDL 方面，以 DSA、HELP、DALI 为佳。

2. 改善血液流变学　由于体外降脂疗法迅速清除了胆固醇、甘油三酯、LDL、Lp(a)、纤维蛋白原等血浆大分子颗粒，而这些物质尤其是纤维蛋白原是引起血浆黏滞度增高的重要因素，所以在治疗后患者的血液流变学指标发生明显改善，尤其是 HELP 系统因其降低纤维蛋白原的效果最肯定，因此在改善微循环和提高组织供氧方面效果更佳。体外降脂疗法对凝血系统也有明显影响，部分凝血因子浓度下降，血小板聚集率下降，因此可改善高凝状态。

3. 氧化与抗氧化　氧化应激与炎症反应在动脉粥样硬化的病理生理过程中起了重要作用，而体外循环中的血膜反应往往会诱发氧化应激。然而经过膜材料的改进以及采用合适的抗凝方式，HELP、DSA、IA、DALI 系统均显示了相当不错的生物相容性。

4. 改善内皮功能　研究证实，血脂分离后胆固醇、LDL、Lp(a)等脂质成分大幅度下降，改善了内皮功能及其所介导的血管活性。Mellwig 等研究发现，一次 HELP 治疗能明显改善心肌血流灌注，提高冠状动脉储备，降低冠状动脉阻力，作者认为这得益于血管内皮功能的改善。在 DSA 治疗后，由于缓激肽系统的激活，伴随一氧化氮和前列腺素血浆水平的提高，大大改善了血管内皮功能。

二、临床应用

以肝素介导体外低密度脂蛋白沉淀系统 HELP 治疗为例。

目前，HELP 系统的临床应用主要有两种方案：一是长期规则的治疗，二是短期治疗。前者主要用于治疗家族遗传性脂质代谢紊乱患者，后者主要用于急性缺血性血管疾病伴脂质代谢紊乱或微循环障碍患者。

### （一）适应证

1. 美国食品药品监督管理局（FDA）规定的长期规则治疗的适应证

（1）家族遗传性高脂血症（纯合子），LDL≥5 g/L。

（2）家族遗传性高脂血症（杂合子），LDL≥3 g/L。

（3）家族遗传性高脂血症（杂合子），LDL≥2 g/L 并伴有心肌梗死、不稳定型心绞痛、冠状动脉搭桥术后等心血管疾病。

2. 急性缺血性血管疾病伴脂质代谢紊乱或微循环障碍

（1）急性缺血性脑卒中。

（2）急性闭塞性动脉硬化症。

（3）急性视网膜动脉缺血症。

（4）突发性耳聋。

3. 其他 急性胰腺炎伴严重脂质代谢紊乱。

### （二）禁忌证

① 有活动性出血或出血倾向者。② 无法耐受体外循环者。因此，急性出血性脑卒中、严重消化性溃疡等出血或高危出血性疾病，以及有低血压、急性心肌梗死等无法耐受体外循环的疾病均是血脂分离疗法的禁忌证。

### （三）应用范围

1. 心血管疾病 长期的血脂净化治疗能起到稳定粥样斑块的作用，从而减少冠状动脉粥样硬化的发生。是家族遗传性高脂血症患者冠心病一级、二级预防的主要治疗手段。

2. 急性缺血性脑卒中 据报道采用 2 次 HELP 疗法治疗急性缺血性脑卒中，2 次之间间隔 1 周，取得良好效果。

3. 急性闭塞性动脉硬化症 用体外血脂净化疗法治疗闭塞性动脉硬化症的指征包括：① 被诊断为 Fontaine Ⅱ度以上的闭塞性动脉硬化症。② 正规服用降脂药物后，血脂仍异常。③ 外科治疗困难或不能进行。④ 药物疗法无明显效果。来自国外的几项研究发现，血脂净化能明显改善患者四肢的血流灌注，减轻疼痛，促进溃疡愈合。

4. 激素耐受的肾病综合征 Stenvinkel 等对 6 名激素耐受的肾病综合征患者进行 10 周的血脂分离治疗，患者胆固醇、Lp(a)、LDL 等明显下降，尿蛋白减少，血白蛋白浓度升高。研究发现，血脂分离治疗能降低血浆巨噬细胞分泌炎症因子和化学趋化因子（如 MCP-1）等，从而抑制炎症细胞对肾小球的浸润，减轻炎症反应，并恢复肾病综合征患者对激素的敏感性，减缓肾小球硬化和肾小管间质纤维化。

5. 其他 急性视网膜缺血、突发性耳聋、急性胰腺炎等疾病，经 3～6 次的血脂分离疗法，均有不错的疗效。血脂分离对突发性耳聋和急性视网膜缺血的治疗已经获得循证医学的证据支持，可以作为首选治疗。

## 三、体外血脂净化——HELP 治疗操作技术

### （一）血管通路选择

血脂净化治疗要求建立体外循环，建立一个良好的血管通路是治疗的关键。

（1）血脂净化治疗血流量达到 60～90 mL/min 较为理想，常选用肘正中静脉、贵要静脉和头静脉。肘正中静脉是全身浅表静脉中最粗且弹性最好的血管，它汇集了前臂 50%～80% 的血流量，且进入深静脉，适合作为出血端的首选。静脉穿刺的优点是简便易行、流量压力易

于控制、治疗后止血容易、对机体损伤小。

（2）对于血管条件差的患者考虑深静脉穿刺或动脉穿刺，这些血管流量好，但治疗后止血难，所以尽量不予采用。

**（二）抗凝技术** 目前临床最常用的抗凝剂为普通肝素，采用全身肝素化法，但由于在治疗过程中，肝素被阴离子交换柱吸附，故肝素剂量偏大。

（1）治疗前循环血液管路用含有 7 500 U 肝素的 3 000 mL 生理盐水预冲。

（2）首剂肝素 4 000～5 000 U，由静脉端注入后等待 5～10 分钟，以使全身充分肝素化，然后连接循环管路，肝素维持量 5 000～6 000 U/h，治疗结束前 30 分钟停用。

（3）治疗过程中密切观察肝素使用情况，必要时每小时检测凝血时间，调整追加肝素的输注速度，保证治疗过程中的抗凝效果，以达到最佳的治疗目的。

（4）脑梗死及多数的高脂血症患者本身处于一种高凝状态，如果肝素化不足易引起管路或滤器阻塞，可以适当增加首剂量，并在治疗过程中根据压力变化给予追加肝素量。

**（三）操作步骤**

1. 治疗前患者评估

（1）身体基本状况：包括血压、血糖、血脂指标等，便于对治疗中压力异常及急性并发症的干预提供参考依据。

（2）药物服用情况：如降压药等，防止治疗中药物性低血压。

（3）治疗前的进食情况：避免治疗时间过长的患者发生低血糖。

（4）有无出凝血的异常状况：便于抗凝剂的调整。

（5）患者的心理状况：做好解释工作，及时疏导，消除顾虑，积极配合治疗。

2. 治疗中监护

（1）心理护理：HELP 治疗是一种新型的血脂净化技术，患者往往容易产生紧张、恐惧心理，担心是否会引起交叉感染、治疗过程中有无痛苦、有无不良反应等。因此，术前应做好心理护理，使患者消除紧张和顾虑，积极配合，共同完成治疗。

1）应耐心地向患者做好解释工作，告诉患者所有的血液都在一次性的密闭管路滤器中运行循环，不与机器直接接触，非常安全。

2）告知患者在体外循环的血液只有 130 mL，不会对机体产生不良反应，只是穿刺时稍有疼痛。

3）告知患者整个过程均在严密的电脑监控系统下完成，安全性高。

（2）环境要求

1）要求 HELP 治疗室有齐全的设备配置、柔和淡雅的色彩，给患者一种轻松温馨的居家氛围。室内的温度控制在 22～24℃，除湿剂的力度大小根据外界空气湿度进行调节，以保证机器的正常运行。

2）治疗室每日开窗通风 2 次，每次 30 分钟，紫外线消毒空气，每日 1 次，每次 30 分钟。保持室内空气清新。地面用含 500 mg/L 有效氯拖地，患者进入治疗室需更换拖鞋，治疗期间家属或无关人员谢绝进入。

（3）循环通路护理

1）观察抗凝效果，注意有无凝血倾向。

2）体外循环最主要的并发症是低血压，且接受治疗的患者多为心脑血管疾病患者和老年人，所以治疗过程中的血压监测尤为重要。

3) 血管通路的正常运行是治疗顺利进行的重要前提。通路应妥善固定,防止管路受压扭曲。注意观察穿刺部位有无肿胀、渗出,倾听患者主诉,协助患者进行体位的调整。注意动脉压和静脉压的变化,对于血流量不足的患者在穿刺部位上方扎弹力绷带,或者嘱患者手掌缓慢而有节律地握橡皮球增加静脉回流,保证足够的血流量。对于年龄大及伴有心功能不全的患者,血流量不宜过快,以免心脏负荷过重,一般 50~70 mL/min,回血时不超过 40 mL/min。

(4) 系统压力监测及护理:治疗中各项系统压力与治疗参数的设定、调整息息相关,一般血流量 60~90 mL/min,根据实际的血流情况调节血泵流速,逐步提高血流/血浆流速比 20%~30%,置换血浆量 2 500~3 000 mL,系统自动计算治疗时间。

1) 血路部分的压力:主要有动脉压(PA)、静脉压(PV)、滤前压(PBE)和血浆分离器跨膜压(TMP)。① 动脉压:临床常见低压报警,提示运行过程中患者出血不畅。可在患者穿刺点上方扎弹力绷带加压,或降低血泵速度。② 静脉压:临床常见低压或高压报警。低压报警提示血泵停转或出血不畅。高压报警提示回血管路弯折或扭曲、管路凝血、穿刺处肿胀或局部渗出等。处理方法是去除报警原因,必要时增加肝素用量或用生理盐水冲洗管路。如遇肿胀、渗出则另建回路。③ 滤前压和血浆分离器跨膜压:临床常见高压报警,提示分离的血浆量过大或动脉壶血浆分离器凝血。一旦发生,需及时调整肝素用量,调整血泵、血浆泵的转速,减少血浆分离量,必要时予生理盐水冲洗管路。

2) 血浆部分的压力:主要包括血浆分离泵前压力(PPL)、沉淀过滤器前压力(PPF)、透析器前压力(PDF)和沉淀过滤器前后压力差(PDPA)。① 血浆分离泵前压力:临床多见于负压报警,提示治疗后期滤器堵塞或分离血浆速度过快。处理方法是调整血浆泵速或血浆分离总量,若滤器堵塞,应增加肝素用量并用生理盐水冲洗。② 沉淀过滤器前压力:主要反映血浆进入沉淀过滤器前的压力。③ 透析器前压力:反映沉淀过滤器及肝素吸附器前的压力。④ 沉淀过滤器前后压力差:指沉淀过滤器输入和肝素吸附器输出之间的压力差,如遇 PDPA 升高至压力上限,说明沉淀过滤器已饱和,需更换或结束治疗。

3) 透析液输入压力(PDI):指透析液经加热后进入透析液回路直至废液袋这部分的压力。

各压力在治疗过程中呈动态变化,要求护理人员细心观察,及时发现异常,根据压力变化及患者情况调整治疗参数,对各项报警及时消除原因并正确处理。

**(四) 并发症及防治**

1. **症状性低血压** 发生率一般在 3%~6%。可能与有效血容量减少、迷走神经功能紊乱、心功能差等因素有关,一般并不严重。治疗过程中要加强观察,注意患者有无出汗、头晕、恶心、面色苍白等反应,以及在血管通路正常的情况下有无动脉压下降,避免低血压的发生。如果出现低血压,可降低血流量,采用头低足高位,暂时阻断血流,给予生理盐水补充血容量,适当进食或口服糖水。对于反应特别严重经处理无效者,应立即停止治疗。

2. **过敏反应** 发生率 0.5%~3.6%,往往是由于在 DALI 或 DSA 治疗时,异源抗体或硫酸葡聚糖分子脱落入血所致。随着装置的改进,流经吸附柱的血浆在进入静脉壶之前,需先经过一个特殊的吸附柱,使脱落的颗粒几乎完全被吸附。因此,这类过敏反应发生率已大大下降。另外,在 DSA 或 DALI 治疗前若服用血管紧张素转换酶抑制剂(ACEI)则可出现低血压、恶心、呕吐等反应,这可能与缓激肽的过多释放有关,故在 DSA 或 DALI 治疗前,建议停用

ACEI 药物。

3. **发热反应与败血症** 发热反应往往与所使用的材料及血脂分离的方法有关,使用生物亲和性吸附剂时,发生的可能性稍大,败血症往往因操作不当引起外源性污染所致。

4. **非特异性反应** 有些患者治疗后会出现疲劳、乏力等不适,可能与低血糖和内环境的改变等因素有关。

5. **穿刺部位血肿** 与患者的血管条件、穿刺技术及压迫不当有关。尤其是直接行动脉穿刺的患者,局部血肿的发生率往往比较高,在治疗后需较长时间压迫,一般至少 30 分钟以上,然后加压包扎。

6. **出血** 与体外抗凝、凝血因子浓度下降等有关,有出血倾向患者为治疗禁忌。

## 四、健康宣教

(一) **治疗后注意事项** 治疗当日勿洗澡,穿刺侧手臂避免用力。

(二) **改善生活方式** 血脂异常与生活方式关系密切,改善生活方式是血脂管理的基础措施(表 19-1)。无论是否选择调脂药物治疗,都必须坚持生活方式改善,包括合理膳食、适度增加身体活动、控制体重、戒烟和限制饮酒等,其中合理膳食对血脂影响较大。

表 19-1 血脂异常患者的生活方式管理建议

| 要素 | 建议 | 具体措施 |
| --- | --- | --- |
| 碳水化合物 | 占总能量的 50%~65% | 适当增加谷类、薯类、全谷物食物摄入比例 |
| 饱和脂肪 | <总能量的 7%~10% | 限制动物油、棕榈油摄入 |
| 膳食胆固醇 | <300 mg/d | 每天摄入中等大小的鸡蛋不超过 1 个 |
| 膳食纤维 | 25~40 g/d | 增加豆类、水果、蔬菜和全谷物摄入 |
| 体重 | 超重和肥胖者减重 | 必要时借助减重门诊 |
| 身体活动 | 每周 5~7 次,每次 30 分钟中等强度运动 | 心血管疾病患者应评估运动安全性 |
| 吸烟 | 完全戒烟,避免吸入二手烟 | 必要时借助戒烟门诊 |
| 饮酒 | 不饮酒或限量饮酒:每周不超过 50 度白酒 200 mL 或同等酒精量的葡萄酒、啤酒 | 甘油三酯升高者,建议戒酒 |

1. **摄入与运动平衡、保持健康体重**

(1) 高脂血症人群在满足每日必需营养需要的基础上,通过改善膳食结构,控制能量摄入,维持健康体重,减少体脂含量,有利于血脂控制;尤其对于超重和肥胖人群应通过控制能量摄入以减重,每天可减少 300~500 kcal 的能量摄入。

1) 体重正常的人群,保持能量摄入和消耗平衡,预防超重和肥胖。

2) 超重和肥胖人群,通过改善膳食结构和增加运动,实现能量摄入小于能量消耗,使体重减少 10% 以上。

(2) 高脂血症人群,除部分不宜进行运动人群外,无论是否肥胖,建议每周 5~7 次体育锻炼或身体活动,每次 30 分钟中等及以上强度身体运动,包括快走、跑步、游泳、爬山和球类运动等,每天锻炼至少消耗 200 kcal。对于稳定性动脉粥样硬化性心血管疾病患者应先进行运动负荷试验,充分评估其安全性后,再进行身体活动。运动强度宜循序渐进、量力而行,以运动后第 2 天感觉精力充沛、无不适感为宜。

2. 调控脂肪,少油烹饪　限制总脂肪、饱和脂肪、胆固醇和反式脂肪酸的摄入,是防治高脂血症和动脉粥样硬化性心血管病的重要措施。脂肪摄入量以占总能量的 20%～25% 为宜,高甘油三酯血症者更应尽可能减少每日脂肪摄入总量。以成年人每日能量摄入 1 800～2 000 kcal 为例,相当于全天各种食物来源的脂肪摄入量(包括烹调油、动物性食品及坚果等食物中的油脂)在 40～55 g 之间,每日烹调油应不超过 25 g。高脂血症人群食物制作应选择少油烹饪方式,减少食品过度加工,少用油炸、油煎等多油烹饪方法,多选择蒸、煮等方式。

(1) 饱和脂肪摄入量应少于总能量的 10%。高胆固醇血症者应降低饱和脂肪摄入量,使其低于总能量的 7%。

(2) 高脂血症人群胆固醇每日摄入量应少于 300 mg,而高胆固醇血症者每日胆固醇摄入量应少于 200 mg。少吃富含胆固醇的食物,如动物脑和动物内脏等。

(3) 反式脂肪酸摄入量应低于总能量的 1%,即每天不宜超过 2 g,减少或避免食用部分氢化植物油等含有反式脂肪酸的食物。

(4) 适当增加不饱和脂肪酸的摄入,特别是富含 n-3 系列多不饱和脂肪酸的食物。

3. 食物多样化,蛋白质和膳食纤维摄入充足　在控制总能量及脂肪的基础上,选择食物多样化的平衡膳食模式,食物每天应不少于 12 种,每周不少于 25 种。

(1) 碳水化合物摄入量应占总能量的 50%～60%,以成年人每日能量摄入 1 800～2 000 kcal 为例,相当于全天碳水化合物摄入量在 225～300 g 之间。

(2) 在主食中应适当控制精白米面摄入,适量多吃含膳食纤维丰富的食物,如全谷物、杂豆类、蔬菜等。膳食纤维在肠道与胆酸结合,可减少脂类的吸收,从而降低血胆固醇水平。同时,高膳食纤维可降低血胰岛素水平,提高人体胰岛素敏感性,有利于脂代谢的调节。推荐每日膳食中包含 25～40 g 膳食纤维(其中 7～13 g 水溶性膳食纤维)。

(3) 多食新鲜蔬菜,推荐每日摄入 500 g,深色蔬菜应当占一半以上。

(4) 新鲜水果每日推荐摄入 200～350 g。

(5) 蛋白质摄入应充足。动物蛋白质摄入可适当选择脂肪含量较低的鱼虾类、去皮禽肉、瘦肉等;奶类可选择脱脂或低脂牛奶等。应提高大豆蛋白等植物性蛋白质的摄入,每天摄入含 25 g 大豆蛋白的食品,可降低发生心血管疾病的风险。

4. 少盐控糖,戒烟限酒　高脂血症是高血压、糖尿病、冠心病、脑卒中的重要危险因素,为预防相关并发症的发生,要将血脂、血压、血糖控制在理想水平。

(1) 高脂血症人群膳食除了控制脂肪摄入量,还要控制盐和糖的摄入量。培养清淡口味,食盐用量每日不宜超过 5 g。同时,少吃酱油、鸡精、味精、咸菜、咸肉、酱菜等高盐食品。限制单糖和双糖的摄入,少吃甜食,添加糖摄入不应超过总能量的 10%,肥胖和高甘油三酯血症者添加糖摄入应更低。

(2) 高脂血症人群生活作息应规律,保持乐观、愉快的情绪,劳逸结合,睡眠充足,戒烟限酒,培养健康生活习惯。完全戒烟和有效避免吸入二手烟,有利于预防动脉粥样硬化性心血管疾病,并改善高密度脂蛋白胆固醇水平。研究证明即使少量饮酒也可使高甘油三酯血症人群甘油三酯水平进一步升高,因此提倡限制饮酒。

## 五、HELP 系统操作流程

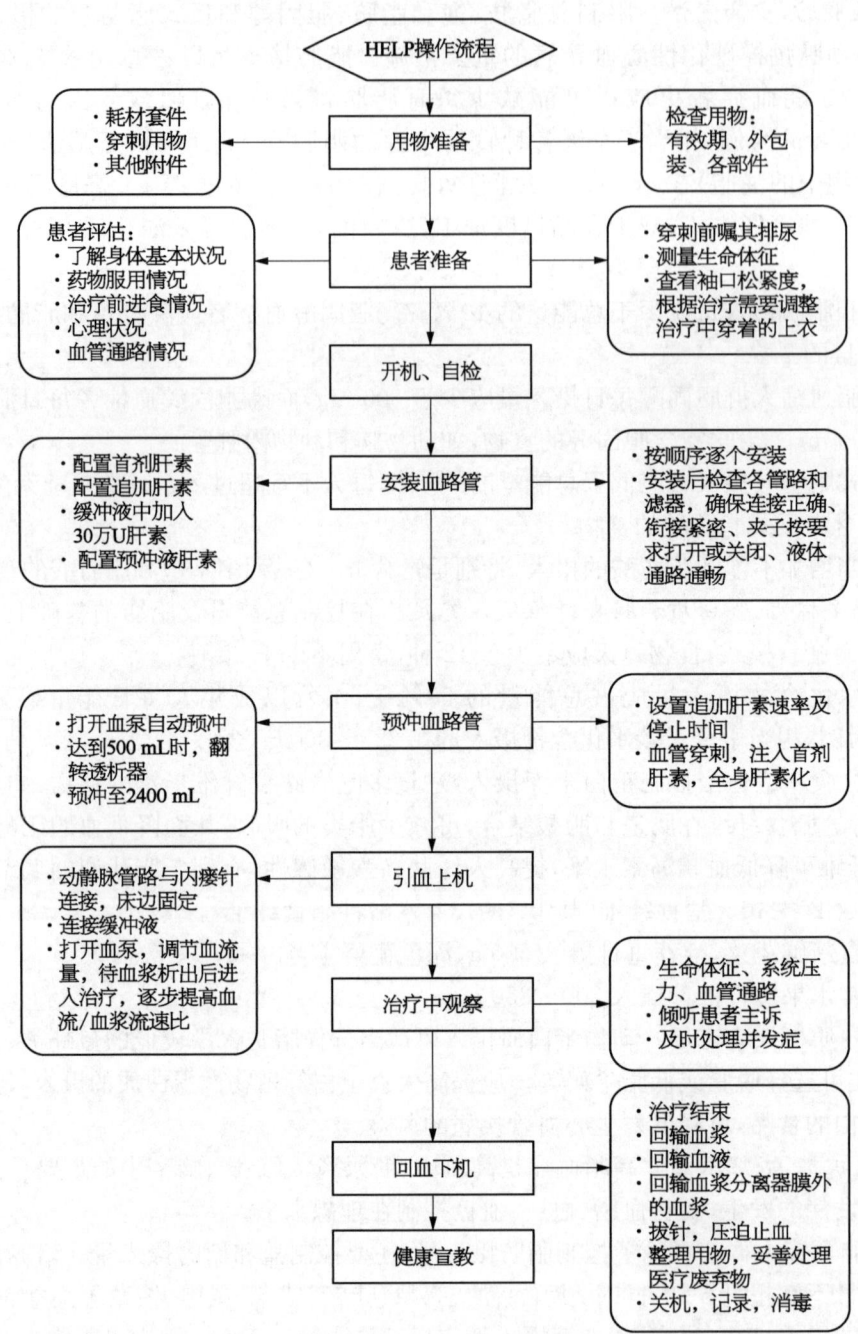

（袁　立）

# 第四篇 特殊患者血液透析技术与护理

　　随着血液透析技术不断发展，接受血液透析治疗的患者范围也越来越广泛。近年来，国内针对儿童、老年人、孕妇、糖尿病等特殊人群的透析技术发展日趋成熟，但因人群的特殊性，技术相比更为复杂。本篇章着重介绍特殊人群透析治疗的技术与护理。

# 第二十章
# 儿童患者血液透析

相对于成人而言,儿童血液透析发展比较晚,我国自20世纪80年代开始开展儿童血液透析。儿童处于生长发育阶段,其肾脏生理和血管通路的特殊性给血液透析带来一定的难度,同时血液透析对儿童的营养、代谢及心理也产生很大影响,因此透析过程中的护理工作显得尤为重要。

## 第一节　儿童血液透析生理特点及透析器选择

儿童体内电解质和成人相近,所以透析液、置换液的配方与成人相似。儿童血容量约占体重的8%(新生儿:100 mL/kg;体重<20 kg者:80 mL/kg;体重>20 kg者:70 mL/kg),体外循环最大量≤8 mL/kg,因此应选择血室容量小的透析管路和低顺应性的透析器。透析器表面积不能超过儿童的体表面积,需根据患儿体重选择合适的透析器(表20-1)。儿童血液透析血流量按3~8 mL/(kg·min)计算,透析器和血液管路总容量若超过患儿循环血量的10%~15%,容易出现低血压。对于血流动力学不稳定及5岁以下的患儿,应首选腹膜透析治疗。

表20-1　儿童体重与透析器膜面积配比

| 体重(kg) | 透析器膜面积($m^2$) |
| --- | --- |
| <20 | 0.1~0.4 |
| 20~30 | 0.4~0.6 |
| 30~40 | 0.6~1.0 |
| >40 | >1.0 |

## 第二节　儿童血液透析适应证和禁忌证

### 一、适应证

**(一)紧急透析指征**

(1) 少尿或无尿2日以上。

(2) 出现尿毒症症状，尤其是神经精神症状。

(3) 严重水钠潴留或有充血性心力衰竭、肺水肿和脑水肿。

(4) 血 BUN>35.7 mmol/L(100 mg/dL)或 BUN 增加速度每日>9 mmol/L(25.2 mg/dL)，血肌酐>620 μmol/L(7 mg/dL)。

(5) 难以纠正的酸中毒。

(6) 高血钾症，血钾>5.0 mmol/L。

(7) 急性中毒，根据不同毒物和药物采用不同的血液净化方法。

(8) 代谢紊乱，如高钙血症、高尿酸血症、代谢性碱中毒、乳酸性酸中毒、高渗性昏迷等。

**(二) 慢性肾衰竭小儿透析指征** KDOQI 指南中关于儿童 CRF 开始透析的指征如下。

(1) 肾小球滤过率(GFR)<15 mL/(min·1.73 m$^2$)，GFR 可以应用 Schwartz 公式或收集尿液计算。

(2) 患儿肌酐清除率(Ccr)虽未降至 15 mL/(min·1.73 m$^2$)，但出现以下并发症，应开始透析(透析开始前确定患儿对药物和饮食治疗无效)。如顽固的细胞外液超负荷、高钾血症、代谢性酸中毒、高磷血症、高钙或低钙血症、贫血、神经系统异常、不能解释的日常生活障碍或生活质量下降、胸膜炎或心包炎、消化系统症状(恶心、呕吐、腹泻、胃十二指肠炎)、体重下降或营养不良、高血压等。

## 二、禁忌证

血液透析无绝对禁忌证，但对于血容量不稳定和低血压的患儿，建议应用腹膜透析。据南美和加拿大统计，约 65% 的儿童应用腹膜透析。欧洲建议 5 岁以下、美国 KDOQI 指南建议 10 kg 以下小儿应用腹膜透析。以下情况应该慎用血液透析：严重低血压或休克者、有严重出血或出血倾向者、严重心肺功能不全者、严重感染，如败血症或血源性传染病者、精神异常不能合作的患儿及家属不同意透析者。

# 第三节 儿童血液透析设备要求

## 一、透析机

目前大多数透析中心儿童和成人使用的血液透析机并没有区别。一般血液透析机的功能完全能满足儿童血液透析的需要，只是在参数设置上和成人有些许差异。

## 二、透析器和透析管路

儿童血液透析并发症的发生与透析器的面积、顺应性及管路内血液的容积有着密切的关系。儿童的血容量约为 80 mL/kg，透析器及透析管路内的血容量不应超过患儿循环血量的 10%。如透析器面积过大、体外循环管路内的总容量过大，容易产生因循环血量不足导致的低血压；超滤受到限制、透析不充分时，患儿可发生高血压、肺水肿。

**(一) 透析器** 高效透析器容易使患儿发生失衡综合征。因此，应使用小预冲量、低顺应性、高清除率、高超滤系数的透析器。透析器的面积应根据患儿体重大小来选择，体重<20 kg 者，可使用 0.2~0.4 m$^2$ 的透析器；体重为 20~30 kg 者，可使用 0.4~0.8 m$^2$ 的透析器；体重

为 30~40 kg 者,可使用 0.8~1.0 m² 的透析器;体重>40 kg 者,可选用成人透析器。儿童常用的透析器见表 20-2。

表 20-2 儿童常用透析器

| 型号 | 面积 | 血容量 |
| --- | --- | --- |
| UT300 | 0.3 m² | 约 20 mL |
| UT500 | 0.5 m² | 约 35 mL |
| UT700 | 0.7 m² | 约 45 mL |
| UT1100 | 1.1 m² | 约 65 mL |
| F4HPS | 0.8 m² | 约 51 mL |
| F5HPS | 1.0 m² | 约 63 mL |
| FX5 | 1.0 m² | 约 53 mL |
| 14L | 1.4 m² | 约 81 mL |

**(二)体外循环管路** 成人通常使用的体外循环血路预冲容量为 149±14 mL,如果没有合适的儿童专用透析管路,一般情况下,使用稍大规格的成人透析管路也是可以的。如果患儿血容量很少,除选择膜面积小的透析器外可适当选择白蛋白、氨基酸等营养液体进行预冲。儿童常用的透析管路见表 20-3。

表 20-3 儿童常用体外循环管路

| 规格型号 | 适合透析装置 | 血液管路规格 | 预冲容量 |
| --- | --- | --- | --- |
| A060/V636 | 儿童专用模式 | 8.0 mm×12.0 mm×207 mm | 约 142 mL |

## 第四节 儿童血液透析血管通路

对于儿童患者来说,血管通路的建立是血液净化的难点之一。小儿血管细小、术中合作不好、术后难以护理,建立有效的血管通路是血液透析成功的关键。

### 一、血管通路类型

儿童常采用以下两种类型血管通路。

**(一)临时性血管通路** 这是一种过渡性方法,主要适用于紧急透析或需紧急透析但动静脉内瘘尚未成熟的儿童,不宜长期使用。无隧道和涤纶套的透析导管,根据其直径和长度分为不同型号,具体详见表 20-4。导管置管部位可选择颈内静脉、股静脉和锁骨下静脉。全球大部分儿童在启用血液透析时都会采用中心静脉导管(central venous catheter,CVC),国际儿科血液透析网络登记处的患者中,该比例为 73%。

表 20-4　不同型号无隧道和涤纶套中心静脉导管

| 导　管 | 直　径 | 长　度 | 适用人群 |
| --- | --- | --- | --- |
| 无隧道和涤纶套中心静脉导管 | 7Fr | 10、15、20、30 cm | 新生儿、婴儿 |
| | 9Fr | 10、12、15、20 cm | 幼儿 |
| | 9Fr | 12、15、20 cm | 幼儿 |
| | 11.5Fr | 12、15、20 cm | 学龄期儿童、成人 |
| | 8Fr | 9 cm | 新生儿、婴儿 |
| | 10Fr | 12 cm | 学龄期儿童 |
| | 11.5Fr | 13.5、16、19.5 cm | 青少年、成人 |
| | 11.5Fr | 24 cm | 青少年、成人 |

**(二) 永久性血管通路**

1. **自体动静脉内瘘**　由于儿童患者血管细、手术难度大，一般会选择较年长、对疼痛耐受力高的患儿。内瘘最好在血液透析前 2~6 个月做好，一般 2 个月可以成熟。每次穿刺前可局部应用麻醉药，以减轻患儿的疼痛。手术技术要求与护理要点同成人。

2. **移植物动静脉内瘘**　运用血管外科技术建立一条动静脉之间的通路，为血液透析提供长期而有效的能进行体外循环的血管通路。移植血管材料主要有自体血管、同种异体血管、异种血管、人造血管（主要是聚四氟乙烯人造血管，目前应用最广泛）、生物工程血管。它适合无法建立自体动静脉内瘘或已无其他通路选择的幼儿（<15 kg），但相比自体动静脉内瘘，移植物动静脉内瘘更常见狭窄、血栓形成及感染等并发症，因此使用寿命更短。

3. **带隧道和涤纶套中心静脉导管**　适用于需要长期进行血液透析治疗的患儿。一般首选右侧颈内静脉，导管顶端应置于上腔静脉与右心房交界处或是右心房，以便取得足够的透析血流量。若患儿身型小，置管难度会因此加大，最好是由技术熟练的医生在超声引导下置管。通过一个皮下隧道将导管置入中心静脉内，并将涤纶套固定于皮下，形成一个物理屏障，阻止细菌的侵入，可以保留使用 2 年左右，实际临床使用视具体情况可适当延长使用时间。临床上因患儿的年龄、体型和使用需求的不同，可选择不同型号的带隧道和涤纶套中心静脉导管，具体详见表 20-5。

表 20-5　不同型号带隧道和涤纶套中心静脉导管

| 导　管 | 直　径 | 长　度 | 适用人群 |
| --- | --- | --- | --- |
| 带隧道和涤纶套中心静脉导管 | 8Fr | 18、24 cm | 婴儿、幼儿 |
| | 12.5Fr | 28 cm | 青少年、成人 |
| | 4.5 mm（扁椭圆形） | 28 cm | 婴儿、幼儿 |
| | 5.5 mm（扁椭圆形） | 36、40 cm | 学龄期儿童、成人 |
| | 11.5Fr | 12、15、23 cm | 学龄期儿童、成人 |
| | 14.5Fr（肝素涂层） | 36 cm | 儿童、成人 |

## 二、血管通路护理

不管是动静脉内瘘,还是中心静脉导管,其护理方法基本与成年人相同,具体参照第二篇第八章"血管通路技术与护理"。

# 第五节 儿童血液透析技术要求

## 一、透析液流量

一般为 500 mL/min,临床上婴幼儿为 250~300 mL/min。目前市场上的血液透析机的透析液流量一般调整范围为 300~800 mL/min,默认最低值 300 mL/min。婴幼儿需要更低的透析液流量时,需要工程师进行机器内部数值的调整。

## 二、超滤量

每小时不超过体重的 2%,总超滤一般不超过体重的 5%[对急性肾损伤者不超过 0.2 mL/(kg·min)],婴幼儿少于体重的 3%。

## 三、透析时间

长期维持透析 3~4 小时/次;初始透析患儿第一次透析时间一般为 1.5~2 小时,不能超过 3 小时,以后逐渐过渡至 3~4 小时。

## 四、透析次数

对于残余肾功能较好的患儿,刚开始透析时一周 2 次。随着残余肾功能的丧失,需要进行每周 3 次的透析。

## 五、血流量

国内一般将血流量控制在 3~8 mL/(kg·min)。其中,维持性透析患儿 6~8 mL/(kg·min);初始透析患儿,为防止透析失衡综合征的发生,血流量可以略低,一般为 3~5 mL/(kg·min)。

## 六、抗凝剂的应用

(1) 使用常规肝素抗凝,剂量为成人的一半。常用量:首剂 25~50 U/kg(相当于 0.2~0.4 mg/kg),维持量为 10~25 U/(kg·h),透析结束前 30 分钟停用。

(2) 对于有出血倾向、高血压患儿可使用低分子肝素抗凝。用法:透析前患儿静脉端一次给予肝素 30~50 U/kg,具有较强的抗凝效果,透析期间不需要追加。

(3) 有出血倾向者,减少肝素用量或使用无肝素透析。详见第九章第三节"无抗凝剂透析"。

(4) 对于有出血倾向的重症患儿和手术后患儿可以选用注射用甲磺酸萘莫司他,但由于儿童使用剂量小,药品成本较高,故目前儿童血液透析临床使用率偏低。

(5) 注意对肝素化后出血倾向的观察，如牙龈出血、皮肤黏膜出血、大便出血、血尿等，特别注意防止磕碰和擦伤。

# 第六节　儿童血液透析护理

## 一、常规护理

(1) 根据患儿的不同情况，如体重、血压、出血倾向等，选择不同膜面积的透析器、一次性体外循环管路，遵医嘱设置超滤量、透析时间、抗凝剂剂量等。

(2) 对于低蛋白血症的患儿，可在透析时输注白蛋白或血浆，提高血浆胶体渗透压。对于低血压和贫血的患儿，选择血容量少的血路管和低顺应性的透析器。对低血压的患儿，引血前可保留透析器的预冲液，防止血容量急剧下降。

(3) 透析过程中，每 15～30 分钟观察并记录患儿的意识、血压、脉搏变化及透析各参数，预防并及时处理并发症。

(4) 对年龄稍大的患儿可进行宣教工作，告诉他们疾病相关的知识、透析间期血管通路的自我保护和饮食控制的知识，以及自我护理对疾病预后的重要性。

(5) 对于动静脉内瘘的患儿，手术后 1～2 周指导和督促训练动静脉内瘘血管，使之扩张成熟。儿童的血管条件较成人差，穿刺技术不佳可能引起血肿，诱发动静脉内瘘闭塞，因此应避免反复穿刺，以加重患儿对血液透析的恐惧。

(6) 对临时血管通路的患儿，除了保证血液透析中充分的血液流量，还要注重导管的固定，防止滑脱、牵拉，同时要注意预防感染。对于中心静脉导管置管患儿，定期换药，如发现导管出口有污染，需及时进行消毒换药，更换清洁敷料。颈内静脉置管患儿可进行适量运动，留置股静脉临时管的患儿应限制留置侧下肢的活动，如厕时尽量选择坐便器，以免导管弯折、栓塞的发生。睡觉时应避免置管侧卧位。注意个人卫生，勤洗澡、勤换衣。

(7) 做好透析患儿心理护理：为血液透析患儿创造一个安静、舒适的环境，张贴卡通图案贴纸，消除他们的陌生感和紧张感，使患儿尽快适应血液透析室的环境。医务人员可以通过与透析患儿交谈他们感兴趣的话题，努力成为他们的朋友；用温柔的言语和娴熟的技能缓解患儿恐惧、紧张的心理；通过做好生活护理，及时发现和满足患儿的需求，拉近与患儿的距离，提高他们在透析过程中的依从性。由于患儿对父母的依赖性较强，适应能力差，可以通过携带患儿熟悉的抱枕、玩具等进入血透室，提升患儿的安全感、配合度。对年长患儿可以交流沟通，注意患儿透析期间的情绪变化，耐心倾听患儿的诉说和要求，及时予以疏导、调整、安抚。

## 二、饮食管理

血液透析患儿的饮食摄入需要综合考虑患儿的年龄、体重、活动水平以及疾病状态等因素。接受维持性血液透析治疗的患儿的营养目标是促进生长和发育，避免在电解质紊乱及尿毒症情况下出现营养状态恶化。摄入量是根据残余肾功能和营养需要而定的，营养不良是慢性肾衰竭患儿生长迟缓的主要原因，患儿饮食中摄入的蛋白质和热量应该足以满足正氮平衡及干体重和身高的增长。透析患儿的饮食应该个体化、多样化，儿童处于生长发育期，其代谢速度较成人快，因此应避免过于严格的营养定量限制，以免引起营养摄入不足。

(一) 蛋白质摄入原则　根据膳食参考摄入量(dietary reference intakes, DRI),血液透析患儿蛋白质摄入量不仅要达到基于理想体重推荐的营养摄入参考量,还需补偿经血液透析丢失的蛋白质量[DRI+0.1 g/(kg·d)]其中70%为优质蛋白质,饮食不能满足蛋白质要求时,应考虑补充蛋白质制剂,具体详见表20-6。

表20-6　不同年龄段血液透析患儿蛋白质摄入量[DRI g/(kg·d)]

| 年龄 | 正常儿童 | 血液透析儿童 |
| --- | --- | --- |
| 0~6个月 | 1.50 | 1.60 |
| 7~12个月 | 1.20 | 1.30 |
| 1~3岁 | 1.05 | 1.15 |
| 4~13岁 | 0.95 | 1.05 |
| 14~18岁 | 0.85 | 0.95 |

(二) 脂肪摄入原则　维持性血液透析患儿常伴有脂肪代谢紊乱,应限制脂肪的摄入,以植物脂肪为主,如豆油、玉米油等。限制胆固醇的摄入,以鱼肉、蛋清等优先。

(三) 液体量限制原则　指导患儿做好饮食控制,特别是水分的控制,让家属和患儿了解水分控制的重要性。鼓励患儿和家属共同做好饮食日记,以利于患儿营养补充、水与电解质控制、血压控制等。透析间期体重增长不应超出总体重的5%,婴幼儿体重增长应低于3%。

(四) 钠(盐)、钾、磷摄入原则　限制钠(盐)、钾、磷的摄入,不进或少进高钠食物,少用含钠高的调味品及高钠配料。严格控制钾摄入量,防止高钾血症。采取低磷饮食,限制磷的摄入。

(五) 钙剂、维生素摄入原则　除多食含钙食品,补钙要注意限磷,饮食不能满足需求时,应考虑补充钙磷结合剂,药物辅助来达到需要水平。维生素B和维生素C属于水溶性维生素,易随透析液排出体外,可适当补充新鲜水果和蔬菜,但需注意钾的含量。

### 三、并发症护理

(一) 急性并发症　与成人基本相同,以低血压、失衡综合征较为常见。

1. 低血压　患儿血液透析过程中,低血压发生较普遍,呈多发性,偶尔为持续性,发生率为10%~50%。

(1) 主要原因:患儿体表面积小,血液短时间内进入透析器和透析管路;无尿患儿及依从性差的儿童透析间期摄入过多,加之超滤过多、过快,导致外周循环血量骤减,引起低血压;儿童的血压较成人低,并且从正常到低血压的范围更窄。儿童血压急剧下降没有明显的先兆,而且对低血压临床表现不敏感,加之患儿表达能力弱,因此在血液透析治疗过程中要严密观察患儿血压、心率、神志、面色等变化。

(2) 护理方法

1) 限制小儿体外循环血量<8 mL/kg,根据患儿体重采用小面积透析器及儿童专用管路。小婴儿、有低血压倾向、重度贫血或有出血倾向的患儿,预冲液可以改用新鲜全血。

2) 控制超滤量和超滤速度:超滤脱水不超过体重5%,控制血流量为3~5 mL/(kg·min),正确评估患儿的干体重,严重水负荷状态时,在有血容量监测的情况下,适当提高超滤量重10%。

3) 透析中进行在线血容量监测。

4) 采用钠曲线或序贯透析。

5) 适当进行低温透析。

6) 合理使用降压药和镇静剂。一旦发生低血压,立即给予患儿去枕平卧位,给予吸氧,减少或降低超滤至最小超滤率,减慢血流量,立即回输生理盐水、高渗葡萄糖、白蛋白或血浆等,纠正低血压。持续低血压的患者可以根据医嘱使用升压药,如处理无效,应立即停止透析。对于反复低血压患儿,建议行腹膜透析治疗。

2. 失衡综合征  儿童失衡综合征较成人更常见,因此设定初始透析治疗方案非常重要,可通过短时间、小剂量、多次透析,首次透析时间一般为1.5~2小时,初始治疗选用低顺应性的透析器。

(1) 主要原因:详见第十章第一节"急性并发症干预与护理"。

(2) 护理方法

1) 为防止透析过程中渗透压下降,可在血液透析治疗时选择20%甘露醇(0.5~1 g/kg)静脉给药。

2) 轻者仅需减慢血流速度,去枕平卧,头偏向一侧。对伴肌肉痉挛者可同时输注高张盐水或高渗葡萄糖,并予相应对症处理。如经上述处理仍无缓解,则终止透析。

3) 重者(出现抽搐、意识障碍和昏迷)立即终止透析,输注甘露醇。之后根据治疗反应给予其他相应处理。

(二) 远期并发症  如高血压、贫血、肾性骨营养不良、生长发育迟缓和精神心理障碍等。

1. 高血压  对于慢性肾衰竭的儿童,高血压增加了心血管疾病的发生率。血液透析患儿出现高血压是透析中液体去除不充分和对钠、液体限制不佳的结果。因此应做好对父母的宣教,在家密切监测血压、合理控制饮食以及合理使用抗高血压药物尤为重要。

2. 贫血  血液透析的儿童较成人更容易发生贫血,需根据患儿的贫血情况合理使用促红细胞生成素。儿童血液透析回路中的血液丢失是铁缺乏的原因之一,因此长期口服补充铁剂是很有必要的。

3. 肾性骨营养不良  儿童患者的肾性骨营养不良大部分能够通过调整血清钙、磷、碳酸氢盐及改善甲状旁腺激素、碱性磷酸酶水平来预防和治疗。可使用活性维生素D,通过饮食或口服磷结合剂控制高磷血症。

4. 生长发育迟缓  营养不良是慢性肾衰竭患儿生长迟缓的主要原因,包括性成熟延迟、精神情绪障碍。引起这些问题的主要原因为营养摄入不足、酸碱平衡失调、电解质紊乱及生长激素、胰岛素拮抗状态等。血液透析患儿应用重组人生长激素,可改善生长发育迟缓,直至肾脏移植。

5. 精神心理障碍  血液透析患儿由于疾病因素,长期需要依赖机器生存,不能正常玩耍、学习和生活;血液透析治疗时没有家长陪同,独处于陌生的治疗环境使患儿对血液透析的恐惧加深,易产生精神抑郁、情绪低落等消极心理,以致在治疗中出现抵触行为。合理的安抚和触摸、给患儿讲故事、与家属联合宣教、提升医务人员的透析技术可改善治疗的依从性,缓解患者的恐惧、紧张心理。鼓励患儿参加适量的体育锻炼,以增加进食量、改善睡眠,提高生活质量。

## 四、延续性护理

延续性护理是随着社会医学模式的转变而产生的,使患者的护理服务内容及质量不因地点的转变而中断或降低。维持性血液透析是终末期肾病患者生存的重要干预手段,临床对患儿采取科学的护理干预是改善患儿预后的关键。但由于居家照护家庭缺乏相应的专业知识,会因护理不当而使血液透析患儿生长发育受到严重影响,且可能导致并发症的发生。有研究表明,在血液透析患者中,儿童是一种特殊的群体,为血液透析的患儿提供延续性护理不但可以对患儿的健康状况有所保障,而且可以提高患儿的依从性和家庭的照护能力。

**(一)多学科协作** 接受血液透析的儿童和青少年的治疗目标除了达到理想临床效果外,还包括实现正常生长发育、社会心理适应良好,同时避免教育中断。因此,血液透析患儿的治疗需要多学科参与,团队成员需交流合作,通过基线评估、专题讲座、健康指导和延续咨询服务等方式,了解患儿的动态健康情况,并参与紧急情况的处理,提供全程医疗及护理支持。团队主要成员和职责如下。

1. *肾病专科医生、护士* 负责儿童血液透析治疗及护理支持。
2. *外科医生* 负责儿童血液透析血管通路建立、肾移植手术。
3. *营养师* 负责慢性肾病和血液透析儿童营养管理和生长发育支持。
4. *放射科医生* 负责儿科血管通路成像和介入方面专业指导。
5. *游戏治疗师* 负责协助分散患儿血液透析治疗及建立血管通路时的注意力。
6. *社会工作者和心理医生* 负责为患儿和家属提供心理支持及必要的援助。

**(二)延续性护理措施** 延续性护理主要从信息延续性、管理延续性及关系延续性三大方面进行。

1. *信息延续性* 医护人员能够传达给患儿正确的信息,然后根据患儿的具体病情和爱好,进行个性化信息的传达,依托互联网等信息技术与血液透析患儿及家属取得联系。可建立微信公众号或开发专门管理血液透析患儿的移动医疗 APP,定期上传血液透析最新知识,对错误信息、方法进行纠正。

2. *管理延续性* 因维持性血液透析的患儿在治疗过程中处于居家状态的时间比较多,由血液透析管理团队为患儿建立个人档案,包括病情程度、性格特征、生长发育、文化水平、心理状况等信息,及时发现患儿居家发生的问题,帮助患儿制订个性化干预方案。医护人员、营养师可采用电话随访、家庭访视进行随访与健康营养指导,有助于提高居家的自我管理能力。社会工作者和心理医生对血液透析患儿进行健康需求了解、对一些不良情绪和消极心理的干预、多鼓励参加社会活动、解决生活实际的困难等,从而预防或减少高危患儿健康状况恶化和健康心理的支持。

3. *关系延续性* 护理人员需要与患儿及家属建立起良好的护患关系,帮助减少患者的生理不适和心理问题等,从而提升患儿和护理人员之间的信任度,保证患儿能够积极配合治疗。

然而,我国延续性护理服务起步晚,近年来,国内学者们虽然不断探索符合我国国情的延续性护理模式,但仍存在一些问题,如缺乏建立延续性护理质量评价体系、缺乏标准化的延续性护理模式等,故在将来为血液透析患儿构建标准化延续性护理方案需进一步完善。

(陈文健)

# 第二十一章
# 糖尿病肾病患者血液透析

随着人们生活水平的提高,糖尿病引起的终末期肾病(end-stage renal disease,ESRD)发病率逐年上升。糖尿病肾病是糖尿病的重要并发症之一,在欧美等西方国家终末期糖尿病肾病患者占总透析人数的 40%~50%,居首位。2022 年我国肾脏病数据系统报告,糖尿病肾病进入透析的患者越来越多,已成为我国 ESRD 人群的第二位病因,在透析患者中糖尿病肾病比率为 21.1%,新增患者占比达到了 29.9%。

糖尿病肾病血液透析患者大多伴有视网膜病变、神经病变、胃肠道疾患、周围血管病变、冠状动脉粥样硬化性心脏病,以及持续性的糖代谢紊乱,该类患者在透析治疗中易出现各种并发症。因此,全面分析评估糖尿病肾病患者血液透析中各种并发症,进行有效护理和预防,尤为重要。

## 第一节 糖尿病肾病血液透析指征

糖尿病是因胰岛素分泌绝对或相对缺乏,引起糖、蛋白质、脂肪,以及水、电解质代谢紊乱的一种以高血糖为主要表现的代谢性疾病,可分为胰岛素依赖型和非胰岛素依赖型。糖尿病肾病是全身性疾病的一部分,当其进入终末期肾病阶段时,往往伴有其他系统的严重并发症。患者由于尿液中蛋白质的丢失以及因糖尿病导致的蛋白质合成障碍,存在低蛋白血症,血肌酐水平与疾病的严重程度往往不符。此类患者由于蛋白质缺乏及肾功能减退,致使促红细胞生成素生成减少,其贫血、水钠潴留及全身中毒等症状均较非糖尿病肾病患者明显。当血肌酐>325 μmol/L,其进展异常迅速,为此不少学者认为糖尿病肾衰竭患者较非糖尿病肾衰竭患者应更早地接受血液透析治疗。

当肾小球滤过率(glomerular filtration rate,GFR)<15 mL/(min·1.73 m$^2$),且出现下列临床表现之一者,可以开始进行血液透析。

(1) 不能缓解的乏力、恶心、呕吐、瘙痒等尿毒症症状或营养不良。
(2) 难以纠正的高钾血症。
(3) 难以控制的进展性代谢性酸中毒。
(4) 难以控制的水钠潴留和高血压,合并充血性心力衰竭或急性肺水肿。
(5) 尿毒症性心包炎。
(6) 尿毒症性脑病和进展性神经病变。
(7) 其他需要血液透析的病因,如感染、贫血、尿量减少等。

## 第二节　糖尿病肾病患者血液透析综合管理

糖尿病肾病血液透析患者的护理与非糖尿病肾病血液透析患者大致相同。由于原发病不同，在透析过程中或透析间期的并发症略有不同。根据上海市慢性肾脏病及透析患者年度数据报告，2020年死亡的慢性肾脏病患者中，原发病是糖尿病的占比为26%，居首位。

### 一、透析治疗要点

（1）血液透析、高通量血液透析、血液透析滤过、血液灌流均适用于终末期糖尿病肾病患者。

（2）建议采用高通量透析器，可以有效清除血清糖基化终产物，延缓糖尿病并发症的发生和发展。

（3）血液灌流技术能够清除血浆蛋白结合率较高的毒素，尤其适用于同时合并有周围神经病变等终末期糖尿病肾病血液透析患者。

（4）糖尿病患者常存在自主神经功能紊乱，易发生透析中低血压，应严密监测生命体征。

（5）糖尿病肾病患者疾病发展迅速，四肢血管的粥样硬化使建立血液透析动静脉内瘘较困难或内瘘术后栓塞发生率高，建议糖尿病肾病患者 Ccr<15~20 mL/min 时，即可建立动静脉内瘘。需要紧急血液透析者可以建立临时性中心静脉置管。在透析治疗过程中，需加强血管通路护理与患者自我管理，减少血管通路感染风险。

（6）糖尿病患者血液透析充分性：单室尿素清除指数 spKt/V≥1.2，条件允许时 spKt/V≥1.4 更佳；单次透析 URR≥65%，条件允许时 URR≥70% 更佳。

### 二、透析中低血压管理

透析中低血压（intra dialytic hypotension，IDH）是血液透析过程中的常见并发症，与死亡率相关。大量研究证明，糖尿病患者更容易发生 IDH。低血压还可以伴随心绞痛和心肌梗死，而突然发生，或作为隐匿性心肌梗死的表现。

**（一）原因**　糖尿病血液透析患者发生自主神经病变的风险高。正常情况下，血容量下降会导致血压下降、压力感受器激活，继而使传出交感神经活动增加。随后全身血管阻力和心输出量增加，以尽量减少血压下降。糖尿病自主神经病变引起心血管和自主神经系统不能充分响应超滤引起的血管内容量变化，从而引发症状性低血压。

患者在透析过程中，血糖下降、血浆渗透压降低，引起血管内容量不足；无糖透析液透析，刺激糖原异生和分解，造成负氮平衡等，均可导致低血压。

**（二）护理方法**　对于糖尿病患者在透析过程中出现的低血压，应区分是何种原因，可以通过患者体重增长、超滤量的设定及低血压的出现时间来判断，通过血糖仪测量确诊是否为低血糖。低血糖引起的低血压出现在透析开始后的 1~2 小时，输入生理盐水不易缓解，静脉推注高渗糖水可立即缓解；体重增长过多、单位时间内水分超滤过多导致循环血量不足引起的低血压，一般发生于透析结束前 1 小时左右，通过补充生理盐水、减少超滤量可迅速缓解。

为减少低血压的发生，建议合理选择个性化的治疗模式，包括使用钠曲线模式、控制超滤速度、序贯透析、合理使用促红细胞生成素使血红蛋白维持在 110~130 g/L、适当降低透析液温度。

### 三、血糖管理

血液透析对血糖的影响包括：血液透析能够清除胰岛素、C 肽、胰高血糖素等参与血糖调节的激素；血液透析能够纠正氮质血症、酸中毒，从而影响胰岛素分泌、清除和抵抗；血液透析可能加速降糖药物的清除；血液透析时透析液和血液中葡萄糖水平存在较大差距，血糖水平可能在透析过程中迅速降低。透析日血糖变化程度大。因此，做好终末期糖尿病肾病患者的血糖管理极其重要。

**（一）血糖监测和靶目标** 糖尿病血液透析患者至少每 3 个月检测 1 次糖化血红蛋白（HbA1c），了解治疗的效果，便于及时调整治疗方案。一般将 HbA1c 控制在 7% 左右。应特别注意发生低血糖的风险，对存在低血糖风险的老年患者，HbA1c 适当放宽至 8.5%。低血糖症状分为早期自主神经症状和后期中枢神经症状，合并糖尿病的血液透析患者常存在自主神经病变，对于这类患者，自主神经症状如冷汗、心悸、手指震颤可能是低血糖的早期表现，之后迅速进展为低血糖中枢神经症状，如行为异常、癫痫、意识水平下降、昏迷。在透析日应加强血糖监测，并个体化调整降糖方案。

接受低血糖风险较高的降糖药物（如胰岛素）治疗者，血糖监测尤其重要。胰岛素治疗中，应指导患者使用血糖测定仪检测指端末梢血葡萄糖水平，每日至少 1 次，一般 2~3 次。根据测得的结果调整胰岛素剂量。连续性血糖监测（CGM）或自我血糖监测有利于更积极的血糖控制目标，降低低血糖风险。指导患者注射胰岛素的正确方法，包括注射时间、部位、注意点及药物的不良反应。

**（二）糖尿病的治疗**

1. **饮食管理** 应均衡饮食，多食蔬菜、水果、全谷类（高纤维素）、豆类（植物蛋白质）和坚果（含不饱和脂肪酸）。饮食处方应个体化，要综合考虑患者的文化背景、对食物的耐受性、获取食物的来源、烹饪技巧，在合并高钾血症等情况下应限制某些食物和营养素的摄入。合理的蛋白质摄入以抵消分解代谢和负氮平衡。推荐钠的摄入量<2 g/d（氯化钠<5 g/d），减少水钠潴留，引起升高血压的风险。

2. **运动管理** 运动强度以个体可耐受为前提，避免久坐不动。理想状态至少每天锻炼 30 分钟，每周 5 天。提高体力活动水平有利于改善心脏功能、肾脏代谢和认知功能。患者运动的目标应当个体化。对于肥胖患者，减轻体重有助于改善血糖、血压、其他代谢参数和临床预后，但需警惕减少热量摄入导致营养不良。

3. **药物治疗** 一般对血液透析患者使用胰岛素而非口服药，绝大多数口服降糖药在透析患者中不建议使用或需要调整剂量。2022 年《终末期糖尿病肾脏病肾替代治疗的中国指南》建议，血液透析患者可以选择胰岛素、格列奈类、噻唑烷二酮类、二肽基肽酶-4（DPP-4）抑制剂来控制血糖。

血液透析开始时血糖≥27.8 mmol/L 的患者，推荐皮下注射小剂量超短效胰岛素（2~4 U），并在 2 小时内监测血糖水平。目标血糖水平为 5.6~13.8 mmol/L。

当血糖≥33.3 mmol/L 时，应紧急进行血气分析、血清钾测定，有条件时行血酮体检测以排除酮症酸中毒。

血液透析前血糖<7 mmol/L 时，推荐在血液透析起始阶段口服 20~30 g 低升糖指数的碳水化合物以预防血糖进一步下降。

血液透析前血糖<3.33 mmol/L或出现低血糖症状时，如能够口服给药，则立即口服5～10 g葡萄糖，或15～20 g糖类食品；如无法口服给药，则在60秒内通过血液透析回路注射50%葡萄糖溶液20 mL。每15分钟重复监测血糖，一旦血糖<3.33 mmol/L，重复上述治疗。

对于透析过程中易发生低血糖的糖尿病患者，可在血液透析前暂停一次餐前胰岛素或适当减少餐前胰岛素的用量。

当频繁发生高血糖、低血糖时，应由糖尿病专科医生诊治，调整患者长期降糖方案。

### 四、高血钾管理

**(一) 原因**

(1) 糖尿病肾病患者胰岛素缺乏和抵抗。
(2) 醛固酮不足及高血糖时细胞内外液体转移。
(3) 饮食控制不当等。

**(二) 护理方法**

(1) 糖尿病血液透析患者每1～3个月检测血钾一次。
(2) 加强对患者的健康宣教，特别是新患者的宣教工作，告知患者饮食及胰岛素治疗的重要性，要求患者严格做好饮食控制，每日根据血糖值，调整胰岛素剂量，按时完成胰岛素治疗，定期查糖化血红蛋白，了解胰岛素治疗的效果。
(3) 告知患者如出现口角、四肢发麻、肌无力、胸闷不适、心率减慢等，应警惕高血钾，立即来医院进行紧急治疗。
(4) 加强透析频次，提高血液透析充分性。

### 五、高血压管理

**(一) 原因**

(1) 残余肾功能丧失和钠盐摄入过多等引起的水钠潴留，导致容量负荷过重。
(2) 肾素-血管紧张素-醛固酮系统活性增强。
(3) 交感神经兴奋。
(4) 氧化应激与微炎症状态。
(5) 甲状旁腺功能亢进。
(6) 睡眠障碍。
(7) 药物影响：红细胞生成刺激素、环孢素、他克莫司、肾上腺皮质激素、非甾体抗炎药等。
(8) 血液透析对降压药物体内代谢的影响。
(9) 其他：高血压、糖尿病等原发疾病，铅中毒、肾脏移植等。终末期糖尿病肾病患者由于全身血管病变，其高血压的发生率较非糖尿病患者高。

**(二) 护理方法**

(1) 严格控制透析间期体重的增长。
(2) 正确评估患者的干体重。
(3) 加强透析管理，使患者做到透析充分。
(4) 对服用降压药的患者，应告诉患者透析当日避免服用。
(5) 对服用血管紧张素转换酶抑制剂或血管紧张素受体拮抗剂的患者，应警惕高血钾的发生。

(6) 降压治疗的同时,关注降压药物不良反应,包括降压幅度过大导致的低血压;钙通道阻滞剂导致下肢的血管神经性水肿;α、β受体阻滞剂类降压药物或β受体阻滞剂应注意药物的负性心肌作用及心动过缓、传导阻滞;长期使用中枢性降压药引起患者抑郁。

## 六、感染与营养不良管理

### (一) 原因

(1) 糖尿病性胃轻瘫致吞咽困难、胃灼热、恶心和呕吐、腹痛、进食后饱胀感和血糖水平不稳定。

(2) 血糖控制不良导致糖原异生、肌肉分解、蛋白质合成障碍。

(3) 透析液中氨基酸丢失、透析治疗导致的失血、尿液中蛋白质的丢失,使患者更易发生营养不良,伤口愈合延迟,易发生感染。

(4) 长期高血糖引起周围血管硬化,此类患者血管条件较非糖尿病患者差,而且穿刺后血管的修复也较为缓慢,易引起穿刺失败、血肿、动静脉内瘘闭塞和感染。高血糖可能是感染的征兆。

### (二) 护理方法

(1) 严格执行无菌操作。

(2) 血液透析当日要求患者将穿刺部位洗净,穿刺时应进行严格消毒,防止感染。

(3) 糖尿病患者伤口愈合较慢,血管条件较差,可适当延长拆线时间。

(4) 要求患者做好个人卫生,勤洗澡、勤更衣,饭前、饭后漱口,防止皮肤及口腔感染。

(5) 季节变换时应注意冷暖,防止上呼吸道感染,避免到人多拥挤的公共场所。

(6) 治疗胃轻瘫包括吃少量、低脂肪、低纤维的食物;使用甲氧氯普胺(胃复安)(Reglan)和西沙必利(Propulsid)等药物改善胃动力;并改善血糖控制。

## 七、视网膜病变管理

**(一) 原因** 糖尿病可以影响很多器官,微血管病变以眼和肾受损最为常见。曾经有学者认为血液透析会加速糖尿病患者视网膜病变,经过观察随访发现血液透析和腹膜透析的糖尿病患者视网膜病变进展情况无差异,血压控制在糖尿病视网膜病变以及心血管和外周血管疾病的管理中很重要。糖尿病视网膜病变发生的原因有氧化应激、糖基化终产物堆积、视神经缺血、糖尿病性黄斑水肿、眼底出血。

(1) 氧化应激的发生机制与尿毒症的毒素累积作用、透析膜的生物相容性差、炎症因子的直接和间接作用、抗氧化物质在透析治疗过程中的丢失有关;同时微炎症状态可以诱发氧化作用;机体内氧化与抗氧化失衡,脂质过氧化加强,抗氧化物质减少,加重了氧化应激反应,反过来又促进了炎症介质和生长因子的生成,炎症和氧化应激形成恶性循环。

(2) 糖基化终产物堆积是通过与毛细血管周围细胞特异性受体结合,触发细胞内下游信号,启动细胞内反应,引起糖尿病视网膜病变的发生。

(3) 缺血性视神经病变,如果透析发生心血管并发症,眼部灌注压力下降,且睫状血管在视神经结缔组织中,自我调节能力欠佳,视神经就会发生急性缺血。糖尿病血液透析患者的病情复杂,糖尿病、动脉粥样硬化、血压波动等全身疾病,降压药的不规范使用,年龄等因素也增加了视神经缺血风险。

（4）糖尿病性黄斑水肿是视网膜内、外屏障受到破坏的结果，血管通透性增加，液体积聚在黄斑区。低蛋白血症会使血浆胶体渗透压降低，水肿加重，造成患者视力进一步下降。

（5）眼底出血。糖尿病性视网膜病变的分期，以新生血管为标志。新生血管是异常血管，其结构不完整，功能不全，容易破裂造成玻璃体积血和视网膜前出血。糖尿病血液透析患者，血液循环中大量的尿毒症毒素损伤血小板功能，血小板不能在内皮损伤处发挥聚集和黏附功能，引起原发性止血功能障碍。合并贫血的患者，血细胞被稀释，减少了与血管壁接触和黏附的机会，使出血可能性增加。血透中抗凝药的使用，增加了眼底进一步出血的可能。

**（二）临床表现**　糖尿病性视网膜病变的早期视力改变不明显，容易被忽视，错失最佳治疗的时机。随着病情加重，当进展为糖尿病性黄斑水肿，玻璃体积血、视网膜脱离时视力严重下降，甚至失明。

缺血性视神经病变以视力突然减退、扇形或半侧的视野缺损和视神经乳头水肿为主要表现。

**（三）护理方法**

（1）应给予患者生活上细致的照顾，如帮患者喂饭，透析结束后护送患者出病房。

（2）加强与患者的沟通，发现患者各种心理问题时，给予开导，帮助患者树立战胜疾病的信心，以良好的状态接受治疗。

（3）监测患者的血糖、肢体水肿的情况、透析膜的种类和透析液的糖含量等方面，制订出最佳的透析治疗方案。

（4）采用高通量透析膜，可以有效清除血清糖基化终产物，延缓糖尿病并发症的发生和发展。

（5）预防透析中低血压、低灌注对眼部的损害，一旦发生视力下降，及时进行眼科检查和治疗。

（6）患者双眼经常同时发病或先后发病，医护人员要关注另外一眼的眼底情况。

（7）发生糖尿病视网膜出血时，首选无抗凝剂或枸橼酸抗凝。

（8）糖尿病眼部手术，围手术期内使用无抗凝剂透析治疗。

## 八、外周血管病管理

**（一）原因**　外周血管性疾病在糖尿病血液透析患者中常见。糖尿病及相关并发症是外周血管疾病的危险因素，动脉粥样硬化导致脂质和纤维物质在动脉壁各层之间积聚，可使血管腔变窄，从而形成血栓，或斑块破裂，导致下游血管闭塞。动脉粥样硬化性疾病通常涉及提供下肢血流的动脉，称为下肢外周动脉疾病（peripheral artery disease，PAD）。血糖控制不佳、外周血管神经病变是糖尿病患者截肢的主要危险因素。

**（二）临床表现**　外周动脉疾病患者通常没有主诉。然而，如果由于动脉狭窄导致血液供应无法满足持续的代谢需求，就会出现症状，其严重程度取决于动脉狭窄的程度、受影响的动脉数量和患者的活动水平。可表现为与活动相关的一个或多个下肢肌肉群疼痛（即间歇性跛行）、非典型疼痛、休息时疼痛或伤口不愈合、溃疡或坏疽。

**（三）护理方法**

（1）定期评估糖尿病血液透析患者足部和腿部情况，经常检查脚趾、趾甲、足底和脚趾间的折痕处。以确定与皮肤破裂或感染相关的潜在问题。早期发现和及时治疗可以预防严重的并发症。

（2）用温水清洗足部，彻底擦干（包括脚趾之间）。

（3）避免赤脚，袜子应该合身并每天更换，如长期卧床应使用保护足跟的袜套。

（4）冬季注意足部保暖，使用热水袋应注意水温避免烫伤。

（5）修剪趾甲时，应注意避免受伤、感染，如有受伤应及时治疗。

（6）鞋子应贴合、舒适，如果脚畸形或有溃疡，需定制鞋子以降低足底压力。

（7）指导患者加强包括降糖、降压、血脂管理、运动、营养、戒烟等综合管理。

（陈　蕾　池　琦）

# 第二十二章
# 老年患者血液透析

随着社会及医疗条件的不断发展,我国已步入老龄化社会,进行血液透析的老年患者日益增多。据2020年度上海市透析登记报告,统计至2020年末,>60岁血透患者7 730人,占在透血液透析患者总人数的63.9%,>80岁血透患者占14.8%。据报道,目前国内有不少血液透析中心,尚有90岁以上的老年透析患者。

## 第一节 老年患者血液透析生理特点

### 一、营养不良

老年人营养不良的主要原因包括:代谢功能障碍、摄入减少,吸收降低;牙齿缺损,胃肠功能低下,消化吸收缓慢;对血液透析不耐受,导致透析不充分;伴有糖尿病、胃肠道等慢性病;透析中蛋白质的丢失;药物引起一些不良反应,患者厌食,蛋白质摄入不足等。

### 二、机体的免疫功能下降

患者长期营养不良造成机体免疫功能下降,呼吸系统、泌尿系统感染率上升,恶性肿瘤的发生率增加。如有上呼吸道感染诱发肺炎、高热、败血症等,会使营养不良的状况变得更为严重。如此恶性循环,使患者死亡的危险性增加。

### 三、慢性病并发症增加

糖尿病、骨质疏松、呼吸系统疾病、胃肠道疾病、心血管疾病是老年患者的常见病。由于血液透析时血流动力学的改变,患者急性透析并发症增加,如低血压、高血压、心律失常、心绞痛、脑血管意外等。

### 四、性格缺陷

对于维持性血液透析老年患者而言,透析治疗是一种终身的替代治疗。在安度晚年之时,疾病折磨、交流沟通减少、动脉硬化等导致脾气性格缺陷,常常表现为依从性降低,如不按时血液透析、不遵从医务人员医嘱、水分不控制、蛋白质摄入不足等。

### 五、行动不便,认知能力下降

血液透析过程是一个医患互动的过程,患者在血液透析过程中出现不适症状时,应立即告知医护人员,以便及时发现和处理。但由于老年患者认知能力下降、反应木讷,往往等出现症状时,已经病情严重。行动不便、认知能力下降使患者自我护理能力下降,影响了治疗,增加了护理风险。

## 第二节　老年患者血液透析护理管理

### 一、心理护理

仔细、耐心地向患者及家属讲解关于血液透析的基础知识,让患者了解血液透析的意义及注意事项,消除患者紧张、恐惧的心理,使患者能配合治疗顺利进行,保持健康、乐观的心情,增强战胜疾病的信心和勇气。

### 二、体重管理

老年患者的记忆能力随着年龄的增大而逐渐减退,在季节变换的时候,由于衣物增减混淆了自己的体重。护士应帮助患者测量体重,并做好详细记录,对于透析间期体重增长过快的患者,提醒其注意控制饮食。

### 三、血管通路护理

合适的血管通路对于老年终末期肾病透析患者十分重要。指南对于血管通路的选择,建议执行个性化的"患者首要原则",为患者在正确的时间、正确的目的,选择正确的血管通路。

(1) 老年患者因某些慢性病,如糖尿病、肿瘤、慢性支气管炎等导致患者饮食减少而分解代谢增加,消耗了体内的蛋白质和脂肪储备,引起营养不良,同时因尿毒症导致体内代谢和激素水平紊乱,使患者的伤口不易愈合;老年患者大多伴有高血脂和肥胖,疾病因素使患者血管条件较差,血管细、脆、易滑动,穿刺失败易引起血肿,皮肤血管修复较慢,穿刺难度大。穿刺时,要选择年资较长、技术较熟练的护士进行操作,并有计划地选择动静脉内瘘穿刺点。

(2) 老年人因体力不足,行动受限,告知家属或患者每次治疗前先做好皮肤的清洁,防止引起动静脉内瘘感染。观察有无血肿、内瘘是否通畅、周围皮肤是否完好。穿刺时,严格执行无菌操作技术,认真执行操作规程,防止并发症的发生。

(3) 使用无隧道和涤纶套的透析导管前,要做好皮肤清洁消毒,观察伤口有无渗血、管道固定处缝线有无脱落、固定是否妥当。

(4) 老年患者透析过程需密切观察患者神志、神态、行为等变化,必要时对肢体进行约束性保护,防止无意识活动后血管通路滑脱,造成失血。

### 四、饮食护理

关心患者透析间期的饮食、起居情况,加强与患者及家属的沟通,讲解有关营养的知识,告知实现饮食多元化的方法,告知家庭支持的重要性。对合并其他慢性病的老年患者,在饮食上要结合患者的不同情况,做出相应调整。如老年患者喜欢喝粥、茶、豆浆等,要告知患者减少水分摄入的重要性。患者伴有糖尿病,则应在饮食上避免摄入含糖量过高的食物,主食以米、麦类碳水化合物为好,忌食蜂蜜、糖浆、麦芽糖及含糖量较高的甜点和水果。

### 五、透析治疗护理

**（一）透析前充分评估**　评估患者的精神状态、认知水平、凝血功能状态，有无跌倒、坠床史；了解患者有无感染、发热等情况。对于自我管理能力低下者，应加强透析治疗中的监护。

**（二）透析中观察与护理**

（1）在透析过程中加强观察：由于老年人对不良反应的敏感度较低，医护人员应密切观察患者生命体征、表情和神志变化、体外循环运转等情况，及早发现不良反应的早期征象，及时处理。

（2）透析中超滤量管理：老年患者心血管系统不稳定，细胞内外平衡时间延长，短时间大量脱水会影响血管内容量再充盈，而冠状动脉灌注不足易诱发心绞痛、低血压等，根据患者体重增长情况，设定超滤量。对于个别水肿严重或伴有腹水或胸腔积液的老年患者，实施序贯透析，可减缓治疗对患者心血管系统造成的影响，有助于水分排出。

（3）保持呼吸道通畅：对于透析中出现恶心、呕吐者，及时清理呼吸道，保持呼吸道通畅。伴有心肺疾病者，在透析开始时可给予吸氧。对于吞咽困难的老年患者，透析中如需进食，应避免窒息等不安全事件的发生。

**（三）透析后护理**　透析治疗结束后，对于血管通路止血有困难的患者，应协助患者按压止血及观察；患者起床速度不要太快，避免发生直立性低血压；严密观察生命体征，并与家属做好病情交接和健康教育。

## 第三节　老年患者血液透析并发症护理

老年血液透析患者的急性并发症及远期并发症与常规透析患者的并发症基本相同，但由于年龄及疾病的特殊性，更易发生心、脑血管系统疾病、透析失衡综合征、感染、营养不良及肿瘤等。

### 一、心、脑血管系统并发症

心、脑血管系统并发症是老年血液透析患者的常见并发症，也是最常见的致死原因之一。老年患者患有缺血性心脏病、高血压和心脏传导系统病变的基础疾病较多，心肌病、左心室肥厚和心脏瓣膜病在老年人中也很常见；血液透析中体外循环破坏了血流动力学的稳定性，增加了心脏的负担；同时因透析发生的低血压、体液及电解质的急剧变化、动静脉内瘘建立、抗凝剂的使用是形成老年血液透析患者心、脑血管系统并发症的诱因。

**（一）透析中低血压**　导致透析中低血压的机制包括从血管内清除超过血浆再充盈率的液体、为了达到干体重而积极清除液体、自主神经功能障碍（这在老年糖尿病患者中更为常见）、服用抗高血压药物、心脏功能储备不足以及不良反应。通常透析会因低血压而中止，导致透析充分性降低，这是死亡率增加的一个因素。

患者如在透析一开始就出现血压下降，可能与伴有心血管系统疾病或由于体外循环的建立、血流动力学不稳定、血流量过大、患者不能耐受有关。通过减慢血流量、减缓超滤、增加预冲液量等方法减轻患者的不适，使患者顺利完成血液透析。

如在透析过程中或在透析结束前突然出现血压下降、打哈欠、恶心、呕吐、出冷汗、胸闷或伴有下肢肌肉痉挛，可能与患者透析间期体重增长过多，超滤过多过快有关，或由于透析中进食所引起，应立即减慢血流量，减慢或停止超滤，补充生理盐水，待症状缓解后继续透析，但要注意控制补液量，避免因补液过多造成透析结束后体内仍有水分潴留。对于在透析中经常出现低血压、肌肉痉挛的患者可以通过适当调高透析液钠浓度，也可采用序贯透析，减少低血压的发生。加强饮食宣教工作，透析间期严格控制水分、透析中避免进食、改善营养状况和低白蛋白血症。

（二）**心绞痛** 由于体外循环的建立，患者可出现暂时的冠状动脉供血不足，在透析过程中突然出现胸骨后疼痛、胸闷，心电图检查可见 ST 段压低、T 波平坦或倒置，应立即减慢血流量及超滤率或停止超滤，吸氧，并通知医生。根据医嘱给予硝酸甘油舌下含服，待情况好转后继续透析，如症状不缓解，应停止透析治疗。

（三）**心律失常** 在透析过程中，患者感觉心慌、胸闷，出现心动过速、心律不齐，严重者可以出现室性或房性心律失常。立即减慢血流量及超滤率或停止超滤，针对病因给予抗心律失常的药物、吸氧，严重者应停止透析。

（四）**高血压** 患者饮食控制欠佳，摄入过多水、钠；患者过于紧张；肾素依赖型高血压；超滤不足；失衡综合征；降压药被透出或药物因素（如促红细胞生成素的使用）等。
加强宣教工作，使患者了解饮食限制的重要性，严格控制水、钠的摄入；鼓励患者在透析间期按时服药，使原有的高血压能得到有效控制；改变透析方式，充分血液透析或进行血液透析滤过治疗；检查透析液的浓度是否过高；对在透析中有严重高血压的患者可以使用药物加以控制。

（五）**心力衰竭** 患者突发呼吸困难、气喘、不能平卧、心率加快、血压升高，严重者咯粉红色泡沫痰，紧急状态下先行单纯超滤，改善液体潴留，减轻心脏负荷，同时给予患者半坐卧位，吸氧，必要时用 50% 乙醇湿化给氧，待病情稳定改为血液透析。对于突发心力衰竭患者，要寻找原因：干体重变化出现水钠潴留、高血压控制不足、患者饮食控制不当、患者情绪变化等。
建议患者定期进行胸部 X 线检查以了解心胸比例、警惕因体重减轻引起的水分超滤不足，对于老年血液透析患者要注意及时调整干体重。

（六）**脑血管意外** 老年患者由于高血压、高血脂，脑动脉硬化的发生率较高，反复使用抗凝剂后，在动脉硬化的基础上，更易发生脑出血。患者往往表现为持续头痛、无法解释的痴呆、神志改变，严重的出现偏瘫、死亡。有些患者因脑动脉硬化、降压幅度过大，诱发脑循环障碍，脑血栓形成，引起脑梗死。

## 二、感染

老年患者由于疾病和年龄因素，免疫力低下，加上营养不良，易发生感染性疾病，特别是呼吸系统、泌尿系统感染及结核。老年血液透析患者感染的发生率仅次于心血管并发症。因此，应鼓励患者平时注意合理、均衡的饮食，进行适度的锻炼，注意季节变换及时增减衣服，避免去人多的地方，防止上呼吸道感染。一旦发生感染应立即去医院就医，使感染得到有效控制。同时在透析过程中，应注意严格执行无菌技术操作原则，防止医源性感染。

## 三、营养不良

老年透析患者比年轻患者更常出现蛋白质能量消耗（protein-energy wasting, PEW）综合征。低血清白蛋白与透析患者死亡率增加有关，营养不良可能是由于以下原因导致的蛋白质能量摄入减少：① 不适当的饮食限制、厌食和口味改变；② 频繁住院和其他并发症引起饮食失调；③ 血液透析过程中葡萄糖、氨基酸、蛋白质、维生素等营养物质的流失。对于老年人来说，低收入、社会孤立、吸收不良和抑郁等因素使这个问题更加复杂。一旦诊断出营养不良，就需要采取治疗干预措施，例如提高透析充分性以去除导致厌食的尿毒症毒素，鼓励口服营养补充剂。建议每3个月检查体重、白蛋白水平和蛋白质消耗等标志物评估营养状况。对于不进行剧烈体力活动的患者，建议热量摄入为 $30\sim35\ kcal/(kg\cdot d)$，蛋白质摄入量为 $1.0\sim1.2\ g/(kg\cdot d)$。

### 四、肿瘤

老年血液透析患者因其免疫功能低下，恶性肿瘤的发生率是正常人的3～5倍，且预后差。对于患有恶性肿瘤的患者，做好心理护理极为重要。在透析过程中更要给予无微不至的关怀，密切观察病情，尽量减少急性并发症的发生。

随着血液透析技术的不断成熟，年龄因素不再是进行血液透析治疗所要考虑的首要问题，但如何提高老年患者的透析质量及生活质量仍然是需要继续探讨的话题。透析过程中老年患者一旦出现不适，会导致其紧张不安，医护人员若能准确、快速、沉稳地做出处理，缓解不适，既能减轻患者的痛苦又能增加患者的信任感，从而提高患者在治疗过程中的依从性，改善患者的透析质量和生活质量。

（陈　蕾　池　琦）

# 第二十三章
# 妊娠合并肾衰竭患者血液透析

终末期肾病(ESRD)行维持性血液透析患者因病理生理变化复杂,存在性欲减退、月经周期紊乱、排卵异常等多种并发症,妊娠率极低,年发生率为 0.3%～1.4%。随着医疗水平的进步及慢性肾脏病患者对生活质量要求的不断提高,慢性肾脏病高危期甚至终末期肾病已不再是妊娠的绝对禁忌证。近年来,透析女性成功分娩健康新生儿的成功率已大幅度提高。因此,临床医护团队应根据女性患者不同的慢性肾脏病阶段、原发病类型及病情活动度评估制订个体化治疗方案,并提前做好充分的医患沟通。

## 第一节 妊娠合并肾衰竭患者血液透析特点

### 一、透析治疗的要求

为确保胎儿正常发育和孕妇的健康,妊娠合并终末期肾病患者行维持性血液透析时,应尽量达到以下要求。

(1) 可采用强化透析治疗,尽量维持体内血尿素氮<20 mmol/L,最宜在 15 mmol/L 以下水平,否则宫内胎儿发育会受到影响。

(2) 避免低血压对胎儿的损伤,妊娠后期子宫增大或仰卧位使静脉回流降低,可加重胎儿缺血性损伤。

(3) 避免血容量急剧增加,透析间期体重增加不超过 1 kg 为宜。

(4) 严格控制高血压。

(5) 有规律地进行产前检查,确定透析与宫缩的关系。

(6) 严密观察血钙水平,防止高钙或低钙血症的发生。

### 二、透析方式的选择

血液透析和腹膜透析对胎儿存活率和胎龄等指标无明显影响,应根据常规指征选择透析方式。

(1) 血液透析清除血清肌酐、BUN 等毒素比腹膜透析效果明显,对孕妇子宫无机械性刺激。但血液透析可能因大量超滤而导致妊娠妇女血流动力学的改变而影响胎盘的供血;尿素浓度的急剧变化产生失衡,也会影响胎儿体内环境的稳定。

(2) 腹膜透析缓慢而持续地清除水分和尿素等毒素,可避免妊娠妇女血压的大幅度波动,维持内环境的相对稳定。同时腹膜透析治疗可避免全身肝素化对机体的影响等。

(3) 据文献报道,妊娠后期胎儿的生长发育会导致腹膜容量下降、溶质清除率下降,同时因为腹透液灌入腹腔影响胎儿发育,故临床大多选择血液透析。

### 三、透析治疗的时间

对于妊娠合并终末期肾病患者,延长透析时间或强化透析可减少早产、提高出生体重、提高胎儿的存活率。一旦妊娠出现肾衰竭,诊断确定后,每周透析时间要延长到 20 小时以上,透析前 BUN<17.85 mmol/L(50 mg/dL)。研究发现,每周透析时间超过 20 小时,胎儿存活率较高,透析时间与胎儿的出生体重呈正相关。

### 四、透析治疗的频率

妊娠合并肾衰竭患者血液透析治疗方案大多为每日短时透析,对患者及胎儿均有很大好处。

(1) 增加每周透析次数,可更好地控制液体和血压,透析间期体重增加减少、单次透析超滤量减少、每次透析超滤<1.5 kg,可避免低血压和胎儿窘迫。

(2) 降低因胎盘缺血而自然流产的风险。

(3) 母体血压变化小减轻了胎盘血液灌注的变化。

(4) 可放宽对液体和饮食摄入的控制,适应孕妇的生理需要。

(5) 可避免因羊水过多而导致的早产。

### 五、透析液

频繁透析可能导致母体发生矿物质和电解质紊乱,建议使用个体化透析液。

(1) 透析液钠浓度为 134 mmol/L,使之接近正常妊娠妇女血清钠较低的水平。

(2) 为避免低血钾和碱中毒,调整透析液钾浓度为 3~4 mmol/L、碳酸氢盐浓度建议调整为 25 mmol/L。

(3) 妊娠过程中胎儿要从母体获取钙,透析液钙浓度以 1.5 mmol/L 为宜,以适应母婴钙的需求量。

(4) 增加磷,使透析前血磷维持在 1.3~1.6 mmol/L。

### 六、透析器

由于强化透析及妊娠妇女的特殊性,故应选择低通量、小面积、生物相容性较好的透析器,透析器及体外循环管路使用前必须充分预冲,防止过敏反应,不建议透析器复用。

### 七、抗凝剂

血液透析治疗过程中常规采用低分子肝素抗凝。研究显示,肝素不能通过胎盘,因而无致畸作用。妊娠血液透析患者因透析频率增加,需适当减少抗凝剂用量。但妊娠血液透析患者机体常处于高凝状态,抗凝剂用量不足可增加体外循环凝血的风险,目前尚无明确的指南建议抗凝剂的用量。对于明显出血的孕妇建议无肝素透析。

## 第二节 妊娠合并肾衰竭患者血液透析护理管理

### 一、心理护理

透析患者一旦确认妊娠,通常比常规维持性血液透析患者的心理负担重,对能否顺利产下健康婴儿、能否保证母子平安等问题信心不足。情绪紧张、焦虑、烦躁、恐惧等心理状况是妊娠血液透析患者的突出表现,因此,做好相应的心理护理工作非常重要,必要时也可邀请专业心理医生进行干预。

(1) 医护人员应对患者存在的问题用通俗易懂的语言进行解释,并讲述成功案例,增加患者治疗信心。

(2) 了解孕妇的生活情况、性格与家庭环境等,加强与家属的沟通与配合,通过家属劝解和鼓励,减轻其心理压力,保持良好心态,积极地配合和参与治疗,以达到最佳的妊娠结局。

(3) 家属和医护人员必须稳定孕妇情绪,制造温馨快乐的场景,限制负面消息的传播。

(4) 鼓励患者听优雅舒缓的音乐,放松心情。

### 二、干体重管理

对于妊娠血液透析患者来说,为确保胎儿及母体健康,应根据妊娠患者生理变化,及时作出判断和调整。

(1) 妊娠期孕妇的干体重应根据孕龄的增长,定期进行重新评估和调整,避免过度超滤引起胎盘低灌注和胎儿窘迫。

(2) 建议孕期依据胎儿的生长发育调整干体重,在妊娠前 3 个月干体重至少增加 1~1.5 kg,以后每周增加 0.45~1 kg。

(3) 由于胎儿的生长,孕妇体重变化较大,每次制订超滤量时需要将上述内容计算在内。同时根据患者饮食、血糖、血压、心率和临床表现,每天评估"干体重",每天超滤量控制在 1 500~2 000 mL 以内,保证血液净化治疗的顺利完成。

### 三、饮食护理

长期频繁血液透析易造成营养物质大量丢失,加上孕妇营养物质需求量增加,极易发生营养不良,因此,需对妊娠血液透析患者进行周密、规范的饮食指导。

(1) 建议采用优质蛋白质饮食,优质蛋白质摄入量增加至 1.5 g/(kg·d)。

(2) 患者热量增加为 30.00~35.03 kcal/(kg·d)。

(3) 及时补充可透析丢失的维生素,如维生素 C、维生素 $B_1$、维生素 $B_2$、维生素 $B_6$、烟酸和叶酸,多食用绿叶蔬菜和含维生素的瓜果,以满足机体的需要。

(4) 由于孕妇对钾、钙和磷的需要量增加,钾摄入量为 80 mmol/d,钙摄入量为 1 500 mg/d,如需要磷结合剂,可使用含钙的磷结合剂。

(5) 强调妊娠透析患者控制水、钠摄入量的重要性,水分控制在 1 000~1 500 mL/d,钠摄入量为 1 500~2 000 mg/d,准确记录患者 24 小时出入量,嘱咐患者每日称体重、量腹围,以了解胎儿生长发育情况。

### 四、血压监控

血压控制不良将对孕妇造成极大危害，必须尽早采取恰当的治疗措施。孕妇的舒张压应控制在 80~90 mmHg，血压控制不佳者应根据医嘱合理使用抗高血压药物。应注意休息，每天保持大便通畅，监测血压 3~4 次，记 24 小时出入量，控制血液透析间期体重增长，保证足够的透析超滤。

### 五、妊娠血液透析治疗中的护理

由于透析过程是一个体外循环过程，往往导致血液动力学的改变，妊娠血液透析患者在治疗过程中应考虑其特殊性，进行专业指导与护理。

(1) 引血和回血过程中血流量宜慢，控制在 80~100 mL/min。

(2) 建议将预冲液全部输入体内，防止血压骤降；开始透析后，前 30 分钟治疗血流量应控制在 150 mL/min，病情稳定的情况下逐步增加血流量至 180~200 mL/min，血流量过大会加重孕妇心脏负担。

(3) 透析过程中给予持续低流量吸氧，防止胎儿宫内缺氧，妊娠中期每 30 分钟监测胎心一次，必要时给予胎心监护，并做好记录。

(4) 妊娠患者干体重变化较大，可根据出入量评估脱水量。

(5) 透析中防止低血压的发生是护理中的重点，除严密监测血压外，需严格观察和重视孕妇的各项轻微症状和主诉，如头晕、出汗、心慌、肌肉强直等，可快速注入生理盐水 200~300 mL 以增加血管内容量，使有效循环血量增加。

(6) 预防低钙反应：透析中如有低钙、肢体抽搐等低钙现象，结合离子钙浓度，透析中给予 10% 葡萄糖酸钙 20 mL，缓慢静脉注射以补充钙离子。

(7) 对妊娠已达 8~10 周的患者，每次透析中应监测胎心、胎动；了解腹围情况。如治疗过程中胎动增加，胎心增快，可即刻吸氧并通知相关人员。

(8) 由于该类患者的特殊原因，在血液透析过程中要给予特殊的生活照顾，如告知家属准备一些巧克力或小点心，在低血糖或饥饿感时及时给予补充；患者可能有些烦躁、体位不适，及时协助患者给予帮助等。

### 六、纠正贫血

透析患者合并妊娠时，应严密监测血红蛋白和铁储存情况，一旦确定妊娠就必须增加 EPO 用量，需要增加 50%~100% 才能达到目标的血细胞比容（33%~36%）。此外，妊娠期母体和胎儿需要 800~1 000 mg 的铁，口服补铁不能满足妊娠期对铁的需要，需要静脉补铁。在妊娠后期，80%~90% 的胃肠道外补铁会在胎儿储积，因此静脉补铁时剂量宜小，根据情况每次可用 62.5~100 mg。同时还应补充叶酸。妊娠合并肾衰竭的患者，血红蛋白应在 100~110 g/L 以上。

### 七、血管通路护理

由于妊娠合并透析患者透析治疗方案大多为每日短时透析，必须加强血管通路的保护和护理。动静脉内瘘因为每天穿刺导致压迫止血困难，需密切观察，既要防止出血、渗血，也要防止压迫过度。中心静脉导管患者要注意无菌操作，规范护理流程。

### 八、预防感染

透析过程中应注意严格执行无菌操作技术,防止医源性感染。透析患者在妊娠期面临多种感染的危险,其中40%患者存在尿路感染,这些患者应每月进行尿培养,如存在症状性菌尿,应治疗2周,并在以后的妊娠期进行抑制剂量的抗生素治疗。在围产期,尽量避免器械检查。同时鼓励患者注意卫生,适当增加营养,提高机体免疫力。

透析患者合并妊娠时机体免疫功能下降,除了上述的注意事项,还需要体能方面的保护,免疫力方面的提升,适当活动如坚持每天散步,外出时佩戴口罩,注意个人卫生,勤洗手,少去或不去公共场所等。

## 第三节 妊娠合并肾衰竭患者血液透析并发症护理

妊娠合并血液透析患者的急性并发症与常规透析患者的并发症基本相同,但由于疾病的特殊性,更易发生低血压、高血压、贫血、营养不良、感染、钙磷失衡。

### 一、低血压

由于干体重难以估计,在透析中超滤过多极易引起低血压,应每次透析超滤<1.5 kg。在透析过程中,将室温控制在20~26℃,需要对孕妇的生命体征进行严密的监测,避免产妇出现低血压及低血容量的情况。心率>120次/分或出现透析低血压时,予减慢血流速度至150~180 mL/min,减少超滤量,或生理盐水50~100 mL静脉快速滴注,快速补充血容量以维持患者血压和心率的稳定,减少对胎儿的刺激和影响。如症状不能缓解应结束透析治疗。

### 二、高血压

高血压是严重的妊娠并发症,发生于80%的妊娠期透析患者。血压控制不良将对孕妇造成极大危害,必须尽早采取恰当的治疗措施。患有妊娠高血压综合征的患者应注意控制血压,孕妇的舒张压应控制在80~90 mmHg左右。与非妊娠的透析患者一样,治疗妊娠期透析患者高血压的首要步骤是足够的透析超滤,避免水钠潴留,但需注意,如果是先兆子痫造成的高血压,低血容量将加重器官低灌注。患者应在安静、光线较暗的透析室进行治疗,有条件的可给予独立的透析室。透析中要注意患者的主诉,如出现头痛、胸闷等症状,高度警惕子痫发生,也可根据医嘱静脉使用硫酸镁。

### 三、贫血

妊娠合并肾衰竭患者几乎都发生贫血或使贫血加重。妊娠期血浆容量可增加3~4 L,正常妇女在妊娠期前3个月红细胞数量就会增加,可不发生贫血。但透析患者妊娠期贫血往往加重,会增加早产、死胎和母体心力衰竭的风险,故需积极纠正贫血。同时,需静脉补铁和口服叶酸,用药过程中严密监测血红蛋白和铁储存情况。

### 四、营养不良

妊娠合并肾衰竭透析患者由于频繁透析使营养物质大量丢失,加上孕妇营养物质需求增加以及胎儿生长发育的需要,极易造成营养不良。孕期孕妇的营养缺乏,很可能导致胎儿发育不良,体重等各项生理指标不达标,甚至不能成功分娩,因此,应注意改善患者对蛋白质、氨基酸、可溶性维生素及电解质的补充和摄入。妊娠合并肾衰竭透析妇女,蛋白质摄入量为 1.5 g/(kg·d),叶酸 4 mg/d,维生素 C 150 mg/d,维生素 $B_1$ 3 mg/d,维生素 $B_6$ 15 mg/d。

## 五、感染

感染与蛋白质营养不良、免疫球蛋白水平低下有关,常见感染部位有呼吸道、泌尿道、皮肤和原发性腹膜炎等,可导致胎儿早产或死亡,应采取相应的处理措施。

## 六、钙磷失衡

终末期肾衰竭患者都存在不同程度的肾性骨病,血液透析也难以纠正钙磷紊乱,常出现低钙、高磷。胎盘可以将 $25-OH-D_3$ 转化为 $1,25-(OH)_2-D_3$,应每 3 个月检查 $25-OH-D_3$ 水平一次,不足者要补充。妊娠过程中胎儿要从母体获取 30 g 钙,孕妇平均每日需摄取钙 1 500~2 000 mg。母体低钙可导致胎儿低钙和高磷,影响胎儿骨骼的发育,需要每周检测钙、磷水平。

终末期肾衰竭合并妊娠患者由于血液透析治疗、血流动力学的改变、抗凝技术、营养问题、水与电解质问题、病情变化、情绪改变等一系列问题,将造成妊娠患者早产、死胎或胎儿发育不全等现象,需要妇产科的大力配合和指导。

(姚春瑛)

# 第二十四章
# 传染病合并肾衰竭患者血液透析

传染病(infectious diseases)是由各种病原体引起的能在人与人、动物与动物或人与动物之间互相传播的一类疾病。血液透析患者常见的传染性疾病包括以下几种：① 经血液传播性疾病：乙型病毒性肝炎、丙型病毒性肝炎、人类获得性免疫缺陷综合征、梅毒；② 经呼吸道传播性疾病：肺结核、新型冠状病毒感染；③ 经消化道传播性疾病：诺如病毒感染。

传染病在人群中发生、发展、传播及转归的全部自然经过称为流行过程，流行过程必须具备传染源、传播途径、易感人群3个基本环节，阻断其中任何1个环节，传染病的流行均不能发生。

## 第一节 血源性传染病合并肾衰竭患者血液透析

### 一、血源性传染病血液透析防控

血液透析中心(室)具有人群相对密集、人员流动性大、有创性操作多，且长期维持性血液透析患者免疫力低下，经血液传播的传染性疾病在血液净化中心更易发生传播，应严密加强血液透析中心(室)血源性传染病的防控工作。

**(一) 严格控制传染源**

1. **传染源** 体内有病原体，并能将病原体排出体外感染他人的称为感染源，主要为患者和病原体携带者。患者是最重要的传染源，不同传染病的传染期有差异，但多数以潜伏期和临床症状期传染性最强。病原体携带者包括患病后期携带者、健康携带者和隐性感染者。

(1) 乙型肝炎病毒(hepatitis B virus, HBV)：HBsAg(+)或HBV-DNA(+)。

(2) 丙型肝炎病毒(hepatitis C virus, HCV)：HCV-RNA(+)。

(3) 梅毒螺旋体：快速血浆反应素试验(rapid plasma reagin test, RPR)高滴度(+)、甲苯胺红不加热血清学试验(toluidine red unheated serum test, TRUST)高滴度(+)、梅毒螺旋体IgM抗体(+)或暗视野显微镜下见到可活动的梅毒螺旋体。

(4) 人类免疫缺陷病毒(human immunodeficiency virus, HIV)：HIV抗体(+)、HIV-RNA(+)。

2. **早期发现传染源**

(1) 首次开始血液透析的患者、由外院转入或近期接受血液制品治疗的患者必须在透析治疗前进行乙型肝炎病毒、丙型肝炎病毒、梅毒螺旋体及人类免疫缺陷病毒(艾滋病病毒)标志物[包括抗原和(或)抗体]的检测，推荐同时检测HBV-DNA和HCV-RNA。即使血源性传染疾病标志物检测阴性,也建议1~6个月期间重复检测传染病标志物,以避免错过窗口期感染者。

(2) 维持性透析患者应每6个月常规检查1次乙型肝炎病毒、丙型肝炎病毒、梅毒螺旋体及人类免疫缺陷病毒(艾滋病病毒)标志物,保留原始记录并登记。存在不能解释的肝脏转氨酶异常升高者,应进行HBV-DNA和HCV-RNA定量检测。

(3) 血液透析中心(室)出现乙型肝炎病毒标志物(HbsAg或HBV-DNA)或丙型肝炎病毒标志物(HCV抗体或HCV-RNA)转阳患者,应立即对密切接触者(使用同一台血液透析机或相邻透析单元的患者)进行乙型肝炎病毒或丙型肝炎病毒标志物[抗原和(或)抗体]检测,包括HBV-DNA和HCV-RNA检测;检测阴性的患者应1~6个月后重复检测。

3. 早期控制传染源

(1) 具有传染性的乙型病毒性肝炎、丙型病毒性肝炎、梅毒及获得性免疫缺陷综合征(艾滋病)等血源性传染疾病患者,应在隔离透析治疗室(区)进行专机血液透析,也可进行居家透析治疗。

(2) 建议HIV阳性或确诊传染性梅毒的血液透析患者到指定传染病专科医疗机构或卫生行政部门指定的医疗机构接受透析治疗,或进行居家透析治疗。

4. 及时上报  对于新发的血源传播性疾病,应在24小时内上报,并填写传染病报告表。

**(二) 切断传播途径**

1. 落实手卫生规范  血液透析中心(室)工作人员进行操作中应严格遵守国家卫生健康委员会《医务人员手卫生规范》。详见第四十一章"血液透析中心(室)感染控制管理"。

2. 严格执行消毒隔离制度

(1) 各种用于注射、穿刺、采血等有创性操作的医疗器具一人一用一灭菌。

(2) 进入患者组织、无菌器官的医疗器械、器具和物品达到灭菌水平。

(3) 以中心静脉导管作为血管通路的患者,血管通路的连接和断开均应执行无菌操作技术。

(4) 接触患者皮肤、黏膜的医疗器械、器具和物品达到高水平消毒。

(5) 透析前严格按照透析机使用说明对透析机进行消毒,对透析床单元严格按照医疗机构相关感染管理要求进行清洁、消毒,更换相应的物品,并做好记录。

(6) 透析结束后应当严格按照要求进行透析机和透析床单元的清洁和消毒。

3. 规范隔离透析治疗区诊疗要求  详见第四十一章"血液透析中心(室)感染控制管理"。

**(三) 保护易感人群**

1. 患者防护

(1) 告知患者血液透析可能带来的血源性疾病感染风险,要求患者遵守血液透析中心(室)消毒隔离、定期监测等传染病控制相关规定。

(2) 建议乙型肝炎病毒易感(HBsAb阴性)患者接种乙型肝炎病毒疫苗。

(3) 提高患者免疫力。

2. 工作人员职业防护  传染病隔离透析治疗室(区)的护理人员应加强防护。

(1) 医护人员在执行可能暴露于血液、体液的操作(血管穿刺及血管通路连接与断开等操作)时,应按照标准预防要求进行个人防护。

(2) 定期(原则上至少1次/年)进行健康体检,包括乙型肝炎病毒、丙型肝炎病毒、梅毒螺旋体和人类免疫缺陷病毒标志物监测。

(3) 建议乙型肝炎病毒易感(HBsAb 阴性)的工作人员注射乙型肝炎病毒疫苗。
(4) 出现锐器伤后,应按照传染病锐器伤的应急预案进行登记和处理。

**(四) 解除隔离**

1. **解除隔离条件** 合并血源性传染疾病、在隔离透析治疗室(区)进行血液透析的患者,满足下列全部条件,可考虑解除隔离。
(1) 乙肝病毒性肝炎患者:HbsAg(−)和 HBV - DNA(−)。
(2) 丙型病毒性肝炎患者:HCV - RNA(−)。检测 HCV 抗原时,HCV 抗原(−)。
(3) 梅毒患者:规范治疗 1 年以上,IgM 抗体(−)、RPR 和 TRUST 阴性或低滴度、暗视野显微镜下无梅毒螺旋体。

2. **解除隔离方案** 满足上述标准的患者,可实施解除隔离透析治疗的方案。
(1) 传染病标志物检测首次转阴之日起 6 个月继续在隔离透析治疗室(区)进行血液透析,相对固定透析机位,透析日安排第一班透析,监测传染病标志物,每月 1 次,连续 6 个月。
(2) 传染病标志物持续阴性达到 6 个月以上患者,可安排在普通透析治疗室(区)进行血液透析,相对固定透析机位,安排末班透析。转入普通透析治疗室(区)后的 1 个月、3 个月和 6 个月各检测 1 次标志物,持续转阴者按普通透析患者每 6 个月监测 1 次标志物。
(3) 传染病标志物监测过程中,如果出现传染病标志物转阳,则转回隔离透析治疗室(区)进行血液透析;如果持续传染病标志物阴性,则在普通透析治疗室(区)进行血液透析。

## 二、血源性传染病血液透析护理

**(一) 透析前护理** 评估患者病情和心理问题,进行耐心细致的解释和沟通,减少患者焦虑和恐惧。介绍疾病相关知识和隔离措施、预后等,增加患者及家属的康复信心。注意保护患者的隐私,取得患者的信任。提供有效的健康教育和隔离措施,帮助患者配合医护人员进行治疗。

**(二) 透析中护理** 对于具有传染性的患者,需在专门区域或地区进行治疗;除了常规治疗外,需由专门医务人员进行疗护,同时需严格消毒隔离规范,防止交叉感染。治疗中仍应进行心理干预,特别是当患者身处特别治疗区或感觉孤独、自卑时,护士应及时与患者沟通、交流,并加强观察。

**(三) 透析后护理**

(1) 指导患者在家里采取相应的隔离措施,如不共用剃须刀、指甲钳、牙刷等洗漱用品;被患者血液污染的床单和衣物应浸泡在漂白剂里 30 分钟后再洗;培养良好的卫生习惯,勤洗手、勤擦身;分餐餐具用后煮沸或浸泡消毒。
(2) 休息和活动:急性期应增加休息,病情稳定可适当活动锻炼,以不疲劳为度。
(3) 饮食宜高热量、富含维生素,注意饮食卫生和营养均衡搭配,禁烟酒。长期服用抗病毒药物的患者,应注意减少脂肪的摄入。
(4) 按要求服药,遵守服药剂量和时间,忌滥用药物。注意观察药物的副作用,定期化验检测。
(5) 正确对待疾病,保持心情平和,避免焦虑、愤怒等不良情绪。
(6) 注意观察牙龈出血、皮肤瘀斑、鼻腔出血、便血、呕血等出血情况。如有伤口,需妥善包扎处理,不要让自己的血液、体液污染物品。

## 第二节 呼吸道传染病合并肾衰竭患者血液透析

血液透析中心人群高度集中且人群接触密切频繁,大部分门诊透析患者每次治疗须往返医院和家中,血液透析患者免疫力低下且缺乏防护知识和能力,大多数的血液透析中心不具备呼吸道传染病防控的硬件设施条件,这些特点在面临高传染性呼吸道传染病(如肺结核、新型冠状病毒感染)时会导致血液透析中心陷入呼吸道传染病流行,严重危害患者生命安全。因此,必须高度重视感染防控工作。

### 一、肺结核患者血液透析

结核病是由结核分枝杆菌复合群感染引起的慢性传染病,可侵犯人体各种脏器。结核分枝杆菌主要侵犯肺脏,称为肺结核病,约占80%。随着慢性肾脏病的疾病进展,结核病发病的风险增加,如透析患者,发病率是一般人群的6.0~52.5倍。

透析和肾移植患者罹患结核病多为既往结核分枝杆菌潜伏感染的重新激活或供体传播,而非近期接触或感染。透析和肾移植的结核临床表现通常是隐匿和非特异性的。患者经常表现出系统性综合征,例如:发热、厌食及体重下降。这些症状和尿毒症相似,导致诊断的延误。60%~80%的患者出现肺外结核,甚至全身播散的表现。因此,在血液透析中心(室)如何预防肺结核的流行应加强关注。

**(一)严格控制传染源**

1. **传染源** 开放性肺结核患者是结核病的主要传染源,可在痰涂片和(或)痰培养中找到结核分枝杆菌。传染性的大小取决于痰内结核分枝杆菌的多少,直接涂片法查出结核分枝杆菌者属于大量排菌,直接涂片法检查阴性而仅培养出结核分枝杆菌者属于微量排菌。

2. **早期发现传染源**

(1) 首次开始血液透析的患者、由外院转入、既往或出现患肺结核的患者,应进行胸部X线和(或)肺部CT以及结核感染标志物检查。

(2) 所有既往有结核病史或结核密切接触史的CKD患者,建议定期复诊;必要时推荐到专科医院就诊,以排除或确定结核病的诊断。

(3) 维持性透析患者推荐每6个月复查肺部影像学,有活动性结核密切接触史者应适当缩短复查间隔。正接受治疗的活动性结核患者应听从结核病专家的随访安排。

(4) 血液透析前应检测患者体温,发热患者应进行相关呼吸道传染病检查。

(5) 建立患者病历档案,在排班表、病历及相关文件上对合并传染性疾病的患者作明确标识。

3. **早期控制传染源**

(1) 建议各级卫生健康委员会依据本地区维持性血液透析治疗患者数量及呼吸道传染病的流行情况,指定设置定点血液透析治疗医院,主要收治传染性结核以及合并流行性、传染性较强的呼吸道传染病的血液透析患者。定点血液透析治疗医院应具备呼吸道传染病的医疗服务能力及防控设施。

(2) 疑似呼吸道传染病的在透或拟诱导进入透析治疗的患者,应进行单人隔离治疗。无紧急血液透析指征的患者,可延缓血液透析;需紧急血液透析者,可临时采用床旁血液透析进行肾脏替代治疗。一旦确诊,应立即转入定点血液透析治疗医院进行血液透析治疗。

(3) 处于呼吸道传染病隔离观察期的患者,符合标准出院后需要进一步隔离观察的患者,建议继续在定点医院进行血液透析,完成隔离观察。

(4) 传染性肺结核病患者的管理要求

1) 当患者符合以下情况时,均应先按照其具有传染性进行隔离:痰菌阳性肺结核患者;肺外结核的位置在口腔中或呼吸道;肺外结核有一个开放创口且其表面细菌浓度很高,尚不能确认痰菌阴性的肺结核患者。

2) 患者住院时,应安排在负压隔离病房。如没有负压隔离病房,应置于单独的中性压力病房;不能将正压病房用于传染性结核患者。

3) 患者单间隔离时,要关好门窗,尽量减少外出。如果患者必须离开房间,应佩戴外科口罩盖住口鼻,不需要佩戴 N95 口罩,尤其不可以带有放气阀的 N95 口罩。患者在隔离病房外接受诊治时,尽量减少其留置时间,并将患者安置于下风处。

4) 降低隔离等级、解除隔离的时机应同时满足以下全部条件:患者接受有效的抗结核治疗至少 14 天;3 次连续痰涂片转阴性(每次痰标本留取间隔至少 24 小时以上,且至少有 1 次是晨痰);患者临床表现好转。

4. 及时上报　建立排查报告制度。血液透析中心(室)出现呼吸道传染病确诊和疑似病例的血液透析患者,应立即逐级上报。

(二) 切断传播途径

1. 建议血液透析中心(室)具备自然通风条件　使用新风系统装置,应加强清洁消毒,增加换气频率;发生疑似或确诊病例后,应立即关闭中央空调通风系统,采取清洗、消毒措施,经检测合格后方可重新运行。

2. 加强全员防控培训　包括规范手卫生操作;全面落实标准预防措施;参照国家卫生健康委员会制定的呼吸道传染病诊疗规范进行防护。

3. 消毒措施

(1) 每班次治疗前、后,开窗通风 30 分钟。

(2) 每日治疗结束后用紫外线照射或符合呼吸道传染病消毒要求的方式等进行消毒,做好监测及消毒记录。

(3) 环境物体表面和地面的消毒严格按照《医疗机构消毒技术规范》进行。机器、床、餐桌等物体表面和地面采用 1 000 mg/L 含氯消毒剂彻底擦拭消毒,并做好记录。

(4) 机器、床、餐桌等物体表面及地面如有患者血迹、排泄物、分泌物、呕吐物等污染,先用吸湿材料(如纸巾)去除可见的污染,再用 2 000 mg/L 含氯消毒剂擦拭消毒,并做好记录。

(5) 推荐使用非接触式体温仪进行体温排查,如为接触式,应一人一用一消毒。

(6) 严格按照《医疗废物管理条例》和《医疗卫生机构医疗废物管理办法》有关规定处置和管理医疗废物,分类、标识、密闭运送并登记。强化使用后医疗废物管理,集中处置,杜绝二次污染。

(三) 保护易感人群

1. 医护人员防护

(1) 医护人员接诊活动性结核患者或高度疑似患者需佩戴 N95 口罩;工作人员进入隔离病房需要戴 N95 以上的口罩;工作人员运送患者时,在隔离病房之外室外环境中不需要戴 N95 口罩。

(2) 可能接触结核患者的医务人员在入职时及此后每年都要进行结核筛查,必要时行结核菌素皮肤试验或γ干扰素释放试验分析技术,以及胸部X线检查;高频度接触者每半年检查一次。

(3) 医务人员应定期学习结核播散识别、预防及控制等相关知识。

2. 患者防护

(1) 落实家属(陪护)培训宣教:包括疾病知识、饮食、用药、通风、手卫生、呼吸道卫生及防护用具使用等宣教。

(2) 加强患者心理护理:根据患者不同的心理特点,做好心理护理。

(3) 改善患者营养状况:透析不充分的患者可能存在肺水肿、蛋白质能量消耗(protein-energy wasting,PEW)、贫血等,这些都是结核病的易感因素。指导患者进行高蛋白质、高热量饮食,制订个体化饮食计划。

**(四) 血液透析合并结核患者治疗**

(1) 抗结核治疗必须遵循"早期、适量、联合、规律、全程"的原则进行。制订抗结核治疗方案须综合考虑患者年龄、整体健康情况、合并症、感染部位、耐药性、药物代谢动力学等因素,在治疗时间、药物种类、药物剂量、给药间隔、疗程等方面进行个体化综合治疗。

(2) 充分有效透析可避免药物蓄积,也可改善患者免疫状态。抗结核治疗期间血液透析剂量要充分:每周3次,每次至少4小时,每周的尿素清除指数Kt/V达到至少2.0。

(3) 最佳给药方法仍有争议,对包含乙胺丁醇和吡嗪酰胺的方案,透析前4～6小时给药可减少药物不良反应,但存在过早清除药物的风险;透析后给药亦可造成透析期间药物浓度过高。给药方法需要结合患者情况予以平衡。对包含乙胺丁醇及氨基糖苷类药物的方案,监测药物峰值(给药后1小时)和低谷(给药前)是必须的。

(4) 关注抗结核药物与其他药物的相互作用。利福平可明显降低钙离子拮抗剂的降压效果,导致透析患者血压难以控制,血压增高会进一步加重肾脏损伤,因此在积极调整降压药物种类的同时,需酌情调整利福平的应用。

(5) 莫西沙星为氟喹诺酮类中经肾脏代谢程度最低的药物,常用于替代乙胺丁醇,肾功能下降时无需调整剂量;应密切注意氟喹诺酮类药物在透析患者中诱发的神经精神症状。

(6) 血液灌流通过吸附可去除体内的毒物、药物及代谢产物等中大分子,对于血浆蛋白结合率较高的抗结核药物血液灌流会清除大部分药物,导致血药浓度明显降低,影响抗结核效果,因此在抗结核治疗过程中除非出现药物过量或者中毒等症状,不建议定期做血液灌流治疗。

## 二、高传染性呼吸道传染病患者的血液透析

维持性血液透析治疗患者因免疫力低下是呼吸道传染病的易感人群,易引发高传染性呼吸道传染病的传播。其主要传播途径是呼吸道飞沫传播、接触传播和气溶胶传播,传播性强,对于集中治疗的血液透析中心(室),提出了全新的防控要求。

**(一) 严格控制传染源**

1. 传染源 传染源主要是病原体感染者或携带者,在潜伏期即有传染性,发病后5天内传染性较强。

2. 早期发现传染源 在患者进入治疗区域前,应识别其有无呼吸道感染的症状和体征(如,发热、咳嗽),有呼吸道感染症状的患者来院途中应佩戴好口罩,保持社交距离,应一直佩

戴口罩直到离开医院。

3. 早期控制传染源

(1) 指导患者和医护人员注意手卫生、呼吸道卫生、咳嗽礼仪和使用口罩。

(2) 如条件允许,透析中心应保持患者间隔 2 m。若无条件,透析治疗期间应全程佩戴口罩,有症状的患者与其他患者保持 2 m 距离。最好让有症状的患者在单独的房间内接受透析并关闭该透析间的房门。如无单独的房间,应让患者戴口罩并在透析中心的末端接受透析治疗,并与其他患者在各方向保持至少 2 m 间隔。

4. 及时上报　建立排查报告制度。血液透析中心(室)出现感染确诊和疑似病例的血液透析患者,应立即逐级上报。

(二) 切断传播途径

1. 建议血液透析中心(室)具备自然通风条件　使用新风系统装置,疫期内应加强清洁消毒,增加换气频率;发生感染确诊和疑似病例后,应立即关闭中央空调通风系统,采取可杀灭病原体的空气消毒方法进行空气消毒。

2. 加强全员防控培训　参照国家卫生健康委员会制定的呼吸道传染性疾病最新诊疗规范要求进行培训。

3. 疾病流行期间的血液透析室消毒措施

(1) 每班治疗前、后,开窗通风 30 分钟。

(2) 每班使用紫外线照射或消毒剂进行消毒,做好监测及消毒记录。

(3) 环境、物体表面和地面的消毒方法同肺结核传染病。

(4) 采用非接触式体温仪进行体温筛查。

(5) 严格按照《医疗废物管理条例》有关规定处置和管理医疗废物,分类、标识、密闭运送并登记。强化使用后医疗废物管理,集中处置,杜绝二次污染。

4. 疾病流行期间血液透析中心(室)管理

(1) 建立、完善各项感染控制与管理的规章制度、流程和预案。

(2) 患者管理:① 血液透析治疗期间全程佩戴口罩;② 加强手卫生管理;③ 透析治疗期间不进食;④ 透析前后测量体温,并记录于透析治疗单;⑤ 患者来院途中应佩戴好口罩,保持社交距离。

(3) 患者陪护人员管理:疫情防控期间应固定陪护,且禁止进入透析治疗室。建议患者及陪护人员疫情期间居家隔离,不聚会、不聚餐,减少与非共同居住人员的接触。

(三) 保护易感人群

(1) 加强医护人员防控培训及考核。

(2) 落实防控措施:医护人员在处理未确诊的呼吸道感染者时,应遵循标准的接触和飞沫预防措施并采取护眼措施,必须穿戴符合国家标准的防护用具。

(3) 个人防护:规范使用口罩、手套、护目装置、隔离衣。

(4) 符合接种疫苗条件者,应接种疫苗。符合加强免疫条件的接种对象,应及时进行加强免疫接种。

(四) 高传染性呼吸道传染性疾病患者健康指导

(1) 改善营养,提高维持性血液透析患者的免疫力。

(2) 预防病原体传播:外出时规范戴口罩,注意手卫生。保持社交距离,少到公共场所。家中注意开窗通风,空气消毒。

（3）保证规律作息及充足睡眠，避免疲劳。

（4）患者存在紧张、焦虑情绪时，可以健康的方式（如兴趣爱好）来舒缓压力，多与家人保持联系，必要时应进行心理疏导，辅以药物治疗。

（5）若患者或家人出现发热、咳嗽、感冒症状或其他感染症状：应佩戴口罩，接受检测；有条件的居住单人房间并尽量开窗保持空气流通，尽量使用单独的卫生间；患者应在自己房间单独用餐，勤洗手，每天定期清洁常用手接触的物品。

（6）接种疫苗可以减少感染和发病，是降低重症和死亡发生率的有效手段，符合接种条件者均应接种。符合加强免疫条件的接种对象，应及时进行加强免疫接种。

## 第三节　消化道传染病合并肾衰竭患者血液透析

诺如病毒原名诺瓦克病毒，属于杯状病毒科。诺如病毒具有明显的季节性，具有潜伏期短、变异快等特点，具有高度传染性和快速传播能力，是全球急性胃肠炎的散发病例和暴发疫情的主要致病源。诺如病毒感染为自限性疾病，发病以轻症为主，最常见症状是腹泻和（或）呕吐，其次为恶心、腹痛、头痛、发热、畏寒和肌肉酸痛等。但少数病例仍会发展成重症，甚至死亡。血液透析中心（室）应重视诺如病毒感染的识别和预防控制，避免造成流行暴发。

### 一、严格控制传染源

**（一）传染源**　诺如病毒主要通过粪-口途径传播，包括摄入由患者粪便或呕吐物产生的气溶胶，或者摄入被患者粪便或呕吐物污染的食物或水，以及间接接触被患者粪便或呕吐物污染的环境物体表面都可能感染诺如病毒。

**（二）早期控制传染源**

（1）疑似感染的在透或拟诱导进入透析治疗的患者，应单独隔离区域治疗，安排专人专机透析。

（2）诺如病毒排毒时间较长，尽管症状消失72小时后，或隐性感染者自诺如病毒核酸检测阳性算起72小时后的病毒排出载量明显下降，但仍可能存在传播的风险。为慎重起见，患者需连续2天粪便或肛拭子诺如病毒核酸检测阴性后方可解除隔离。

**（三）及时上报**　诺如病毒感染引起的聚集性或暴发疫情，应及时与医院感染控制部门联系，早期控制传染源并做好相关医疗护理流程的改进。

### 二、切断传播途径

诺如病毒传播途径包括：人传人、经食物和经水传播。人传人可通过粪口途径（包括摄入由患者粪便或呕吐物产生的气溶胶）、或间接接触被患者排泄物污染的环境而传播。

**（一）隔离**　将有诺如病毒胃肠炎症状的患者安置在一个单独的房间，避免其接触呕吐物或粪便。安排专人专机透析。

**（二）正确洗手**　保持良好的手卫生是预防诺如病毒感染和控制传播最重要最有效的措施。应按照《医务人员手卫生规范（2019年版）》WS/T 313—2019中的洗手法正确洗手。

**（三）消毒**　化学消毒剂是阻断诺如病毒传播的主要方法之一。因诺如病毒对乙醇有抵抗性，临床最常用的是含氯消毒剂。

1. **物表、地面** 常规使用含有效氯 1 000 mg/L 消毒液,当有肉眼可见污染物时应先用吸湿材料去除污染物,然后再消毒。高频接触表面(洗脸台、洗手池、水龙头、床侧栏、门把手等)加强消毒频次。

2. **家具和生活设施** 用消毒液进行浸泡、喷洒或擦拭消毒,作用 30 分钟后用清水擦拭干净。

3. **被污染的衣物、被褥等织物** 放入一次性水溶性医用织物防感染处置袋密封,尽快送洗。不清点以避免扬尘时产生气溶胶。

(四)**患者呕吐物、粪便处理** 鉴于诺如病毒的高度传染性,对诺如病毒感染人员进行规范管理是阻断传播和减少环境污染的有效控制手段。

(1)患者尽量专用厕所或专用便器。

(2)诺如病毒感染患者使用一次性餐具。

(3)患者呕吐物含有大量病毒,如处理不当容易造成传播。应使用一次性吸水材料(如纱布、抹布等)蘸取 5 000~10 000 mg/L 的含氯消毒液完全覆盖污染物,小心清除干净。清除过程中避免接触污染物,清理的污染物按医疗废物集中处置,或用含有效氯 5 000 mg/L 消毒剂溶液浸泡消毒 30 分钟后处理。

(4)厕所马桶或容器内的污染物,可小心倒入足量的 5 000~10 000 mg/L 的含氯消毒液,作用 30 分钟以上,排入有消毒装置的污水处理系统。

(5)清洁中使用的拖把、抹布等工具,盛放污染物的容器都必须用含有效氯 5 000 mg/L 消毒剂溶液浸泡消毒 30 分钟后彻底冲洗,才可再次使用。厕所、卫生间的拖把应专用。

(五)**医疗废物** 患者产生的生活垃圾、一次性诊疗用品用双层医疗废物袋密封,按医疗废物集中收集处置。

### 三、保护易感人群

(一)**患者防护**

(1)不吃生食,不喝生水。

(2)认真清洗水果和蔬菜,正确烹饪食物,尤其是食用贝类海鲜等高风险感染诺如病毒的食品应保证彻底煮熟。

(3)饭前便后应按照七步洗手法正确洗手,用肥皂和流动水至少洗 20 秒。

(4)提高免疫力,充分透析,注意休息,避免疲劳。

(5)在医院环境中注意佩戴口罩,做好手卫生。

(二)**工作人员职业防护**

(1)医护人员在执行可能暴露于血液、体液的操作(血管穿刺及血管通路连接与断开等操作)时,应遵循标准预防的个人防护装备使用要求,合理选择所需的个人防护装备。处置传染病患者时,在基于标准预防的基础上根据传播途径采取额外的隔离措施,并选择不同防护级别的个人防护装备。

(2)如遇皮肤被污染物污染,应立即清除污染物,然后用一次性吸水材料蘸取 0.5% 聚维酮碘(碘伏)消毒液擦拭消毒 3 分钟以上,使用清水清洗干净;黏膜应用大量生理盐水冲洗或 0.05% 聚维酮碘(碘伏)冲洗消毒。

### 四、解除隔离

(1)暴发过程中,诺如病毒胃肠炎患者症状消失后再隔离至少 48 小时,防止其对易感人群的进一步暴露。

(2) 对有复杂疾病的患者如肾病,隔离时间要延长,因为他们腹泻和排毒的时间可能延长。患有这些疾病的患者有存在复发的可能,因此可以根据临床判断考虑延长隔离时间。

(3) 隔离区域内患者解禁或转移后要把隔离区域内的一次性物品丢弃。

(4) 患者解禁后房间内的床垫考虑使用蒸汽消毒。不能清洗/消毒的物品要考虑丢弃。

(5) 暴发过程中,窗帘被污染,患者解禁后,应该更换窗帘。

(张咏梅　杨永怡　张毅华　张瑞莉)

# 第二十五章
# 血液透析患者临终关怀

在现代护理模式中,临终关怀不再是单纯的对临终患者实施照顾护理服务、延长生命时间,而是根据患者的个性化需求实施全方位护理,其护理内容涵盖了患者所有的生理、心理、社会、精神的需要,以达到减轻患者的痛苦,提高其生活质量、舒适度及满意度的目的。2002年WHO将临终关怀定义为一种通过早期识别、积极评估、控制疼痛和治疗其他痛苦症状,包括躯体、社会心理和宗教(心灵)的困扰,来改善临终患者及家属生命质量和减轻其痛苦的综合措施。

作为一种新兴的医疗保健服务,临终关怀涉及医学、护理学、社会学、心理学、伦理学等多方面内容,是现代医学模式转变的结果。对于血透患者的临终关怀主要侧重于患者生理需求方面的,如继续给予透析患者恰当的透析治疗、抗贫血治疗、抗感染治疗等,以减少痛苦、缓解症状、增加舒适度、给予患者及家属足够的心理安慰等。

## 第一节  临终血液透析患者护理管理

临终血液透析患者是指透析患者处于疾病的晚期或因治疗后效果不佳、高龄、合并有严重心血管并发症、伴有电解质紊乱、反复感染(尤以肺部感染为主)、严重贫血、低蛋白血症、低血压等情况,患者会出现全身循环障碍、神志改变、营养不良及全身衰竭表现。临终患者透析中的护理要点如下。

### 一、一般护理

(一)**提供温馨的诊疗环境**  为临终血液透析患者营造一个安全、整洁、舒适的治疗环境,使患者拥有安全感和归属感,以缓解患者的焦虑、绝望情绪。

(二)**密切观察病情变化**  临终血液透析患者病情复杂、病情重、护理问题较多,必须随时观察可能发生的病情恶化,尤其应注意密切观察患者意识状态、生命体征。

(三)**做好基础护理**  随着病情的发展,临终血透患者体内各组织、器官的生理功能日渐衰竭,他们的心理和躯体都在忍受着极大的痛苦。临床研究表明,临终患者是否能舒适地走完人生最后的时光,很大程度上取决于基础护理的实施效果。临床基础护理的主要内容包括:皮肤护理、口腔护理、导管护理、患者转运途中的安全护理等。

1. **皮肤护理**  保持临终血透患者的皮肤完整性,协助患者每2小时翻身一次,在透析治疗过程中,可以采用气垫床避免患者皮肤长期受压。

2. **口腔护理**  保持口腔清洁卫生,对不能生活自理的临终血透患者,督促家属协助进行口腔清洁,保持口腔黏膜完整,避免发生口腔溃疡,如有伤口时,应注意合理使用抗凝剂防止发生口腔出血情况。

3. **导管护理** 对临终置管的血液透析患者,应按照导管护理操作规范对置管处皮肤进行消毒,如敷料有渗血、渗液情况及时更换,保持置管处皮肤的清洁干燥,避免发生感染或者增加患者的不适感。

**(四)注重心理护理** 临终血透患者除了满足其生理需求(即缓解躯体上的不适与疼痛)以外,其心理需求(如减轻焦虑、悲哀、恐惧等反应)也是必不可少的。临终关怀的目的在于使患者尚存的、有限的生命和生活质量得以提高,维护其人格及生命的尊严,使患者在一个舒适的环境中有尊严地、平静地接受死亡。根据临终关怀护理的概念及理论依据,对临终患者进行心理"安乐"护理,以缓解患者面对死亡时躯体上产生的各种不适和心理上的压力。

护士在为临终血透患者进行心理护理时,应该特别注意正确运用交流与沟通的技巧,如耐心倾听患者的诉说。护理人员冷静、沉稳大方、认真负责的态度能为患者提供良好的心理支持。专业操作时精、轻、稳、准,做到微笑服务,可减轻患者焦虑、抑郁、悲观、恐惧等负面情绪,促使患者产生依赖性和宽慰感,这有利于临终患者保持良好的心理状态。

研究证明,临终患者的倾诉本身就是消除焦虑和抑郁的一种好方法。抚摸及非语言性的沟通也是和临终患者进行心理交流的好方式,适当地、轻轻地抚摸临终患者,常常会使患者感到温暖、舒适和安全,其心理护理效果有时比语言沟通的效果还好。另外,对于出现了严重心理偏执等心理反应的患者则应该有专业心理辅导人员进行心理行为治疗,如暗示和催眠疗法缓解患者紧张、焦虑、失眠的症状。

## 二、专科护理

临终血透患者往往病情危重,给血液透析治疗带来很多困难。当患者出现休克、神志不清、烦躁不安等状况时,保证透析的安全性和维持生命体征的稳定尤为重要。因此,对于临终血透患者,在进行血透治疗时应密切观察并及时处理意外。

**(一)选择适当的透析方案** 选择血液透析方案,应充分尊重患者和家属的意愿。医务人员可提供专业意见,但最终还是由患者和家属结合自身情况、家庭条件、距离医院的路程、自理能力、文化等因素进行选择,充分体现人性化的理念。临终透析患者与其他疾病晚期的临终患者不同,透析患者如果停止透析,意味着放弃治疗,放弃生命。因此,针对这类患者可制订个性化透析方案,如小剂量透析、序贯透析、缓慢床旁透析。针对患者处于不同阶段采用适宜的透析方案,帮助患者平稳地度过生命的最后时光。

**(二)透析治疗前评估** 临终透析患者一般容易发生生命体征不稳定,尤其是透析开始后在短时间内从体内引出 100~150 mL 的血液,透析前血压偏低对患者来说,容易引起血压下降甚至心搏、呼吸停止。因此,透析前必须充分评估危重透析患者的病情并及时处理。对于血压不稳定的患者,需备好维持血压稳定的药物,同时做好血流量及超滤量的控制,保持水与电解质的平衡。

**(三)透析治疗中的护理** 透析中必须使用心电监护密切观察患者生命体征的变化,如心律、心率、呼吸、血压、氧饱和度等。如发现生命体征急剧变化(血压下降、心率减慢或者增快、血氧饱和度下降等)应立即采取相应的救治措施,必要时遵医嘱给予立即回血,暂停血液透析。在透析过程中需配备各种抢救物品,如除颤仪、抢救车、简易呼吸气囊、冰帽等。

对于血管通路,除了常规内瘘和导管的评估与护理外,还需进行个体化的观察和固定,如局部约束带固定、有专人看护等,防止管道滑脱、扭曲,防止内瘘穿刺针脱落,防止出现出血、外渗、血肿等。对于神志不清、躁动的患者,要注意留置透析导管的护理及固定,防止患者自行将透析导管拔出。

在应用抗凝剂方面,对临终血透患者应慎重应用抗凝剂,严格控制和选择合适抗凝剂的剂量和种类。除了有明显出血倾向的患者使用无肝素透析以及轻度的口鼻腔出血减少肝素总量外,常规须慎用或少用抗凝剂,如采用无抗凝剂透析、小剂量低分子肝素、枸橼酸抗凝等。临终患者均有严重的贫血及凝血机制障碍,内生毒素高,血管脆性强,部分患者透析前虽然无出血倾向,但透析中应用抗凝剂后可能会引起出血,因此,对此类无明显出血的透析患者,也要适当减少肝素用量,控制血压、减少并发症发生,避免诱发出血情况。

**(四)透析治疗后的护理** 临终血透患者在治疗结束后,护士应对患者的透析效果进行评估,尤其是透析后患者的生命体征进行记录,告知患者家属透析中的情况及注意事项,避免患者在离开血透室后出现危及患者生命的事件。

**(五)透析安全转运护理** 研究发现,转运危重患者可增加患者9.6%死亡率的危险,转运途中患者可能会出现各种并发症。临终透析患者如需转运,应建立规范标准化的转运交接流程,准确地传递患者的信息和现况,既保证患者的护理不中断又能确保患者转运交接的安全、有效,避免患者安全损害。转运工作应由经验丰富的主管医生、责任护士及工勤人员共同完成。采用平车或病床直接转运,必要时需要家属协助完成。

转运前备齐相应的药品和器材,如简易呼吸球囊、床边心电监护仪、氧气袋、急救药品、抢救包等,同时联系相关科室、楼层转运电梯专候,避免长时间等待增加转运风险。转运中严密观察患者生命体征变化,床边心电监护仪监测血压、脉搏、血氧饱和度、心电图、呼吸频率并观察患者面色、神志情况等。转运过程中注意头部位置适宜,保持呼吸道通畅,避免气道受压,确保氧气源充足。如有气管插管和气管切开套管,应妥善固定。

### 三、家庭支持

临终关怀不仅针对患者,还包括对患者家属的全方位照顾。在患者最后的日子里,家属在生活上的照顾和心理上的支持往往会给患者带来很大的帮助,但与此同时,家属生理和心理上所承受的压力也很大,所有的照顾者均存在不同程度的照顾负担,其中时间依赖性负荷最高,其次为发展受限性负荷和身体性负荷。

家庭是基本的社会支持单位,尤其是在我国这样一个发展中国家,社区医疗护理设施相对不足,对于血液透析患者来说,家庭成为患者获得支持和照顾的主要来源。同时受我国传统文化的影响,照顾患者的责任主要由家人,特别是配偶、父母、子女承担。照顾者除了要照顾患者的日常生活以外,还包括饮食护理、控制水分、透析血管通路的保护、体重的监测、出入量的监测、用药护理、应对患者的各种心理问题,以及每周数次透析及路途往返的照顾等,因此,照顾者在患者身上花费大量时间和精力是其时间依赖性负荷最大的原因。

长期的照顾负担会使照顾者出现心理负担过重、焦虑、睡眠受影响、头痛、体重减轻、体质下降等,对其生活质量产生了明显的影响。另外,照顾者本身除了照顾患者以外也要从事工作、学习,同样还要面临就业、婚姻、经济等各方面的压力,这就使得照顾者很难全身心地投入自己的工作和事业。面对日益激烈的社会竞争,照顾者不可避免地会产生心理和身体的负担,并对其自身各方面的发展产生影响。特别是患者的配偶为其主要照顾者时,所承受的各种负担是多方面的。为此,护理人员应当给予患者的家属以积极的心理疏导,使家属在有效调节自己心理状态的同时,能够与护理人员积极配合,参与护理计划,陪伴患者一起度过人生的最后时光。最大限度地给予患者及家属帮助,使家属在患者去世之前充分尽到义务,有利于家属在患者临终阶段和去世之后保持正常的心态,更好地为患者提供临终的关怀。

## 第二节 临终血液透析患者护理伦理

临终关怀蕴含着浓厚的人道主义精神和丰富的伦理思想。临终关怀的伦理原则的出发点是"以临终者为中心的人道主义原则"。临终关怀的道德基础是"关怀"。关怀是人类追求的伦理精神和伦理理想,是无条件地付出和给予,是人类爱的最高形式。建立"关怀关系"就是要确立对临终患者的"关怀"理念,施以"关怀"情感,投入"关怀"力量,实施"关怀"行动。确立"关怀"的理念即以"全人"视角对待临终患者;施以"关怀"情感是出自真心的善意;投入"关怀"力量需要国家、社会、家属等各方面齐心协力;实施"关怀"行动包括"满足临终患者的护理期望"和"保持对临终患者的心灵指引",帮助临终患者能够在没有痛苦、心灵平静中,安详且尊严地走向死亡。我国本身就有着自己独特的文化背景和经济状况,临终关怀所涉及的伦理方面的因素与中华民族传统文化思想及医务人员长期以来习惯的道德价值观还存在着伦理差异。因此,正确认识和处理这些伦理问题直接影响临终患者的生命质量,影响对临终血透患者身心的全面照顾和关怀,对开展临终关怀有重要的现实意义。

当前,我国的临终关怀的具体形式包括独立的临终关怀医院、综合医院的临终关怀病房、家庭临终关怀。实施家庭临终关怀时又存在两种形式:① 建立家庭临终关怀病房。② 综合性医院姑息治疗病房。对于维持性血液透析患者来说,家庭仍然是其主要的支持者。针对临终血透患者中涉及的伦理问题,可以做到以下几个方面。

### 一、加强死亡教育,树立正确的死亡观

死亡教育是开展临终关怀事业必不可少的先决条件,死亡教育的目的在于帮助濒死患者克服对死亡的恐惧,学习"面对死亡,接受死亡,准备死亡",帮助临终患者家属适应患者病情的变化和死亡,帮助他们缩短悲痛过程,减轻悲痛程度。首先,要对医护人员加强死亡教育,医护人员对死亡具有良好的心理承受能力和正确的死亡观是开展临终关怀的基础;其次,在全社会开展死亡教育,临终关怀是一个社会化的系统工程,需要全社会的共同参与,只对从事临终关怀的医护人员进行临终关怀教育是远远不够的,必须在全社会大力开展临终关怀知识普及、宣传教育,使临终关怀的观念深入人心,让全社会了解、支持临终关怀事业。可以通过电视、报纸、杂志、网络等多渠道宣传临终关怀理念,了解生命的意义,树立正确的死亡观,从而改变人们乐生恶死的传统观念。

### 二、改变传统的医学人道主义观念,尊重生命质量

救死扶伤是医务人员从医的宗旨,预防死亡、延长生命是医学天经地义的目的。传统医学、伦理学的观点认为,生命是神圣的,即使患者已进入临终阶段,医务人员也不应放弃延长生命的一线希望,应竭尽全力把患者从死亡线上抢救回来。明知是不治之症或不可能救活的人,到底应本着什么原则救治呢?在无价值的救治中,花费很大的人力、财力和物力,是否符合医学伦理学原则呢?把这些资源用于发展临终关怀,是否更能满足这些患者的需要呢?临终关怀的医学人道主义原则的重要体现,就是要和对待其他患者一样,以患者为中心,关心、爱护、

体贴患者,尊重患者的人格,诚心诚意地为患者减轻肉体上的痛苦和精神上的危机。同时,要明确护理人员在临终关怀的主导地位,他们是临终患者的主要照护者、健康教育者和心理疏导者等,因此,护理人员要具备娴熟的护理操作能力、专业的知识、高度的职业道德、正确的死亡观、医疗观,明确自己在临终关怀护理过程中的重要性及主导地位,才能更好地为临终患者服务。

生命质量观认为,处于极度痛苦或意识完全丧失状态的人,其生命质量趋向于零。对于脑死亡的患者,其作为社会人的意义已不存在,没有任何的生活质量可言,依靠科技手段延长其生命,并没有生命存在的价值。热爱生命是否就意味着拒绝死亡呢?绝对不是。临终关怀尊重死亡是一个自然的过程,不加速也不延迟死亡。尊重生命质量意味着要放弃一些无效的救治,这不是治与不治的问题,而是"什么是最适宜的治疗"的问题。对于维持性血液透析临终患者而言,尊重患者的自然发展,有选择地放弃某些治疗,减轻患者的身心痛苦是符合伦理学要求的。

### 三、满足患者知情同意权,兼顾不伤害原则

当透析患者处于临终阶段,病情严重、预期寿命不长时,特别是并发恶性肿瘤者,是否将病情告知患者,历来是一个有争议的话题。从伦理学角度来讲,不应当向患者隐瞒病情,应让他们了解自己病情的真实情况,决不能因为是临终患者就忽视了患者知情同意的权利。同时,隐瞒病情真相不利于对患者进行正确的死亡教育,不利于提升患者临终阶段的生命质量。临终患者个体差异性极大,患者的精神状态、心理承受能力、文化水平等不同,并非每个家庭都能冷静、理智地接受死亡。何时、何种方式以及何种程度地告知患者实情,这需要医护人员有足够的判断能力,才能使患者及家属安然地接受现实,更好地实施治疗和护理。

目前对血液透析患者的临终护理重视不够,极有必要加强护士有关临终关怀相关知识的培训,让护士认识到临终护理是在对生命价值和死亡意义系统、深刻地理解基础上的专业服务,树立起正确的护理观,主动地给予临终患者无微不至的关怀,让其在生命的最后阶段满意地到达生命的终点。在临终关怀中,医护人员应当恪守自己的伦理义务。坚守自己的伦理底线,为临终者提供必要的医疗技术;临床上可以通过心理志愿者等在临终关怀中提供心理、精神方面的知识,提供必要的干预和引导。血缘、情感方面支持还是交给临终患者的家属,不能指望临终关怀机构在这些方面取代家庭。

(张妮娜 刘仕艳)

# 第五篇　腹膜透析技术与护理

腹膜透析几乎与血液透析同时进入临床，这一技术从诞生之初就面临着腹膜炎的挑战，以至于长期以来被认为是血液透析的辅助和补充。

进入20世纪90年代以后，腹膜透析技术日趋成熟。技术的发展与变革，使其逐渐成为早期透析的最佳选择。

# 第二十六章
# 腹膜透析概述

腹膜透析(peritoneal dialysis,PD)简称腹透,是利用腹膜作为半透膜,向腹腔内注入腹膜透析液,腹膜一侧毛细血管内血浆和另一侧腹腔内的透析液借助其溶质浓度梯度和渗透梯度差,通过弥散、对流和超滤的原理,清除体内潴留的代谢产物和多余水分,达到治疗的目的。

## 第一节 腹膜透析原理

腹膜透析不需要建立体外循环,而是在人体腹腔置入腹膜透析导管,经导管向腹腔灌入腹膜透析液。腹膜透析液中通常含有钠、氯、钙、镁和乳酸钠,以及提供渗透压所需的高浓度葡萄糖等,患者血液中含有大量肌酐、尿素、磷等尿毒症毒素。腹膜透析通过腹膜这层天然生物膜,腹腔中的腹膜透析液和腹膜毛细血管内的血液之间进行水和溶质转运与交换。

### 一、溶质转运原理

溶质清除率是指单位时间内清除某种溶质的血浆的容积。腹膜溶质清除率由腹膜对该溶质的弥散、超滤和吸收作用共同决定。

**(一)弥散** 尿毒症毒素顺着浓度梯度从腹膜毛细血管弥散到腹膜透析液中,而葡萄糖、乳酸盐或碳酸氢盐则向相反的方向弥散。弥散的影响因素有:溶质浓度梯度、有效腹膜表面积、腹膜内在的阻抗性、溶质的相对分子质量、质量转运面积系数(MTAC)和腹膜血流。

**(二)超滤** 血液中的水可在渗透压的作用下转移到腹腔。通过提高腹膜透析液中渗透物质(通常是葡萄糖)的浓度,增加腹腔中腹膜透析液的渗透压,可以加大液体的超滤。由于液体移动过程中通过对流作用带动溶质的清除,因而液体超滤对于中分子溶质的清除具有重要意义。需要注意的是,在腹透过程中,有部分溶质分子并不发生对流,这一现象称为筛滤。筛滤系数因溶质分子量、电荷情况而有所差别。超滤对溶质的清除效率主要受以下因素影响:渗透性物质的浓度梯度和折射系数、有效腹膜表面积、流体静水压梯度、血液渗透压、筛滤等。

**(三)吸收** 在弥散和超滤的同时,淋巴系统还直接和间接地从腹腔中吸收水和溶质。实际上,只有小部分液体直接通过膈下淋巴吸收,大部分先由壁层腹膜吸收入腹膜组织中,然后再由淋巴或毛细血管吸收。一般腹膜液体吸收速率为 $1.0 \sim 2.0 \, \text{mL/min}$。影响液体吸收的因素包括腹腔内静水压和淋巴系统的有效性。

在腹膜透析液刚开始留置时,弥散和超滤作用最强,溶质清除率最大,随着留置时间延长,尿素和葡萄糖浓度梯度减小,溶质清除率减小。通常,可以用以下方法来增加腹透清除率:① 延长腹透时间;② 加大浓度梯度:如增加交换频率、提高腹膜透析液浓度等;③ 通过加大留置液容量增加有效腹膜表面积;④ 增加液体的清除。

## 二、水分的清除原理

腹膜透析的水分清除取决于腹膜超滤和腹膜吸收之间的平衡。因为淋巴回流和腹膜转运特性难以改变,腹透治疗最终所能达到的液体清除总量与灌注的腹膜透析液体积、交换频率及腹膜透析液晶体渗透压和胶体渗透压相关。因此,临床上可通过以下方式增加水分清除量:① 加大渗透压梯度:包括应用高渗透析液(如 4.25% 葡萄糖腹膜透析液)、缩短留置时间、增加腹透交换频率、加大腹腔留置液的容量。② 采用高折射率的渗透物质:如多聚葡萄糖制剂艾考糊精;③ 有残余肾功能患者采用利尿剂增加尿量。

## 三、影响腹膜透析效率的因素

腹膜透析系统包括腹膜微循环、腹膜、透析液三个组成部分,因而影响以上透析系统的相关因素均可影响腹膜透析效率,包括溶质转运过程和转运量、水的转运和水的清除。

**(一)腹膜微循环** 腹膜血管系统和腹膜透析液之间产生动态作用。腹膜微循环的生理功能包括溶质转运和交换、液体动力学调节和超滤、营养成分和激素的运输。腹膜微循环血流量、腹膜毛细血管数、毛细血管表面积及毛细血管通透性都是腹膜微循环中影响溶质转运的重要因素。由于不同患者腹膜毛细血管在腹膜组织内的空间分布存在差异,因而腹膜溶质转运率存在差异。

**(二)腹膜** 腹膜透析时,参与透析交换的腹膜表面积可分为三个独特而又相互关联的部分:解剖面积、接触面积和血管面积。跨腹膜溶质转运的多少取决于腹膜特性和溶质成分。腹膜有效表面积并非一成不变,受内脏血流和内脏血容量的影响,可随充盈毛细血管数或间质及间皮细胞屏障的改变而变化。通常灌注毛细血管数仅占腹膜毛细血管的 25%。在小分子溶质的转运过程中,其自由弥散过程与水相同。因此,腹膜对小分子溶质的转运取决于腹膜有效表面积,与其内在通透性无关。而腹膜对大分子溶质转运则受到内在通透性的影响。此外,溶质分子大小不是决定转运速度的唯一因素,溶质分子形状和溶质电荷也影响溶质分子的转运速度。

**(三)透析液** 腹膜暴露于腹膜透析液中可导致腹膜血流动力学改变,引起腹膜小动脉血流增加,使腹膜有效面积增加。生物不相容性腹膜透析液由于其高渗、低 pH、乳酸盐缓冲剂及葡萄糖降解产物等,可引起腹膜间皮细胞损伤,导致溶质转运出现变化和超滤能力下降。为了避免葡萄糖腹膜透析液的副作用,近年来一些生物相容性更好的腹膜透析液如艾考糊精、氨基酸腹膜透析液开始应用于临床。

(汤晓静)

# 第二节 腹膜透析适应证和禁忌证

腹膜透析(PD)利用腹膜作为透析膜,无需体外循环及全身肝素化,操作简便,居家透析即可,对中分子物质清除效果好,对血流动力学影响小,并能较好地保护残余肾功能(residual renal function,RRF)。但 PD 丢失蛋白质较多,易发生蛋白质营养不良和腹膜炎。

腹膜透析的适应证和禁忌证如下。

## 一、适应证

**(一) 慢性肾功能衰竭** 腹膜透析是终末期肾脏疾病维持性治疗的主要措施之一。若肾小球滤过率(GFR)≤10 mL(min·1.73 m$^2$),糖尿病患者肾小球滤过率(GFR)≤15 mL(min·1.73 m$^2$),且具有尿毒症症状、体征及相关实验室指标,就应该进行透析。下列情况优选腹膜透析。

(1) 老年人、婴幼儿和儿童。
(2) 有心、脑血管疾病史或心血管状态不稳定。
(3) 血管条件不佳或反复动静脉内瘘失败。
(4) 凝血功能障碍伴明显出血或出血倾向。
(5) 残余肾功能较好。
(6) 偏好居家治疗或需要上班、上学者。
(7) 交通不便的农村偏远地区患者。

**(二) 急性肾功能衰竭或急性肾损伤**
(1) 出现尿毒症症状。
(2) 急性肺水肿。
(3) 血钾≥6.5 mmol/L。
(4) 高分解代谢状态。
(5) 非高分解代谢状态:少尿或无尿 2 日以上,血肌酐≥445 μmol/L,尿素氮≥21.4 mmol/L。
(6) 尤其适用于尚未普及血液透析和连续性肾脏替代治疗(CRRT)的基层医院。

**(三) 中毒及药物过量** 腹膜透析对于毒物的清除效果相对不如血液透析、血液滤过和血液灌流,但对于婴幼儿中毒、血管通路建立困难、严重低血压或偏远地区无血液透析设备可用时,腹膜透析仍然是抢救中毒的有效方法。尤其对于胃肠道中毒的患者,腹膜透析既可清除门静脉系统内的毒物,又可清除体循环内的毒物。

(1) 药物:① 镇静安眠药:巴比妥类、苯二氮䓬类;② 兴奋药:苯丙胺、帕吉林;③ 抗生素类:庆大霉素、万古霉素、头孢菌素类、新霉素、多黏菌素、氯霉素等;④ 消炎止痛类:阿司匹林、水杨酸钠、非那西丁、对乙酰氨基酚等;⑤ 醇类:乙醇、甲醇、异丙醇、乙二醇等;⑥ 金属类:铜、钙、铁、汞、钾等;⑦ 卤化物:溴化物、氯化物、碘化物、氟化物等;⑧ 其他:磺胺类、异烟肼、利福平等。
(2) 内源性毒素:如氨、尿酸、乳酸、胆红素等。
(3) 农药类:乐果、敌敌畏、美曲膦酯(敌百虫)、美乐灵等。
(4) 其他类物质:硼酸、枸橼酸钠、砷、5-氟尿嘧啶、樟脑、一氧化碳、环磷酰胺、奎宁等。

## 二、禁忌证

1. **绝对禁忌证** ① 腹腔广泛粘连;② 外科无法修补的疝;③ 急腹症。
2. **相对禁忌证** ① 患者依从性差;② 精神异常无法进行腹膜透析操作又缺乏合适的照顾者;③ 炎症性或缺血性肠病;④ 严重腹部皮肤感染;⑤ 严重的营养不良;⑥ 反复发作的肠道憩室炎;⑦ 晚期妊娠、腹内巨大肿瘤及巨大多囊肾者。

(黄家懿)

## 第三节 腹膜透析模式

腹膜透析治疗是将一定量的腹膜透析液灌入到腹腔，留置一段时间后，再部分或全部引流出体外的过程就是一个腹透换液周期。根据患者的临床表现，如尿毒症毒素蓄积症状、容量状态、营养状态，并结合患者腹膜转运特性、Kt/V、肌酐清除率和残余肾功能等指标选择不同的透析模式。

### 一、持续性非卧床腹膜透析

持续性非卧床腹膜透析（continuous ambulatory peritoneal dialysis，CAPD）对于手工操作患者来说，是目前最常用的一种腹膜透析方式，一般每日腹透换液 3～5 次，每次腹膜透析液交换 1.5～2 L，透析液白天在腹腔内留置 4～6 小时，夜间留置 10～12 小时（图 26-1）。由于患者腹腔内始终有腹膜透析液与血液进行交换，故称为"持续性"。患者只有在腹膜透析液换液操作时需要在特定的场地进行，其余时间均可以自由生活或工作，故称为"非卧床"。CAPD 换液时间可根据患者生活方式而改变，透析液留腹时间根据腹膜转运功能进行调整。

图 26-1 CAPD 透析模式图

CAPD 适用人群：绝大多数腹膜透析患者。

### 二、间歇性腹膜透析

间歇性腹膜透析（intermittent peritoneal dialysis，IPD）是最早的腹膜透析治疗模式，可手工操作也可借助自动化腹膜透析（auto-mated peritoneal dialysis，APD）机器进行。标准的 IPD 方式是指每次腹腔内灌入 1～2 L 透析液，腹腔内停留 30～45 分钟，每个透析日治疗 8～10 小时，每周 4～5 个透析日（图 26-2）。在透析间期，患者腹腔内一般不留腹膜透析液。IPD 的特点是透析液留腹时间比较短，透析液与腹腔接触的时间短，且透析剂量小，葡萄糖吸收少，所以单次透析清除的水分比较多，但是中小分子物质清除不理想。当然，IPD 的临床应用可根据实际情况灵活使用，并不局限于如上所述标准操作，同时 IPD 也可通过 APD 机器操作实现（图 26-3）。

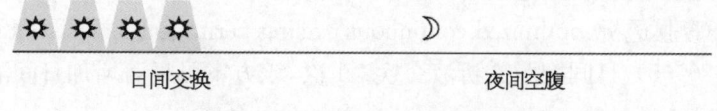

图 26-2 手工 IPD 透析模式图

IPD 适用人群：① 患者仍有残余肾功能，仅需偶尔行腹膜透析治疗；② 新置管腹膜透析患者，术后 14 天内进行小剂量腹透换液，有利于置管处切口的愈合；③ 腹膜高转运者，常规 CAPD 治疗不能达到超滤要求，短期行 IPD；④ 规律 CAPD 患者，出现明显腰背痛不能耐受、

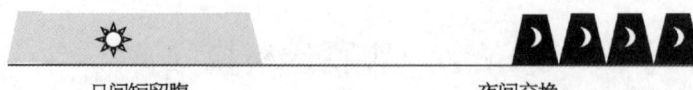

图 26 - 3　自动化腹膜透析机 IPD 透析模式图

并发腹疝或透析导管周围漏液患者,可暂时改做 IPD;⑤ 体液潴留引起的严重高血压,伴或不伴心力衰竭,需要快速清除水分者;⑥ 病情比较重,透析刚开始有严重氮质血症、尿毒症症状明显,需要迅速控制症状者;⑦ CAPD 的过程中出现腹腔感染者,或有腹腔出血者;⑧ 急性肾衰竭及某些药物急性中毒。

### 三、自动化腹膜透析

利用腹膜透析机进行换液的各种模式都称之为自动化腹膜透析(auto-mated peritoneal dialysis,APD),最明显的优点是由机器完成腹膜透析过程中透析液的交换过程,其操作简单,避免了大量烦琐的、重复的手工操作。自动化腹膜透析可以在晚上患者休息时进行,把白天的时间归还给患者,促进患者恢复正常作息规律,帮助患者重返社会。透析模式主要包括持续循环式腹膜透析(continuous cycling peritoneal dialysis,CCPD)、间歇性腹膜透析(IPD)、夜间间歇性腹膜透析(nocturnal intermittent peritoneal dialysis,NIPD)和潮式腹膜透析(tidal peritoneal dialysis,TPD)等,各种透析模式都有各自适用的患者。

**(一)持续循环式腹膜透析**　持续循环式腹膜透析(CCPD)是自动化腹膜透析最常用的一种模式(图 26 - 4)。患者在晚间入睡前将腹透外接短管与腹膜透析机连接,先排空腹腔内透析液,然后夜间进行 3~4 次透析液交换,每次交换 2~3 L 透析液,夜间每个透析周期腹膜透析液葡萄糖浓度为 1.5%~2.5%,每次留腹 2.5~3 小时,夜间总循环时间为 10~12 小时,于次日早晨灌入腹腔后关闭腹透机,管路与机器分离,最后灌入的腹膜透析液在腹腔内留置 14~16 小时,也可根据患者实际情况,个性化调整透析液留腹时间和交换次数。

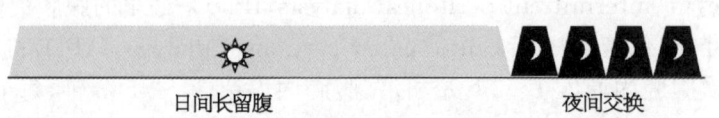

图 26 - 4　CCPD 透析模式图

CCPD 适用人群:① 仍正常工作、学习的腹透患者;② 对于儿童、有视力障碍、行动不便或动作不协调,需要协助操作换液的患者;③ CAPD 时反复发生腹膜炎者可改做 CCPD,可最大限度地减少连接次数,尽可能避免因操作污染导致的腹膜炎;④ 对于腹膜溶质转运功能轻度低下,进行 CAPD 不能达到充分透析的患者,可尝试行 CCPD。

优化持续循环腹膜透析(optimized continuous cycling peritoneal dialysis,OCCPD)是一种特殊的 CCPD 方式(图 26 - 5),日间腹膜透析液交换>1 次,该方案可显著增加日间液体超滤量。

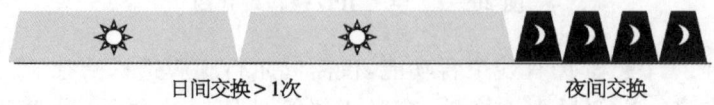

图 26 - 5　OCCPD 透析模式图

**（二）潮式腹膜透析**　潮式腹膜透析（TPD）是一种结合间歇性和持续流动性的 APD 模式。在 TPD 开始时，首先向腹腔内注入一定量的腹膜透析液，留腹一段时间后引流出部分透析液，然后继续灌注新鲜透析液，使腹腔内始终留有一定容积的透析液，TPD 首先灌注患者所能承受的最大注入量（一般不超过 3 L），然后每 20 分钟引流及注入透析液（设置潮式百分比 10%～80%），约 10 小时，至治疗结束后，将腹腔内的透析液引流干净（图 26-6）。为减少与超滤量增加相关的腹腔内容量增加（increased intraperitoneal volume，IIPV）风险的发生，建议结合潮式腹膜透析循环次数设定相应的完全引流频率。

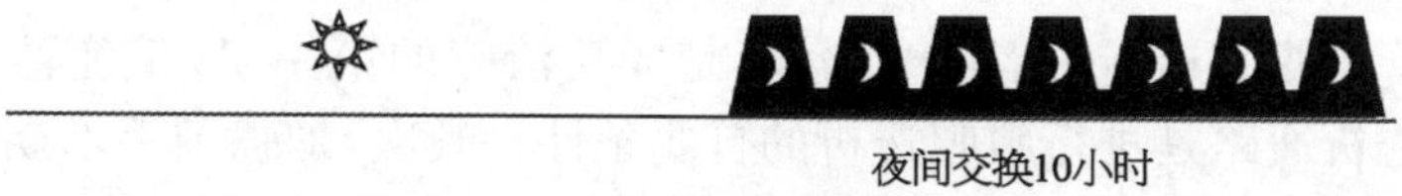

夜间交换10小时

图 26-6　TPD 透析模式图

TPD 适用人群：对于注入和引流腹膜透析液时疼痛及导管引流不畅的患者，首先推荐 TPD。

**（三）夜间间歇性腹膜透析**　夜间间歇性腹膜透析（NIPD）是夜间进行的一种 IPD，与 CCPD 相似，不同的是患者最后一次腹膜透析液引流结束后，不再灌入腹膜透析液，患者白天腹腔内无腹膜透析液留置。每晚持续 8～12 小时，透析剂量达 8～12 L/d（图 26-7）。

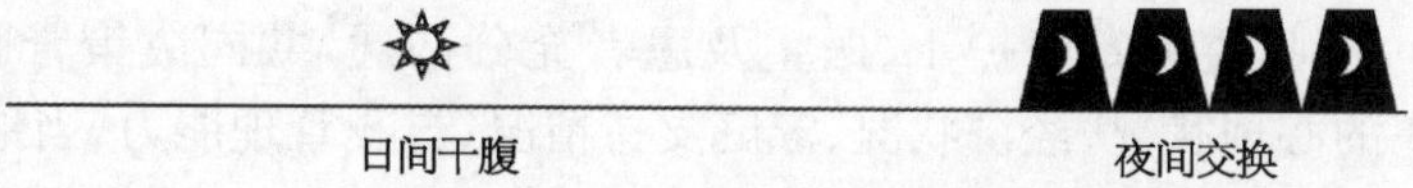

日间干腹　　　　　夜间交换

图 26-7　NIPD 透析模式图

NIPD 适用人群：适用于留腹时间过长可导致超滤减少者。另外，由于 NIPD 日间干腹，夜间换液时患者卧位，腹腔内压力较其他模式明显降低，因此对于腹壁疝、不能耐受的腰背部疼痛、限制性肺病、严重的心血管功能不全、胃肠道反流等患者更适合进行 NIPD。

（汪海燕　邢小红）

# 第二十七章
# 腹膜透析护理

腹膜透析导管是腹膜透析患者的生命线,是成功治疗的第一步,正确置入腹膜透析导管,建立通畅的腹膜透析通路是进行腹膜透析的首要条件。其次,加强围手术期各个环节的护理,保证围手术期的安全,提供规范的透析前培训并提升患者自我管理水平,对患者顺利开展腹膜透析治疗并保障透析质量有着重要的意义。

## 第一节 腹膜透析置管围手术期护理

### 一、术前准备

1. 患者评估 腹膜透析专职护士、医生及患者充分沟通,共同决策肾脏替代治疗方式。评估患者及其家属的心理状况、经济状况、家庭支持情况、自我管理能力、当地腹膜透析治疗支持政策等。

2. 完善术前检查 详细了解病史,尤其是腹部手术情况。做好术前检查,包括血小板、凝血酶原时间、凝血酶原时间国际标准化比值、活化部分凝血酶原时间、纤维蛋白原等,遵医嘱调整或停用抗凝药。

3. 皮肤准备 术前按下腹部手术常规备皮。范围:剑突至大腿上1/3及会阴部,两侧到腋后线。注意腹部皮肤(包括脐部)的清洁卫生。

4. 肠道准备 置管前嘱患者排尽大小便,便秘者须做灌肠等通便处理。手术一般为局部麻醉,手术日不需禁食,可正常饮食,不宜过饱。如采用全麻或硬膜外麻醉,术前需禁食6小时。

5. 用物准备 根据患者身高、腹腔容积,选择合适的腹膜透析导管。腹膜透析导管材质为硅胶,导管长度32~42 cm,内径0.25~0.3 cm。其结构包括侧孔、涤纶套、不能透过X线的标记线。维持性腹膜透析导管涤纶套将导管分为三段,即腹外段(长约10 cm)、皮下隧道段(长约7 cm)及腹内段(长约15 cm)。其次还需要准备腹透外接短管、钛接头、碘伏帽、腹膜透析液、腹带等。

6. 术前用药 术前1小时预防性使用抗生素,推荐第一代或第二代头孢菌素1~2 g。有高血压者应常规降压治疗,精神过度紧张者可酌情使用镇静药物。

### 二、术中护理

最常用的手术方法为外科手术切开置管术,置管后导管末端应位于膀胱(子宫)直肠窝。术中应做到以下几点:① 做好外科手术常规配合,包括查对、消毒、铺巾等,严格执行无菌操作；② 密切观察术中生命体征变化；③ 局麻手术会导致患者疼痛和不适,主动询问患者感受,做好疼痛评估；④ 手术至荷包打结前,协助给予生理盐水或腹膜透析液 100～200 mL,完成引流通畅试验；⑤ 手术完成后,确认钛接头与外接短管是否连接紧密,腹带加压包扎伤口,妥善固定导管。

### 三、术后护理

1. **病情观察** 术后取仰卧位,观察患者生命体征,倾听患者主诉。术后 12 小时遵医嘱静脉注射抗生素预防感染,同术前用药。

2. **切口处护理** 及时评估患者手术切口疼痛情况,观察有无渗血、渗液,如有渗液、出汗较多、感染或敷料脱落,及时换药。如无上述情况,1 周后给予换药,换药时不可强行去除结痂。术后可取半卧位,降低伤口的张力,减轻疼痛。如要咳嗽或打喷嚏时,应用双手按住腹部伤口,不要用力屏大便,必要时使用缓泻剂。术后 2 周内及伤口感染期或延迟愈合期,不应进行盆浴、淋浴。一般术后 10～14 天拆线。

3. **术后冲管** 腹膜透析导管置入术后,给予 1.5% 腹膜透析液 2 L,每次 500 mL 冲管,即进即出冲洗腹腔,观察腹膜透析液出入是否通畅,有无纤维蛋白团、血性透出液或血块堵塞等情况。

4. **导管护理** 观察导管的位置,观察管路连接情况,尤其钛接头与短管连接处应紧密连接,避免脱落。术后 2 周内应特别注意导管固定,否则影响出口处愈合。进行导管及外接短管护理时,不宜在导管周围使用剪刀等锐利物品,以免损坏导管。

5. **饮食指导** 术后当日正常进食,宜进食清淡易消化食物,避免产气食物。鼓励患者进食优质蛋白质、低盐、低脂、高维生素、高纤维素饮食,蛋白质摄入按以下标准：无残余肾功能患者 $1.0 \sim 1.2$ g/(kg·d)；有残余肾功能患者 $0.8 \sim 1.0$ g/(kg·d)。摄入的蛋白质 50% 以上多为高生物价蛋白。

6. **活动指导** 鼓励患者术后早期下床活动,以减少腹膜透析液引流不畅的发生。术后第 2 日 X 线检查腹膜透析导管的位置是否良好,如位置不佳,嘱患者改变体位,下床活动,同时保持大便通畅,以便导管末端恢复正常位置。

7. **心理护理** 充分做好术后健康宣教,缓解患者紧张情绪。

### 四、术后常见并发症及其护理

1. **出血** 术后淡红色透析液常见,一般不需特殊处理,如透出液颜色冲洗未渐浅或进行性加深,甚至出现血红蛋白和血压下降,应立即通知医生,必要时应行外科剖腹探查寻找出血部位并止血。

2. **疼痛** 置管后常出现切口周围疼痛,部分患者出现会阴部及肛周疼痛,特别是引流腹膜透析液即将结束时或开始灌入腹膜透析液时尤为明显。主要原因是导管末端刺激膀胱或直肠所致,一般于置管后 1～2 周逐渐消失。重度疼痛需排除腹腔感染及脏器穿孔等原因。

3. **腹膜透析液渗漏** 置管后 30 天内发生腹膜透析液渗漏称为早期腹膜透析液渗漏。包括腹壁渗漏和管周渗漏,影像学 CT 扫描或磁共振检查有助于明确腹壁渗漏部位。如液体从管周流出,需卧床,减少活动,保持大便通畅,遵医嘱小容量透析或暂停,根据病情可适当延长开始透析时间,必要时行血液透析治疗过渡。

4. 引流不畅　常见原因有导管堵塞、侧孔堵塞、大网膜包裹、导管移位等。查看管路开关,有无导管弯折,指导患者更换体位,多下床活动,保持大便通畅,可使用缓泻剂,遵医嘱行腹部 X 线平片检查,排除是否导管移位。

5. 腹膜炎　术后早期腹膜炎发生率较低,规范使用术前、术后抗生素,严格无菌操作,观察透出液颜色,指导患者做好饮食卫生,遵医嘱使用抗生素。

(项　波)

## 第二节　儿童腹膜透析护理

腹膜透析是儿童肾脏替代治疗的首选方式。由于儿童生理、心理的特殊性,腹膜透析护理的侧重点与成人有所不同。

### 一、术前准备

#### (一)患儿准备

1. 皮肤清洁　术前沐浴,对于无法沐浴者,采用皮肤护理湿巾擦拭,乙醇棉球消毒脐部及脐周皮肤,无需备皮;更换清洁衣裤,注意保暖。

2. 肠道准备　全麻患者术前禁食 6 小时,予开塞露通便一次,排空大小便。

3. 术前用药　术前 1 小时和术后 6~12 小时遵医嘱应用抗生素。

4. 完善术前检查　详细了解病史,协助做好各项术前检查。除三大常规外,还需进行鼻拭子检查,了解患儿及家属鼻咽部带菌情况,如有感染应先进行治疗。

5. 参与外科医生手术会诊讨论　商讨出口处定位、方向、透析管尺寸等。导管出口应避开腰带位置,对于婴幼儿应在尿布或尿裤之上,大儿童应避开皮带位置,外出口的方向应朝下,减少出口的感染,并降低腹膜透析导管相关腹膜炎的发生危险。

#### (二)用物准备

1. 导管　按照年龄、身高、体重选择合适的腹膜透析导管,插入腹内段的长度相当于患儿脐部至耻骨联合的距离。标准儿童腹膜透析导管为双 cuff 导管(带涤纶套的导管),总长 30 cm,腹内段长 12 cm,适用于大多数的患儿;体重<3 kg 的婴儿需用单 cuff 导管,总长 30 cm,导管末端与 cuff 的距离为 14.5 cm;6 岁以上、体重>30 kg 的儿童,可以应用成人型腹膜透析导管。

2. 腹带　根据年龄选择大小合适的腹带。

3. 其余用品　同成人手术。

### 二、术中配合

导管植入后,给予含 500 U/L 肝素的 1.5% 腹膜透析液冲洗导管(10 mL/kg),直至透出液清亮或至少 3 个循环。

### 三、术后护理

1. 护理常规　需关注患儿腹膜透析治疗期间生理发育、体格生长、心理健康等,满足患儿不同阶段生长需求。

2. 饮食护理　儿童处于生长发育期,对蛋白质、热量及其他营养物质需要量大,保持儿童正常生长发育是儿童腹膜透析的重要目标。患儿的食欲和饮食行为在不同的年龄阶段有不同的变化,应结合患儿的饮食习惯、营养状况,定期给患儿及居家照顾者提供饮食建议。蛋白质的摄入需根据患儿 BMI、身高、性别、年龄、患儿身体活动水平调整摄入量(表 27-1),同时补充足量的维生素、电解质及微量元素,从而满足儿童生长发育所需。摄入低磷食物以预防继发性甲状旁腺功能亢进。循环血容量过多和水肿的患儿应限制盐的摄入,可以使用调味品如醋、五香粉、大蒜、洋葱、香菜来增加食物的口感。对患儿及其居家照顾者进行宣教,使其掌握饮食的注意事项,包括蛋白质、热量、水分、磷、钾、盐的摄入和控制。

表 27-1　腹膜透析患儿蛋白质摄入量

| 年　龄 | 0~6 个月 | 7~12 个月 | 1~3 岁 | 4~13 岁 | 14~18 岁 |
| --- | --- | --- | --- | --- | --- |
| 蛋白质摄入 g/(kg·d) | 1.8 | 1.5 | 1.3 | 1.1 | 1.0 |

3. 心理护理　腹膜透析是一个长期的治疗过程,家长对术后长期治疗的效果、巨额的治疗费用、如何居家照顾腹膜透析的患儿,以及年长患儿对自己将来的学业和生活会有较大的心理负担。对于不配合的患儿,积极查找不配合的原因,针对不同的原因,采取不同的办法解决,如通过介绍年龄相仿的腹透患儿和家庭相互认识,相互传授透析心得;采取 APD 透析,白天可以正常活动,减少对患儿生活的影响;请社会工作者或者志愿者在住院期间帮助患儿复习功课;请已经行肾移植的患儿和透析患儿沟通交流,鼓励其树立战胜疾病的信心。

4. 其他　儿童腹膜透析除需要注意患者饮食护理和心理护理外,还应注意以下几点。

(1) 最初 2~3 周,每周更换一次敷料,用生理盐水或不含乙醇的皮肤黏膜消毒剂护理出口处。

(2) 肝素液每周冲管一次(肝素 1 250 U+20 mL 生理盐水)。

(3) 钛接头处用无菌纱布加以包扎固定,避免患儿产生好奇心理,触摸钛接头而引起松动。

(4) 无感染患儿置管术后 6 周可淋浴,不可坐浴,淋浴时用造瘘袋保护出口,淋浴后及时换药,保持皮肤清洁。

(5) 新置管腹膜透析患儿,术后采取 IPD 模式进行小剂量透析,以体表面积(BSA)计算,起初透析剂量为 300 mL/m$^2$,交换 12~24 次,7~21 日内逐渐将交换容积提高到 1 100 mL/m$^2$,交换 5~10 次。

(6) 儿童腹膜透析充分性评估的目标,指南建议每周总 Kt/V 至少>1.8,并建议采用 Kt/V 作为评价儿童透析溶质清除充分性的单一指标。

## 四、患儿和居家照护者的培训与考核

患儿及其家属完成所有的培训和考核,考试合格后方可出院,首次住院时间 3~4 周。

(一) 培训人员　由腹膜透析专职护士负责培训。

(二) 培训对象　腹膜透析居家照顾者和患儿本人(大龄儿童)。

(三) 培训时间　腹膜透析培训的课程根据不同的患儿和家庭定制,首次培训的时间为

1~2周。

**(四)培训方式** 发放宣教手册、口头讲解、PPT讲课、观看DVD、示范教学、个性化培训和强化培训。

**(五)培训内容** 包括肾脏的生理、腹膜透析及透析各组成部分及其作用、正确洗手、无菌技术、出口处护理、腹膜透析并发症、腹膜炎、饮食控制和出入量计算、居家透析用物和环境准备、服用的药物、居家透析应急处理(导管意外、停电、机器报警)、紧急联系方式、定期随访的重要性。对于自动腹膜透析患者,依然需要培训CAPD操作方法,以防因居家停电或者机器故障而耽误治疗。

**(六)培训频率** 一般每3~6个月再培训一次,除了首次培训的内容外,还应结合患儿居家透析期间咨询的内容以及其他透析患儿经历的个案经验。

**(七)考核的内容** 儿童腹膜透析培训课程理论测试详见表27-2,操作考核包括洗手(七步洗手法)、出口处换药、APD和CAPD操作考核。

表27-2 儿童腹膜透析培训课程理论测试

患儿姓名_____ 家属_____ 得分_____

一、是非题:正确的请在括号内打"√",错误的打"×"并予以更正(共50题,每题1分)

1. 肾脏是如何工作的?
   a. 将废物和多余的水通过输尿管、膀胱、尿道等器官之后,以尿的形式排出人体　　(　)
2. 无菌操作原则的关键是什么?
   a. 连接和断开端必须是无菌的　　(　)
   b. 时刻保持双手的清洁　　(　)
   c. 只要手彻底清洁了,不擦干也不要紧　　(　)
   d. 在换液过程中,手可以接触无菌端口　　(　)
3. 如何遵循无菌操作原则?
   a. 只要不说话,操作时不戴口罩也没关系　　(　)
   b. 换透析液要采取正确的操作步骤,每一次采取同一流程会减少细菌进入腹腔的机会　　(　)
   c. APD机器管路只要包装袋完好,各连接管端盖子掉了也能用　　(　)
4. 为什么洗手如此重要?
   a. 洗手可以避免细菌感染,洗手要用清洁流动水和液体皂液　　(　)
   b. 洗手后不能触摸任何东西,否则换液操作前要重新洗手　　(　)
5. 应在什么环境下更换透析液?
   a. 治疗时桌面要擦干净,天热时可以打开风扇和门窗通风　　(　)
   b. 操作时光线要充足,周围不能有宠物　　(　)
   c. 用于换液的房间需定期进行紫外线消毒　　(　)
6. 使用的是何种腹膜透析产品,该产品每个部件的作用是什么?
   a. 碘液微型盖是一次性的,它用来保护外接短管接头　　(　)
   b. 蓝夹子可以用来夹闭管路,它可以反复使用　　(　)
   c. 外接短管每3~6个月换一次　　(　)
   d. APD机器管路是自己专用的,所以偶尔重复使用一下没关系　　(　)
7. 怎样加温腹膜透析液?
   a. 加热的时候可以撕去外袋　　(　)
   b. 加热时,也可以将透析液浸泡在热水中　　(　)
   c. 为了加热迅速,可以将透析液放入微波炉内加热　　(　)
   d. 加温槽上透析液袋的出口应该朝向机器的左侧放置　　(　)
8. 腹膜透析液如何检查及处理?
   a. 虽然透析液刚过期,但液体清澈、无漂浮物,还可以用　　(　)

(续　表)

  b. 透析液需要检查的内容：有效日期、浓度、有无渗漏、液体是否澄清、拉环是否脱落、2 L透析液袋连接处是否断裂（　　）
  c. 引流出的液体，偶有少量白色棉絮物飘浮，说明有感染了（　　）
  d. 若透析液浑浊，观察下一次引流液是否会变清，不用立即到医院（　　）
  e. 处理透析液时，将引流袋剪开，把废液倒进厕所马桶里（　　）
 9. 什么是腹膜透析导管？它的作用是什么？
  a. 腹膜透析导管是透析液进出腹腔的通道，它是患者的生命线（　　）
 10. 如何进行出口处护理？
  a. 要始终把导管用胶布固定好，防止导管因拉扯而脱落（　　）
  b. 不要拉扯、弯折腹膜透析导管，以免出口处皮肤损伤而引起感染（　　）
  c. 绝对不要在你的透析导管附近使用剪刀（　　）
  d. 出口处长好后可以在澡盆内洗澡（　　）
  e. 出口处有痂皮时不能强行揭掉，可以用生理盐水软化（　　）
 11. 导管如何连接？
  a. 连接导管，应将短管开口朝上，旋拧腹膜透析导管，使之与短管密合（　　）
 12. 如何控制液体、盐的摄入？
  a. 每天称体重、量血压，观察出入量是否平衡（　　）
  b. 盐吃多了容易口渴，喝水会增加液体摄入量（　　）
  c. 盐控制在每日2～3 g，每日放盐时最好用量勺量一量（　　）
  d. 每日的超滤量基本相同，所以不记录也没关系（　　）
 13. 腹膜透析患者的合理饮食是什么？
  a. 适量吃优质蛋白质食物，如鸡蛋、牛奶；少吃植物蛋白质，如大豆、花生类制品（　　）
  b. 少吃高磷、高钾食物，如酸奶、香蕉、西红柿（　　）
 14. 如何使用药物？
  a. 磷结合剂：要在进餐时服用，否则无效（　　）
  b. 皮肤瘙痒可能是因为血液中磷含量太高，要在医生指导下服用磷结合剂（　　）
  c. 促红细胞生成素：定时皮下注射，刺激骨髓制造红细胞（　　）
 15. 腹膜透析液相关物品如何订购和储存？
  a. 透析液放在干燥、干净、通风的地方，可以直接放在地上（　　）
  b. 透析液有效期近的放在上面先用（　　）
  c. 每次家里还有至少7日用量的时候就订货，这叫安全储备（　　）
  d. 打开透析液发现液体有杂质时，立即丢弃（　　）
 16. 居家透析时可能遇到哪些问题？
  a. 每日记录透析液浓度、灌入量、引流量（　　）
  b. 出口处发红、肿胀、疼痛、有分泌物，说明出口处感染了（　　）
  c. 如果出口处感染了，需要增加出口处"换药"次数（　　）
  d. 如有透析液浑浊、发热、腹痛等腹膜炎症状时，及时与透析中心联系（　　）

**二、更改透析模式的机器设置**（共2题，每题15分）

请计算出以下模式下，机器所需要设置的参数及其数值。
(1) NIPD模式：1.5%PD、600 mL×9次、每次留腹1.5小时。
(2) CCPD模式：1.5%PD、550 mL×8次、每次留腹2小时；末次2.5%PD液留腹300 mL。

**三、透析导管破裂、外接短管裂开或松脱怎么处理？机器发生引流不通畅报警应该怎么处理？**（20分）

（周　清）

# 第二十八章
# 腹膜透析操作技术
## （附操作视频）

腹膜透析是一项操作性很强的治疗,腹膜透析换液操作步骤较多、无菌原则要求高,如操作不当,不注意关键细节,会造成接触污染,从而导致腹膜透析相关腹膜炎。

## 第一节 腹膜透析换液操作流程

规范的腹膜透析换液操作是腹膜透析治疗的基础,可有效预防腹膜炎等并发症的发生。

### 一、操作方法与步骤（视频28-1）

**（一）操作前准备**

1. 环境准备 保持环境清洁、干燥,关闭门窗、电扇、空调,紫外线消毒房间30分钟。

视频28-1 腹膜透析换液操作

2. 物品准备 已预热至37℃腹膜透析液、碘伏帽、2个蓝夹子、电子秤、输液架、腹透记录本、免洗手消毒液。

3. 个人准备 修剪指甲,按照七步洗手法清洁双手,戴口罩。

**（二）腹膜透析换液操作步骤**

1. 检查 腹膜透析液外包装是否完好、有无渗漏、是否澄清、腹膜透析液温度、有效期、钙浓度及葡萄糖浓度、剂量。

2. 连接 将连接腹膜透析导管的外接短管取出,确认外接短管上的开关旋钮已关紧。取下外接短管上的碘伏帽,然后将双联系统"Y"形管握紧,取下拉环保护帽,注意手不要碰触短管外口和"Y"形管接口。迅速将双联系统与外接短管相连,拧紧。

3. 引流 打开外接短管上的开关,引流腹腔内液体进入引流袋,并观察透出液的清浊度及流速。引流完毕后关闭外接短管上的开关,用蓝夹子夹闭出液管路。

4. 冲洗（排气） 再次确认外接短管开关处于关闭状态,将腹膜透析液袋的易折阀门杆折断,打开出液管路上的蓝夹子,进行灌入前排气,排气时间约为5秒,用蓝夹子夹闭出液管路,检查入液管路内是否充满液体。

5. 灌注 再次检查腹膜透析液温度,打开外接短管开关开始注入。注入结束,关闭外接短管开关,用另一个蓝夹子夹毕"Y"形管入液管路。

6. 分离 检查碘伏帽有效期,打开外包装,检查碘伏帽内是否碘伏浸润,将短管与双联系统分离,用碘伏帽拧紧外接短管出口。

7. 处理用物 观察引流液颜色并称量,处理用物,洗手并记录。

## 二、腹膜透析换液操作流程

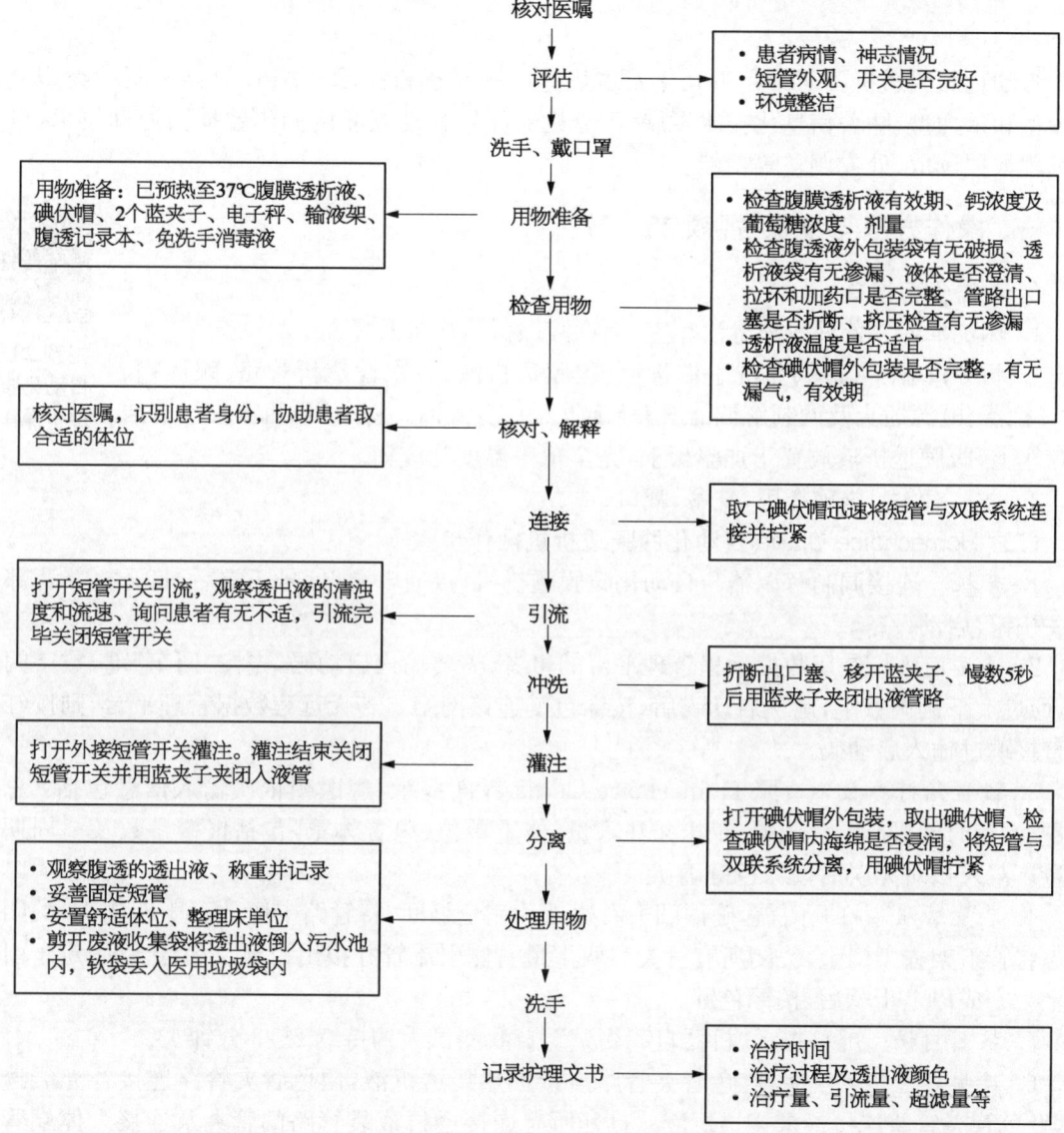

## 三、操作注意事项

（1）碘伏帽为一次性物品，每次换液操作后更换，使用前务必检查碘伏液是否浸润。
（2）腹膜透析液加温应使用专业加温设备，不可用微波炉或热水浸泡的方法加热。
（3）操作时不可接触锐利物品，如在腹膜透析导管附近使用剪刀、用剪刀打开腹膜液外包装等，有可能导致腹膜透析液漏液或腹膜透析导管破损。
（4）严格无菌操作，避免接头污染。
（5）操作期间严禁抓耳挠腮、挖鼻孔等动作，避免手污染。
（6）每次操作后注意检查腹膜透析导管是否妥善放置，避免牵拉。
（7）外接短管至少6个月更换一次，发现问题及时更换。

## 第二节　自动化腹膜透析操作流程

自动化腹膜透析(APD)是近几年发展迅速的腹膜透析技术。APD机器按驱动类型分为动力型和重力型,随着信息化技术发展,部分机器配置移动互联网同步数据云处理技术,可实现远程数据读取、处方调整等功能。

### 一、操作方法与步骤(视频28-2)

视频28-2
自动化腹膜
透析操作

**(一) 操作前准备**

1. **环境准备**　紫外线消毒治疗室,消毒液擦拭治疗台及桌面。
2. **物品准备**　口罩、免洗手消毒液、腹膜透析液、一次性透析管路、碘伏帽、APD机器、电源插头及调制解调器(信号接收器)、引流桶。将APD机器置于清洁治疗车上,腹膜透析液放置于加温板上,完全覆盖温度感应钮。
3. **个人准备**　修剪指甲,洗手,戴口罩。

**(二) Homechoice Claria自动化腹膜透析机操作步骤**

1. **开机**　连接调制解调器与自动化腹膜透析机,接通电源,信号正常后,打开机器背部的开关按钮,启动设备。
2. **连接网络**　使用数据远程管理平台的患者,需要输入启动码,先按"回车"键,数字闪烁后,通过上下键调数字,确认启动码后,按绿色键连接网络。若无远程数据管理平台,则按红色键直接跳过输入启动码。
3. **设置治疗参数**　按照Homechoice Claria界面提示,遵医嘱依次输入信息包括:总治疗量、治疗时间、周期、注入量、最末袋注入量、体重单位、患者体重,包括报警参数及0周期引流量。双人核对无误后按绿色键确认。
4. **装置管组**　打开门盖,确认凹槽右边铁片完全缩回,将管路卡匣放置于凹槽内,关闭门盖。将管组架挂于门上,关闭所有管夹。取下最右侧引流管并拔出拉环,将引流管固定于引流桶上。完成以上步骤后,按绿色键。
5. **机器自检**　屏幕提示"机器自我测试",自我测试大约持续2~3分钟。
6. **连接各管路**　洗手,红色管夹管路连接加热袋透析液,白色管夹管路连接补充袋透析液,蓝色管夹管路连接最末袋透析液。打开所有连接透析液袋管路的管夹及连接人体端管路的管夹,按绿色键开始执行。
7. **排气**　在排气阶段,连接人体的管路管夹保持打开,请注意未连接补充液袋的所有管夹全程保持关闭,排气过程为8~10分钟。
8. **连接患者**　屏幕提示"检查患者端管路/连接你自己",连接患者前确认透析液面上升至患者端管路末端。用免洗手消毒液再次洗手,嘱患者戴好口罩。取出外接短管,关闭人体端管路管夹,该管路与外接短管相连,连接后打开管夹及外接管总开关,按绿色键。
9. **0周期引流**　屏幕提示"0周期引流",按绿色键,根据患者实际情况设定0周期引流量,设定完成后按绿色键开始执行。
10. **循环治疗**　自动化腹膜透析机开始注入、留置、引流循环治疗,至屏幕提示"治疗完成"。

11. 查看数据  按向下的按钮依次提示，0周期引流量、总脱水量。按红色键，返回"治疗完成"界面，再按绿色键。

12. 下机  按绿色键，提示"关闭所有管夹/分离管组与自己"。关闭所有管夹及外接短管开关。免洗手消毒凝胶再次洗手，嘱患者戴口罩。患者端管路与机器分离，并拧紧碘伏帽，妥善固定患者短管。按绿色键，屏幕提示"移除管组"，打开卡匣门，移除卡匣及管路，取下管组架。

13. 数据上传  按绿色键，屏幕提示"正在连接至网络"，此时治疗数据正在上传，请勿关机。待屏幕显示"关机"后，关闭机器开关。

14. 整理用物  检查透出液是否清澈，处理用物，洗手并记录。医护人员可进入网络系统，查看患者远程传输数据。

## 二、APD治疗操作流程

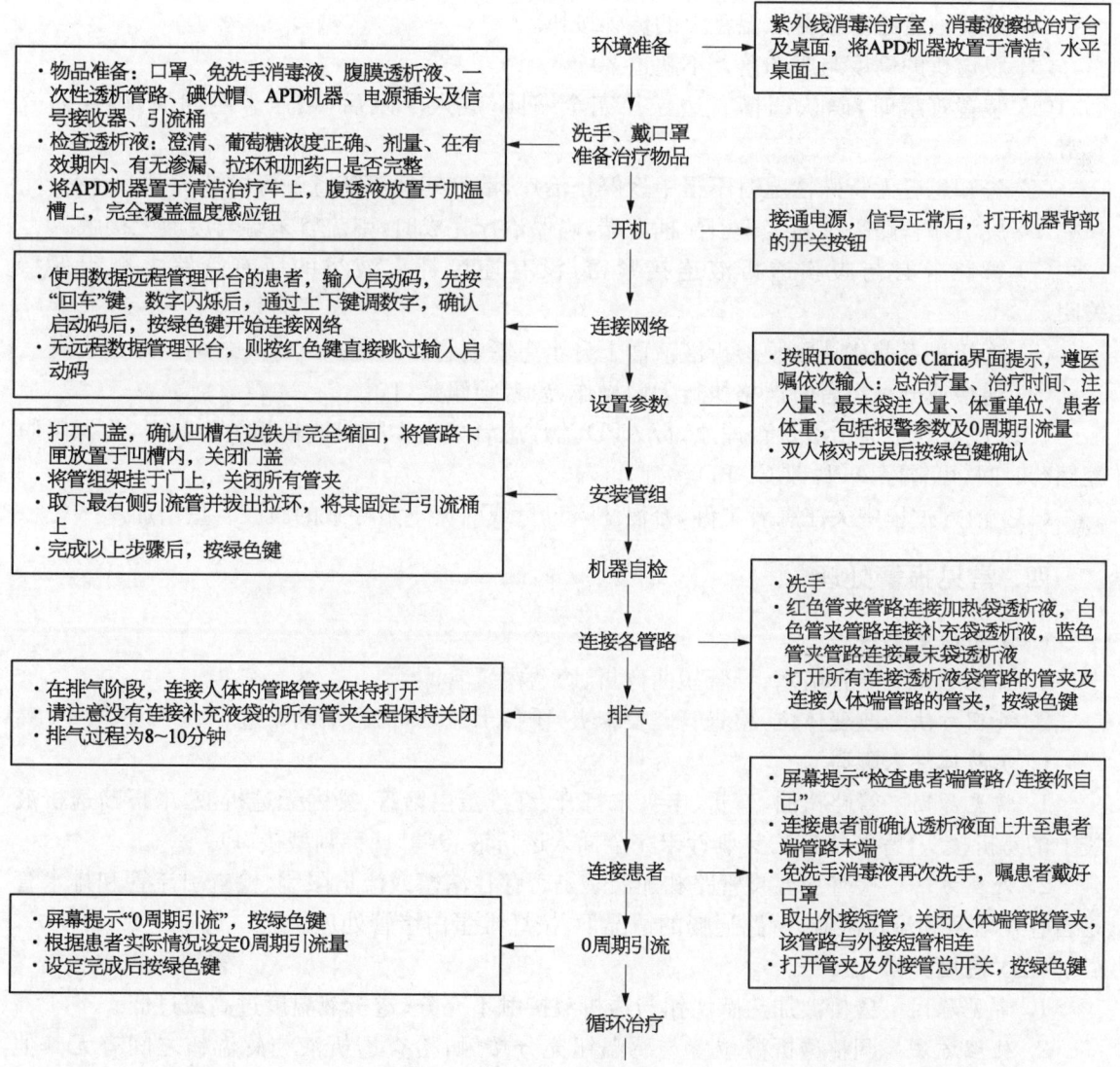

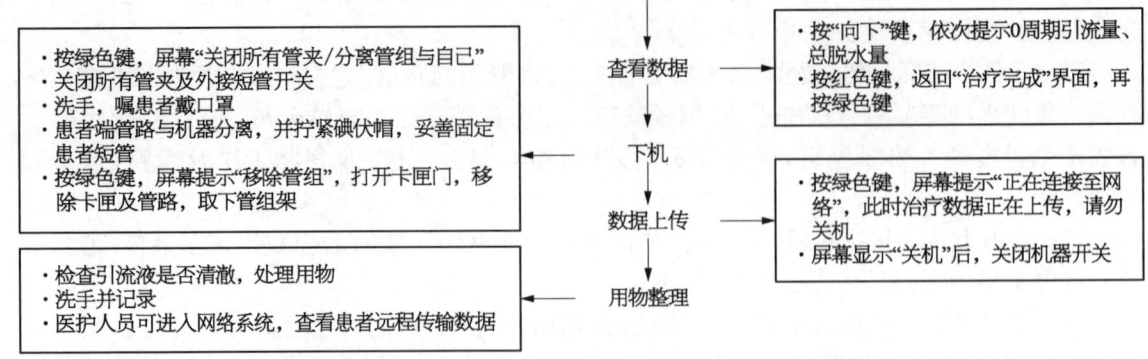

## 三、操作注意事项

（1）严格遵守无菌操作，操作时洗手，保持室内清洁。

（2）透析液袋必须覆盖加温盘上的传感按钮。

（3）腹透机的高度与床的落差不超过 30 cm。

（4）装置管组时，确认凹槽右边铁片完全缩回，放入卡匣后，按压卡匣四周，确保贴合紧密。

（5）告知患者无特殊情况时不得中途停止治疗，治疗期间不随意触碰按键。

（6）废液端管路妥善固定于引流桶上端，确保治疗完成时，引流管末端与废液无接触。

（7）管路务必与腹膜透析液连接紧密，没有连接补充液袋的所有管路夹全程保持关闭。

（8）连接患者前确认腹膜透析液液面上升至患者端管路末端。

（9）连接或分离患者时严格执行无菌操作，患者须佩戴口罩。

（10）注意观察透出液是否浑浊，行 APD 治疗患者如发生腹膜透析相关腹膜炎，为保障腹腔用药时间，可暂停 APD 改 CAPD 治疗。

（11）治疗过程中关注患者主诉，警惕注入过量或引流不足导致的腹腔容量增加。

## 四、常见报警处理

### （一）引流量不足

1. 常见原因　导管堵塞、导管扭曲弯折、腹透内置管漂管。

2. 处理方法　改变体位，检查管路及卡夹，手控引流，评估后手动略过。

### （二）液体注入障碍

1. 常见原因　管路扭曲、弯折、卡夹未打开、纤维蛋白堵管、袋内无透析液、未折断透析液袋上的易折接头（螺纹接口）、穿刺针未完全插入透析液袋端口（穿刺型接口）。

2. 处理方法　检查加温袋管路和加温袋是否存在堵塞或流量限制、检查引流管和排水管是否存在堵塞和流量限制、管路通畅的情况下，按纤维蛋白堵管处理。

### （三）温度异常

1. 常见原因　透析液加热感温钮与透析液接触不充分、透析液温度过高或过低。

2. 处理方法　调整透析液位置与感温钮充分接触，检查透析液与感温钮之间有无其他物品。

### (四) 自检错误

1. 常见原因　自检失败、卡匣门或耗材未安装好、未严格按操作步骤上机。
2. 处理方法　更换新的一次性管组、确认安装到位、检查管路，并且严格按操作步骤上机。

### (五) 电池蓄电力不足

1. 常见原因　电源线与机器接口未接紧、供电设备无法正常供电。
2. 处理方法　腹透机与电源线接口紧密连接、更换插座或电源线。

## 第三节　腹膜透析常见评估方法

腹膜透析治疗过程中，需定期评估患者腹膜功能及透析充分性。腹膜功能评估主要通过腹膜平衡试验，而透析充分性评估，需根据尿素清除指数结合患者临床状态、营养状况，综合判断透析是否充分。评估时规范留取标本尤其重要，会直接影响判断及诊疗方案。

### 一、腹膜平衡试验

腹膜平衡试验（peritoneal equilibration test，PET）是评估腹膜转运功能的一种半定量临床检测方法。通过一定条件下测得腹膜透析液与血液中肌酐和葡萄糖浓度的比值，来评估患者腹膜转运的类型，以便了解超滤量变化原因，制订和调整治疗方案。

#### (一) 操作方法与步骤

(1) 行 PET 前一晚，腹腔内注入 2.5% 腹膜透析液 2 L 留腹 8~12 小时。

(2) 行 PET 当日早上，患者到腹膜透析中心，将隔夜留腹的透析液引流，放出时间不超过 20 分钟。

(3) 取平卧位，10 分钟将 2.5% 腹膜透析液 2 L 灌入腹腔，每注入 400 mL 身体向两侧转动一次。

(4) 设定腹膜透析液全部注入腹腔后的时间为 0 小时，在 0 小时、留腹 2 小时，各放出 200 mL，无菌注射器抽取 10 mL 留作标本，将剩余 190 mL 放回腹腔。

(5) 透析液留腹 2 小时时采血，化验血清中的肌酐和葡萄糖浓度。

(6) 透析液留腹 4 小时后，患者取站位或坐位，将全部透析液放出，放液时间控制在 20 分钟以内，取透出液 10 mL 留作标本，记录总引流量。

(7) 将上述标本均送检，测定 0 小时、2 小时、4 小时透出液肌酐和葡萄糖浓度和 2 小时血清肌酐及葡萄糖浓度。

PET 的计算和结果评估：计算 0 小时、2 小时、4 小时透出液肌酐与血清肌酐的浓度比值；计算 2 小时、4 小时与 0 小时透出液中葡萄糖浓度的比值。

$$D/Pcr = 0 \text{ 小时、2 小时、4 小时透出液矫正肌酐值}/\text{血肌酐值}$$

$$D/D_0 = 2 \text{ 小时、4 小时透出液葡萄糖}/0 \text{ 小时透析液葡萄糖}$$

根据 PET 结果，将腹膜转运特性分为高转运、高平均转运、低平均转运、低转运四类。

## （二）腹膜平衡试验流程

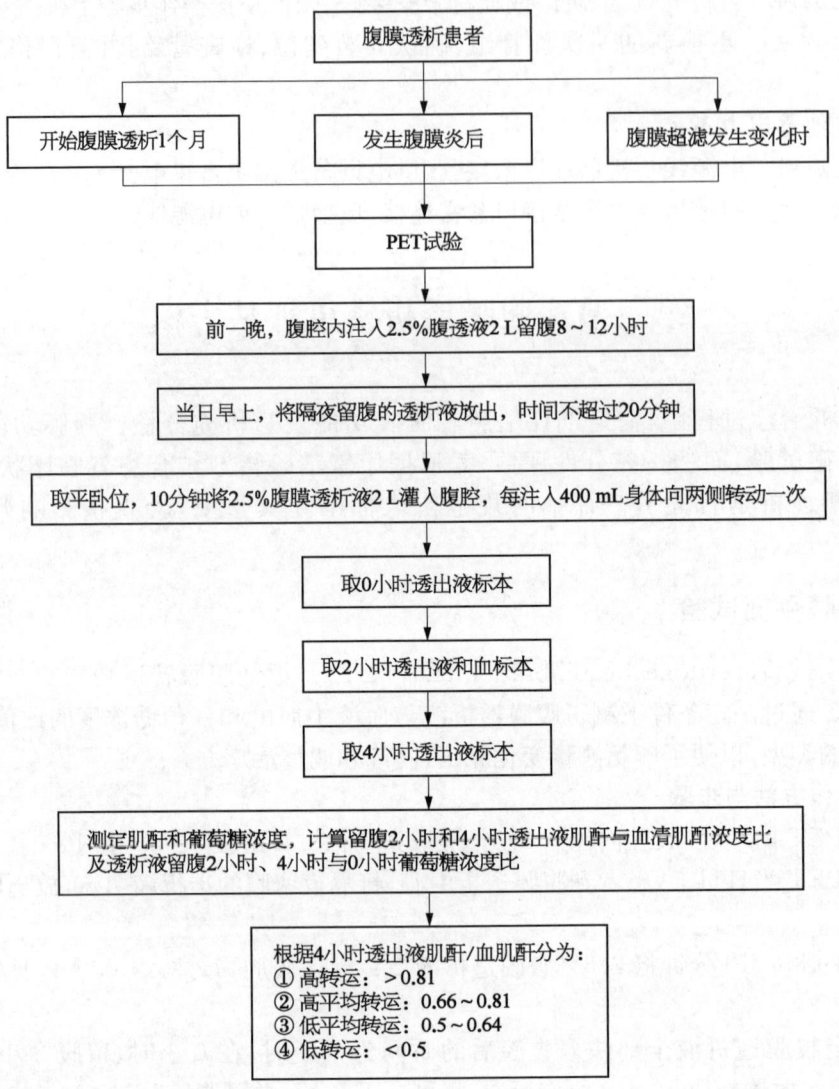

## （三）腹膜平衡试验注意事项

（1）操作时要严格遵守无菌操作原则，腹膜透析液标本需从加药口抽取。
（2）注意操作时患者体位的改变，标本留取前要充分摇匀。
（3）护士在操作时应严格记录时间，按时间节点进行操作。
（4）标本务必及时送检。
（5）准确记录腹膜透析液的量。
（6）需要收集的数据有：透出液量，0小时、2小时、4小时腹膜透出液肌酐和葡萄糖浓度，2小时血肌酐和葡萄糖浓度。

## 二、腹膜透析充分性评估

腹膜透析充分一般是指：腹膜透析患者食欲好，睡眠好，精神好、慢性并发症减少或消失，尿毒症毒素清除充分；小分子清除应达到最低靶目标值，每周尿素清除指数（Kt/V）≥1.7，每周肌酐清除率(Ccr)≥50 L/1.73 m²。

### (一) 操作方法及步骤

(1) 检查前一天的第二袋腹膜透出液开始留起,至检查当天的第一袋,连续留 24 小时腹膜透出液,混匀取标本。

(2) 同时留取 24 小时尿标本。

(3) 腹膜透析液及尿标本送检,检查尿素、肌酐。

(4) 抽空腹血,查尿素、肌酐。

(5) 测量身高、体重。

(6) 计算总 Kt/V、腹膜 Kt/V、残余肾功能 Kt/V 及总 Ccr、腹膜 Ccr、残余肾功能 Ccr 的值。

### (二) 腹膜透析充分性评估流程

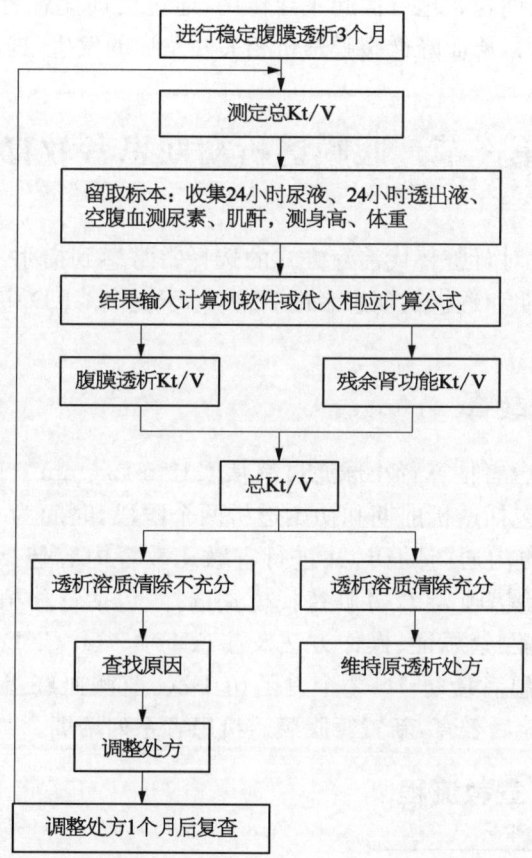

### (三) 腹膜透析充分性评估注意事项

(1) 评估前 1 个月保持透析方案不变。

(2) 干腹称体重或腹腔内注入腹膜透析液后减掉腹膜透析液的重量。

(3) 对于肥胖或严重营养不良的患者应用理想体重计算。

(4) 尿标本与腹膜透出液标本应同时留取。

(5) 总 Kt/V 和总 Ccr 的测定必须在患者处于稳定的临床状态时测定,并且在腹膜炎治愈至少 4 周后。

(邢小红　王咏梅)

# 第二十九章 居家腹膜透析患者培训与管理

有效的患者培训与管理可提高患者依从性,帮助患者顺利完成腹膜透析治疗。由于患者的文化背景、操作能力、经济状况、家庭支持等方面差异性较大,使培训面临着很大的挑战。腹膜透析专科护士在患者培训与管理方面起主导作用,通过培训使患者掌握腹膜透析知识和操作技能,提升自我管理能力,从而降低腹膜透析相关并发症的发生,提高患者的生活质量。

## 第一节 腹膜透析初期患者教育

许多终末期肾病患者对肾脏替代治疗方式的选择常常感到措手不及,围透析期开始对患者充分宣教,加强透析前期和透析初期患者的管理,对于提高CKD患者的存活率和生活质量具有重要意义。

### 一、围透析期患者教育

围透析期CKD是指患者估算肾小球滤过率从<15 mL/(min·1.73 m$^2$)起,一直到初始透析3个月这一段时间,包括透析前期和初始透析两个阶段,时间为1~2年。围透析期需要与患者及家属建立良好的沟通与随访,并进行宣教。教育内容包括:① 肾脏结构与功能、CKD主要临床表现及防治措施。② 肾脏替代模式选择,包括肾移植、腹膜透析、家庭或透析中心血液透析原理、适应证、禁忌证、操作方法及注意事项。③ CKD患者饮食、生活方式、上肢血管保护等内容。④ 患者应每1~2个月随访1次,监测血红蛋白、血钾和肌酐等指标。⑤ 选择不同肾脏替代治疗后教育,新置管腹膜透析患者系列培训。

### 二、围透析期患者宣教流程

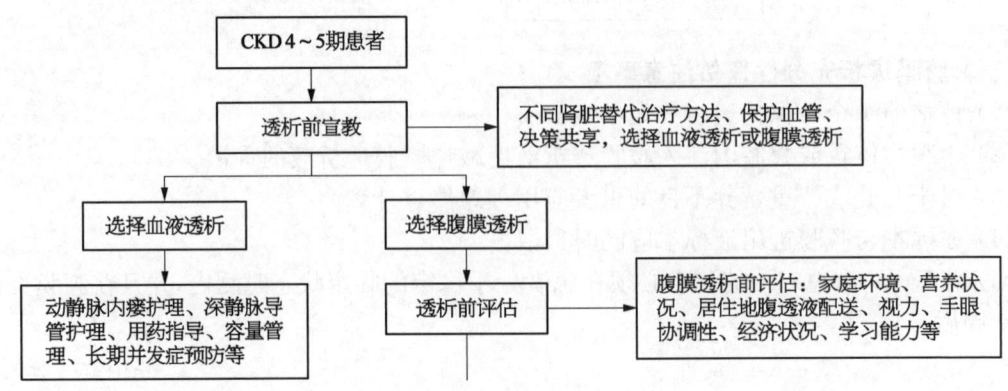

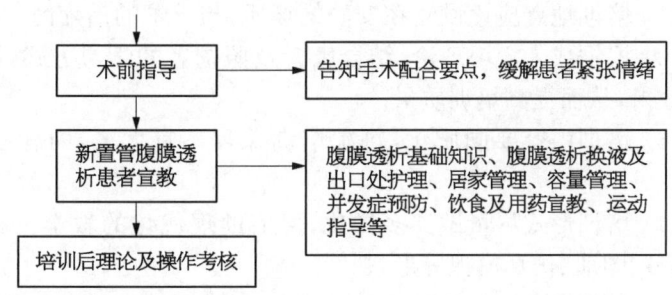

### 三、新置管腹膜透析患者培训与宣教

健康教育是开展腹膜透析治疗必不可少的重要环节。新置管腹膜透析患者培训应由腹膜透析专职护士完成,可采用图解、模型、视频等不同形式辅助宣教。具体宣教内容如下。

1. 介绍腹膜透析基础知识　腹膜透析的原理,超滤的概念,透析周期,腹膜透析液成分、浓度与超滤的关系,不同腹膜透析模式,居家环境及用物准备等。

2. 反复强调清洁、无菌概念及重要性　换液操作环境须光线良好且清洁,紫外线消毒2次/日。操作前必须按七步洗手法洗手(按照七步法充分揉搓手指和指缝)、戴口罩(遮住口鼻)。患者要有无菌和污染的概念,对于预防出口感染及腹膜透析相关腹膜炎至关重要。

3. 安全治疗所涉及的操作　向患者介绍安全换液操作所涉及腹膜透析液双联系统及换液过程,具体换液操作详见第二十八章"腹膜透析操作技术"。腹膜透析导管出口处护理,评估出口处有无感染,在无菌操作下更换敷料及导管固定,带导管沐浴方法。

4. 液体平衡　使患者理解干体重及超滤的概念,学会保持液平衡。正确记录体重、血压、饮水量、尿量及腹膜透析超滤量。

5. 腹膜炎预防与管理　腹膜炎是腹膜透析常见的并发症之一。患者须掌握如何预防腹膜炎、正确识别腹膜炎的临床表现、居家初步处置方法、分析感染发生原因。

6. 特殊情况的居家处理　腹膜透析导管断裂、短管脱落、操作污染等,具体详见第三十一章第四节"居家腹膜透析突发事件与应急预案"。

7. 药物管理　常用药物的种类、作用及注意事项。

8. 饮食指导　推荐维持性腹膜透析患者热量摄入为 35 kcal/(kg·d)。60 岁以上患者、活动量较小、营养状况良好者可减少至 30~35 kcal/(kg·d)。由于腹膜透析液中蛋白质丢失明显,要求腹透患者摄取蛋白质量要充足。推荐无残余肾功能患者蛋白质摄入量为 1.0~1.2 g/(kg·d),有残余肾功能患者 0.8~1.0 g/(kg·d),摄入的蛋白质 50% 以上为肉、蛋、奶类高生物价蛋白质。同时饮食须低盐,避免吃辛辣刺激和高磷高钾的食物。

9. 运动指导　患者在伤口拆线后需适当进行锻炼,以不感到特别疲劳为宜,如八段锦、慢跑、打太极拳等。不可从事剧烈、会导致腹压增加的竞技性、搏击类项目。需要注意的是在进行锻炼前要妥善固定导管。

10. 居家自我管理指导　透析环境清洁、定期消毒,医疗物品有效期管理,居家自我观察记录容量、体重变化、水肿情况,发现腹痛、透出液浑浊、血压过高或过低,应立即咨询或就诊。

### 四、培训注意事项

良好的患者培训是腹膜透析成功的基石,培训应做到以下几点。

（1）培训地点应该设立在安静的场所，与繁忙的治疗区、办公区相对分开。

（2）根据成人学习理论，结合患者及照护者的学习方式，制订个性化培训方案，动态评估培训效果，从而提高培训质量。

（3）培训内容要同质化，每次培训课程不宜太久，内容不宜过多，充分考虑患者的接受能力。

（4）培训形式尽量做到多样化，可借助现代化的教学设施设备辅助患者教育，如采用视频、模型、图册、仿真模拟等形式。

（5）如患者不能自己进行换液操作，应同时培训家属或照护者，更换照护者应接受再次培训。

（6）培训应由腹膜透析专科护士完成，对新置管患者应一对一培训。

（7）通过培训充分了解患者，为良好的护患关系打下基础。

（8）培训完成后，独立居家治疗前，须通过理论及技能考核，对于考核不合格的患者须强化培训。

### 五、培训后考核

培训后考核包括理论与技能考核，便于找出患者知识、技能盲点，可清晰地了解腹膜透析患者对于知识和技能的掌握程度，及时纠错补漏，为考核后个体化的再教育培训提供依据，从而提高患者居家腹膜透析时自我护理能力，有利于患者安全居家腹膜透析治疗。

## 第二节　腹膜透析患者随访与再教育

全面专业的培训和持续动态的随访是提高腹膜透析患者自我管理能力、降低透析相关并发症发生率、改善患者生活质量、提升患者生存率的重要措施。在腹膜透析患者延续性随访管理中，应根据腹膜透析中心的管理特点和患者接受度选择合适的随访方式，通过随访发现患者居家透析的薄弱环节，及时给予相应指导和再培训。

### 一、随访内容

#### （一）一般情况及体格检查

1. 了解居家透析情况　透析处方、超滤量、尿量、摄入量、体重、血压变化等。

2. 腹透透析相关情况　引流是否通畅、引流时间、透出液是否清澈、有无伴随纤维蛋白流出、透析中有无出现腹痛、大便情况等。

3. 体格检查　有无水肿，水肿的类型、皮温及颜色；腹部是否柔软，有无压痛；有无疝气等。

4. 询问居家透析症状

（1）心血管系统：有无胸闷、头晕、心前区疼痛。

（2）呼吸系统：有无咳嗽、咳痰、气促、呼吸困难、夜间不能平卧。

（3）消化系统：有无恶心、呕吐、腹泻、便秘、腹胀、嗳气等。

5. 居家透析一般情况　睡眠、饮食状况，药物服用情况，糖尿病患者血糖管理情况。

#### （二）腹膜透析导管出口处及隧道检查

1. 检查出口处　有无分泌物、红肿、疼痛、结痂、肉芽组织形成，评估出口处护理是否规范。

2. 检查隧道　有无压痛、红肿。

3. 辅助检查　如怀疑出口处和(或)隧道感染,及时做好出口处标本留取,必要时行隧道超声检查。

4. 更换外接短管　外接短管需每3～6个月更换一次,如发现有破损、污染、断裂及时更换。

(三) **操作规范评估**　定期检查患者腹透换液操作、自动腹透机治疗患者APD操作、出口处换药操作、七步洗手法等,如有违反操作规程,及时指导改进。

(四) **定期做好检查及检验**

1. 常规检查项目

(1) 1～3个月检查:血常规、网织红细胞、肝功能、肾功能、电解质、血脂、CRP、血糖、糖化血红蛋白(糖尿病患者)、碱性磷酸酶、钙磷乘积、全段甲状旁腺激素、血清铁、铁蛋白、总铁结合力、转铁蛋白等。

(2) 每半年检查一次:血清$\beta_2$微球蛋白、体重指数、前白蛋白、PET、Kt/V及Ccr等。

(3) 每年检查一次:X线胸片、心电图、心脏彩超、腹部彩超、AFP(乙肝阳性者)。

2. 量表评估　营养评估、生活质量和心理状况评估。

3. 其他评估　根据检查结果,判断腹透是否充分,血红蛋白及骨矿物质代谢是否达标,血糖、血脂、白蛋白等控制是否理想,进一步调整治疗方案,护士针对近阶段出现的问题对患者进行再教育,并跟踪治疗效果。

腹膜透析随访内容详见以下记录单。

**腹膜透析随访记录单**

腹透编号:_____　患者姓名:_____　　　　　　　　　第_____页

| 随访日期 | 年　月　日 | 年　月　日 | 年　月　日 |
|---|---|---|---|
| 临床表现 | | | |
| 水肿程度及部位 | □无　□轻度　□中度<br>□重度<br>部位:_____ | □无　□轻度　□中度<br>□重度<br>部位:_____ | □无　□轻度　□中度<br>□重度<br>部位:_____ |
| 出口处/隧道情况 | 导管出口处评分:_____<br>□无;　□有(部位)_____<br>病原菌:_____ | 导管出口处评分:_____<br>□无;　□有(部位)_____<br>病原菌:_____ | 导管出口处评分:_____<br>□无;　□有(部位)_____<br>病原菌:_____ |
| 腹透方案<br>① 干腹　② 留腹 | | | |
| 腹膜透析异常状况 | □入液不畅　□出液不畅<br>□出液疼痛　□入液疼痛<br>□腰背痛　□生殖器水肿<br>□胸腔积液　□疝;<br>其他_____ | □入液不畅　□出液不畅<br>□出液疼痛　□入液疼痛<br>□腰背痛　□生殖器水肿<br>□胸腔积液　□疝;<br>其他_____ | □入液不畅　□出液不畅<br>□出液疼痛　□入液疼痛<br>□腰背痛　□生殖器水肿<br>□胸腔积液　□疝;<br>其他_____ |

(续　表)

| | | | | |
|---|---|---|---|---|
| 干腹体重/身高 | | | | |
| 血压(mmHg) | | | | |
| 尿量(mL/d) | | | | |
| 总 UF(mL)/留腹 UF | | | | |
| 总 Kt/V | | | | |
| 总 Ccr | | | | |
| PET 时间/结果 | | | | |
| 更换外接管时间 | | | | |
| 运动 | | □无 □有 | □无 □有 | □无 □有 |
| 社会活动能力 | | □工作 □可做家务<br>□生活自理<br>□需专人护理 | □工作 □可做家务<br>□生活自理<br>□需专人护理 | □工作 □可做家务<br>□生活自理<br>□需专人护理 |
| 腹膜炎 | 症状及体征 | | | |
| | 透出液常规 | 白细胞____×10$^9$/L<br>分叶____% | 白细胞____×10$^9$/L<br>分叶____% | 白细胞____×10$^9$/L<br>分叶____% |
| | 培养及药敏 | □阴性　病原菌：_____<br>□阳性　药敏：_____ | □阴性　病原菌：_____<br>□阳性　药敏：_____ | □阴性　病原菌：_____<br>□阳性　药敏：_____ |
| | 鼻腔拭子 | □阳性　□阴性 | □阳性　□阴性 | □阳性　□阴性 |
| 药物及用法 | 降压药 | | | |
| | 利尿剂 | | | |
| | 铁剂 | | | |
| | 促红素 | | | |
| | 活性维生素 D | | | |
| | 降磷药物 | | | |
| | 降糖药 | | | |
| | 降脂药 | | | |
| | 其他 | | | |
| 主要异常检验结果 | | | | |

(续 表)

| 特殊检查结果：<br>① 胸片<br>② 心电图<br>③ 心脏彩超<br>④ 颈动脉彩超 | | | |
|---|---|---|---|
| 建议及处方更改 | | | |
| 医生/护士签名 | / | / | / |

注：导管出口处评分标准，详见表30-1。

## 二、随访方式

随访方式主要包括门诊随访、电话与微信随访、家庭访视及互联网远程随访四大类。

**（一）门诊随访** 门诊随访是国内PD患者随访的主要形式之一，随访人员可通过面对面诊疗，收集检查检验结果，评估患者的透析充分性，分析发生临床症状的主要原因，调整治疗方案。

**（二）电话与微信随访** 是利用通信技术为腹膜透析患者及照顾者实时随访，随访具有持续性、灵活性、可控性的特点。可了解腹膜透析患者治疗的基本情况、倾听患者的需求、给予相应反馈、提供健康咨询、讲解疾病相关知识、答疑解惑等，可节约透析中心人力成本及患者的经济成本。

**（三）家庭访视** 医务人员到患者家里实地考察透析环境、了解患者生活习惯、疾病认知情况，进行体格检查和操作考核，可确保随访的客观性和真实性，从而为患者及照护者提供全面且个性化的健康教育和指导。由于受地域和人力限制，腹膜透析家庭访视开展较少。

**（四）互联网远程随访** 是利用计算机、通信、网络平台等技术，使患者在当地获得相应的诊疗和管理，具有便携式、可视化、低成本等优势，但同时受网络技术等限制。

## 三、随访频次

在治疗初期，2周至1个月随访1次，稳定期1~3个月随访1次，应根据患者的自我管理水平和疾病进程确定随访时间。原则上每位患者每个月有1次门诊随访或其他形式随访，对于反复腹膜炎发作、顽固性水肿或高血压、严重贫血、钙磷代谢紊乱、透析不充分或营养不良的患者应加强随访和再教育。

## 四、规律腹膜透析患者再教育

腹膜透析患者在接受初次培训后，随着记忆淡忘和侥幸心理，而忘记正确操作和相关知识，增加并发症的发生率。通过随访发现患者居家透析的薄弱环节，及时给予相应指导和再培训，从而提高患者的行为依从性，减少并发症的发生率和死亡率。

当患者出现腹膜炎或导管出口感染后及患者活动力、视力、记忆力发生改变后应加强再教育。患者病情平稳也应至少每年实施1次再教育，再教育的内容应包括：洗手、换液操作技术、无菌知识、腹膜炎症状的识别、导管出口处护理等。再教育的内容也可以根据腹膜透析中心近期发生频率较高的并发症，进行针对性的重点培训。

（黄蔚萍）

# 第三十章
# 腹膜透析并发症干预与护理

腹膜透析并发症分为非感染并发症和感染相关并发症。非感染并发症包括：腹膜透析导管功能障碍，如导管移位、导管堵塞等，腹腔压力增高导致的疝、渗漏等，糖、脂代谢异常，心血管并发症，钙磷代谢紊乱等并发症。感染相关并发症包括：腹膜透析相关腹膜炎、导管相关感染。本章主要介绍常见并发症。

## 第一节 非感染并发症干预与护理

### 一、腹痛

**（一）常见原因** 灌注或排出液体速度过快、腹膜透析导管放置过深、透析液高渗、温度过低或过高、气体灌入腹腔、腹膜炎。

**（二）临床表现** 可出现腹部及会阴、肛门处胀痛或间歇性牵涉痛，引流即将结束时还会出现肛门及会阴处坠痛，疼痛难忍甚至导致透析暂停。气体灌入腹腔会出现肩背部疼痛，发生腹膜炎会出现腹膜刺激征的表现。

**（三）治疗与护理**
（1）评估疼痛部位、性质、时间及程度，分析疼痛原因。
（2）降低入液袋或抬高引流袋，减少虹吸力，新置管患者的疼痛可使用潮式腹膜透析（TPD）能有效减少患者疼痛。
（3）腹膜透析液温度控制在37℃左右。
（4）规范操作流程，避免出现漏排气步骤。
（5）积极治疗腹膜炎，遵医嘱用药，必要时使用2%利多卡因注射液100 mg加入腹膜透析液中，可有效缓解。
（6）应用穴位按摩联合穴位敷贴中医适宜技术，改善患者疼痛。

### 二、导管移位

**（一）常见原因** 导管置入位置不当、肠蠕动异常（便秘、腹泻、活动不足、低钾）、皮下隧道方向不当等。

**（二）临床表现** 腹膜透析液单向引流障碍（进液通畅，出液障碍），透出液量减少、速度减慢或停止，腹透超滤量明显下降，部分患者可出现全身水肿等容量超负荷表现。

**（三）治疗与护理**
（1）拍摄立位腹部平片，看导管末端是否在真骨盆内。

(2) 鼓励患者多下床活动,尝试手法复位或爬楼梯训练。
(3) 保持排便通畅,适当多食蔬菜或含纤维素多的食物,遵医嘱使用缓泻剂。
(4) 避免和纠正低血钾导致的肠蠕动异常。
(5) 防止引起腹内压增高的因素,如剧烈咳嗽、用力排便、长时间做下蹲或半蹲动作。
(6) 避免反复牵拉腹膜透析导管。
(7) 让导管重新回到最低位,无法复位者重新置管。

### 三、导管堵塞

**(一) 常见原因** 非机械因素(血凝块、纤维蛋白阻塞)和机械因素(网膜、肠系膜包裹、腹腔粘连、导管扭曲、脏器挤压)等,临床以网膜包裹最常见。

**(二) 临床表现** 主要表现为腹膜透析单向或双向引流障碍,总出液量减少,出液减慢或者停止。

**(三) 治疗与护理**

(1) 0.9%氯化钠溶液或腹膜透析液 50~60 mL,加压、快速推注腹膜透析导管内。
(2) 如怀疑血凝块或纤维蛋白堵管,使用肝素、尿激酶封管,尿激酶 1 万~2 万 U 加入生理盐水推入腹膜透析导管内留腹。
(3) 遵医嘱使用缓泻剂,加强运动,保持大便通畅。
(4) 在明确导管位置正常的情况下,必要时行腹腔造影。
(5) 皮下隧道导管扭曲,可切开隧道周围皮肤给予纠正。
(6) 如网膜包裹时,可行腹腔镜下网膜悬吊术或部分网膜切除术。

### 四、腹膜透析液渗漏

**(一) 常见原因** 置管时腹膜荷包结扎不严、初始透析过早且留腹剂量大、腹内压增高、腹膜存在先天或后天缺陷、切口愈合不良。

**(二) 临床表现** 与渗漏类型和渗漏部位相关,渗漏部位包括腹壁、外阴部、疝部、胸腔和腹膜后间隙。临床表现包括导管周围渗液、腹壁渗液部位橘皮样改变、阴茎、阴囊水肿(女性为大阴唇水肿)、呼吸困难、流出液减少、体重增加等。

**(三) 治疗与护理**

(1) 加强患者教育,避免弯腰、剧烈咳嗽、运动、屏气、下蹲等增加腹压的动作。
(2) 皮下渗液者,加强换药,腹带加压包扎,暂停腹膜透析治疗 1~2 周。
(3) 腹壁渗漏者,行腹部 CT 或磁共振检查渗漏部位,仰卧或半卧位透析,减少留腹剂量或使用 APD 治疗。
(4) 如出现外阴部肿胀,卧床并抬高患处。
(5) 暂停腹膜透析,行血液透析过渡。
(6) 内科方法无效时可行外科修补术。

### 五、疝

**(一) 常见原因** 腹腔内压力逐渐增大、手术置管时选择腹部正中切口、腹直肌前鞘缝合不紧密、先天性及后天性腹壁薄弱所致。

**(二) 临床表现** 腹壁局部膨隆、反复发作的革兰染色阴性杆菌腹膜炎、肠梗阻或肠穿孔

（由绞榨性或嵌顿性腹疝引起）。可出现腹股沟疝、脐疝、膈疝、闭孔疝，随着插管位置改为旁正中线，临床以脐疝最常见。

**（三）治疗与护理**

（1）密切观察疝的性质，避免发生严重并发症。

（2）非嵌顿性、非绞榨性疝可手法复位，而嵌顿性和绞榨性疝需手术复位，术后暂停腹膜透析2周，可行血液透析过渡。

（3）有条件者，根据病情可行APD治疗，小剂量、多次、卧床、非持续性腹膜透析。

（4）对于无法手术的患者需使用疝托或腰带束腹，减少活动，继续观察。

（5）停止腹膜透析治疗期间应严密观察患者电解质及肾功能情况。

## 六、血性透出液

**（一）常见原因** 腹膜透析导管植入术后出血，常见于凝血功能障碍或与手术损伤有关；女性月经期、腹腔粘连等。

**（二）临床表现** 少量出血表现为引流出血性透出液或透出液中混有血凝块，大量出血时可出现腹痛、腹胀、血压下降等。

**（三）治疗与护理**

（1）评估患者凝血功能及术前用药情况，女性月经期情况。

（2）可小剂量多次冲洗腹腔，并且排除患者有无器质性病变导致的腹腔出血，必要时遵医嘱使用止血药。

（3）可在腹膜透析液中加入肝素10 mg，以防血凝块堵塞导管。

（4）手术患者术前停用抗凝药物，凝血功能差、血小板低的患者纠正后方可置管。

（5）女性月经期患者监测生命体征、血红蛋白、凝血功能，制动，静卧。

（6）大量出血无法纠正，必要时行腹腔探查。

## 七、容量超负荷

**（一）常见原因** 容量超负荷是腹膜透析患者常见问题，是腹膜透析患者死亡的独立危险因素。超滤衰竭、导管功能障碍及患者容量管理不佳为最常见原因。

**（二）临床表现** 由于体内水钠潴留，表现为短期内体重明显增加、全身水肿、血压升高等，长期水钠潴留会发生左心室肥厚、高血压、急性左心衰、肺水肿等心血管系统并发症。

**（三）治疗与护理**

（1）容量评估在腹膜透析治疗中至关重要，查找容量超负荷的原因。每天记录尿量、腹透超滤量、体重和血压，心肺功能检查，通过影像学辅助判断患者容量状况，也可通过生物电阻抗分析技术判断体内容量情况。

（2）做好患者教育，指导患者量出为入，定期自我评估容量管理情况，保护腹膜功能及残余肾功能。

（3）评估导管有无堵塞、网膜包裹、移位等，及时纠正导管功能障碍。

（4）控制血糖，腹膜透析超滤依靠腹腔和血液中葡萄糖浓度梯度差，如果血糖控制不佳，会影响两者之间的渗透压梯度差，从而影响超滤，因此建议糖尿病腹膜透析患者糖化血红蛋白控制在7%以下。

（5）保护残余肾功能，残余肾功能在腹膜透析患者的液体平衡中发挥着重要作用，最大限度地避免或减少使用肾毒性药物(如氨基糖苷类抗生素、造影剂等)。

### 八、矿物质和骨代谢异常

**(一)常见原因** 肾功能减退导致甲状旁腺激素合成和释放异常,维生素 D 代谢障碍、钙磷代谢紊乱。肾性骨病的性质与透析时间、透析剂量、透析方式及是否伴有糖尿病等相关。

**(二)临床表现** 随着肾功能减退,出现钙磷代谢失常,继而出现骨病形态学改变,临床上表现为儿童生长延缓、骨折(包括影像学检查发现的脊椎无痛性骨折)、骨痛、骨变形、皮肤瘙痒等。

**(三)治疗与护理**

(1) 定期化验血指标,发现异常及时纠正。

(2) 控制高磷血症,限制高磷食物摄入是控制高磷血症的基础,食物中磷的摄入应限制在 800~1 000 mg/d。限制摄入蛋白质的总量,减少食品中添加剂的摄入,必要时使用磷结合剂。

(3) 控制血清甲状旁腺激素在目标范围,iPTH 目标值:150~300 pg/mL。在尽可能纠正高磷血症和低钙血症的基础上,存在持续高 iPTH 时应给予骨化三醇治疗,治疗过程中监测 iPTH 并及时调整治疗剂量十分重要。

(4) 对于活性维生素 D 药物治疗抵抗,持续高磷或高钙血症、持续高 PTH,通常需要行甲状旁腺切除术(parathyroidectomy,PTX)。甲状旁腺切除术后易并发切口感染、出血,术后喉返神经损伤致声音嘶哑、呛咳、呼吸困难,应加强相关并发症的预防及护理。

### 九、营养不良

**(一)常见原因** 微炎症状态、蛋白质及热量摄入不足、蛋白质及氨基酸丢失过多,透析不充分、残余肾功能减少,糖尿病等多种因素。

**(二)临床表现** 体重下降、进行性消瘦或水肿,皮下脂肪减少,甚至出现疲劳感、肌无力、肌萎缩、生活自理能力下降等,常伴有多器官不同程度的功能紊乱。

**(三)治疗与护理**

(1) 营养评估:营养风险评估(subjective global assessment of nutritional status,SGA)、人体测量法、生化指标、生物电阻抗、握力等定期评估状况。

(2) 积极治疗及预防并发症,改善微炎症状态。

(3) 做好随访和再教育,不断提高患者透析充分性,改善患者营养状态,是减少透析并发症的关键环节。建立营养档案,按计划对患者定期进行营养评估,采用 3 日饮食日记进行膳食调查,根据营养评估结果对患者进行营养管理干预。

(4) 积极做好营养管理:① 蛋白质:高生物价优质蛋白质占 50% 以上,主要是动物蛋白质如瘦肉、牛奶、鸡蛋等。② 脂类:鼓励患者摄入含不饱和脂肪酸多的植物油,以利于降低胆固醇、三酰甘油。③ 水、盐管理:对有水肿、高血压和少尿者要限制盐的摄入,一般宜 2~3 g/d,为避免体内水分蓄积,每天水分摄取量为 500 mL+前一天尿量+腹膜透析超滤量。④ 电解质:一般不需限制钾。如果患者食欲差,常可发生低血钾,应推荐高钾饮食或补充钾制剂,应采用低磷饮食,可适当服用磷结合剂。⑤ 维生素和微量元素的补充,维生素 D 不宜常规使用,如果有明显的高磷低钙,应首先将磷降至 1.75 mmol/L 以后再使用。适当补充水溶性维生素和锌、钙和维生素 $D_3$。⑥ 必要时胃肠道外营养支持。

### 十、电解质紊乱

**(一) 常见原因**　① 低钾：透析清除(腹膜透析液不含钾)、饮食摄入不足、利尿剂、应用缓泻剂后胃肠道丢失等。② 低钠：高血糖患者转移性低钠血症、细胞内液不足、缺钾和营养不良。

**(二) 临床表现**

(1) 肌肉无力：是最早症状。轻者四肢软弱无力、肌腱反射减弱或消失；重者可有躯干、呼吸肌无力，甚至可因呼吸肌瘫痪而出现呼吸骤停。

(2) 胃肠道症状：腹胀、肠麻痹、肠鸣音减弱或消失。

(3) 心血管系统症状：心率加快、心律失常，甚至心室纤颤；心脏扩大、血压下降；心电图异常改变。

(4) 代谢性碱中毒：头昏、躁动、昏迷、面部和四肢肌肉抽动，口周和手足麻木，有时伴有软瘫。

(5) 典型的心电图表现：低钾血症表现为早期T波降低、变平倒置，随后出现ST段减低、QT间期延长等。低钠血症表现：软弱、乏力，恶心、呕吐、头晕、嗜睡，肌肉痛性痉挛，神经精神症状和可逆性共济失调等。

**(三) 治疗与护理**

(1) 评估患者生命体征变化，神志、意识改变等。

(2) 积极治疗基础疾病。

(3) 根据医嘱及时调整透析方案，定期门诊随访复查。

(4) 根据化验指标结果，药物治疗结合饮食调整，加强饮食护理和宣教。

## 第二节　感染相关并发症干预与护理

### 一、出口处和隧道感染

**(一) 常见原因**　① 导管出口方向不当；② 皮下隧道太短或患者暴瘦导致涤纶套外露；③ 导管周围渗漏或血肿；④ 经常牵拉导管；⑤ 出口处护理不规范；⑥ 全身因素，如营养不良，免疫力低下，糖尿病、长期使用糖皮质激素等；⑦ 过敏等。

**(二) 临床表现**　出口处感染典型的临床表现为出口处出现少许黄白色脓性分泌物或肉芽组织生长，伴有或不伴有红、肿、热、痛、渗液或流脓等。

隧道感染临床表现为皮下隧道触痛或导管沿行皮肤出现破溃、红、肿、疼痛等表现，经超声显像发现导管周围伴有液性暗区。

**(三) 治疗与护理**

(1) 评估感染程度，采用一看二按三挤压。观察出口处颜色、肉芽组织增生及结痂情况，并按压隧道及隧道口，观察有无疼痛，最后沿着隧道方向由内向外挤压并观察分泌物性状。

(2) 可通过腹膜透析导管出口评分系统(表30-1)，对出口处进行评估，总评分≥4分表示存在出口处感染，只要出现脓性分泌物即可诊断为感染。总评分<4分可能代表感染，也可能没有感染。

表 30-1 腹膜透析导管出口处评分系统

| 评 分 | 皮肤红肿 | 结痂情况 | 肿胀程度 | 疼痛情况 | 分泌物 |
| --- | --- | --- | --- | --- | --- |
| 0 | 无 | 无 | 无 | 无 | 无 |
| 1 | <0.5 cm | <0.5 cm | <0.5 cm | 轻缓 | 浆液 |
| 2 | ≥0.5 cm | ≥0.5 cm | ≥0.5 cm | ≥0.5 cm | 脓液 |

(3) 评估患者全身感染情况、生命体征等,并为患者留取出口处分泌物行细菌培养。

(4) 加强换药,每天 1～2 次。

(5) 一般经验性选择抗感染治疗,随后根据脓性分泌物培养结果,选择敏感的抗生素,首选口服抗生素治疗,若病情严重可考虑静脉给药,治疗 2～3 周后症状仍未改善应考虑拔管。

(6) 加强导管日常护理,妥善固定避免牵拉,每周换药 2～3 次,洗澡后及时换药,必要时出口处涂抹莫匹罗星软膏。

(7) 不强行去除导管出口处的痂皮,防止创伤发生。

(8) 患者随访时,建议每 1～3 个月定期检查导管出口处,做到早发现、早干预。

(9) 筛查患者鼻腔带菌情况,如为金黄色葡萄球菌携带者,建议鼻腔外用莫匹罗星软膏。

(10) 难治性隧道感染通常需要拔管。

## 二、腹膜透析相关腹膜炎

**(一) 常见原因**

(1) 接触污染:透析液换液操作污染、加药过程污染、导管破损或短管脱落及腹膜透析液破损等。

(2) 导管出口处和隧道感染:留取出口处分泌物进行病原微生物培养,如果出口处和透出液培养是同一种细菌,腹膜炎可能源于导管感染。

(3) 便秘、腹泻或肠道感染、泌尿系感染等。

(4) 诊疗操作:肠镜等内窥镜检查、牙科操作或女性患者妇科宫腔镜检查等侵入性检查和治疗。

(5) 其他原因:如置管前未预防性使用抗生素、腹膜透析导管生物膜形成、接触宠物等。此外,高龄、高糖腹膜透析液、肥胖、残余肾功能减退、低钾血症、低白蛋白血症、营养不良、长期使用糖皮质激素等均为腹膜透析相关腹膜炎的危险因素。

**(二) 临床表现**　透出液浑浊、腹痛、伴或不伴发热,腹部压痛和反跳痛。老年患者可仅表现为透出液浑浊和低血压,而腹痛和腹部体征(压痛及反跳痛)不突出,严重的腹膜炎患者可出现高热、血白细胞显著升高,以及低血压或血压值较基础血压明显下降等脓毒血症或感染性休克的表现。

**(三) 诊断**　至少符合下列 3 项中的 2 项或以上者可诊断腹膜透析相关腹膜炎。

(1) 腹痛和(或)透出液浑浊,伴或不伴发热。

(2) 透出液白细胞计数>$100×10^6$/L,中性粒细胞比率>50%以上(标本留腹时间>2 小时)。

(3) 透出液微生物培养阳性。

**(四) 治疗**　一旦腹膜透析相关腹膜炎诊断明确,应立即开始抗感染治疗,包括经验性治疗和后续治疗。

(1) 怀疑发生腹膜炎时,应立即留取透出液标本送检,项目包括：腹膜透析液常规、细菌培养、真菌培养。

(2) 留取标本后进行腹腔冲洗,原则上冲洗至透出液转清为止。

(3) 一旦诊断明确,立即开始抗感染经验治疗,后续根据药敏结果调整抗生素。

(4) 鼻部携带金黄色葡萄球菌者,鼻腔涂用莫匹罗星软膏2次/日。

(5) 在获得培养及药敏结果后,应立即调整抗生素使用,抗感染疗程至少需2周,重症或特殊感染者需要3周甚至更长。

(6) 如腹膜透出液浑浊明显,需在透析液中加入肝素4 mg/L预防纤维蛋白凝块堵塞,腹痛明显者,必要时在腹膜透析液中加入利多卡因50 mg/L,肠鸣音减弱者慎用。

(7) 及时调整透析方案,防止发生容量超负荷。对于APD腹膜炎患者临时转为CAPD,按照CAPD腹膜炎的治疗方案用药。

(8) 密切观察治疗效果,包括腹痛程度、透出液浑浊程度、透出液白细胞计数等,检查有无合并出口处及隧道感染,是否存在肠梗阻、肠穿孔等情况。

(9) 拔管指征：对于难治性腹膜炎合并难治性隧道感染或严重出口感染、结核菌或者真菌性腹膜炎,病情危重,合并脓毒血症、感染性休克、消化道穿孔、胰腺炎等。频繁复发的腹膜炎等建议停止腹膜透析,及时拔除腹膜透析导管改为血液透析。紧急处理流程详见图30-1～图30-3。

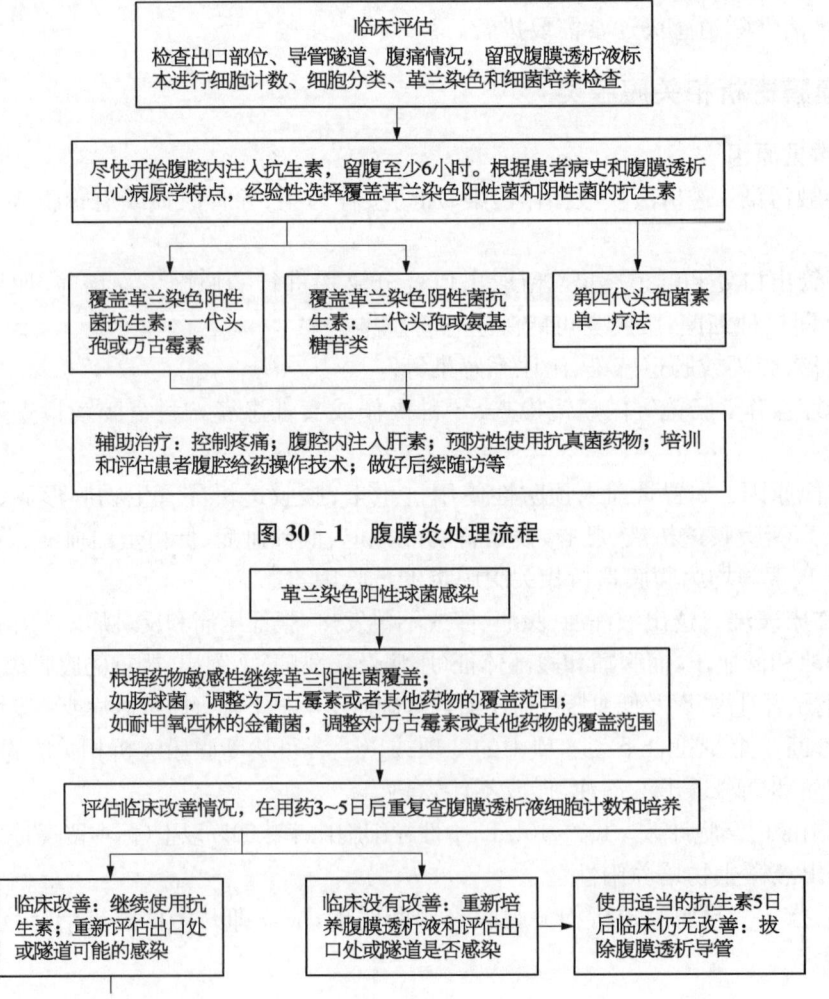

图30-1 腹膜炎处理流程

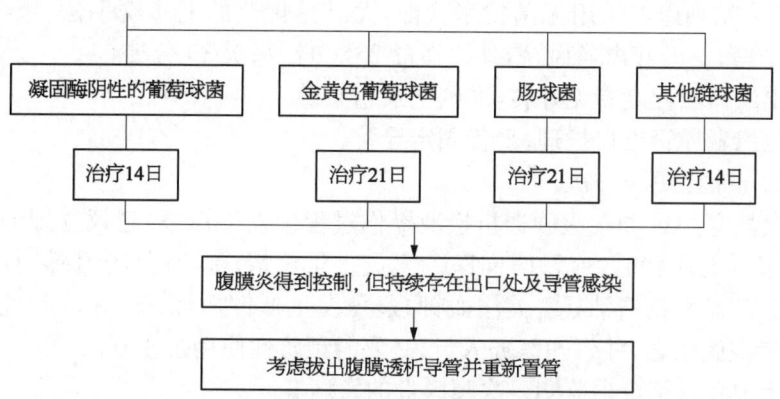

图 30-2 革兰染色阳性球菌感染腹膜炎处理流程

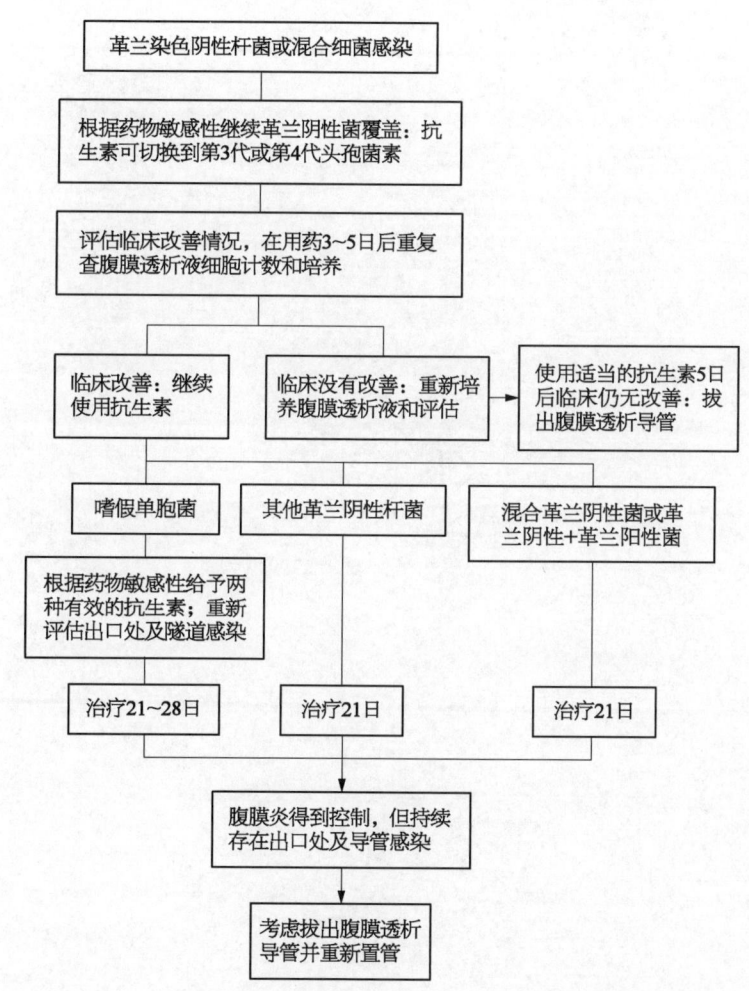

图 30-3 革兰染色阴性杆菌或混合细菌感染腹膜炎处理流程

**(五)护理** 对发生腹膜透析相关腹膜炎患者应查找发生原因,完成腹膜透析患者操作再考核及相关内容再培训。

(1)查找腹膜炎发生原因,针对性进行再教育,完成洗手、腹膜透析换液操作再考核。

（2）规范操作：培训患者采用无菌技术换液，尤其是规范的七步洗手法、戴口罩，操作室的环境必须保持洁净，每天开窗通风，紫外线消毒 2 次/日，每次 30 分钟。

（3）观察透出液浑浊程度有无好转，准确记录超滤量。

（4）再次规范患者导管出口护理，妥善固定导管。

（5）外接短管每半年更换一次。

（6）加强健康教育：① 如在腹膜透析换液操作过程中发生污染，建议立即向治疗团队寻求帮助；② 出现腹膜炎症状时，应及时向医务人员报告病情；③ 避免肠道感染，保持大便通畅，避免生冷食物，注意食物清洁；④ 关注血钾，避免发生低钾血症；⑤ 在结肠镜检查和侵入性妇科手术前保持空腹状态，并告知医务人员，必要时预防性使用抗生素。

（7）腹膜透析中心每年至少监测一次腹膜炎的发病率。

（陈　慧　邢小红）

# 第三十一章
# 腹膜透析中心(室)质量管理

近10年,全国腹膜透析患者人数迅速增长,专科医护人员队伍不断壮大,腹膜透析中心(以下简称"中心")的建立势在必行,为了让中心能健康发展,更好地改善腹透患者生活质量,提高患者生存率,腹膜透析中心(室)的质量管理尤为重要。

## 第一节 腹膜透析中心(室)制度建设

腹膜透析中心的管理制度一般指日常管理制度,主要包括档案管理制度、药物管理制度、消毒隔离制度、患者随访管理制度、腹透例会制度等,通过一系列行之有效的制度,做到操作有规范,过程有监督,责任有追究。只有制度管理才能使透析中心高质量发展,让患者得到安全、优质、科学的治疗与护理。

### 一、档案管理制度

腹膜透析中心的文档包括纸质档案和电子档案,所有档案资料收集要做到真实、客观、及时、完整,便于临床医疗、教学科研中使用,因资料中涉及患者一些信息及隐私,故需放置在可以上锁的文件柜中,无关人员不可随意翻阅。电子文档需做好数据保存及安全工作,防止数据丢失或外泄。

### 二、药物管理制度

(1)腹膜透析液应按容量、葡萄糖浓度、钙离子浓度分类放置,有明显标志以防拿错。
(2)腹膜透析液如放入恒温箱,需有序放置,标识放入的日期。取用时应按时间顺序,先放先用的原则,防止腹膜透析液在恒温箱放置过久出现液体变色,变质。
(3)腹膜透析液属于高渗液体,故需放置在带锁的恒温箱、橱柜或库房中,不能与其他药物混放。恒温箱每天需专人监测温度并记录。

### 三、消毒隔离制度

**(一)腹膜透析中心(室)的环境布局** 腹膜透析中心(室)一般分为:医护办公室、接诊室、培训区、操作治疗区、污物室、储藏区,有些医院配备肾脏科手术室。布局时需要根据使用的功能将清洁区、污染区分开。

**(二)手卫生**
1. 手卫生设施 腹膜透析中心(室)应配备相应数量的洗手设备,特别要在操作治疗区备有洗手池(流动水),供腹膜透析患者每次操作前、后使用,让他们养成良好的洗手习惯。洗手设施包括：流动水洗手设施、洗手液、干手设施、快速手消毒剂。洗手池旁备有七步洗手法示意图。

2. 患者手卫生

(1) 每位新进入腹膜透析治疗的患者都需进行七步洗手法的培训，培训合格才能开始腹膜透析操作培训。腹膜透析患者对手卫生的知晓率要达100%。

(2) 患者每次进入腹膜透析操作治疗区操作前后需要用皂液洗手并用流动水冲净、擦干。

(3) 患者在腹膜透析操作间隙接触了其他物品（如手机、报纸、遥控器等）时，需要用快速手消毒剂洗手后再进行腹膜透析操作。

3. 工作人员手卫生

(1) 应参加医院手卫生相关知识的培训及考核，掌握正确的手卫生方法，保障洗手与手消毒的效果。

(2) 医院要加强对医护人员手卫生的指导与监督，提高医务人员手卫生的依从性。

(3) 每辆治疗车上都应配备快速手消毒剂，检查腹膜透析导管出口处、更换出口敷料前后，接触到患者的血液、透出液、分泌物等之后，医务人员都需用流动水洗手或使用快速手消毒剂做好手卫生。

**(三) 空气消毒**

(1) 腹膜透析中心（室）属于《医院消毒卫生标准》（GB15982—2012）中规定的Ⅲ类环境，根据医院感染控制要求定时做空气培养，空气平均菌落计数≤4.0 CFU/皿。

(2) 腹膜透析中心（室）应光线明亮，每天开窗通风2次，患者操作前30分钟关闭门窗，减少人员走动，勿扫地铺床，保持空气沉静。

(3) 紫外线消毒

1) 腹膜透析中心（室）每天用紫外线消毒2次，每次30分钟。

2) 使用中的紫外线灯（30 W）辐射照度值应高于$70\ \mu W/cm^2$，紫外线灯需定时用仪器法或指示卡法检测辐射照度值，如≤$70\ \mu W/cm^2$应更换灯管。

3) 紫外线灯管每周需用95%的乙醇擦拭，防止灰尘遮盖灯管影响照射效果。

**(四) 环境、物体表面消毒**

(1) 环境及物体表面应保持清洁，当有肉眼可见的污染时应立即清洁，用500 mg/L有效氯溶液消毒。

(2) 治疗车、治疗台、治疗盘、透析椅、门把手、电话、灯开关、水龙头把手等频繁接触的物体表面，用500 mg/L有效氯溶液每天消毒2次。

(3) 地面用2 000 mg/L有效氯进行擦拭，2次/日；清洁区、半污染区、污染区的拖把必须有标识，不能混用。

(4) 抹布必须做到一用一换，不同区域的抹布应分开清洗，用500 mg/L有效氯溶液消毒。

**(五) 医疗废弃物处理**

(1) 腹膜透析液袋、自动化腹膜透析管路、一次性药碗、镊子、敷料等医疗废弃物应装入黄色医疗垃圾袋，打结后运送到指定地点进行毁形处理。

(2) 玻璃、针头等锐器应放入锐器盒，锐器盒需关闭后外套黄色垃圾袋运送。

(3) 腹膜透析透出液可以直接倒入污水池，如患者有通过体液传染的疾病，透出液需要用2 000 mg/L有效氯浸泡2小时后倒入污水池。

### 四、患者随访管理制度

随访制度的内容包括：随访形式、频率、人员安排、危急值管理、随访总结等，保证在随访过程中有明确的流程，责任到人，有完整的记录。其中随访形式、随访频率及随访内容，详见第二十九章第二节"腹膜透析患者随访与再教育"。

**（一）人员安排** 每次负责随访的人员包括腹透专职医生和护士，门诊随访需医生和护士共同参加，及时了解腹透患者病情变化。在日常工作中专职医生为第一负责人，腹透护士需配合好医生工作，在工作中发现患者治疗中出现的问题，应及时和医生沟通汇报，护士负责信息反馈、随访跟进、预约随访、护理文档记录等工作。

**（二）危急值管理** 一旦发现危急值，护士应立即向专职医生汇报，并根据医嘱将处理方案与患者沟通。注意要及时记录与患者沟通的时间及处理方案，护士做好后续随访跟踪工作。

**（三）随访总结** 腹膜透析护士与医生共同做好患者的随访总结1次/月，并将病史归档，保证病史的完整性。

### 五、腹透例会制度

**（一）参会人员** 主要为腹透患者管理团队的人员，包括负责中心管理的科主任、专职腹透医生、兼职腹透医生、专职腹透护士、兼职腹透护士、营养师、康复师、进修人员等。腹透例会是一个很好的相互沟通、交流、学习的平台，是下一阶段工作顺利进行的重要衔接环节。

**（二）会议频率** 可以根据中心患者数及国家质控要求制订，一般建议每月1次，频率过少，小组不能及时沟通会延误异常问题的发现及处理，不利于中心管理工作。

**（三）会议内容**

（1）月质控数据：手术人数（新置管、拔管），现存随访人数，感染情况（腹膜炎、出口感染），退出患者数（拔管、死亡、移植、失访、转血透），退出原因，患者再住院情况等汇报。

（2）上一阶段工作总结，下一阶段工作安排。

（3）文献导读：每月一次例会是腹透医护团队很好的一次学习机会，每次分享一个主题，可以是临床遇到特殊病例的导读、指南的解读、新技术的分享，医护共同提高，有利于临床工作中更好地配合。

（4）疑难病例讨论：回顾本月临床中出现的特殊病例进行讨论，明确下一步治疗方案、总结治疗护理经验教训，让医护在工作中不断成长、成熟。

（5）持续质量改进：会议中就临床工作中出现的工作流程不畅、医护配合不力、质控数据不佳等问题提出讨论，商量改进方案，进行临床实施，观察实施效果，再次改进直至正式实施，这一系列工作通过医护齐心协力，反复推敲，使计划切实可行。

**（四）记录要求**

（1）一般情况：会议时间、参会人员、本次会议内容。

（2）记录要求内容详实，如果有PPT需要保存，简要记录主要讨论的观点或结论，以便后期回顾、学习、总结。

（3）字迹清晰，便于学习。

## 第二节 腹膜透析护士培养与管理

腹膜透析中心工作团队主要由医生、护士、卫生员组成。较多腹膜透析中心由于人员缺乏,医生往往兼职腹透,故护士在中心承担了大量的患者管理与中心管理工作,护士在腹膜透析中心起着举足轻重的作用。腹膜透析护理技术是一项专业性很强的工作,它需要护士有全面的专业知识、熟练的操作技能、娴熟的宣教能力及人文关怀、慎独精神。

### 一、腹膜透析护士职责

腹膜透析中心应明确医护人员的工作职责,恪尽职守,相互协作,共同为腹膜透析患者提供优质医疗护理技术,延长透析时间,提高生存质量。

**(一)护士职责**

(1) 参与制度规范的制定,认真执行护理制度、流程及操作规范。

(2) 熟悉组内患者病情及治疗方案,制订个体化护理计划。

(3) 为患者提供专科护理技术,如出口处护理、透析评估、并发症处理、短管更换、自动化腹膜透析机使用等。

(4) 为终末期肾病患者提供全程健康教育,包括透前教育、透后培训、透析期间继续教育。

(5) 掌握腹膜透析各种并发症的预防与处理,并运用于临床。

(6) 记录并保存患者自透析开始起所有的病程,建立病例文档。

(7) 给予患者及家属人文关怀及心理护理。

(8) 参与腹膜透析中心的管理,分析中心质量,提出整改意见,做好持续质量改进。

(9) 参与团队科研,提高专业知识,提升自我能力,接受再培训。

**(二)护士长职责**

(1) 制订年度计划并按时执行,定时回顾、总结计划的进行情况,如未能完成,需重新做计划修正。

(2) 制订中心制度及操作规范,并定时修订,如有新技术开展,需及时制订新流程、新规范。

(3) 制订专科护士、进修护士、实习护士、实训护士培训计划,做到人人参与培训,定时考核成绩。也可根据护士能力的不同,设计不同的培训方案及目标。

(4) 掌握各项腹膜透析护理技术及规范,制定护理考核制度,进行质量跟踪,保证护理安全与质量。

(5) 检查督促临床护理工作的开展,计划实施与落实情况。严格控制消毒、隔离工作,防止发生院内感染。

(6) 定时进行中心质量控制分析,做好持续质量改进。

(7) 学习肾脏病相关新指南、腹膜透析新技术,并开展护理科研。

(8) 组织安排腹透患者健康教育活动,定时开展"肾友会"与患者有效沟通,拉近医患关系,提高满意率。

(9) 做好临床协调工作,包括与医生及相关科室的协调沟通,以便临床护理工作顺利开展。

## 二、腹膜透析护士的资质标准

由于慢性肾脏病 4~5 期患者全身情况差,病情复杂,在透析期间会出现各种并发症。因此,需要腹膜透析护士全面了解慢性肾脏病的疾病进展,熟悉常见并发症及处理、具有娴熟的健康宣教能力、熟练使用自动化腹膜透析机、人体成分测定仪等设备,以及丰富的腹膜透析护理经验和管理能力。故要求腹膜透析专业护士应持有护士执业证书,并有 2 年以上肾脏科工作经历,经过系统的腹膜透析理论和临床培训,考核合格方能上岗。

## 三、腹膜透析护士培养与发展

腹透护理专业的重要性已经得到临床医疗专家的一致认同,一个优秀的腹膜透析中心离不开优秀的专科护士。而一个优秀的专科护士是需要通过成熟的人才培训计划,一步步不断成长的。腹膜透析护士将通过阶梯式的培训成为专业护士、专科护士、临床专家型护士,通过有计划的培训,培养出高素质、有能力、敢创新、会研究的护理人才。

# 第三节 腹膜透析中心(室)质量标准建立

## 一、腹膜炎相关评价指标

1. 无腹膜炎发生率　指单位时间内未发生腹膜炎患者的比例,监测频率为 1 次/季度,发生率应超过 80%。

2. 腹膜炎发生率　以"次/患者年"为单位,监测频率为 1 次/年,腹膜炎的发生率<0.4 次/患者年。

3. 腹膜炎患者透出液培养阳性率　建议使用血培养瓶对腹膜炎患者的透出液进行培养,监测频率为 1 次/年,培养阳性率应超过 85%。

4. 腹膜透析导管置入相关腹膜炎　单位时间内腹膜透析导管置入 30 天内发生腹膜炎患者占所有置管患者的比例,监测频率为 1 次/季度,发生率应低于 5%。

5. 其他　腹膜透析中心还应监测首次腹膜炎时间、腹膜透析前腹膜炎、再发性腹膜炎比例、复发性腹膜炎。腹膜炎的结局指标如临床治愈比例、腹膜炎相关导管移除比例、腹膜炎相关转血液透析比例、腹膜炎相关死亡比例等。

## 二、腹膜透析退出患者的治疗时间

腹膜透析退出患者的治疗时间(time on therapy,TOT)=退出透析患者月总和/退出患者人数,以"月"为单位。

退出人数包括转血液透析、肾移植、死亡人数。

## 三、掉队率

掉队率(drop out rate,DOR)=年度退出患者人数/年平均患者数。

年平均患者数=年开始患者数+1/2 新增患者数-1/2 退出患者数。

## 四、技术生存率

单位时间能继续腹膜透析治疗的患者占同时期腹膜透析患者总人数的百分比。血液透析或死亡作为终点事件。中心1年技术生存率≥85%。

## 五、患者生存率

单位时间内存活的腹膜透析患者数/同时期腹膜透析患者总人数的百分比(以死亡为终点事件)。

## 六、持续质量改进

持续质量改进(continuous quality improvement,CQI),是提高腹膜透析中心质量非常重要的一种方法。腹膜透析中心需定时总结质量控制的关键性指标,如腹膜炎发生率、生存率、掉队率、技术生存率、贫血达标率、钙磷代谢相关指标的达标情况等,从中发现需要改进的问题。同时通过临床实践发现工作中出现的一些共性问题,在腹透例会上提出讨论,医护共同设计解决方案,进入临床实践,检验改进效果,再正式应用于临床问题。通过不断的改进可以使护理管理工作更顺畅,不断推动中心质量,从而降低退出率,提高患者生存质量和生存率。

# 第四节 居家腹膜透析突发事件与应急预案

腹膜透析是居家治疗的模式,患者大部分治疗是在家里完成,因此突发事件发生地往往是在家里,为保障腹膜透析患者居家治疗安全,腹膜透析中心需制订相应应急预案并对患者进行培训,从而保障患者居家治疗顺利,最大限度减少对患者的伤害。

## 一、腹膜透析导管断裂或短管脱落

### (一)发生原因

(1)腹膜透析导管长期弯折并出现折痕,会导致折痕处管壁薄弱易断裂。
(2)长期使用含有乙醇的消毒液擦拭腹膜透析导管。
(3)锐器损伤腹膜透析导管:剪刀、别针、刀片等。
(4)钛接头与短管未旋紧,导致脱落。

### (二)预案处理

(1)一旦发现腹膜透析导管漏液,应立即用蓝夹子夹闭导管近身侧段,用无菌纱布包裹钛接头或断裂处。
(2)立即联系腹膜透析中心,预约处理。腹膜透析中心立即安排,用紫外线消毒治疗室,准备迎接患者。
(3)腹透护士查看腹膜透析导管断裂或短管脱落情况,查找原因,准备物品进一步处理。
(4)安慰腹膜透析患者与家属,消除紧张、焦虑情绪。
(5)腹膜透析导管断裂:消毒导管破损断裂处,用无菌剪刀修平导管断裂处,断裂处用碘伏液浸泡30分钟后,安装新的钛接头与短管,打开蓝夹子放出腹腔中残余的腹膜透析液。

（6）短管脱落：清洁钛接头，然后将钛接头在碘伏液中浸泡30分钟后用无菌纱布擦干，与新的短管连接，打开蓝夹子放出腹腔中残余的腹膜透析液。

（7）将引流出的腹膜透析液做常规与培养检查后，根据医嘱预防性使用抗生素。

（8）根据断裂、脱落发生的原因对患者进行再教育。

（三）腹膜透析导管断裂或短管脱落处理流程

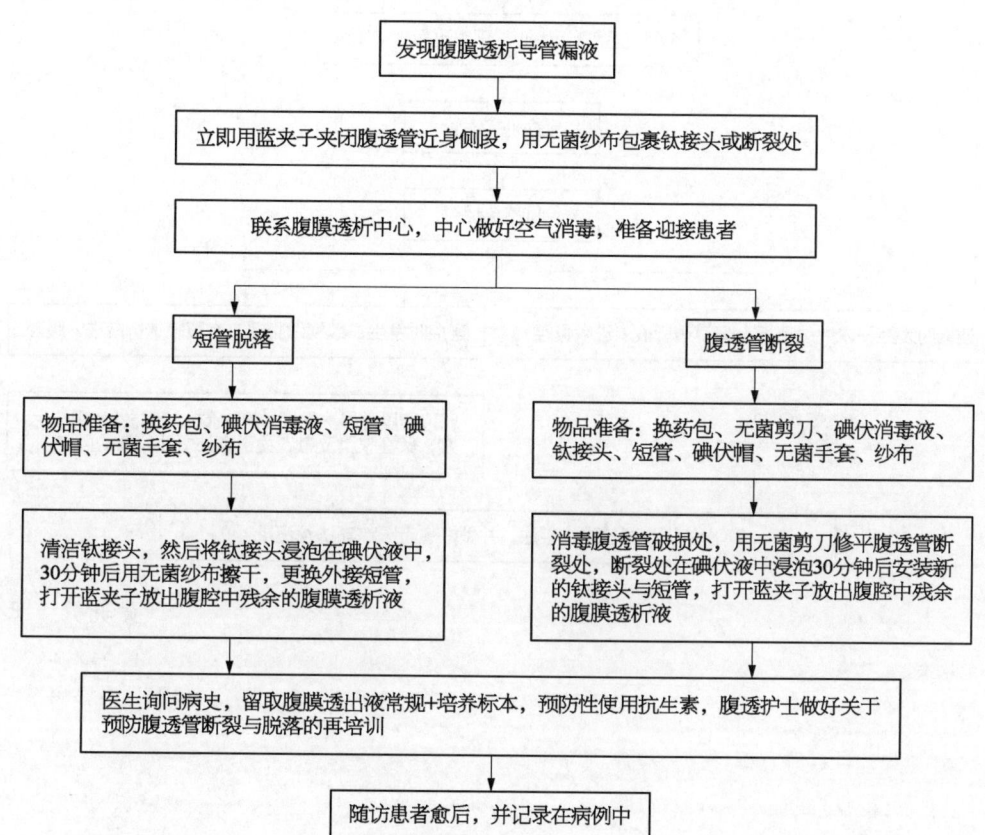

## 二、短管接头污染

（一）发生原因

（1）操作时未按正规操作流程。

（2）视力减弱或手抖，短管与腹膜透析液袋连接时碰到手或衣物。

（3）未拿稳短管，导致短管滑脱，碰到手或衣服。

（二）预案处理

（1）一旦发现短管蓝色头污染，立即关闭开关停止透析，不可再灌入腹膜透析液。盖上新的碘伏帽。

（2）立即联系腹膜透析中心，预约更换短管。

（3）腹透透析护士需了解发生意外的原因，做好患者及家属意外事件处理的再培训。

（4）如果患者视力减退，或因疾病导致手抖，腹透透析护士需要与患者家属协商，培训家属帮助患者完成透析治疗。

## (三)短管接头污染处理流程

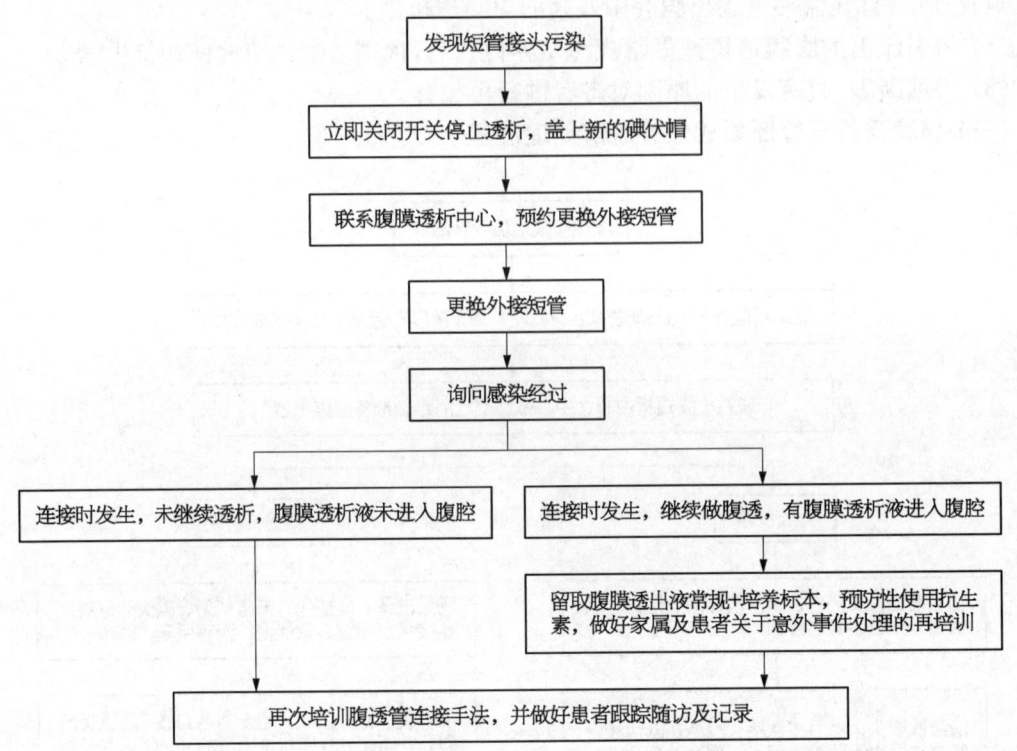

(黄晓敏　王咏梅)

# 第六篇　维持性透析患者营养管理

随着肾脏替代治疗技术日趋成熟和完善,血液透析和腹膜透析技术得到广泛应用和开展,大大延长了终末期肾病患者的生存周期。营养不良是维持性透析患者常见并发症,也是引起心血管事件与死亡的危险因素。关注维持性透析患者营养问题,将营养管理贯穿于透析患者整个治疗过程,对改善患者预后有着非常重要的意义。本篇章着重对维持性血液透析和腹膜透析患者营养不良概述、原因、营养监测和评估、膳食管理、药物治疗等方面进行阐述,以加强患者对营养不良的认识和自我护理管理。

# 第三十二章
# 维持性透析患者营养不良概述

由于肾脏疾病因素和透析治疗本身的影响,透析患者往往存在营养不良及蛋白质、脂肪代谢紊乱。营养不良往往会严重影响患者的预后、生存时间和生存质量。

## 第一节 维持性透析患者营养不良概念与诊断

营养不良(protein energy malnutrition,PEM)可以由多种病因引起,临床多表现为疲劳、乏力、体重减轻、免疫力低下、血清白蛋白浓度下降等。据《中国慢性肾脏病营养治疗临床实践指南》(2021版)研究显示,我国血液透析患者营养不良的患病率为30%~66.7%,腹膜透析患者营养不良的患病率为11.7%~47.8%。慢性肾脏病疾病进展中发生的蛋白质代谢异常,尤其是肌肉蛋白质合成和分解异常是导致患者营养不良的重要因素。2008年,国际肾脏病与代谢学会针对慢性肾脏病营养不良的特点,提出蛋白质-能量消耗(protein energy wasting,PEW),来命名慢性肾脏病伴随的机体蛋白质能量储备降低(如蛋白质、脂肪含量下降)的"营养不良"状态。

### 一、蛋白质-能量消耗(PEW)概念

蛋白质-能量消耗(PEW),是指一种体内蛋白质和能量物质储备下降的状态,临床表现为机体摄入不足、需要增加或营养额外丢失,从而引起体内蛋白质和能量储备下降,不能满足机体的代谢需求,进而引起的一种营养缺乏状态,临床上表现为体重下降、进行性骨骼肌消耗和皮下脂肪减少等。

### 二、蛋白质-能量消耗(PEW)诊断标准

蛋白质-能量消耗(PEW)的诊断包括4个方面:生化指标、体质指数(body mass index,BMI)、肌肉量、饮食摄入,尤其是骨骼肌消耗情况,反映了肌肉合成、分解代谢异常的状况,满足3项即可诊断PEW(每项至少满足1条)。

1. 生化指标 ① 血清白蛋白<38 g/L;② 血清前白蛋白水平<300 mg/L;③ 血清总胆固醇水平<2.59 mmol/L。
2. 体重变化 ① 65岁以下人群在无水肿的情况下,体质指数(BMI)<22 kg/m²,65岁以上人群BMI<23 kg/m²;② 随时间的推移,出现非预期的体重下降:3个月下降>5%,或6个月下降>10%;③ 体脂比例<10%。
3. 肌肉量 ① 肌肉量丢失(3个月减少>5%或6个月减少>10%);② 上臂肌围减少大于参照人群上臂肌围中位数的10%。

4. 饮食摄入  ① 透析患者饮食中的蛋白质摄入量<0.8 g/(kg·d)(至少持续2个月);② 能量摄入<25 kcal/(kg·d)(至少持续2个月)。

## 第二节　维持性透析患者营养不良原因

引起维持性透析患者营养不良的原因,除肾脏疾病以外,透析治疗相关因素也会引起患者发生营养不良。

### 一、维持性血液透析患者营养不良原因

#### (一)患者自身因素影响

1. 营养物质摄入不足

(1) 由于代谢产物在体内潴留,尿毒素对消化系统造成损害,产生一系列症状,如恶心、呕吐、食欲减退等,使患者蛋白质、热量长期摄入不足。

(2) 在非透析治疗过程中,蛋白质摄入量的限制使得营养不良加重;同时代谢产物在体内潴留、酸中毒及内分泌紊乱,阻碍了体内蛋白质的合成,造成糖、脂肪、蛋白质代谢紊乱。

(3) 透析患者服用某些药物,如口服铁剂、含铝或含钙的磷结合剂、抗生素,对胃肠道产生刺激,影响食欲。

(4) 精神因素,如经济问题、工作问题或家庭问题、对疾病的恐惧等均可造成食欲减退,妨碍营养物质的摄取。

2. 营养物质过度消耗  血液透析患者体内炎症标志物血清水平升高,促炎细胞因子如IL-6、TNF-γ等引起肌肉蛋白质的分解代谢增强,肌肉和脂肪体积下降,同时血清白蛋白的合成减少,出现低蛋白血症。

#### (二)血液透析治疗因素影响

1. 透析治疗中营养物质丢失  血液透析不能完全替代肾脏,不具备肾脏的生理功能,仅依赖半透膜上的孔径大小来筛选清除不同分子量的物质,营养物质分子量符合半透膜上孔径大小的部分,也会通过半透膜被同时清除。不同类型透析器的膜材料、面积、性能不同,清除物质的量也有所不同。高通量透析膜如聚砜膜、聚甲基丙烯酸甲酯膜等孔径大,能够清除中分子物质,营养物质的丢失量比低通量透析膜要丢失得多。当血液透析治疗达到5小时,使用普通透析器一般丢失氨基酸5~8 g,肽类4~5 g,透析器与静脉回路内的残余血量约丢失10 mL,其中蛋白质约4 g,同时会丢失水溶性维生素及微量元素等。

2. 透析治疗不充分  透析疗法的目的是替代肾脏部分功能和清除体内代谢毒素,经过充分透析后纠正了患者代谢性酸中毒及电解质紊乱,消化道症状会随之减轻或消失,食欲会得到改善,患者进食量会增加,营养状况会好转。透析是否充分不仅要看患者症状的改善,还要以透析指标作为参照。

病情稳定的慢性维持性血液透析患者的尿素清除指数(Kt/V)应达到1.2~1.3,蛋白质分解率(PCR)达1.1 g/(kg·d)以上,透析前尿素氮(BUN)达21.4 mmol/L(60 mg/dL)以上,才能保证患者较好的营养状态,减少并发症发生和降低病死率。

透析不充分会导致有害物质在体内潴留,小分子毒素蓄积在体内对脂蛋白酶存在抑制作用、高胰岛素血症促进肝脏对甘油三酯的合成增加和分解减少,以及体内一些促分解代谢激素

的分泌增加,使得患者出现低蛋白血症、高脂血症;同时因血液透析过程中出现的某些细胞因子和补体激活(每透析 5 小时,氨基酸平均丢失 8 g),引起机体分解和代谢增加,以及营养物质丢失,从而引起患者营养不良。

3. **透析不良反应增加营养物质消耗**　患者在透析中对醋酸盐透析液的不耐受、透析失衡、血压过低均会导致恶心、呕吐并影响患者食欲,减少营养物质的摄取,造成脂肪氧化和蛋白质的消耗。

4. **透析水质不达标**　在透析治疗中透析用水质量发生变化、水处理设备问题,或透析设备消毒后消毒液冲洗不彻底,使患者体内产生毒性反应等诸多问题均会增加营养物质的消耗。

## 二、维持性腹膜透析患者营养不良原因

研究表明,有 80%～85% 的腹膜透析患者存在不同程度的蛋白质能量消耗。腹膜透析患者发生营养不良的原因,除传统的影响营养状况因素以外,其主要原因可能与炎症、透析过程中营养素丢失、透析不充分、蛋白质和能量摄入不足、残余肾功能丢失和高分解代谢等因素相关。

**(一) 透析治疗营养素丢失**　腹膜透析患者行透析治疗过程中,尽管毒素和钾离子可依靠浓度梯度从腹膜毛细血管进入透析液中,但蛋白质和氨基酸也会以同样方式进入透析液而导致流失。研究表明,腹膜透析患者蛋白质每日丢失量为 3.5～13.2 g。为避免患者出现一种长期蛋白质的负平衡状态,需确保非蛋白质的摄入量达到可补偿蛋白质的丢失量。蛋白质丢失的变化量的程度与腹膜转运状态有关,与低转运状态比较,高速转运会丢失更多的蛋白质。

**(二) 炎症**　慢性炎症为腹膜透析患者蛋白质分解代谢的另一个重要机制。慢性炎症导致促炎细胞因子释放。研究显示,促炎细胞因子 TNF-α 可被核因子 κB(nuclear factor kappa-B, NF-κB)激活,并通过泛素蛋白酶水解系统促进肌肉消耗。腹膜炎可引起毛细血管"漏"、长期的腹膜炎症、蛋白质丢失和细胞因子的释放等均对营养状况产生严重的不良影响。

**(三) 蛋白质和能量摄入不足**　腹膜透析患者腹膜内注入透析液时,腹膜内压力会升高,可直接导致患者初期出现饱腹感,接着引起患者摄食减少、胃排空慢。尤其是对于体表面积非常小的患者,胃排空慢的表现尤其凸显。同时腹膜透析液还可刺激中枢神经或外周神经,降低食欲或引起厌食,限制食物摄入。

**(四) 透析不充分**　尿毒症毒素在患者体内蓄积,导致患者出现恶心、食欲减退等症状。故充足的营养摄入依赖于充分的透析。研究显示,相对分子质量为 100～1 500 D 的毒素会抑制食欲,适量调整透析处方,给予充分透析清除部分毒素后,患者的食欲好转且摄食量增多。一项有关腹膜透析患者的腹膜透析充分性与营养状况的队列研究发现接受腹膜透析后,尿素清除指数 Kt/V 的基线水平影响生命质量,相反,较低的基线 nPCR 水平与生活质量恶化有关。

**(五) 高分解代谢状态**　高分解代谢状态会导致胰高血糖素、儿茶酚胺等激素上升,也可影响蛋白质合成代谢。腹膜透析患者由于炎症、蛋白质和能量失衡、胰岛素抵抗或糖尿病、感染、心血管疾病、酸中毒、生长激素等因素,易处于高分解代谢状态。代谢性酸中毒也与腹膜透析患者营养状况有关。酸中毒易导致蛋白质分解代谢并产生氮的负平衡。

**(六) 心理因素**　透析治疗是一个加重患者心理负担的因素。某些患者具有严重的抑郁

症状或表情淡漠。这些情绪可引起食欲减退和营养状况的降低。

## 第三节 维持性透析患者营养评估

营养评估是维持性透析患者营养治疗的基础,应根据患者肾功能、蛋白尿等情况,结合人体测量、饮食调查、生化指标,以及主观综合营养评估(subjective global assessment,SGA)的结果,全面评估患者的营养状况,并通过定期监测,制订和调整营养治疗方案。

### 一、人体测量

**(一)体质指数(BMI)** BMI被认为是维持性透析患者死亡率的独立预测因素。维持性透析患者应当将实际体重与理想或平均标准体重做比较。对于维持性透析患者,将体重降低值与初始值做比较,具有重要意义。BMI无法评估体内脂肪量及脂肪分布情况,尤其是在肾脏病患者中。在使用体重评估时,应注意根据患者情况选用实际体重、历史体重、体重变化和因各种原因导致水肿时的调整体重来进行判断。

**(二)肱二头肌或肱三头肌皮褶厚度** 用于评估以脂肪形式储存于体内的能量,上臂肌围则可反映肌肉蛋白保有量。对于维持性透析患者,测量时需避免患者处于水潴留状态,以免造成测量结果偏移。当患者任意一侧的上臂围和肱三头肌皮褶厚度低于正常值的25%,即可认为营养不良。

1. 上臂围 用钢尺测量肩峰与鹰嘴连线,取中点处用皮尺测臂围。

2. 测量肱三头肌皮褶厚度 使用皮褶厚度计和皮尺,测上臂中点上方1 cm处,厚度计压力稳定在 10 g/mm²,接触面积为 30~100 mm²。男性肱三头肌皮褶厚度正常值应达到 8.3 mm,女性肱三头肌皮褶厚度正常值应达到 15.3 mm。

评价标准:与正常值相比>90%为营养正常;80%~90%为轻度体脂消耗;60%~80%为中度体脂消耗;<60%为重度体脂消耗。

3. 上臂肌围 由上臂围和肱三头肌皮褶厚度计算所得。计算公式:

$$上臂肌围(cm)=上臂围(cm)-0.314×肱三头肌皮褶厚度(mm)$$

正常值:男性上臂肌围正常值应达到 25.3 cm,女性上臂肌围正常值应达到 23.2 cm。
评价标准:与正常值相比>90%为正常;80%~90%为轻度肌蛋白消耗;60%~80%为中度肌蛋白消耗;<60%为重度肌蛋白消耗。

4. 上臂脂肪面积 由上臂围和肱三头肌皮褶厚度计算所得。计算公式:

$$上臂脂肪面积=(上臂围×肱三头肌皮褶厚度)÷2-[π×(肱三头肌皮褶厚度)^2]÷4$$

**(三)人体成分分析** 推荐采用生物电阻抗分析法(bioelectrical impedance analysis,BIA)对人体成分进行分析,主要包括肌肉组织指数、脂肪组织指数、肌肉组织含量、脂肪组织含量、干体重、水肿指数、相位角及容量负荷等指标。为了增加检测的可重复性,BIA应当在透析治疗结束后120分钟内进行。高危营养不良的血液透析患者,如老年人或有合并症者增加监测频率,建议每个月评估1次;营养状态良好且稳定的血液透析患者建议每3~6个月评估1次。

## 二、饮食调查

通过饮食调查掌握 MHD 患者的膳食摄入情况，具体可采用饮食记录或饮食日记等方法。饮食记录能减少因回忆进食内容而产生的误差；如果可以对食物进行称量，可进一步减少因估计摄入量而产生的误差；通过 3~14 天的饮食记录可以得到相对准确的结果。饮食日记则需要记录食物的种类及摄入量，通常由患者自己完成。美国国家肾脏基金会（NKF）肾脏病预后质量倡议（KDOQI）推荐使用 3 日饮食记录法进行饮食调查。

## 三、生化指标

生化指标主要包括标准化总氮表现率蛋白相当量（normalized protein nitrogen appearance rate, nPNA）、血清白蛋白（serum albumin, SAlb）、血清肌酐（serum creatinine, SCr）、血清前白蛋白（serum prealbumin, SPrealb）、胆固醇等。对于临床状况稳定的患者，建议常规每 3 个月进行一次检测。

## 四、主观综合营养评估（SGA）

SGA 是一种评价营养状况的临床方法，包括病史调查和身体指标。病史调查包括 5 个方面：① 近 6 个月内体重减轻的百分比；② 膳食营养摄入情况；③ 厌食、恶心、呕吐、腹泻及腹痛等症状；④ 机体功能状态；⑤ 潜在疾病状态下代谢需求。身体指标评估内容包括皮下脂肪，颞部肌肉、三角肌及股四头肌肌肉消耗量，踝部和骶部有无水肿，以及有无腹水等。

对于 MHD 患者，SGA 有良好的可重复性并与最终结果密切相关。同时推荐使用其他评分系统，包括校正的 SGA、透析营养不良评分及营养不良炎症积分（malnutrition inflammation score, MIS），这些评分系统综合了主观和客观因素。

维持性透析患者营养状况评估的关键点，在于对患者的营养状况进行常规监测，以及时发现营养不良等情况。此外，常规监测的同时，需评价营养干预的效果及患者的依从性。维持性透析患者的营养状况评估管理流程，详见图 32-1。临床中，对于可能发展为 PEW 或已存在 PEW 的维持性血液透析患者，建议每 6 个月进行一次体格测量、膳食回顾和 SGA 等评估。

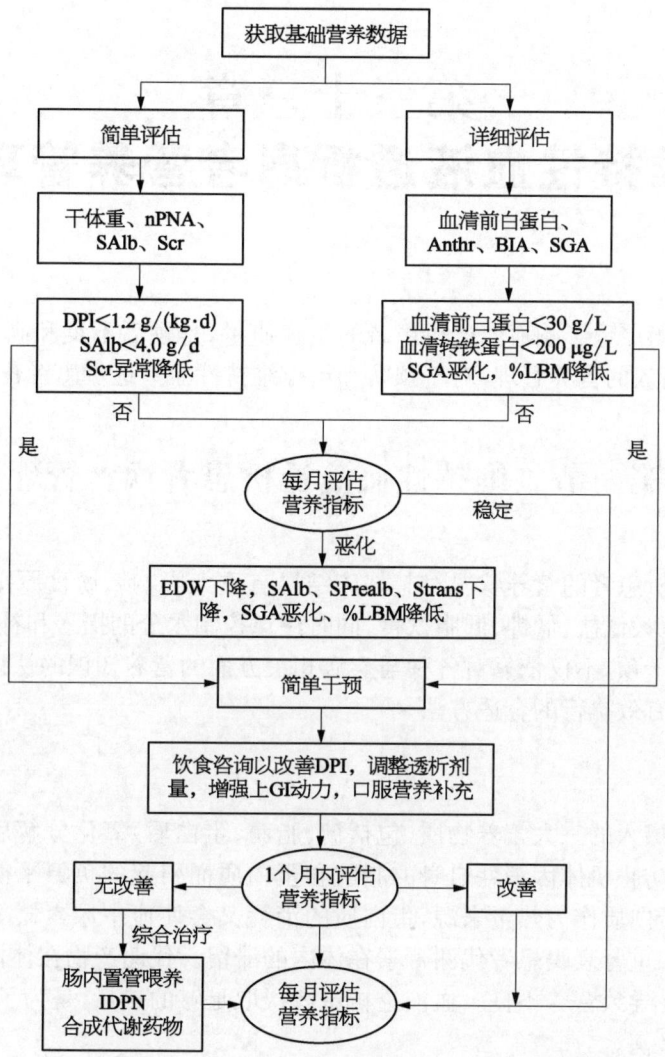

**图 32-1　MHD 患者的营养状况评估和管理流程图**

Anthr, anthropometric measurements：体格测量；BIA, bioelectrical impedance analysis：生物电阻抗分析仪；DPI, dietary protein intake：饮食蛋白质摄入量；EDW, estimated dry weight：干体重；GI, gastrointestinal：消化道；IDPN, intradialytic parenteral nutrition：透析中肠外营养；LBM, lean body mass：瘦体组织；nPNA, normalized protein nitrogen appearance rate：标准化总氮表现率蛋白相当量；SAlb, serum albumin：血清白（清）蛋白；Scr, serum creatinine：血清肌酐；SGA, subjective global assessment：主观综合营养评估；SPrealb, serum prealbumin：血清前白蛋白。

（王蔚琼）

# 第三十三章
# 维持性血液透析患者营养管理

代谢和营养失衡严重影响血液透析患者的生存质量,是预后不良和高死亡率的独立危险因素之一。合理、高效的营养管理,对于预防和治疗维持性血液透析患者营养不良至关重要。

## 第一节 维持性血液透析患者饮食管理

维持性血液透析患者的营养状况对其临床结局有重大影响。饮食原则需遵循高热量、优质蛋白质、高钙、低磷、低盐、低钾、低脂饮食,同时注意控制水分的摄入和补充适量的水溶性维生素。有效的营养干预,不仅依靠对各种与疾病相关方面的营养知识的认识,而且依赖于找到能使患者饮食计划有效执行的合适方法。

### 一、总热量

总热量是人体摄入的三大营养物质(包括糖、脂肪、蛋白质)氧化分解后所产生的总热能。摄取足够热量可以防止机体因消耗自身的脂肪和蛋白质而引起的负氮平衡,没有足够热量的供给,机体将分解蛋白质作为热量来源,蛋白质的消耗又会使血中尿素氮等代谢产物增高,从而增加肾脏负担,加重肾衰竭患者代谢毒素在体内的滞留。代谢产物在体内积蓄多了,会对各脏器造成负担,最终导致营养不良。血液透析患者摄取足够的热量,是为了避免机体消耗蛋白质,防止引起负氮平衡。

国内学者认为血液透析患者基本总热量需求是 146.44 kJ/(kg·d)[35 kcal/(kg·d)],糖类占总热量的 55%~60%,蛋白质占总热量的 15%~20%,脂肪占总热量的 25%~30%。

### 二、蛋白质

(一)**蛋白质摄入原则** 透析患者蛋白质摄入量的管理非常重要。蛋白质是组成人体组织细胞最基本的物质,蛋白质由氨基酸组成,其中 8 种必需氨基酸是人体所不能合成的,必须由外界摄取,因此蛋白质的过分限制会出现必需氨基酸缺乏,使患者处于低营养状态,并使血浆蛋白低下,加重患者外周水肿。蛋白质摄入过多也会使血磷浓度增高,加重患者的氮质血症。由于血液透析治疗存在氨基酸等营养物质的丢失,营养不良患者血浆蛋白浓度低下时还会降低在透析治疗中对除水的耐受性。

国内学者认为适当的蛋白质摄入量是 1.2~1.5 g/(kg·d),并且应当占总热量的 15%~20%,还应根据血磷浓度适当进行调整。

在蛋白质的摄取中,应当注意蛋白质生物价的问题,食品中蛋白质种类不同,其蛋白质生物价也不相同。血液透析患者在使用普通透析器进行治疗中,由于治疗本身对患者体内中分子物质的清除率低,使中分子代谢毒素在体内积蓄引发一系列临床症状。为了从源头上控制含非必需氨基酸的植物性蛋白质的摄入,应选择摄取食物中富含必需氨基酸的优质动物性蛋白质,如肉、蛋、鱼、禽、奶类,从而减少植物性蛋白质在体内代谢后生成的中分子物质。植物性蛋白质来源于豆类、谷物,应尽量减少豆类食品的摄入。

**(二) 蛋白质摄入量的计算** 方法如下。

$$总蛋白质=[1.0\sim1.2g/(kg\cdot d)]\times标准体重$$

按计算得出的总蛋白质量进行饮食选择和三餐分配。

**(三) 对患者蛋白质摄入量的评价** 评价患者蛋白质的摄入量是否合适,需从摄入食物中统计蛋白质含量,并计算蛋白质中的含氮量(蛋白质的含氮量是16%),从尿素氮的出现率计算氮排出量,用摄入氮量减排出氮量看是否达到氮平衡。

最简便的方法是教会患者记录包括透析日在内的3日饮食流水账,根据实际记录内容对照饮食表,统计蛋白质含量后计算平均每日摄入的蛋白质量。

### 三、糖类

**(一) 糖类摄入原则** 糖类是由淀粉分解而来的,存在于米、面、谷物、薯、土豆等食物中。糖类在体内分解代谢的最终产物是二氧化碳和水,因此,亦称为"碳水化合物"。糖类是人体燃烧热量获能的主要来源,过多摄入会增加体内脂肪储量并引起动脉硬化,过少摄入会造成蛋白质的消耗并引起负氮平衡或加重氮质血症,因此要指导患者适当摄取。糖类摄入量应占总热量的55%~60%。

**(二) 糖类摄入量的计算方法** 最简便的计算方法是根据患者身高得出标准体重,从标准体重计算出总热量,从总热量获取糖类需要量,再将糖类需要量按淀粉类食品量表分配到一日三餐中。

以60 kg体重的人为例,1日需要总热量为8 786.40 kJ(2 100 kcal),其中糖类的摄入量不应超过288.68 g。

**(三) 对患者糖类摄入量的评价** 对患者记录的3日饮食流水账进行统计分类,对淀粉类食物进行计算,根据实际记录内容对照饮食表,计算出淀粉含量后得出平均每日摄入的糖量及产生的热量。

### 四、脂肪

**(一) 脂肪摄入原则** 脂肪在热量中占有重要的地位,1 g脂肪彻底氧化分解产生37.66 kJ(9 kcal)热量,它在氧化供能中产生的热量远高于糖类与蛋白质。脂肪产生的热量应占总热量的20%~30%。

近年来长期透析患者存在的脂蛋白代谢异常引起多方关注,脂蛋白代谢异常促进了动脉硬化与心血管并发症的发生。欧洲移植学会在1987年做过调查,维持性血液透析患者的心肌梗死死亡危险度在35~50岁时是同龄健康人的20倍,55岁以上为9倍,显示了透析患者动脉硬化发展的高危性。我国透析患者心血管并发症发生率高,已经居死亡原因的第1位。因此,应积极控制脂肪的摄入量,特别是长链脂肪酸的摄入。

**(二) 脂肪摄取中应注意的问题** 长链脂肪酸(饱和脂肪酸)来源于牛油、猪油及巧克力、冰激凌、奶油等食品中;中、短链脂肪酸(多为不饱和脂肪酸)来自鸭油、鸡油、鱼油、植物油等。

透析患者摄取脂肪中,含饱和脂肪酸、不饱和脂肪酸、多价不饱和脂肪酸食物的比例应为1∶1.5∶1。应尽量摄取含中、短链脂肪酸的脂类食物,减少动物性脂肪的摄取。

**(三) 脂肪摄入量的计算**　从总热量中计算脂肪需要量,再将脂肪需要量按脂肪类食品量表分配到一日三餐中。如果患者血脂高,应适当减少脂肪摄入量。

以 60 kg 体重的人为例,每日需要总热量 8 786.40 kJ(2 100 kcal),其中脂肪的摄入量不应超过 58.32 g。

### 五、水分摄入量与体重控制

**(一) 饮水量控制原则**　大量研究证实,水负荷过多与心血管死亡率及全因死亡率相关。患者干体重不达标时,增加了心脏前负荷和心排血量,出现高血压、水肿、心包积液、腹腔积液等表现,从而导致患者死亡率增加。控制血液透析患者的水分摄入量,是患者透析间期自我管理的首要内容,也是减少心血管事件发生的重要措施。

间隔 1 日透析者,透析间期体重增加量应控制在干体重的 3% 以内;间隔 2 日透析者,应控制在干体重的 5% 以内。无尿患者的饮水量(包括汤、粥、饮料)为 15 mL/(kg·d),有尿患者饮水量在上述标准基础上附加尿排出量。

**(二) 饮水量的计算方法**　血液透析患者最简便的水分摄入计算方法是量出为入,有尿患者与无尿患者对水的摄入量控制限度不同,详见表 33-1。

表 33-1　血液透析患者饮水量计算方法

| 无 尿 患 者 | 有 尿 患 者 |
| --- | --- |
| 出量:① 粪便含水 50～200 mL。② 无感蒸发水量 850～1 200 mL。③ 尿量无。④ 体内剩余水为饮入水量 500～600 mL | 出量:① 粪便含水 50～200 mL。② 无感蒸发水量 850～1 200 mL。③ 尿量 200～1 500 mL 或更多。④ 体内剩余水与尿量多少有关,无或少量 |
| 入量:① 内生水 200～300 mL。② 固体食物含水量 800～1 000 mL。③ 饮水量 500～600 mL。④ 不应超过 15 mL/(kg·d) | 入量:① 内生水 200～300 mL。② 固体食物含水量 800～1 000 mL。③ 饮水量为尿量+(500～600)mL。④ 有 1 500 mL 尿量,可不控制水 |

### 六、食盐摄入量的管理

限制透析患者水分摄入量的同时,应该限制食盐(NaCl)的摄入量。钠离子是细胞外的主要阳离子,吸引水分在血管与组织间液中,不仅加重外周组织水肿,而且增加血容量使血压增高,导致心力衰竭。当透析患者透析间期体重增长量并不多却发生心力衰竭,主要与患者本身体内有水钠潴留,加之食入的盐过多有关。盐与水相互作用,食用 8 g 盐会吸引 1 L 水分在血液里,血容量增多给心血管系统增加了负荷,使血压增高。过高的血压,使心排血困难,引发心肌肥厚,心脏逐渐增大。同时患者盐分摄入过多,必然引起口渴,造成水分的大量饮入,使体重增加过多,造成治疗中除水量增加,给治疗带来困难。因此,限盐是控水的关键。

关于食盐摄入量,国内学者认为每日 1 g+2 g/尿量(L)。应该为患者提供食物含盐量表,劝其选用低盐饮食,如改用无盐酱油或改变烹调方法,增添其他调味料以减少食盐的使用,控制钠的摄入。

## 七、钾摄入量的管理

**(一) 钾摄入原则**　无尿的透析患者摄入过多含钾(K)高的食物会发生高钾血症,导致心律失常,有生命危险。钾离子为细胞内的主要阳离子,参与心肌的兴奋性。正常的血钾浓度为 3.5～5.5 mmol/L,当患者不控制含钾高的食物摄入时,过多摄入的钾会在体内滞留,当血钾浓度＞6 mmol/L 时,心电图可见 T 波高尖的改变,患者会出现心律失常,甚至会发生心搏骤停。

国内学者认为,血液透析患者每日钾摄入量宜为 1.5 g,不应超过 2 g。如果每日尿量＞1 500 mL,可以不必严格控制。

**(二) 控制钾过多摄入的方法**　为患者提供食物含钾量表,提醒患者禁食或少食含钾高的食物。食物中,干果、干蔬菜、动物内脏、水产类含钾量较高,如 100 g 食物中的含钾量:黄豆 1 503 mg,口蘑 3 106 mg,桂圆 1 438 mg;有些食物含钾量不高但是进食多了也有危险,如草莓 131 mg,枣 375 mg,香蕉 256 mg。指导患者每日根据钾需要量查饮食量表,寻找自己喜欢的食物(或多种食物相加或相减后),再将含钾量符合每日钾需要量的食品分配到一日三餐中。

指导患者减少食物含钾量的方法,如在烹调制作时,可将生蔬菜切开洗涤、浸泡或沸水淖后再烹制,使钾丢失一部分再食用更为安全。必要情况下,患者可备降钾药物,在食用蔬菜、水果多时服用。

由于高血钾有很大的危险性,应指导患者了解高血钾的临床表现和发生高血钾的应对措施。如患者发生口唇或指尖麻木、四肢无力等症状时,应及时到医院就诊,以确定血钾含量,避免发生危险。对高血钾最为有效的紧急处置办法就是依赖血液透析的清除治疗。

## 八、钙、磷摄入量的管理

钙与磷是体内最多的无机盐,主要存在于骨骼和牙齿中。患者肾功能不全后,磷排除障碍使之滞留于血液中,引起一系列临床症状,因此血液透析患者普遍存在钙磷代谢紊乱的问题。血磷浓度的增高不仅引起皮肤瘙痒,还刺激甲状旁腺功能亢进使激素分泌增多,造成骨钙游离出骨进入血液。血钙浓度的增高不仅会导致动脉硬化,而且钙沉积在其他不该停留的部位,如皮下、关节囊腔或组织里,会引起局部疼痛。由此骨质因钙的流失变得疏松,易发生骨折,心血管系统因钙的沉着而受到损害。接受长期透析治疗的患者,应当注意钙与磷的摄入量,预防透析性骨病及继发性甲状旁腺功能亢进等并发症。

**(一) 钙、磷的摄入原则**　国内学者认为血液透析患者钙的需要量为每日 1.0～1.5 g,磷的需要量为每日 0.6～1.2 g。

根据患者个体情况,鼓励患者进食含钙高的食品。应当注意的是,含钙量高的食品中含磷量也高,活性维生素 $D_3$ 在肠道被吸收的同时,磷的吸收量也会增加。还应当注意,磷摄入量的限制又必然导致蛋白质摄入量的减少,方法不当会导致患者营养缺乏,透析患者每日蛋白质需要量为 1.2～1.5 g/kg,其中含磷 920～1 120 mg,使患者磷摄入远远高于标准。因此,应注意食品中钙磷比例,如鸡蛋、牛奶中的钙磷比例比较低。

**(二) 钙、磷的摄入方法**　既要保证营养又要减少磷的摄入量,除了饮食上的控制以外,督促患者在医生的指导下服用磷结合剂非常重要。我国目前使用含钙的磷结合剂较多,在饮食上已有了专门为透析患者准备的低磷奶粉。

在钙、磷的控制问题上,更为重要的是指导患者遵从治疗计划,并遵医嘱适时服用活性维

生素 $D_3$ 制剂和降磷制剂。医生会根据患者体内甲状旁腺素水平的高低调节降钙及降磷药物,维持钙磷平衡,为患者提供更适合个体状况的建议。

### 九、水溶性维生素的需要量

长期维持性血液透析的患者因透析治疗丢失了水溶性维生素,特别是在血液滤过及高效透析时丢失的水溶性维生素更多。如不及时补充维生素,可出现水溶性维生素缺乏,降低机体抵抗力。同时,透析患者由于食欲差和饮食限制造成维生素摄入不足,加之尿毒症产生的代谢产物的毒素作用,阻碍了维生素的吸收,因此透析患者普遍存在水溶性维生素缺乏的问题。血液透析患者每日水溶性维生素需要量详见表33-2。

表33-2 血液透析患者水溶性维生素每日需要量

| 项目 | 需要量(mg) |
| --- | --- |
| 维生素 C | 60~100 |
| 叶酸 | >1.0 |
| 维生素 $B_1$ | 1.5 |
| 维生素 $B_2$ | 1.7 |
| 维生素 $B_6$ | 10 |
| 维生素 $B_{12}$ | 0.006 |

对营养状况进行评估的基础上,根据患者的年龄、病史、透析情况、消化功能、饮食习惯和个体营养状况制订食谱,并由营养师督促实施。采用讲座、组织肾友会等形式对患者进行健康教育,在保证充分透析和对症药物治疗的前提下,帮助患者认识饮食自我护理的重要性,实施科学饮食。

## 第二节 维持性血液透析患者营养不良护理

定期评估与干预维持性血液透析患者的营养状况,直接影响患者的病程、生活质量及生存率。具体干预措施如下。

### 一、改善食欲

导致透析患者饮食摄入不足的原因有很多,并以不同方式、不同程度地影响着维持性血液透析患者的营养状况。透析患者的营养状态直接关系到预后的好坏,因此针对导致饮食摄入不足的原因纠正厌食症状、改善营养状况非常关键。

根据患者厌食的原因制订相应的措施。在排除器质性病变和透析不充分的情况下,鼓励少量多餐,并改进烹饪方式,如食物中添加醋、葱等以刺激食欲;对于胃肠蠕动减弱者,嘱其细嚼慢咽,少吃油腻,鼓励适当运动,必要时可使用胃肠动力药物;由于药物(铁剂、磷结合剂)副作用而严重影响食欲者,建议暂停用药或减量使用;如有合并感染,则积极治疗原发灶,控制感染。

鼓励维持性血液透析患者积极参加社会活动,保持良好的心理状态,以增进食欲。在做好患者心理疏导的同时,经常与家属沟通,为患者营造一个愉快的进食环境。此外,充分透析改善胃肠道症状、纠正酸中毒及减轻胰岛素抵抗、减少蛋白质分解代谢,是保证摄入足够营养的基础。

### 二、提高治疗依从性

饮食治疗是维持性血液透析患者综合治疗的重要方法之一,与治疗效果有密切关系。按医嘱合理进食,不仅可增强机体抵抗力,预防感染,减少复发,还可改善生命质量,防止并发症。患者的依从性对临床治疗效果以及患者的健康恢复影响很大,因此可以采取多种提高患者依从性的策略,如建立全面的健康教育体系,因人制宜,采用多种形式,强调全程教育;改善医疗服务的各个环节;建立良好的护患关系,解答特殊问题;改善家属对患者的照顾态度,加强支持系统;建立患者信息库,坚持持续督促等。这样不仅可提高治疗效果,防治并发症,而且有利于节约卫生资源。

### 三、认知行为疗法

运用支持性心理疗法和治疗性沟通的心理干预措施,鼓励和指导患者采取积极的应对行为,如"注意转移法"就是行之有效的治疗方法之一。使血液透析患者采取有效的应对行为,可减轻情绪障碍,帮助患者顺利度过治疗阶段,提高患者的生活质量。Sagawa 等对 10 例维持性血液透析患者进行为期 14 周的认知行为疗法的研究,发现患者对液体摄入进行自我约束、自我强化和自我监督后,50%的患者达到了预定的液体摄入目标,该研究认为认知行为疗法能够有效帮助患者改变他们的液体摄入行为。

### 四、药物治疗

**(一) 促红细胞生成素(EPO)** 纠正贫血的同时改善血液透析患者的营养状况,推测机制是 EPO 能够使消化的蛋白质更好地被利用,从而显示合成代谢的效果。

**(二) 左旋卡尼汀** 是促进长链脂肪酸氧化的营养素,具有抗氧化的作用,可改善食欲、使营养摄入增加、脂肪利用增多。维持性血液透析患者定期补充左旋卡尼汀,可不同程度提升血红蛋白、血浆总蛋白、血清白蛋白、血清转铁蛋白浓度,同时还能显著提高合用的促红细胞生成素的疗效。

**(三) 重组人生长激素(rh-GH)** 是一种明确的合成代谢激素,它能促进蛋白质合成、减少蛋白质分解和提高食物转化率。

### 五、改善透析用水质量

采用超纯水透析能改善患者体内的炎症和氧化应激状态,可明显提高血红蛋白、血清白蛋白、血清前白蛋白等营养指标。

目前,对透析患者营养不良的管理中,最有效的方法仍不明确,几乎没有完整的随机对照试验能确切地证明任何一种治疗方法的效果,迫切需要开展大规模随机对照试验来探索治疗透析患者营养不良的有效方法。国内外许多学者报道过维持性血液透析患者的营养状况评价与分析,但多数研究或是从生理角度来评价维持性血液透析患者的营养状况、分析营养不良的影响因素、实施营养管理,或仅对维持性血液透析患者的心理状况、社会支持等进行评价和干预。而疾病的发生与发展是一个病理生理过程,也是一个复杂的心理过程,因此应选择合适的营养评价指标(包括主观和客观指标)尽早评估维持性血液透析患者的营养状况,筛查出营养不良的患者并全面找出导致营养不良的因素,使用这些评估资料对营养不良患者实施综合性的、系统化的干预。

(王蔚琼　刘仕艳)

# 第三十四章
# 维持性腹膜透析患者营养管理

营养不良已成为腹膜透析治疗最常见的并发症之一。本章节将对腹膜透析患者营养不良原因、营养状况评估、饮食管理和护理干预方法进行总结。

## 第一节 维持性腹膜透析患者饮食管理

对于腹膜透析患者而言，诸多因素可影响透析患者并发症发生率和死亡率，其中营养不良是主要因素，影响腹膜透析的成败。因此，腹膜透析时应对患者的营养状况进行严密监测，尽可能去除导致患者营养不良的因素，对已发生的营养不良应及时进行纠正，对于提高患者生存率和改善患者生活质量具有重要意义。

### 一、优质蛋白饮食

维持性腹膜透析患者，蛋白质的每日丢失量为 5~15 g，腹膜炎发作时蛋白质的丢失会进一步增加，透析不充分时毒素潴留、食欲下降，饮食蛋白质的摄入减少，使者的营养不良进一步加重。无残余肾功能患者，蛋白质推荐摄入量为 1.0~1.2 g/(kg·d)；有残余肾功能患者，蛋白质推荐摄入量为 0.8~1.0 g/(kg·d)。同时，摄入的蛋白质要 50% 以上为高生物价蛋白，如：鱼、瘦肉、牛奶、鸡蛋等动物蛋白。

### 二、保证充足的热量

腹膜透析患者能量摄入的总体原则与血液透析相同，建议摄入热量 35 kcal/(kg·d)。同时要根据患者的身高、体重、性别、年龄、活动量、饮食史、合并疾病及应激状况进行调整。腹膜透析患者能量摄入除饮食摄入外，还应考虑经腹膜吸收的葡萄糖，其计算公式为

经腹膜吸收葡萄糖量=透析液葡萄糖浓度(mmol/L)×注入透析液总量(L)－
透出液葡萄糖浓度(mmol/L)×透出液总量(L)。

在腹膜功能正常的情况下，腹膜透析液中 60% 的葡萄糖被吸收，即 100~200 g 葡萄糖/24 小时。

### 三、控制钠盐摄入

对于腹膜透析患者，尤其是无残余肾功能的患者，应避免摄入过多的液体和钠盐。不推荐食用低钠盐来限制钠的摄入，因为低钠盐中增加了钾含量，易引起高钾血症。腹膜透析患者控制食盐摄入量应限制在 5 g/d 或钠摄入 2 g/d。避免食用含钠高的食物，如：火腿、咸菜、榨菜

等,同时尽量少用酱油、味精等高钠的调味品,可以用糖、醋、葱、姜、蒜、胡椒粉、八角等低钠调味品来代替。指导患者在购买食物时,可以仔细查看食物成分表,不吃快餐。

### 四、控制水分摄入

严格容量控制能够降低腹膜透析患者死亡率。腹膜透析是一个缓和的治疗过程,没有血液透析控制水分摄入那么严格,推荐容量平衡的腹膜透析患者每日液体摄入量=500 mL+前1天尿量+前1天腹膜透析超滤量。腹透专科护士需指导患者腹透超滤量计算,并指导患者掌握居家治疗容量管理知识。摄入量不仅是指饮用水,还包括食物中隐藏的水分,如富含水分的水果、蔬菜、粥、面条里的汤等。日常生活中,腹透患者可以用带刻度的水杯喝水,帮助明确每日饮水量,并且小口饮水,尽量不要一饮而尽;也可食用一些酸味食品或嚼口香糖,来帮助缓解口渴感;天气干燥时,使用加湿器增加房间的空气湿度,也可减少口腔干燥感。

### 五、控制钾的摄入

钾的摄入应根据血钾水平而定,因腹膜透析液中不含钾,且每次腹透换液都有钾排出,一般不需要限制钾。如果患者食欲差,常可发生低血钾,应推荐高钾饮食或补充钾制剂。当然,也有部分患者会出现高钾血症。所以,给腹膜透析患者的饮食建议是:根据血钾值调整饮食。血钾低时,可以进食含钾高的食物,如:蘑菇、红枣、西红柿、香蕉、土豆等,或者遵医嘱服用钾制剂;血钾偏高时,立即停止服用补钾药物,同时食用含钾低的食物,如:苹果、黄瓜、茄子、卷心菜等,必要时遵医嘱服用降钾药物。无论高钾还是低钾治疗,都要做好及时监测。

### 六、其他

对于钙、磷摄入管理、维生素和微量元素管理及外源性营养素摄入,参照血液透析患者饮食管理。

饮食管理是一项长期而艰巨的任务,加强饮食管理对提高腹膜透析患者的生活质量具有重要意义。合理、科学的饮食管理,既可以改善营养状态,也可以提高患者的生活质量。

## 第二节 维持性腹膜透析患者营养不良护理

腹膜透析患者发生营养不良的原因有很多,患病率为 11.7%~47.8%,腹膜透析患者营养管理贯穿于治疗全过程,对减少腹透相关并发症,改善患者预后及减少医疗费用支出有非常重要的意义。

### 一、加强患者及家属教育

定期营养评估,了解患者营养状况。指导和培训患者与家属营养相关知识,有助于提高患者依从性、提升综合治疗水平、改善营养状况。营养师开展膳食调查后进行针对性教育,如低盐、低磷饮食、优质蛋白质摄入、容量管理等营养科普知识,指导患者及家属适当调整饮食结构。患有焦虑、抑郁等精神类疾病的腹膜透析患者,在宣教时应加强心理辅导治疗,家属的关心与支持尤为重要。

## 二、个体化饮食制订

根据患者的个体情况、营养状态、病情等来确定。基于食物成分表及食品交换份的个体化膳食处方,根据患者身高、体重、活动强度、CKD 分期等,计算患者每日需要总能量及蛋白质,并计算出以食物蛋白质为基础的交换份的份数,结合患者生活习惯,最终分配至全日各餐。对于严重疾病、蛋白质丢失严重的患者,可遵医嘱适当提高蛋白质的摄入量。患者在摄入蛋白质时,应尽量均匀分配在每餐中,以保持血浆蛋白的稳定水平。饮食应以高质量的蛋白质为主,如瘦肉、鱼类、奶制品、豆类、蛋类等。需要注意的是,患者在摄入蛋白质时要避免摄入量过多,以免增加肾脏负担。同时,应定期检测患者 24 小时尿尿素排泄量和 24 小时腹膜透析液尿素排泄量以评估患者蛋白质实际入量,保持氮平衡状态。采用三日膳食回顾法定期评估膳食摄入能量及营养素量。

## 三、充分透析

规律腹膜透析患者定期完成透析充分性评估,对于透析不充分的患者,可通过延长透析时间、增加透析剂量、改变透析模式/方式,增加毒素清除。及时充分透析一方面可以有效清除腹透患者体内的尿毒症毒素,减轻胃肠道症状,另一方面可以有效达到容量平衡状态。

## 四、保护残余肾功能

患者残余肾功能丧失后,对体内炎症或促炎症因子的清除能力下降,致使一些物质在体内潴留,增加患者炎症状态。有效保护残余肾功能,包括严格的容量控制、合适的透析处方、改善心功能、积极治疗原发病、避免肾毒性药物、造影肾损害等。

## 五、合并症管理

腹膜透析时,有一些伴发的疾病,如心力衰竭、糖尿病、全身或局部的急慢性感染、消化系统疾病等,可导致患者发生营养不良。糖尿病会并发神经病变,可导致胃轻瘫,使患者食欲差影响营养摄入,尽可能将血糖控制在正常范围内。减少腹膜炎等并发症有助于改善患者 PEW,应严格落实患者及家属的腹膜透析实践操作培训与教育。腹膜透析患者发生营养不良与机体的微炎症状态有关,代谢产物潴留、使用生物不相容性透析液、容量负荷、残余肾功能减退等,都会导致腹透患者存在微炎症状态,低葡萄糖降解产物及 Icodextron 等新型腹膜透析液也可较好保护腹膜功能,纠正微炎症状态。

## 六、药物治疗

生长激素、胰岛素依赖生长因子和雄激素等可促进蛋白质合成代谢,减轻 PEW。对经口摄食不足或无法维持足够的营养状况者,可给予口服营养补充剂;同时,食欲兴奋剂使用、口服必需氨基酸、酮酸,或透析液中加入氨基酸等方法也可有效改善 PD 患者营养状况,预防 PEW 发生。补充维生素 D 可降低腹膜炎发生风险、减少蛋白质丢失。

营养问题在腹膜透析患者中较为常见,通过营养评估、人体测量、生化检查和物理检查综合评估,可早发现、早诊断。而加强患者宣教、综合治疗及制订个体化营养治疗方案是防治腹膜透析营养不良的关键。

(王蔚琼)

# 第七篇　维持性透析患者康复护理

透析作为一种肾脏替代疗法,可以有效缓解患者的不适症状,改善患者身体功能,使其提高生存率,但透析在一定程度上也会使患者的生理、心理及社会功能受到损害。有效地提高患者透析充分性和生活质量是长期以来医护人员的研究方向和努力目标。研究显示,透析患者良好的自我护理及充分的宣教可以很大程度地促进健康,提高生活品质。

# 第三十五章
# 维持性透析患者运动康复

维持性透析治疗(血液透析或腹膜透析)的终末期肾病患者进行合适的运动康复,可增加透析患者的心肺耐力、改善肌力和肌肉容积、降低心血管疾病风险、提高生活质量,本章节对维持性透析患者制订合适的运动康复计划,并对其运动康复护理相关内容进行逐一介绍。

## 第一节 维持性透析患者运动康复意义

通过适当的运动能改善透析患者肌肉的活动功能及提高有氧活动能力,可更有效地控制血压、降低血糖、提高透析效果、提高神经系统的敏感度、改善心理状况等。

(一)**心血管方面** 由运动形成多种刺激,传入与传出冲动,可使机体心肌收缩力增强,促进心排血功能。运动对血压调节具有一定的作用,血压变异性(blood pressure variability,BPV)高被认为是不良预后因素,与慢性肾脏病的进展有关,抗阻运动可以减少患者透析中收缩压BPV。适当运动可提高机体血压对于环境、生理状况等的敏感性,增强心血管系统适应性、耐受性等,故可改善维持性透析患者低血压时的不适症状。

(二)**肌力恢复** 大部分维持性透析患者均存在骨骼肌萎缩现象,有效的运动可以促进机体的合成和代谢,影响肌肉的代谢和功能,激活过氧化物酶体增殖物激活受体(peroxisome proliferator-activated receptor,PPAR),减少肌肉组织炎症;促进肌肉蛋白合成,从而提高肌肉力量,减轻骨骼肌萎缩。

(三)**透析充分性** 透析中低强度运动能够加快尿素、肌酐等溶质含量较多的肌肉组织血流速度,提升组织细胞内溶质的转运速度,有效促进肌酐、尿素清除,提高了透析的充分性。此外,透析中运动使组织细胞内的尿素等溶质不断提前进入血液循环,使各室间溶质的浓度梯度降低,各室间溶质的不平衡减小,减少了透析后溶质的反弹,透析的充分性进一步增加。

(四)**睡眠质量** 透析治疗中运动可以提高毒素的清除率,减少尿毒症毒素蓄积引起的皮肤瘙痒、肾性骨病和不安腿综合征等不适以及并发症,使患者更加舒适,促进睡眠。运动可促进大脑内啡肽释放,使人精神愉快,有效地把注意力从焦虑、失落等负性情绪中转移出来,促进深度睡眠。

(五)**营养改善** 长期透析治疗易使患者血液中蛋白质丢失,导致营养不良,机体免疫力降低。适当的运动干预对白蛋白、前白蛋白、血红蛋白、转铁蛋白等营养指标水平有明显改善作用。运动可使患者食欲得以改善,营养的补充更加全面。

(六)**心理状态** 运动可为患者增加互相接触交流的机会,患者之间互相鼓励、倾诉,减轻了心理压力;运动后的兴奋也可分散患者的注意力。通过有计划的锻炼,能够有效降低患者抑郁和焦虑的评分。患者可切实体会到自己身体得以恢复,从而获得战胜疾病的自信。运动康复过程中康复治疗师的言语交流及鼓励,可以疏导患者心情,也增加患者治疗疾病的信心。

(七)社会功能  运动可提高透析充分性,减少并发症,改善不适症状,患者通过运动释放心理压力,能够更好地正视疾病,从而能够更加容易融入社会生活。

## 第二节  维持性透析患者运动康复管理

### 一、维持性透析患者运动康复的实施准备

(一)成立运动康复小组

1. 组长  负责人员培训及协调运动康复护理过程中出现的各种问题,制订运动康复内容、方法,促进各成员沟通合作,评估运动康复效果,及时发现和解决问题。

2. 责任护士  责任护士收集患者的身体状态情况,了解患者喜好,以便于制订个性化的运动护理方案,对患者进行运动宣教和实施。

3. 肾脏科医师  医护配合共同观察,处理运动护理过程中出现的不良事件。对于透析间期患者进行随访和远程指导。

4. 康复科医师  根据患者的年龄、性别、生理状况、体力活动能力特点合理制订、调整患者个性化运动处方。

5. 信息员  收集患者经过运动护理前后的各项生理数据,通过数据对比为康复医师运动处方的开具及方案调整提供信息。

(二)工具及设备  由于患者对运动护理方面知识的缺乏,可制作健康教育手册、视频或开展讲座,利用网络公众号等形式增加对运动护理的理解,提高对运动重要性的认识,并通过这些形式教会患者运动的方式和方法。透析中心可为患者准备脚踏、握力器、拉力带等工具方便患者进行透析中运动。有条件的透析中心还可建立运动康复训练室。

### 二、维持性透析患者运动康复的实施流程

(一)康复训练前评估  包括临床情况、生理功能及活动量评估。

运动康复训练之前,告知维持性透析患者运动相关的获益及不良事件,正确指导和监督患者的运动训练,制订个体化的运动处方,签署知情同意书尤为重要。维持性透析患者应在医护人员监督下进行运动测试,监测患者的血压、血氧饱和度、心电图、Borg 主观疲劳感觉评分(rating of perceived exercise,RPE)及临床症状,保证运动测试过程中的安全性,除外运动训练中心血管事件高风险的患者(如运动诱发不稳定型心绞痛等)。运动强度根据最大摄氧量(maximal oxygen uptake,$VO_{2max}$)水平分为低、中、高强度 3 个类别,低强度运动指运动时的摄氧量小于 $VO_{2max}$ 的 50%,中强度运动需达到 $VO_{2max}$ 的 50%~70%,高强度运动则需大于 $VO_{2max}$ 的 70%。不能完成运动负荷试验(graded exercise test,GXT)的,临床上常使用简易运动能力测试代替 GXT 来评估透析患者的功能状态。这些简易运动能力测试简单易行,可以评估其生理功能,为制订运动处方时运动强度的选择提供参考,但并不能得出量化的指标直接用来指导运动处方的制订。

(二)制订运动处方  维持性透析患者的运动处方以 FITT[运动频率(frequency)、强度(intensity)、时间(time)、类型(type)]为原则进行制订,具体内容参见血液透析、腹膜透析患者

运动处方的制订。

运动处方制订时应注意，维持性透析患者病情较复杂、临床合并症多，建议从低强度运动训练开始，逐渐达到中等强度的运动水平。由于药物、液体负荷等因素对心率的影响，不推荐根据最大心率[（220－年龄）×（60%～75%）]来评估运动强度。Borg 主观疲劳感觉评分表（RPE）11～13 分是目前公认适合透析患者运动时的强度。

**（三）再次评估** 每 4～6 个月再评估维持性透析患者生理功能和体力活动以调整运动处方。

**（四）维持康复训练治疗** 维持性透析患者运动训练达到功能改善的时间一般在 3～6 个月，如果停止运动训练，机体生理功能在数周内就可以还原至运动前的状态，因此建议透析患者尽可能持之以恒地进行运动康复训练。

## 第三节　血液透析患者运动康复护理

### 一、血液透析患者运动康复的安全性

血液透析（hemodialysis，HD）患者存在不同程度的生活自理能力下降或体力活动障碍。运动能改善患者钙磷代谢、营养状态、生活质量、心理与睡眠状况，防止肌肉萎缩，提高免疫、心肺功能与透析充分性，还有助于控制血压与血糖。血液透析间期有氧和（或）阻力训练运动疗法可能是安全的。对有条件的血液透析中心（室），建议并鼓励患者积极参与定期规律的运动锻炼。

### 二、血液透析患者运动康复的评估

运动前应综合评估患者既往史、目前疾病情况、运动能力及心血管危险因素。具体评估内容参见透析患者运动康复实施流程的康复训练前评估。运动前评估绝对禁忌证：① 未控制的高血压，潜在致病性心律失常，心绞痛；② 严重脑血管并发症；③ 透析前持续高钾血症，严重肾性骨病；④ 严重贫血及有出血倾向的患者。

### 三、血液透析患者运动处方的制订

运动处方的设立应该由专业医护人员来制订，最好应根据指南和相关文献由多学科团队及运动康复小组合作制订。对规律运动的透析患者，每 6 个月重新评估 1 次；以 FITT 原则制订个体化运动处方。在制订运动处方的同时要强调运动安全性，遵循"由少至多、由轻至重、循序渐进、有周期性、适度恢复"的原则。

**（一）运动频率** 每周 3～5 次，每次运动时间为 30～60 分钟。

**（二）运动强度** 中低强度的运动量为宜，心率以不超过最大心率的 60%～70% 或主观疲劳感觉评分 12～16 分，即自感稍累或累，但又不精疲力竭的状态。

**（三）运动时间**

1. 透析间期　饭后 2 小时、至少睡前 1 小时，早晨与傍晚为佳。
2. 透析中运动　治疗过程中前 2 小时或治疗过程中。

**（四）运动方式** 不同的锻炼方式对改善透析患者生存有差异，尤以透析中呼吸锻炼、透

析中或非透析中的有氧联合抗阻运动效果最为明显,建议联合多种方法。

1. 灵活性运动　通过柔和的肌肉拉伸和慢动作练习来增加患者肌肉的柔软性及关节活动范围,帮助防止肌肉在其他运动训练中拉伤或撕裂。一般多与有氧运动相结合,在运动训练的准备和结束阶段进行,包括太极拳、广场舞、八段锦等。

2. 有氧运动　指大量肌肉群有节律地、持续地活动,可通过调用和协调循环系统和呼吸系统来改善心肺功能,提高运动耐受量。有氧运动简单易行,尤其是居家运动训练,易与日常生活结合,不需要实验室设备或参与课程培训,适合透析患者长期保持。非透析期,如行走、慢跑、游泳、保健操、太极拳等;透析过程中脚踏车等。以踏车运动为例,开始被动运动5~10分钟,逐渐增加膝-踝关节活动范围,然后进行主动踏车运动20~30分钟,通过设定踏车阻力和速度调节强度,最后低阻力慢速(RPE 8~9分钟)主动/被动放松运动5~10分钟。

3. 抗阻力运动　肌肉拮抗自身重力或者克服外来阻力时进行的主动运动,可以恢复和发展肌力。血管通路为动静脉内瘘患者,透析治疗过程中禁止在内瘘侧肢体进行抗阻力运动。抗阻力运动训练一般需要完成5~10个动作(包含8~12个大肌群),运动负荷建议根据患者肌力状况,采用递增式抗阻运动训练(progressive resistance exercise,PRE),起始抗阻运动训练,可以先拮抗自身重力的运动,包括上下肢屈伸、伸展、抬起、落下的运动,开始重复能达到的最多次数(达到10次),然后开始第二个动作,每个动作完成10次为1组,直至轻松完成3~5组,然后开始增加抗阻运动训练的负荷,包括哑铃、踝扣或弹力带,初始重量为0.5~1.0 kg(以增加后每个动作每次重复可达10次为宜);也可以进行透析中联合有氧、抗阻和柔软性训练为一体的卧位体操运动训练。

（五）运动终止指征　明显疲劳、与运动不相符的呼吸困难、胸痛、快速或不规则心律失常、低血压或高血压发作、头痛或嗜睡、肌肉痉挛、关节疼痛等明显不适。

（六）禁忌证　透析方案及服药方案改变初期、发热、严重心血管病变、血压过高、血压过低、视网膜病变、体能状况恶化、未控制好血糖的糖尿病、严重贫血(Hb<60 g/L)、发生过骨折的肾性骨营养不良或运动可能加重关节、骨骼病变等。透析间期体重增加>5%干体重时,不宜进行透析期运动。

## 四、血液透析患者运动康复的注意事项

血液透析患者运动目前包括:透析中运动、透析间期运动及非监督指导下的居家运动。临床状况稳定的血液透析患者可以进行居家运动训练,或专业人员监督下的运动训练和透析中运动。而对于透析中血流动力学不稳定的患者可以选择透析间期运动,通过改善心肺功能,增加其透析时血流动力学的稳定性。

（一）透析中运动康复　所有血液透析患者透析中运动均需要进行运动前的热身、运动后的放松,透析过程中运动方式由专业康复人员制订。

(1) 选择每次透析开始后的1~2小时内进行(避免低血压、肌肉痉挛、低血糖等并发症)。

(2) 运动前后监测患者的血压、心率、RPE评分,运动前后询问患者有无喘憋、胸痛、严重关节痛等不适症状。

(3) 合并糖尿病患者,运动前后应监测血糖。

(4) 运动应该在中等强度下进行,即RPE量表的12~14分,运动量应循序渐进调整持续时间、频率和(或)强度,直至达到预期的运动目标(维持)。

(5) 若患者出现下列指征,应立即停止运动:① 胸、臂、颈或下颌等部位烧灼痛、酸痛、缩

窄感；② 严重的胸闷、气短，交谈困难；③ 头痛、头晕、黑矇、周身无力；④ 严重心律失常；⑤ 运动相关的肌肉痉挛、关节疼痛等。

**(二)透析间期的运动康复**　体能状态好、合并症少的患者，可以在院内/院外的健身房进行有专业人员监督的中高强度运动训练，包括跑步机或上肢转轮设备的运动训练。每次训练共90分钟，包括热身阶段的拉伸运动（15~20分钟），之后20~50分钟的踏车运动，最后为15~20分钟的放松运动。每周2~3次为宜。

**(三)非监督指导下的居家运动康复**　为了保证居家运动康复训练的安全性，开具运动处方前需要对MHD患者及其家属进行运动训练的相关教育，主要包括评估运动强度及运动安全注意事项，明确家属在运动康复中的支持、监督和指导作用。鼓励患者循序渐进地增加日常生活活动（包括步行、家务、园艺等）的时间和强度，运动处方宜简单、安全、可长期坚持，每次30~45分钟，每周3~5次。

## 第四节　腹膜透析患者运动康复护理

腹膜透析患者的运动康复可以维持残余肾功能，潜在地降低PD患者的病死率，提高患者的躯体功能与生活质量。

### 一、腹膜透析患者运动康复的安全性

由于PD患者运动相关研究有限，以及担心运动导致腹膜透析导管移位、液体渗漏和疝气等并发症，PD患者通常不被鼓励参加各种运动，尤其是抗阻运动项目。但是关于PD患者运动的文献荟萃分析并未发现运动导致严重不良事件的报道，相关研究报道发生心血管事件的风险非常低，且主要与运动强度相关，接受透析的终末期肾病患者无论进行何种运动，都可以改善身体机能的客观指标。因此，在当前有限的证据下，PD患者进行适宜强度的运动干预是安全的。

### 二、腹膜透析患者运动康复的评估

PD患者运动锻炼之前，应在医护人员监督下进行运动前的评估，包括患者的精神状态、体温、心率、血压、血氧饱和度、心电图、Borg主观疲劳感觉评分及临床症状，保证运动的安全性。运动方案的选择，要依据身体的运动能力。运动负荷试验（graded exercise test，GXT）可以客观地评估患者对运动锻炼的承受能力，但是腹膜透析患者由于日常携带腹膜透析导管，腹部保留腹膜透析液，较难完成，所以不推荐GXT测定患者的$VO_{2max}$来评估腹膜透析患者的运动能力。6分钟步行试验（six-minute walk test，6MWT）是比较常见的简易运动能力测试，根据测试后RPE得分判断运动能力，操作简单，容易实施。运动锻炼的效果，最短2个月，最长6个月可以观察到身体功能的改善，可以2~6个月重新评估患者的运动能力，以便调整运动方案。综合考虑PD患者复诊的时间节点，调整为4~6个月再评估为宜。

### 三、腹膜透析患者运动处方的制订

**(一)运动频率**　有氧运动每周3次，抗阻运动每周2次；每周至少需要进行3次运动训练。

**（二）运动强度** 推荐 PD 患者进行中等运动强度的运动。肾功能障碍的患者进行高强度的运动被认为是肾衰竭进展的危险因素。推测高强度运动时，肌肉、心脏、肺的血液分配率提高，肾血流量下降，导致尿蛋白排出量增加，肾小球滤过率下降，进一步损害肾功能。使用 RPE 感知运动强度的推荐范围为 11～13 分。身体功能较差的患者，可以先从步行开始，逐渐延长步行时间，从而改善基础运动功能。PD 患者抗阻运动的强度一般建议运动 8～12 个大肌群，10～15 次 60%～70%一次最大重量负荷（one-repetition maximum，1RM）。PD 患者进行灵活性训练时需要减少屈曲角度和拉伸幅度，以减轻对关节的压力和避免过度拉伸引起腹膜透析导管的意外断裂。

**（三）运动时间** 建议每次运动 30～60 分钟。不建议在同一天进行有氧运动和抗阻运动。因为组织、肌肉的修复与再生需要时间。对于基础功能较差的患者，运动可以分 2～3 次进行，从而达到运动的目标时间。

**（四）运动方式** 推荐 PD 患者的运动方式为有氧运动、抗阻运动、有氧运动联合抗阻运动。适用于 PD 患者的有氧运动方式包括跑步、步行、骑车等，但是不推荐 PD 患者游泳，可能会增加透析管感染的风险。抗阻运动是肌肉在克服外来阻力时进行的主动运动，可以增长肌肉密度，增加肌力。适用于 PD 患者的抗阻运动方法有拉伸弹力带、拮抗自身重力等，但不包括举重。建议将有氧运动和抗阻运动结合起来，而不是只做某一种类型的锻炼。另外训练灵活性和柔韧性的锻炼方法，比如体操、八段锦也适用于 PD 患者。

**（五）运动干预时机** 建议患者在干腹状态时进行强度较大的运动，如骑自行车；强度低的运动可以在湿腹状态下进行，如步行。国内指南建议，腹膜透析患者应在腹腔中的透析液排空后或者存腹少量的情况下运动。可见腹膜透析患者运动干预时机目前国内外还缺乏统一的意见。

**（六）运动停止指征** 运动过程中发生胸闷、气短、头晕、黑矇、周身无力等。

**（七）禁忌证** ① 血压>180/110 mmHg，或血压<90/60 mmHg；② 严重的心力衰竭、心律失常，重度心包积液、瓣膜狭窄，肥厚性心肌病等；③ 急性全身炎症性疾病；④ 下肢严重水肿、发红和疼痛；⑤ 腹膜炎。

### 四、腹膜透析患者运动康复的注意事项

（1）对于运动能力明显下降或者处于久坐状态的患者，运动康复的起始阶段主要是提高 PD 患者的身体活动水平，建议每周进行 3～5 次步行训练。

（2）对于能够独立完成日常活动，平时很少进行有意义运动训练的 PD 患者，建议按照 FITT 原则进行多种形式的运动训练，逐渐达到运动训练时间、强度要求。

（3）PD 患者进行太极拳运动时，注重平衡能力训练而不是力量训练，强调专注而不是速度。

（4）PD 患者干腹时运动更容易，要避免运动训练导致的腹压升高的动作，以免引起腹膜透析导管出口处漏液。

（5）有开放性伤口及没有愈合的溃疡时应该避免游泳及负重运动。

（6）患者出现持续透析中和运动后的低血压和不适时需要及时联系医生。

（7）跌倒风险高的 PD 患者需要增加平衡性训练。

（8）PD 患者运动康复地点以居家为主，运动前患者及家属的教育和指导非常重要。主要包括评估运动强度及运动安全注意事项，明确家属在运动康复中的支持、监督和指导作用。伴

有糖尿病和心脏病的 PD 患者,运动时需要进行严密监护。

(9) 鼓励患者通过记录运动日记或者计步器等,监督患者的运动训练执行状况。鼓励患者增加运动康复训练的信心和依从性。

(苏 红 梁新蕊)

# 第三十六章
# 维持性透析患者用药指导和护理

维持性透析患者在漫长的透析治疗过程中,需要一个综合、全面、系统的治疗和护理,其中包含药物的用药指导和宣教。本节将介绍维持性透析患者药物应用的指导和护理。

## 第一节 高血压常用治疗药物

90%以上尿毒症患者均有不同程度的高血压,其控制高血压不仅需要改变生活方式,还需要给予积极的降压药物治疗。对于维持性透析患者,临床常用的降压药物包括肾素-血管紧张素-醛固酮系统(RAAS)阻断剂、钙通道阻滞剂(CCB)、α受体阻滞剂和β受体阻滞剂等(表36-1)。目前较常用的联合方案是CCB+ACEI/ARB+β受体阻滞剂,并酌情增减剂量,不可随意停止治疗或改变治疗方案。控制血压对降低尿毒症患者心脑血管疾病死亡率具有重要作用。

表36-1 维持性透析患者常用降压药物

| 药物分类 | 名 称 | 剂 量 | 用 法 |
| --- | --- | --- | --- |
| CCB | 硝苯地平 | 5~10 mg | 3次/日 |
| | 非洛地平缓释片 | 5~10 mg | 1次/日 |
| | 苯磺酸氨氯地平 | 5~10 mg | 1次/日 |
| | 硝苯地平控释片 | 30~60 mg | 1次/日 |
| ACEI | 卡托普利 | 12.5~50 mg | 2~3次/日 |
| | 盐酸贝那普利 | 10~20 mg | 1次/日 |
| | 赖诺普利 | 10~20 mg | 1次/日 |
| | 福辛普利钠 | 10~20 mg | 1次/日 |
| | 培哚普利 | 4~8 mg | 1次/日 |
| ARB | 氯沙坦钾 | 50~100 mg | 1次/日 |
| | 缬沙坦 | 80~160 mg | 1次/日 |
| β受体阻滞剂 | 酒石酸美托洛尔 | 25~50 mg | 2次/日 |
| α受体阻滞剂 | 甲磺酸多沙唑嗪缓释片 | 4~8 mg | 1次/日 |

## 一、用药指导

(一)肾素-血管紧张素-醛固酮系统(RAAS)阻断剂　肾素-血管紧张素-醛固酮系统

(RAAS)阻断剂包括血管紧张素转化酶抑制剂(ACEI)、血管紧张素Ⅱ受体阻断剂(ARB)、醛固酮拮抗剂(AA)和直接肾素抑制剂(DRI)。ACEI和ARB是慢性肾脏病合并高血压患者的首选降压药物,对肾脏保护作用最强。其特点是起效较快,逐渐增强,3～4周达最大作用。血管紧张素转化酶抑制剂(ACEI)短效的有卡托普利,长效的有福辛普利钠、盐酸贝那普利等。血管紧张素Ⅱ受体阻断剂(ARB)主要副作用是咳嗽、血清肌酐升高、血钾升高、过敏反应(血管神经性水肿)、粒细胞减少等。

**(二)钙通道阻滞剂(CCB)** CCB是临床上最常用的联合使用的降压药之一。钙离子拮抗剂副作用小,常见的是下肢轻度水肿,此外还有部分患者可能出现面部潮红、头痛、心率加快等,一般都能够耐受。

根据药物作用时间,钙通道阻滞剂分为长效和短效制剂。短效药物如硝苯地平、尼群地平片,药物起效快,作用时间短,每天需多次给药。目前中长效钙离子拮抗剂如硝苯地平、非洛地平的缓释剂或控释剂、氨氯地平等药物保留了短效药物的优点,减轻了副作用,是目前临床上常用的钙离子拮抗剂。

**(三)α受体阻滞剂** α受体阻滞剂通过阻断血管平滑肌 $\alpha_1$ 受体和直接舒张血管平滑肌作用,使血管扩张、外周阻力降低,起到降低血压的作用。对肾上腺素活性不增加的健康人、卧位或血容量正常者,仅有轻微作用,可略微降低动脉舒张压,并伴有代偿性心动过速。然而,当患者由卧位改为立位或血容量显著减少时,血压下降明显,并伴有心动过速,这就是药物阻滞了代偿性交感神经的血管收缩作用。

**(四)β受体阻滞剂** β受体阻滞剂起效较迅速,适用于心率较快或合并心绞痛的患者,主要副作用为心动过缓和传导阻滞,突然停药可能导致撤药综合征,还有可能掩盖糖尿病患者的低血糖症状。急性心力衰竭和支气管哮喘患者禁用。

**(五)中枢性降压药** 中枢性降压药物作用于中枢神经系统,激活延脑中枢 $\alpha_2$ 受体,抑制中枢神经系统发放交感神经冲动,致使心率减慢,心排出量减少,外周血管阻力降低,从而达到降压的目的。本药不降低肾血流量和肾小球滤过率,适用于伴肾功能不全的高血压患者。常见的不良反应有口干、倦怠、眩晕、便秘等,少数患者可能出现头晕、性功能减退、体位性低血压、恶心、呕吐等症状。临床上常用的药物有可乐定、甲基多巴。

## 二、用药护理

(1) 高血压发病率较高,是脑卒中、冠心病的主要危险因素。因此,防治高血压是预防心脑血管疾病的关键。常规降压药物治疗能有效降压,但如果不坚持用药或用药不规范,血压控制效果欠佳。

(2) 降压治疗宜缓慢、平稳、持续,以防止诱发心绞痛、心肌梗死、脑血管意外等;根据医嘱选择和调整合适的降压药物,可先用一种药物,从小剂量开始使用,根据降压效果调整,逐渐加大剂量;尽量选用保护靶器官的长效降压药物。

(3) 用药前,告知患者药物治疗的重要性以及需使用的药物名称、用法、使用时间、可能出现的副作用,解除患者的顾虑和恐惧。

(4) 用药时,老年患者因记忆力较差,应指导其按时、正规用药,及时测量血压,判断药物效果及不良反应。当患者出现头晕、头痛、面色潮红、心悸、出汗、恶心、呕吐、血压较大波动等不良反应时,应及时就医。

(5) 告知患者尽量选择在血压高峰(早晨5:00～8:00和晚上18:00～20:00)前服用降压

药物,注意监测血压,掌握服药规律。

(6) 提醒患者用药后应预防直立性低血压,避免跌倒和受伤。

(7) 教会患者自测血压,注意在同一时间、使用同一血压计测量血压。

(8) 透析时易发生低血压的患者,透析前降压药需减量或停用一次。

(9) 透析时服用降压药者,透析结束后,嘱患者缓慢起床活动,以防止发生体位性低血压。有眩晕、恶心、四肢无力感时,应立即平卧,增加脑部血供。

## 第二节 贫血常用治疗药物

肾脏是产生促红细胞生成素(erythropoietin,EPO)最主要的场所。随着内生肌酐清除率的下降,促红细胞生成素的产生也相应减少。对于维持性透析患者来说,促红细胞生成素生成不足是产生贫血的最主要原因,同时缺铁、出血、感染等因素也会导致贫血的发生。

### 一、用药指导

**(一) 重组人促红细胞生成素(rHuEPO)** rHuEPO 是临床上治疗维持性透析患者肾性贫血的主要药物。合理应用 rHuEPO,不仅能有效纠正贫血,减少左心室肥大等心血管合并症发生,还能降低住院率和死亡率。应用 rHuEPO 治疗,部分患者偶有头痛、高血压脑病、脑出血等发生,部分患者需要调整抗高血压治疗方案。

rHuEPO 初始剂量选择要考虑患者的贫血程度和导致贫血的原因。皮下给药初始剂量:每周 100~120 U/kg,分 2~3 次给药。静脉给药初始剂量:每周 120~150 U/kg,分 3 次给药。对于 Hb<70 g/L 的患者,应适量增加初始剂量。治疗期间应结合患者情况、血红蛋白指标和变化动态调整患者用药剂量及频次。

**(二) 铁剂** 铁是合成血红蛋白的基本原料,铁缺乏、铁代谢紊乱是肾性贫血难以纠正的重要原因。对于长期透析患者会因透析治疗丢失一部分铁剂,因此透析患者比非透析患者需要更大的铁补充量。

目前,常用的铁剂包括口服和静脉给药。常用的口服药有维铁缓释片和琥珀酸亚铁片。静脉给药中,蔗糖铁是最安全的,其次是葡萄糖醛酸铁、右旋糖酐铁。补充静脉铁剂需要做过敏试验,尤其是右旋糖酐铁。血液透析患者优先选择静脉使用铁剂;非透析患者或腹膜透析患者可以静脉或口服使用铁剂。

1. 维铁缓释片 饭后 30 分钟口服,1 片/次,1 次/日,整片吞服,不得咬碎。服药期间不要喝浓茶,勿食用鞣酸过多的食物,以防阻碍铁的吸收;与维生素 C 同服可增加该药吸收。

2. 琥珀酸亚铁片 0.1 g/片。口服,1~2 片/次,3 次/日,饭后立即服用,可减轻胃肠道局部刺激。

3. 右旋糖酐铁注射液 100 mg/支。稀释后静脉注射或静脉点滴,100 mg/次,2 次/周。可发生过敏反应。给予首次剂量时,先缓慢静脉注射或静脉滴注 25 mg,至少 15 分钟,如无不良反应发生,可将剩余剂量在 30 分钟内注射完。

4. 蔗糖铁注射液 100 mg/支。稀释后静脉注射或静脉滴注,100 mg/次,1 次/周。罕见过敏反应。给予首次剂量时,先缓慢静脉注射或静脉滴注 25 mg,至少 15 分钟,如无不良反应发生,可将剩余剂量在 30 分钟内注射完。

**(三) 低氧诱导因子-脯氨酰羟化酶抑制剂(HIF-PHI)** 低氧诱导因子是调控 EPO 基因表达的转录因子,而脯氨酰羟化酶是调节低氧诱导因子降解的限速酶。脯氨酰羟化酶抑制剂能够稳定低氧诱导因子而促进促红细胞生产素(EPO)的表达。

## 二、用药护理

1. 重组人促红细胞生成素(rHuEPO)

(1) 静脉给药和皮下给药同样有效。但皮下注射的药效动力学表现优于静脉注射,并可以延长有效药物浓度在体内的维持时间。对于血液透析患者,静脉给药可减少疼痛,增加给药依从性;对于腹膜透析患者,由于生物利用度的因素,不推荐腹腔给药。

(2) 治疗期间应定期检测血红蛋白水平:诱导治疗阶段应每 2~4 周检测 1 次;维持治疗阶段应每 1~2 个月检测 1 次。

(3) 在贫血诱导阶段,无论是皮下给药还是静脉给药,均不推荐每周大剂量使用 rHuEPO。因为用药之初过高的促红细胞生成素水平可造成骨髓促红细胞生成素受体饱和,而受体恢复时血清促红细胞生成素水平也已降低,造成了药物浪费;进入维持治疗期后,原皮下给药的患者,给药频率可由每周 2~3 次调整为每周 1~2 次;而原为静脉给药的患者,给药频率可由每周 3 次调整为每周 1~2 次。

(4) 透析后注射 rHuEPO,注意按压注射部位,防止出血。

(5) 用药期间监测患者的血压,定期检查血红蛋白和肝功能;仔细倾听患者主诉,特别是有无头痛等不适。

(6) rHuEPO 于 2~8℃ 冰箱内冷藏。

2. 铁剂

(1) 口服铁剂建议在进餐时或餐后服用,可减少药物对胃肠道的刺激。

(2) 口服铁剂常有胃肠道不适、腹痛和腹泻等,偶有患者可致便秘。粪便颜色呈黑色,预先告知患者。

(3) 铁剂忌与茶同服,也不宜与鞣酸蛋白及抗酸药碳酸氢钠等同服,以防阻碍铁的吸收。铁剂与四环素类药物可形成络合物,可互相阻碍吸收。

(4) 对于胃肠道反应严重不能耐受的患者应停止使用口服铁剂。

(5) 使用铁剂期间注意观察患者的不良反应;同时可以补充叶酸、维生素 C 和维生素 $B_{12}$,不仅有利于铁的吸收,还可以补充其他造血所需原料。

(6) 当有胃肠道疾病或急需增加铁剂患者可选用静脉补充铁剂,同时暂停口服铁剂。

3. 低氧诱导因子-脯氨酰羟化酶抑制剂(HIF-PHI) 该药物根据患者体重计算用药量。体重 45~60 kg 的患者服用 100 mg/次,体重≥60 kg 的患者服用 120 mg/次,3 次/周,可空腹服用或与食物同服,如漏服药物,无须补服,继续按原计划服用下次药物。无需冷藏,服用方便。

# 第三节 慢性肾脏病矿物质和骨代谢异常常用治疗药物

慢性肾脏病矿物质和骨代谢异常(chronic kidney disease-mineral and bone disorder, CKD-MBD)是由于慢性肾脏病所致的矿物质和骨代谢异常综合征,患者除继发性甲状旁腺功能亢进(SHPT)、矿物质及骨代谢异常之外,还可以出现心脏瓣膜、血管和软组织等转移性钙化,是维持性透析患者常见的严重并发症。治疗 CKD-MBD 的主要措施包括:维持正常血磷、血钙,控制继发性甲状旁腺功能亢进症(SHPT),预防和治疗血管钙化。其主要药物包括:磷结合剂、维生素 D 受体激动剂、拟钙剂和降钙素等。

## 一、用药指导

**(一)磷结合剂** 慢性肾脏病患者因肾脏对磷滤过能力下降,导致磷在体内潴留,而出现高磷血症。高磷血症除了会促进 SHPT、矿物质和骨代谢异常外,还是导致心脏瓣膜钙化、血管和软组织等转移性钙化的始动因素。控制高磷血症是 CKD-MBD 治疗的关键。磷结合剂是目前临床治疗高磷血症的主要药物之一,目前主要分为含铝的磷结合剂、含钙磷结合剂、不含钙和铝的磷结合剂三大类。

1. **含铝的磷结合剂** 主要包括碳酸铝、氢氧化铝和硫糖铝。其磷结合力强,但长期使用含铝的结合剂,易诱发透析患者神经毒性、贫血、骨病等。随餐服用,尽可能避免服用,如必须使用,则控制在短期内(2~4 周)使用。目前临床上鲜少使用。

2. **含钙磷结合剂** 自 20 世纪 80 年代开始,含钙磷结合剂取代含铝的磷结合剂,成为慢性肾脏病患者控制高磷血症的一线药物。但在降磷的同时,含钙磷结合剂也显著增加了高钙血症的风险,增加了血管钙化、心血管事件的发生风险。

(1) 碳酸钙:片剂、胶囊和颗粒。随餐用药,用药期间元素钙摄入量不超过 2 000 mg/d。有文献报道,为控制高磷,透析患者碳酸钙平均用量可达 8.5 g(2.5~17 g)。

(2) 醋酸钙:片剂、咀嚼片、胶囊、液体。随餐用药。不良反应偶有恶心、便秘、厌食、呕吐、昏睡等高钙血症表现,减药或停药自行恢复。

3. **不含钙和铝的磷结合剂** 目前常用的药物主要有司维拉姆和碳酸镧。治疗费用较含钙的磷结合剂高,但司维拉姆和碳酸镧均可以明显降低高钙血症的发生风险。

(1) 碳酸司维拉姆:随餐用药,临床根据血磷水平调整剂量,每次调整剂量的幅度为 0.8 g。

(2) 碳酸镧咀嚼片:随餐用药,临床起效剂量为每日 0.75 g,少数患者的最大剂量可达 3.75 g。

**(二)维生素 D 受体激动剂** 维生素 D 受体激动剂(vitamin D receptor activator,VDRA)多为生物制剂,包括活性维生素 D 及其类似物,与维生素 D 受体(vitamin D receptor,VDR)有较高亲和力。目前我国临床应用的维生素 D 受体激动剂主要分为非选择性 VDRA(如骨化三醇、阿法骨化醇)和选择性 VDRA(如帕立骨化醇)两大类。

1. **非选择性 VDRA**

(1) 骨化三醇:是目前临床上应用普遍的活性维生素 D 制剂,但过度使用活性维生素 D 及其类似物可导致血钙、血磷升高,可能增加血管钙化风险。因此需强调的是,应定期检测患者血钙和血磷水平,动态调整每日最佳剂量,以避免患者血钙或血磷异常。

(2) 阿法骨化醇:长期大剂量服用可能出现恶心、头昏、皮疹、便秘等,停药后恢复正常。

2. **选择性 VDRA** 帕立骨化醇:静脉注射,在透析治疗过程中给药。起始剂量为 0.04~0.1 μg/kg,一旦确定了剂量,推荐每 3 个月检测 1 次血清 iPTH。在帕立骨化醇剂量调整期间,需要更加频繁地进行实验室检查。最常见的不良反应为高钙血症。

**(三)拟钙剂** 拟钙剂是一种模拟钙作用于组织的制剂,通过变构激活人类器官组织中的钙敏感受体，增加细胞内钙并减少 PTH 释放。该类药物不会增加肠道对钙、磷的吸收。拟钙剂有明确降低 iPTH 以及改善其他矿物质骨代谢异常血生化指标（包括血清钙、磷及钙磷乘积）的作用，是治疗继发性甲状旁腺功能亢进症（SHPT）的常用药物。但是，拟钙剂的不良反应包括胃肠道反应、低钙血症、上呼吸道感染等，使用过程中需要注意监测血钙等指标。

我国临床可用的拟钙剂是西那卡塞，口服药，初始剂量为 25 mg/d，观察 iPTH、血清钙及血清磷浓度，根据指标结果逐渐调整剂量至 75 mg/d。增量调整幅度为每次 25 mg，增量调整间隔不少于 3 周。

**（四）降钙素** 降钙素是一种钙调节激素，是由甲状腺 C 细胞分泌的多肽类激素，可用于治疗慢性肾脏病骨质疏松。其不仅可以促进成骨细胞增殖和分化，促进骨矿化，同时抑制肾小管钙磷重吸收，促进钙磷排泄；阻碍活性维生素 $D_3$ 合成，间接影响钙磷吸收。目前临床应用的降钙素制剂有两种：鲑降钙素和鳗鱼降钙素类似物。

1. 鲑降钙素注射液　每日 50 U 或隔日 100 U，皮下或肌内注射。
2. 鳗鱼降钙素类似物　鳗鱼降钙素 20 U/周，缓慢肌内注射。

## 二、用药护理

1. 磷结合剂

（1）磷结合剂宜在进食时服用，与饭菜一起咬碎吞下，在肠道内充分形成磷酸盐，减少钙的吸收，降磷效果好。

（2）碳酸司维拉姆应完整吞服，服用前不应压碎、咀嚼或打碎成片。

2. 维生素 D 受体激动剂　骨化三醇胶丸建议在睡前空腹服，以减少肠道磷的吸收。

3. 拟钙剂　西那卡塞使用过程中，应严密监测血钙和血清 iPTH，避免低钙血症发生以及血清 iPTH 的过度降低。

4. 降钙素　降钙素为多肽，在肠道内会被降解，因此不能口服给药，可以皮下、肌内或静脉注射。用药期间监测血钙，观察有无纳差、恶心、双手与颜面潮红等不良反应。

# 第四节　其他相关药物

**（一）维生素类**

1. 维生素 C　规格：0.1 g/片；用药方法：口服，2 片/次，3 次/日；不宜长期服用。

2. 维生素 E　规格：10 mg/片；用药方法：口服，2 片/次，3 次/日；不宜长期服用。大量维生素 E 可致血清胆固醇及血清三酰甘油浓度升高。

3. 辅酶 $B_{12}$　规格：0.5 mg/瓶；用药方法：肌内注射或静脉注射，0.5 mg/次，1 次/日，3 次/周。偶有患者会引起血压下降、呼吸困难等过敏反应。

**（二）左卡尼汀注射液**　用于防治慢性肾衰竭患者因血液透析所致的左卡尼汀缺乏；改善心肌的氧化代谢和能量代谢，加强心肌收缩力，改善心脏功能，减少心律失常的发生；改善低血压；提高骨骼肌内肉碱的含量，使肌肉脂肪酸氧化得到改善，从而使透析中肌肉痉挛的发生率明显减少。左卡尼汀 1 g 加入 20 mL 生理盐水，缓慢静脉注射 2~3 分钟。不良反应主要为一过性的恶心、呕吐，停药可缓解。

**（三）葡萄糖酸钙片**　葡萄糖酸钙片是一种钙补充剂，规格：0.5 g/片；用药方法：口服，

2片/次,3次/日。大量饮用含酒精和咖啡因的饮料、大量吸烟,均会抑制口服钙剂的吸收;大量进食含纤维素的食物,能抑制钙的吸收;活性维生素 D 能增加钙经肠道的吸收。

**(四)乳果糖口服溶液** 口服,15 mL/次,3次/日。乳果糖口服溶液不为人体吸收,无肠道刺激征。治疗初始几天可能会有腹胀,通常继续治疗即可消失,剂量高于推荐治疗剂量可引起腹痛和腹泻等。

## 第五节 安全用药管理

(1) 提高血透患者用药安全方面,建议患者门诊开具药品后,注射用药由门诊药房专人负责将注射药品送至血透室,保证送至血透室的药物准确无误。

(2) 药品有专人负责保管,安全放置,每周清点、无过期。

(3) 指导患者合理用药,告知患者用经验替代专业知识指导用药的危险性。

(4) 在治疗过程中需根据疾病、个体差异等因素综合选择药物。

(5) 理性用药,避免在没有明确适应证的情况下随意用药,特别是预防性使用抗感染药,合理应用解热镇痛药及抗炎药等。

(朱国红)

# 第三十七章
# 维持性透析患者心理护理

维持性透析患者的生活质量除了与透析质量、并发症等因素相关,还取决于其对待疾病、生活的心理状态和社会回归情况。随着透析技术的提高,患者预期寿命的延长,透析患者的心理健康状况成为亟须重视的议题。本章就维持性透析患者的心理问题及护理作一介绍。

## 第一节 维持性透析患者常见心理问题

维持性血液透析治疗在延长患者生命的同时,也带来一系列的问题和困难,比如血液透析依赖于医护操作及透析设备,患者每周多次往返医院,患者与透析机、医院、医护人员"捆绑"式的生命延续,导致其难以完全自由安排时间,甚至在出行困难时,基本的透析治疗都无法得到保障。除了透析治疗带来的困扰,患者还承受了一系列生理、心理及社会负担。

血液透析患者主要的精神和心理问题主要表现为以下几个方面。

(1) 焦虑烦躁:患者烦躁不安,不经意的一件小事或一句话便大发脾气、大吼大叫,表现为焦虑、烦躁、易激惹。

(2) 神经衰弱,入睡困难,失眠多梦,神经活动整体低下,反应迟钝。

(3) 心理压力造成的精神症状:如神经错乱、抑郁、焦虑、固执、出现反医行为、人格缺失等。

## 第二节 维持性透析患者心理评估

维持性透析患者在进行透析治疗期间会出现很多心理问题。医护人员应对患者的心理状况进行评估,并根据评估结果尽早给予针对性干预措施,只有这样才能有效改善患者心理状况,避免患者出现较为严重的心理问题,从而有利于患者的进一步治疗。通过心理评估可以获得患者心理问题的综合评估报告,了解患者的心理问题、原因及程度,从而制订个性化的综合治疗方案。心理问题评估方法众多,有传统医学检查方法,也有心理测量技术,还有社会学及其他学科检测手段,多种方法结合使用,收集的资料更为全面,评估结果更具科学性。

### 一、行为观察法

(一) 行为观察法的概念 行为观察法是指对个体可观察行为的过程或者结果进行有目的、有计划的观察记录。人的心理是通过其行为表现出来的。

(二) 行为观察的设计 观察设计的优劣直接影响观察的结果,设计一个观察方案应考虑以下几个方面。

1. 观察情境　对行为进行观察既可以在完全自然环境下进行,也可以在实验室情境下进行,还可以在特殊环境下进行,在医院中对患者的密切观察大多属于特殊情境下的观察。

2. 观察目标行为　观察内容包括很多,在实际观察中,对准备进行观察的目标行为要给予明确的操作性定义,以便准确地观察和记录。

3. 观察时间　包括直接观察时间、观察次数、间隔时间及观察持续时间。

4. 观察资料记录　包括:① 叙述性记录;② 评定性记录;③ 间隔性记录;④ 事件记录;⑤ 特殊事件记录。

## 二、临床访谈法

访谈是访谈者与来访者之间所进行的有目的的会谈,是访谈者收集信息、诊断评估和治疗干预的基本沟通手段。

**(一) 访谈的内容**

1. 一般性资料访谈的内容　包括:① 来访者的基本情况;② 婚姻及家庭情况;③ 个人习惯;④ 健康情况;⑤ 近期日常活动情况;⑥ 生活事件;⑦ 人际关系和社会支持。

2. 心理评估资料访谈的内容　心理诊断性访谈主要围绕病史采集和精神状况检查的内容及诊断需要的资料进行。

**(二) 访谈的策略和技巧**

1. 建立良好的信任与合作关系　创造一个可接受且温馨的氛围,使来访者感到安全、被人理解且不担心受到评判。

2. 注意倾听的技巧　耐心、专注、诚恳地倾听来访者的表述是访谈取得成效的关键。

## 三、心理测验法

心理测验是指根据一定的心理学理论,在标准的情境下,使用一定的操作程序对个人的心理特征进行客观分析和描述的一种方法,是一种测量技术。如症状自评量表(SCL-90)、焦虑自评问卷(SAS)、抑郁自评量表(SDS)等。

# 第三节　维持性透析患者心理护理

透过现象看本质,维持性透析患者抑郁、焦虑、神经衰弱、易激惹等心理问题,是其受疾病折磨、再就业困难、对疾病的不可预测性等本质原因的困扰,最后集中的体现。通过心理疏导、解惑介绍和灌输医学知识,可以帮助他们应对导致一系列心理问题的本因,使患者看到希望,树立生活信心。

## 一、帮助患者应对疾病不确定感

**(一) 疾病不确定感概念**　疾病不确定感是一种疾病的认知状态,是指个体缺乏判断与病症相关情境的能力。主要体现在疾病的不确定性、复杂性,疾病信息缺乏性和疾病的不可预测性。

**(二) 减轻疾病不确定感的护理措施**

1. 认知行为疗法　心理干预是降低患者疾病不确定感的主要措施之一,而认知行为疗法是目前国内外改善维持性透析患者疾病不确定感的主要心理治疗方式。个体化访谈、替代性经验交流、放松训练、指导患者掌握医疗沟通技巧等措施,能够显著降低患者疾病不确定感,改善患者紧张、焦虑的状态,舒缓情绪。医护人员还可以借助微信公众号等便捷方式对患者进行疾病相关知识点的定期推送、答疑解惑,体现院外线上治疗的延续性、便捷性、全面性的模式。

2. 加强疾病知识教育  拓展患者健康教育的途径,加强疾病信息支持。医护人员可以根据透析研究进展,采取不同层面知识的健康教育,让患者自主选择学习内容,转变其被动参与的观念,充分激发患者的学习热情,发挥其主观能动性以达到降低疾病不确定感的效果。在对患者进行疾病知识宣教的同时,也可以通过专题访谈、知识讲座等方法对其家属进行同步教育,充分发挥家属的监督作用,从而提高家庭支持水平。医疗环境较好的地区,可以充分发挥社区医院对透析患者的管理功能,加强疾病信息支持,为患者建立个体化的健康档案,使医务人员有针对性地修正患者的认知缺陷,在提高患者疾病自我管理能力、改善认知偏差的同时,降低了患者的疾病不确定感水平。

3. 加强人文关怀力度  为维持性透析患者提供人文关怀护理措施,改善护患关系,营造温馨舒适的治疗环境是减轻患者负面情绪、提高归属感和安全感的重要途径。具体方法:① 保持治疗环境干净整洁,温湿度适宜,多通风;② 与患者构建良好的护患关系,做到"三主动",即主动提供帮助、主动问候、主动服务,尽量满足患者合理诉求;③ 对患者的理性思考予以尊重,精神生活予以关怀,激发患者治疗过程中的主动性、积极性和创造性,促进患者康复。

4. 社会和家庭的支持  患者的疾病不确定感随着社会支持水平的增加而减弱,稳定、有力的社会支持,可以使个体在人际交往中直接或间接感受到来自他人的尊重、帮助、喜爱等正面情感,能够提高其在社会交往中的主动性和亲密度。家庭作为社会支持中的重要组成部分,可以通过直接或间接的途径对疾病不确定感的各维度产生不同程度的影响,有效的家庭支持是降低疾病不确定感措施的重要组成部分。

## 二、指导患者应对经济问题的压力

(1)透析患者失业和就业问题,更主要的是社会问题。从护理层面来讲,一方面要提高患者的身体素质与耐受力,另一方面要鼓励患者根据自己的体力和耐受程度做些力所能及的工作。有些医疗单位提供了夜间血液透析、三班血液透析或居家血液透析,使能够就业的患者可以选择透析时间,解决了一些患者的就业问题。

(2)鼓励患者再学习,提高技能,做一些便捷灵活的工作。对于完全丧失工作能力的患者,为了解决生活问题还可以为其寻求政府及福利部门的帮助。

(3)尿毒症已被纳入大病医保范围内,享有医保的患者实际透析治疗费用并非很多,但一些治疗透析并发症的药物还没有纳入医保,再加上血透患者每周3次来院的交通费、照护费等仍是一笔不小的开支。以上问题还仅限于经济发达地区,广大农村及偏远山区,还存在缺医少药甚至根本治不起病的问题。随着我国综合国力的不断增强、福利事业的蓬勃发展,相信在不久的将来,国家会为患者提供更好的医疗福利与社会福利待遇。这点我们要告诉患者,使患者对未来充满信心,度过困难时期。

## 三、引导透析患者重返社会

(一)社会功能缺陷产生原因  透析患者的社会功能缺陷情况明显,分析其原因可能有以下几点:① 透析治疗作为一个应激源,患者会产生焦虑、抑郁等一系列情绪反应。出于自我保护的本能,他们逃避所面对的社会环境,出现社会性退缩行为;② 由于患者长期受疾病的影响,对自身疾病的关注度过强,会导致其对外界的兴趣下降;③ 由于部分患者及家属对疾病的相关知识缺乏,认为生病需要好好休息从而过多限制患者的自身活动。

**(二)应对措施**

1. **寻求支持** 医护人员应对家属及患者进行健康宣教,鼓励患者走出家门,增加与他人交流的机会,使患者保持常态,从角色、地位转换的影响中解脱出来,要像以往健康时那样与人交往和直面生活。在长期的透析生活中透析患者更需要从朋友那里得到帮助,这种帮助是友情、是理解、是经验的交流、是压力的释放,是多方面精神支持的源泉。

2. **规律运动锻炼** 根据患者的身体健康状况,通过医护人员的评估积极参加适量的、有规律的体育锻炼,如透析中的康复运动,透析间期的康复运动,院外的康复运动,如太极拳、八段锦、五禽戏、快走、骑车等。同时也可参加一些力所能及的家务劳动。一定强度的规律运动,不仅可以改善患者的躯体不适症状,还可以在增强体能的同时消除部分患者的心理压力,释放消极能量,缓解焦虑、低沉的情绪。

3. **尽量争取重返社会** 维持性透析患者往往因治疗搁置以前所从事的工作,在已接受规律的充分透析且无明显并发症的情况下应争取恢复以往的工作。如果没有可能,则应当积极寻找一些力所能及的工作,使自己继续对社会有所贡献。工作会给患者增加生活信心,使患者找回失去的尊严和自身价值感,减少自卑心理。

4. **承担家庭责任** 对患者进行心理疏导,使患者明白,面对疾病,家属与患者是共同进退的,家属承担的是与患者同样的痛苦和感受,看着患者忍受着病痛,他们心理所承受的压力难以想象,甚至比患者还多一些心痛和恐惧,怕失去得更多。为了使患者能够得到来自家庭的更好的照顾、支持和理解,得到来自亲人的关爱,在患者重返家庭的过程中尽自己的所能分担起家庭的义务。通过沟通指导,使患者明白有舍有得,给予家庭更多的爱,才会得到亲人的关爱及家庭的和睦温馨,才能维护家庭的稳定。

(胡晓颖)

# 第八篇　血液透析中心(室)管理

随着血液净化技术的发展,护理工作范畴不断扩大、风险增加,这也要求血液净化护理技术尽快趋于规范化,要求血液净化专业护士不断提升业务能力和素质水平,从而提高专科护理质量,推进血液净化护理的持续发展,血液净化技术的先进性已成为医院现代化的标志之一。

# 第三十八章
# 血液透析中心(室)制度

为保证血液透析中心(室)安全、有序、规范运行,血液透析中心(室)应根据自身特点,根据《中华人民共和国传染病防治法》《医院感染管理办法》《医疗废物管理条例》《医疗卫生机构医疗废物管理办法》《医院感染暴发报告及处置管理规范》《医院消毒卫生标准》《医院隔离技术规范》《突发公共卫生事件与传染病疫情监测信息报告管理办法》《医院感染监测规范》《医务人员手卫生规范》《医疗机构消毒技术规范》《医院空气净化管理规范》《病区医院感染管理规范》《医疗机构环境表面清洁与消毒管理规范》《医院感染暴发控制指南》《丙型肝炎病毒(HCV-RNA)检测结果转阴患者血液透析管理方案》《医疗机构血液透析室基本标准》《医疗机构血液透析室管理规范》和《血液净化标准操作规程》等国家法律、法规及相关文件,结合医疗机构的具体情况,建立相关的管理制度,指导日常工作规范运行。

## 一、构建血液透析中心(室)涉及各环节相关的管理制度

**(一) 工作人员管理制度** 包括工作人员配置及资质要求、各级工作人员职责、岗位职责、各班职责、各管理小组/功能小组职责、交接班制度、请假和替班制度、体检制度、培训和教育制度等。

**(二) 医疗护理制度** 包括患者信息登记、医疗文书管理、病案管理、患者接诊和会诊制度、患者管理、透析质量管理、患者信息管理、信息安全保密、护理管理、参观制度等。

**(三) 设备和材料管理制度** 包括透析机、水处理等设备维修、保养及相关管理制度,透析消耗材料管理制度,透析液和透析用水管理制度,消毒液管理制度等。

**(四) 血液透析中心(室)感染控制相关制度** 建立血液透析中心(室)感染控制的规章制度、流程和预案,并组织血液透析中心(室)医护人员认真学习,熟练掌握感染控制的相关规章制度至少包括以下几项。

(1) 血液透析中心(室)感染防控的组织机构和全员培训制度。
(2) 医护人员手卫生规范和无菌操作制度。
(3) 医疗机构相关感染控制及消毒隔离制度。
(4) 医疗机构相关感染监测和报告制度。
(5) 传染病患者隔离制度。
(6) 传染病新发、播散报告制度。
(7) 设备设施及一次性使用医疗物品的管理制度。
(8) 透析液和透析用水质量监测维护制度。
(9) 库房管理制度。
(10) 医疗废物管理制度。
(11) 工作人员职业安全防护制度。

## 二、构建血液透析中心(室)突发/紧急事件管理制度

恶劣气候或灾难(如地震、洪水、火灾)、突发公共卫生事件、透析不良事件等往往会在有预警甚至无预警状态下引发紧急情况的发生,而对于透析患者,充足的电力、透析用水、交通运输及物资供给都十分重要。紧急情况的发生会导致其中某一必须环节的中断,致使患者无法及时接受透析而引起透析患者的健康问题,甚至是死亡。因此防患于未然,建立不良事件及应急预案管理制度,做好透析患者的应急准备工作,当发生紧急事件时,应按照应急预案的处理流程快速应对,保障患者、工作人员和血液透析中心(室)的安全,显得尤为重要。血液透析中心(室)至少应建立如下的管理制度。

(1) 突发/紧急事件登记、传报及处理制度。

(2) 紧急情况的应急预案:包括发生火灾、地震、停水、停电、洪水、公共卫生事件等突发状况。

(3) 透析用水问题的应急预案:包括医院感染应急管理预案、透析用水突发水质问题的应急预案、水处理机器故障应急处理预案等。

(4) 常见病情变化应急预案:包括透析中低血压、透析中肌肉痉挛、透析中恶心呕吐、透析中头痛、透析中胸痛和背痛、透析中皮肤瘙痒、失衡综合征、透析中透析器反应、透析中心律失常、透析中溶血、透析中空气栓塞、透析中发热、透析中透析器破膜、透析中体外循环凝血、透析中体外循环管路滑脱、透析中高血压、透析中低血糖等。

## 三、构建血液透析中心(室)相关医疗护理技术的操作规范

该规范至少应包括各种血液透析治疗模式的规范(包括定义、适应证和禁忌证、评估、操作流程、治疗中观察等)、急慢性并发症防治规范、血管通路建立及管理规范、动静脉内瘘穿刺规范、中心静脉导管的护理规范、透析上下机的操作规范、患者健康教育的管理规范等。

## 四、构建血液透析中心(室)质量管理团队

(1) 血液透析中心(室)应建立质量控制小组,以肾脏病科室或血液透析中心(室)主任为第一责任人,护士长或护理组长、工程师、主诊医师等为核心成员组成。

(2) 建立血液透析中心(室)质量管理工作制度、建立健全质量管理核心制度,包括:工作计划、质量控制成员岗位职责、血液透析质量管理实施办法与流程、血液透析医疗质量指标、定期医疗护理工作总结和质量分析、工作缺陷与差错的报告和登记、疑难危重病例与死亡病例讨论,以及血液透析中心(室)质量控制工作文书与文件管理等制度。建立透析患者登记制度、患者宣传教育制度、消毒隔离制度等。

(黄碧红)

# 第三十九章
# 血液透析中心（室）护理人员管理

血液透析中心（室）的技术和工作团队主要由医生、护士、工程技术人员及卫生工勤人员等组成。其中，护士在血液透析中心（室）的患者的治疗护理过程中承担了非常重要的工作。血液净化护理具有较强的专科性，其中70%以上治疗工作由护理人员完成。血液透析中心（室）护士是以血液透析患者为服务对象，并为患者提供系统治疗、监测、支持和帮助等专业性护理服务的工作者，其综合技能水平、扎实的理论基础和沟通能力对顺利完成无症状血液透析治疗以及提高患者的生活质量起着关键作用。国内有研究人员将血液透析中心（室）护士层级管理划分3个岗位：初级护士、熟练护士、专科护士，对不同层级的血液透析中心（室）护士进行培训，有助于提高护士工作积极性和综合素质，提高护士的岗位胜任力。

## 第一节 血液透析中心（室）新护士管理

### 一、血液透析中心（室）新护士培训的重要性

血液透析中心（室）新护士是指即将在血液透析中心（室）工作，独立上岗前的血液透析中心（室）护士。包括新入职血液透析中心（室）的护士及无血液透析中心（室）工作经验，即将到血液透析中心（室）工作的注册护士。《全国护理事业发展规划（2021—2025年）》建立以岗位需求为导向、以岗位胜任力为核心的护士培训制度。加强临床护士"三基三严"培训，坚持立足岗位、分类施策，切实提升护士临床护理服务能力。加强新入职护士和护理管理人员培训。《医疗机构血液透析室基本标准》要求血液透析中心（室）护士必须取得护士执业证书，在三级医院接受血液净化护理专业培训3个月以上，经考核合格后方可上岗。医院等级评审要求特殊科室［新生儿室、手术室、血液透析中心（室）等］的护理人员须经过专业的培训并考核合格方可上岗。

血液透析中心（室）新护士需要全方面培养才可适应血液透析中心（室）工作，以提高临床护理专业能力，保障患者安全。血液透析的患者透析龄长，对相关透析知识有一定的了解，更需加强护士全方面的课程培训，综合评估护士应具备的品质，提高血液透析中心（室）护士的水平，保障患者安全。

目前血液透析中心（室）新增护士来源主要为其他科室转入、新毕业护士等，血液透析中心（室）护士培训主要以老师带学生的方式，培训效果参差不齐，无法保证培训质量。长久以来，血液净化技术被认为是一个操作，形成了重实践而轻理论的状况，血液透析中心（室）护士资质准入培训的质量有待提高。

## 二、血液透析中心(室)新护士培训的必要性

血液净化护理专科不同于其他临床护理专科,它的操作专科性非常强,国外有研究也认为对于血液净化护理人员而言,护理工作面临挑战,例如患者长期血液透析引起的身体和情绪状况复杂、某些患者的生活质量有限等。血液透析是肾脏替代治疗的重要方式,血液净化护理工作有参与交叉学科治疗与护理、工作量大、治疗对象广泛、治疗技术复杂、巨大的工作压力、超负荷的工作、职业暴露风险高、职业规划不明了、归属感不强、病情变化快、操作技术要求高等特点。血液透析中心(室)护士面临着角色转变困难、血液净化护理专科操作能力差、心理压力大等问题,他们人际交往、沟通能力弱,缺乏综合护理能力,缺乏独立判断、解决问题能力、缺乏预见能力等,这些都易导致护理不良事件的发生。血液透析中心(室)护士更易出现职业倦怠的状态,因此需要加强血液透析中心(室)护士的资质准入培训,使其更好地适应岗位工作。

## 三、国外血液透析中心(室)新护士培训现况

### (一)培训内容

1. 基础知识方面　Cowperthwaite 等认为护士要具备为患者提供所需护理、支持及教育的能力,该学者基于岗位胜任力的血液净化护理教育计划,加强血液透析中心(室)护士的知识、技能等的培训。Okel 等认为加强肾脏病学培训课程的教育可以提高护理质量,要加强培训内容和过程的研究。美国的血液透析核心课程的研究中有透析原理和方式,HD 的溶质运输和去除机制以及并发症相关知识的介绍等方面内容;英国的血液透析临床实践指南管理要求要进行血源性病毒的防控管理和透析环境内的分区管理;澳大利亚肾脏健康中心也认为要加强血源性病毒和多重耐药菌方面的感染防控的学习。许多地方在倡导共享血液透析护理(SHC),加强血液透析中心(室)护士的健康教育方面的培训,有利于患者参与护理中来。Hudson-Weires 等制订了急诊透析护士的培训计划,使其成为有能力提供急性护理血液透析的肾科护士,并有能力照顾医疗复杂和危重患者。

2. 价值观方面　荷兰的透析单位认为要注重血液透析中心(室)护士在透析中的道德问题。也有研究者发现护士的专业价值观可能会因课程而发生很大变化,要加强专业价值观的培训。

3. 并发症研究方面　Prabhakar 等认为护士的角色对于监测、识别和干预并发症至关重要,主要并发症有:低血压、高血压、痉挛、恶心和呕吐、头痛、胸痛和腰痛、抓挠、发烧和肌肉萎缩等方面。国际共识研讨会认为要注重心血管方面的并发症的研究;英国国家卫生服务透析单位实施的护士教育计划对血液透析中心(室)护士进行并发症观察的培训,提高了护理效果。

### (二)培训方法

有学者认为可以提供电子教材和指导手册,以及实用的动手课程和临床情景模拟方式;Raff 认为可以采用混合教育方法进行课程的培训,包括案例讨论、基于问题的学习、基于团队的学习和翻转课堂等,可以使血液透析中心(室)护士激励性地进行主动学习。Jhaveri 等认为网络教学和个案教学有助于提高学习效果。

### (三)效果评价

Suetonia 等认为通过患者对透析护理工作满意度的评价和在透析护理各个方面的体验可以有效反应护士工作水平状况。Mitchell 等认为情景模拟考试可以用来评估护士的能力。Bennett 认为通过技能考核可以验证血液透析中心(室)护士的能力。Prince 等认为可以采用客观结构化临床检查的方式进行评估。

## 四、国内血液透析中心(室)新护士培训现状

国内对新入职血液透析中心(室)的护士培训主要基于理论和技能两个方面,一般为3个月的培训,而国外需要平均3~6个月的初始培训,才能够成为合格的初级血液透析护士,才能够为复杂的血液透析患者进行护理。

我国对血液透析中心(室)新护士培训的研究主要聚焦于培训方法和效果评估。李梅等对血液透析中心(室)新护士进行了规范化培训,结果显示考核成绩和满意度均显著提高。梁天平等使新进护士树立血液透析中心(室)护士的责任感和风险意识,再制订3个月的分阶段相应的培训计划,使得新护士在2个半月就能独立进行血透操作。周华芳采用医院及科室集中培训和带教老师具体负责相结合的阶段化培训模式,可以提高新护士整体的护理能力。但目前还没有对于血液透析中心(室)护士培训课程体系的相关研究。有研究表明提高血液透析中心(室)的透析安全要进行教学、协助和管理3个方面的培训。也有进行血液透析中心(室)新入职护士培训计划的研究,通过12周的培训项目,制订每周计划,循序渐进地进行培训,促进新入职护士度过护士角色转变的初始阶段,但是培训内容不够细致且偏重于操作技能。

在效果评价方式方面,国内学者冯励认为可以由带教老师随时提问并进行理论和技能知识的考核来检验血液透析中心(室)护士知识掌握的情况。而崔俊等对专科护士进行理论考核和实践考核,对本研究也有借鉴作用。

## 五、血液透析中心(室)新护士护理培训内容

### (一)专业知识

1. **血液透析相关理论知识** 肾脏的功能;急、慢性肾损伤的治疗、并发症与护理;血液透析的进展;血液净化护理学发展概况等。

2. **血液透析中心(室)的规章制度** 科室概括及相关制度介绍;科室学科建设介绍;血液透析中心(室)的布局及要求;岗位职责及工作流程等。

3. **血液透析基础知识** 血液透析疗法的原理、适应证和禁忌证;水处理系统的组成和维护;透析液的成分及科学管理高通量与低通量透析,血液透析急性并发症的处理规范;血液透析慢性并发症的处理规范,血液透析不同模式的选择;血管通路的分类及护理要点,血液透析抗凝方式及护理要点;血液透析各类标本的留取方法及意义;患者的容量管理等。

4. **血液透析的管理相关知识** 血液透析医院感染防控管理;用药规范管理;护理文书管理;应急预案处理;健康教育管理等。

### (二)专业技能

1. **基本操作技能** 安装及预冲管路及透析器;建立血管通路(穿刺及导管处理);透析过程中的各种监测;回血下机;下机拔针及导管的处理;废液排放等。

2. **血管通路技术** 自体动静脉内瘘的穿刺技术;人工血管穿刺技术;血液透析导管换药及连接技术;血液透析导管封管技术等。

3. **血液透析治疗技术** 血液透析;血液透析滤过;血液滤过;血液灌流;单纯超滤等。

4. **血液透析抗凝技术** 局部体外抗凝技术(枸橼酸+钙剂、肝素、鱼精蛋白);低分子肝素抗凝技术;普通肝素抗凝技术;无肝素透析等。

5. **血液透析机常见报警原因及处理** 电导度报警;透析液温度报警;跨模压报警;漏血报警;静脉压报警;动脉压报警;空气报警等。

6. 常规仪器的操作  心电监护仪的使用；除颤仪的使用及维护；微量泵及输液泵的使用；吸氧操作；血糖仪的使用；吸痰操作；皮褶厚度、握力测试；红光远红外线照射仪的使用，人体成分分析仪的使用等。

### (三) 态度及价值观

1. 人文素养  血液透析患者的特点；职业道德与职业规范；礼仪与沟通技巧；心理素质及情绪压力的调适；多元化的护理文化在血液透析中心(室)的应用；优质护理服务；角色转变等。

2. 法律、法规、规章及伦理  相关的法律、法规介绍；血液透析标准操作规程介绍；相关的伦理知识介绍等。

3. 职业规划  护士职业目标及规划；血液透析中心(室)护士角色现状与发展；血液透析专业护士、专科护士及护理专家的培养；护理科研的方法等。

## 六、血液透析中心(室)新护士培训方法

培训方法包括课堂讲授、护理查房、操作示教、情景模拟、小组讨论、个案护理、线上培训，以及一对一带教等教学方式。

## 七、培训考核

(1) 成立考核小组，成员为护士长、副主任护师或主管护师及负责带教老师。
(2) 达到一定的培训时间，需对透析新护士进行理论和操作考核。
(3) 考核方法以理论(书面、口述)、操作(真实操作或模拟操作)及患者满意度评价相结合。
(4) 考核小组成员共同对被考核者进行综合评定。
(5) 考核不及格者，重新进行培训至考核合格。

# 第二节  血液透析中心(室)专科护士管理

专科护士是指在某个护理领域，拥有丰富的知识、复杂问题的决策能力和临床操作能力，能够直接向患者提供高质量护理服务的注册护士。美国是国际上最早培养专科护士的国家，美国的专科护士在医疗机构、家庭服务、社区保健服务等领域发挥着举足轻重的作用；其次在英国、澳大利亚、加拿大及亚洲部分地区逐渐发展起来。1900年美国一篇 *Specialties in Nursing* 的论文，首次提出了专科护理的概念。

在国内，部分学者认为专科护士的定义就是指高级专科护士，即高级临床专科护士。在国内，临床护理专家(CNS)是指在某一特殊或专门的护理领域具有较高水平和专长的专家型临床护士，被认为是高级实践护士(APN)的一个重要角色。国外学者认为，CNS 是具有研究生学位和临床专业知识的 APN，在从事的工作中担任多种角色，包括实践、消费、合作、教育、研究和领导。针对 CNS 学历方面的要求，国外要求硕士及以上学位，结合我国护士队伍学历结构的现状，国内可以把 CNS 的学历放宽到大专及以上，同时要求在一定的时期内完成上一学历即获得本科、硕士学历(学位)。

从 1954 年开始，在不断提高临床护理质量和护士专业技术能力形势的驱动下，美国专科护士的培养逐渐定位于硕士以上水平的教育，并扩展到许多临床专科，包括 ICU 护理、急救护

理、糖尿病护理、造口护理、癌症护理、临终护理、感染控制等各领域。如今美国已经在200多个专科领域培养了10万余名专科护士,这些高素质的护理人才在医疗机构、社区保健、家庭护理及护理科研等方面发挥着非常重要的作用。

我国从20世纪70年代到90年代末,从单一的腹膜、血液透析技术发展为一系列的血液净化技术。血液净化技术的先进性已成为医院现代化的标志之一;血液净化技术的特殊性使护理工作技术含量增高,范畴扩大,风险增加;血液净化护理技术和操作直接影响到患者的生命安危。由于我国地域辽阔,人口众多,最近几年随着医疗保险制度的健全,血液透析患者不断增加,加强血液透析专科护士的培训和教育势在必行。

## 一、国内外血液透析专科护理发展现状

美国国家肾脏基金会(NKF)于1995年即开始了肾脏病预后质量倡议(KDOQI)的撰写;欧洲2002年首次制定了血液透析临床实践指南,并于2006年对该指南进行了修订,命名为"欧洲最佳实践指南"(European Best Practice Guidelines,EBPG),以进一步强化实践操作的临床路径,内容包括维持性血液透析患者透析处方的调整和透析充分性(Kt/V)的目标值:① 透析期间低血压临床处理路径。② 改善营养状况的策略。③ 血管通路的建立与护理路径。④ 改善血流动力学等。在血液透析实践指南、慢性肾脏病及透析临床实践指南和美国医疗器械促进协会(AAMI)标准等透析相关指南的指导下,逐步规范了血液透析的临床管理。

在欧洲透析移植护理/肾脏病护理学会(EDTNA/ERCA)组织下,对血液透析临床护理工作、护理相关的研究课题及透析最新进展进行了交流,推动了欧洲血液透析护理工作的发展。EDTNA/ERCA深入讨论了目前业内所关注的护理问题和未来肾脏病护理技术的发展等内容,强调继续教育的重要性,提出肾脏护理工作者的职业发展是提高护理质量的保证。

日本透析专科护士的培训设在大学的护理学院,于2003年成立了"透析疗法指导护士"认定委员会。申请认定资格的护士需具有5年以上的临床护理工作经验,在肾脏病护理领域具有3年以上的工作经验;完成3例透析护理领域的临床报告;认定考试的护士必须经过6个月至1年的理论学习和临床实践。

2005年7月,《中国护理事业发展规划纲要(2005—2010年)》首次提出建立和发展临床专业护士。2011年《中国护理事业发展规划纲要(2011—2015年)》进一步指出要建立和完善专科护理岗位培训制度,同时计划在全国建立国家级护理技术培训基地。有了政策的指导,我国血液透析专科护士的培训工作开始有序而蓬勃地发展:2009年中华护理学会启动了血液透析专科护士培训项目;2010年制定了培训大纲和基地建设标准,2014年至2016年,中华护理学会血液透析专业委员会陆续编制并出版了《血液透析专科护理操作指南》《血液透析用血管通路护理操作指南》《血液净化中心医院感染防控护理管理指南》,行业标准的制定,使血液透析专科护士的培训工作趋于完善。

2012年上海市护理学会对血液透析专科护士进行适任证书培训,使得血液透析专科护士对血液透析的管理理念和方法有了进一步提高,通过临床实践、考核和规范护理操作流程,达到提高内涵质量、降低风险的目的,同时为培养和培训血液透析专科护士积累了经验。2015年5月在继续血液透析专业护士培训的基础上,受原上海市卫生和计划生育委员会委托(现已更名为"上海市卫生健康委员会"),由上海市护理学会举办了首批血液透析专科护士的培训。培训按照原国家卫生和计划生育委员会(现已更名为"国家卫生健康委员会")印发的《专科护

理领域护士培训大纲》实施,包括理论学习和临床实践。考核形式分为理论考核、实训考核和答辩考核。面对血液净化护理的现状,通过有计划的专科培训,培养高素质的专科护士是提高专科护理水平、促进护理工作专业化发展的必要手段。专科护士培养的目标在于提升专科护士临床实践能力、指导和教育能力、提供咨询能力、专科护理研究能力、领导与创新能力、合作能力,旨在培养临床专家型护士。

### 二、中国血液透析专科护士培训和规划

中国血液透析专科护士培训从2009年开始,目前尚无规范性的统一标准。多数省市级或护理学会主持的专科护士培训定位于培养具有较高水平和专长的专家型临床护士。通过专科护士培训(基础理论和临床实践),获得在临床实践、护理教育、护理研究,以及护理质量控制和管理等方面的较高能力水平。血液透析专科护士培养这一重要举措必将对提高血液透析中心(室)的护理人员整体素质,实现护理质量的持续改进,推动我国血液净化护理事业的发展发挥积极的作用。

**(一)血液透析专科护士入选标准** 中华护理学会招收血液透析专科护士的标准:具有护士执业资质;大专以上学历;5年以上的临床护理实践经验;2年以上的血液透析中心(室)工作经历。四川省血液透析专科护士培训学员的准入标准:具有护士执业资格;从事2年以上的临床护理工作经验,拟从事血液透析专科护理工作;具有血液透析专科护理工作经历并且需要接受规范化的专科护理理论和操作培训。江苏省血液透析专科护士准入标准:具有护士执业资质;大专学历;取得护师资格;具有3年以上的血液透析中心(室)工作经历;有科研创新能力并发表论文1篇以上。各省的培训基地对血液透析专科培训学员在学历、职称、从业年限等方面的要求并不相同。

**(二)血液透析专科护士培养模式** 目前,我国对血液透析专科护士的培养通常采用理论教学与临床实践相结合的培训模式。大多采用全脱产短期培训。中华护理学会培训以理论授课和临床实践相结合方式进行,共计8周,理论和操作考核合格者,颁发中华护理学会"血液透析专科护士培训合格证书"。陕西省血液透析专科护士理论培训4周,≥160学时,操作培训4周,≥160学时。湖北省采取全脱产的形式学习,培训时间为2个月,以课堂理论讲授与专科临床实践相结合的形式授课。四川省血液透析专科培训理论培训共1个月,合计120个学时,课堂上主要采用目标教学法和PBL教学法;临床实践培训共2个月,合计360个学时,采用一对一临床实践带教和集中统一培训相结合的方法进行。在培训的过程中结合多样化教学方法,如集中授课和临床实践相结合、理论讲座与技能培训结合、启发式教学、合作式教学、问题讨论式教学、情景模拟教学等提高教学能力,激发学习热情,提升培训效果。有文献报道,院校联合培养血液透析专科护士的教学模式,在应届的毕业生中根据学生的意向和医院(公立医院和私立医院)各自的考评标准,选拔合格的护士进行定向血液透析专科护士的培养。在高等医学院校进行理论培训、在医院进行临床操作技能培训。这种模式既缩短了血液透析中心(室)护士入职后的培养时间,又能从综合素质、理论知识、专科技能等各方面进行全方位的培养。

**(三)血液透析专科护士理论课程设置** 目前血液透析专科护士的培训主要分两个阶段:理论学习阶段和临床实习阶段。理论学习阶段的课程包括肾脏病基础理论、血液透析基础理论、人文科学及护理科研等(表39-1)。

表 39-1　上海市血液透析专科护士理论培训内容

| 培训计划 | 内容 | 目标 |
| --- | --- | --- |
| 基础理论和基础知识 | 1. 肾脏病总论<br>2. 腹膜透析、血液透析发展现状及进展<br>3. 急、慢性肾损伤治疗进展<br>4. 血管通路概述、发展史、种类及建立方法、护理<br>5. 血液透析并发症评估及干预<br>6. 特殊患者(糖尿病、儿童)透析护理<br>7. 血液透析治疗模式的选择<br>8. 各种血液透析抗凝技术进展<br>9. 特殊血液透析的临床应用<br>10. 血液透析中心(室)的消毒隔离要求和方法<br>11. 水处理系统维护及进展<br>12. 血液透析充分性及评估 | 1. 刺激学员的求知欲望<br>2. 掌握扎实的基础理论知识<br>3. 提升分析和解决问题的能力 |
| 专业护理技能 | 1. 透析患者心理护理、沟通技巧<br>2. 慢性肾脏病患者自我护理和宣教<br>3. 慢性肾脏病患者食谱调查、分析计算及指导<br>4. 透析护理伦理<br>5. 血液透析危重患者的监测与护理<br>6. 循证医学在透析护理中的应用<br>7. 血液透析相关基础英语 | 1. 提高学员对患者的沟通、教育、交流技巧<br>2. 加强营养管理、自我管理,提高相关护理教育技术水平<br>3. 增强学员的自信心和说服力 |
| 管理类知识和技能 | 1. 血液透析的质量控制<br>2. 透析中心护理管理和要求<br>3. 血源性职业暴露的预防和处理原则<br>4. QCC 与护理风险管理<br>5. 长期透析患者的营养评估与管理<br>6. 信息化管理<br>7. 血液透析护理风险分析和管理 | 1. 以专业理念、专业行为约束自己、指导自己<br>2. 参与指导本单位的专业培训和管理<br>3. 提高血液透析的护理管理和质量控制水平 |
| 人文、科研知识 | 1. 论文素材收集与写作技巧<br>2. 肾脏病护理科研设计<br>3. 常用统计分析方法<br>4. 护理质性研究<br>5. 血液透析专业护士的绩效考核 | 1. 结合临床开展多种形式的护理科研、论文撰写<br>2. 借鉴循证护理方法来解决日趋复杂的血液净化护理问题<br>3. 提升护理研究水平 |

**（四）临床实践基地的课程与教学方法**

（1）专科护士的实训基地必须通过专业机构认证。

（2）由于目前实训基地的带教老师的学历、资历多数与学员相当,教师本身的工作态度和专业精神又是学员的榜样,因此实训基地的教师必须取得资质证书(可以经过国家、省市、医院培养并考核通过)。

（3）教学内容包括专科规范性、原则性护理操作,如无菌操作、消毒隔离观念、规范预冲、透析器和循环管路安装等。通过临床实践掌握基本的原则和理念,明确规范化操作的重要性。

（4）采取个案讨论、PBL 教学查房、情景模拟演示等多种教学手段提高学员的应用能力。

展示实训基地的医疗特色,培养学员临床创新能力。

(五)血液透析专科护士评价指标　　在国内,高少茹等最早研究血液透析专业护士核心能力,并提出了专科专业能力、专科基础能力、临床思维判断能力、教育与培训能力、协调组织与应急能力五大维度。Rix等认为,血液透析专科护士需要具有反思能力,这是开展血液透析护理工作的关键,通过提高反思能力,能够更好地为患者提供帮助,改善患者生活质量。霍孝蓉结合血液透析专科护士工作职责,将其核心能力划分为临床实践、思维判断、专业发展、科研、教学和管理综合能力6个维度。也有研究表明,血液透析专科护士的核心能力主要在于掌握血液透析基本理论知识与操作技能,了解特殊血液净化技术,熟练慢性肾脏病的综合管理及治疗,贯彻血液透析中心(室)的管理及质量控制,包括教学、科研、临床护理、沟通等方面的综合理论知识。

通过国内外学者对血液透析专科护士核心能力的概念界定与维度划分可知,科研能力、护理管理能力、思维判断能力、教育与咨询能力、临床实践能力等是血液透析专科护士核心的关键维度。在血液透析专科护士核心能力中临床实践能力所占权重最大,是衡量血液透析专科护士核心能力的关键指标。相比之下,教育与咨询能力、思维判断能力得分相对较低。血液透析专科护士核心能力维度的确定有利于专科护士得到专业的评估与认定,但是综合来看缺乏对其情感、态度与内涵的评价,需进一步完善。

## 三、血液透析专科护士的岗位职责

(一)临床实践方面　　血液透析专科护士工作应以临床实践为中心的原则,为患者提供直接专科护理服务;为危重、复杂、疑难病例提供高质量护理;并强调其在"公共突发状况和卫勤保障任务中"的职责,血液透析专科护士作为高难度、复杂血液透析技术的直接操作者,应将其列入职责框架中。

(二)教育指导方面　　血液透析专科护士经过系统培训,相比普通护士具备更高的理论及实践能力水平。一方面,对患者及家属进行更高质量、更系统的教育,提高健康教育效果;另一方面,对护士、护生和低年资医师等进行专科知识和技能培训,督促相关技术操作和医院感染控制规范的落实。

(三)提供咨询方面　　血液透析治疗患者多为长期患病,常合并多种慢性并发症,系统、高效的日常管理在提高生活质量、延缓并发症的发生和发展方面起着至关重要的作用,而血液透析专科护士作为咨询者,可通过门诊、会诊等方式为患者、家属或同行提供最直接的专科咨询,解决患者的实际问题,实施延续性护理。

(四)医患协调方面　　血液透析专科护士作为医师和患者之间沟通的桥梁,可协调医师对患者的指导,并参与多学科团队合作,在其中发挥枢纽作用,解决团队中血液透析专科方面的问题,以达到连续护理的目的。

(五)领导管理方面　　血液透析专科护士应主要在患者和质量方面发挥管理作用,应与护士长的管理职责进行区分,以保证其在专科实践管理方面的精力。

(六)护理科研方面　　血液透析专科护士作为专科护理技术人才,应及时发现和分析该领域存在的问题,关注专科发展前沿动态,进行护理经验总结,参加科研实践,促进成果转化,推动专科护理发展。

## 第三节 血液透析中心(室)血管通路护士管理

血管通路是血液透析患者实现治疗的基础,是血液透析患者的"生命线",血液透析的充分性也依赖于良好的血管通路功能。随着透析患者老龄化、透析龄的增加、糖尿病等外周血管疾病的影响,血管通路的建立和维护面临着严峻挑战,通路相关并发症发生率逐渐上升,由血管通路问题引起的治疗费用也随之增加。解决血管通路问题往往需要多学科的合作,然而不同学科医护人员在对患者信息的掌握上容易出现重复和遗漏。因此,国外血液透析中心设置了血管通路协调员岗位来进行沟通联络以管理患者血管通路,并在减少血管通路相关并发症(如内瘘并发症)、延长血管通路寿命、降低住院费用等方面发挥了积极作用。

### 一、血液透析血管通路护士的发展

1995年,美国阿拉巴马大学伯明翰卫生服务基金会的医师助理首次提出"血管通路协调员"这一概念,该概念的提出主要与内瘘并发症处理效率低、患者住院时间长和拟推行门诊内瘘手术等诸多因素有关,一位肾脏科血管通路协调员安排血管通路手术,能获得更高的效率。血管通路协调员主要是指着重于血管通路治疗协调联络的专业人员。主要职责是为血液透析患者提供血管通路管理,包括动静脉内瘘健康教育、安排手术、内瘘功能监测、随访工作、数据管理,以及学科间交流等。因血管通路直接为血液透析所用,所以血管通路协调员应该具有丰富的血液透析血管通路相关专业知识和临床经验。1998年开始由注册护士专职负责。2003年美国北卡罗来纳大学教堂山分校肾脏学系的学者进一步认为在临床上设置专职血管通路协调员可以节省患者和工作人员的时间,并且减少患者因临时置管增加的费用,同时指出只要血管通路协调员能关注患者的需求和遵循最佳实践原则,这个岗位就能体现出它的自身价值。此时血管通路协调员多由经验丰富的血液透析护士来担任。因此也称为血管通路护士。目前,血管通路协调员的积极作用在世界范围内已得到广泛关注,除美国有血管通路协调员外,许多国家或地区也设置了血管通路协调员岗位,包括澳大利亚、荷兰、英国和沙特阿拉伯等。

### 二、血管通路护士的岗位职责

血管通路护士的岗位主要是根据不同血液透析中心的血管通路管理组织架构来决定的,对于患者人数较多的血液透析中心,该岗位工作可由专人专职负责;而在患者较少的血液透析中心,血管通路协调员可以作为兼职工作。

(一)**血管通路有关问题的协调联络** 血管通路协调员可以为肾脏和血管通路团队就透析前通路选择和协调、通路监测、患者教育和护士教育提供沟通渠道,有效减少患者处理血管通路问题的等待时间。在Patty等的报道中,血管通路协调员每月在血管外科医师、介入放射科医师和肾脏科医师之间行沟通协调,成功帮助患者解决疑难血管通路问题。同时良好的协调联络作用也提高了动静脉内瘘使用率,改善患者内瘘结局。

(二)**实施血管通路定期监测** 制订患者血液透析前和透析期间的血管通路定期监测计划,在血管通路监测发现血流量下降或较低的情况下,血管通路护士可建议患者在血管通路因血栓或狭窄而无法使用之前,采取介入或外科干预措施来纠正该通路问题。

(三)**实施透析知识和血管通路知识宣教** 对患者的教育包括透析前对患者进行关于血

管通路选择的教育,从而使患者对治疗作出知情的决定。透析前教育还包括讨论手术路径、术后护理、患者居家血管通路的护理,以及通路建立后的随访时间。对护士的教育包括不同血管通路类型及护理方法,以及关于血管通路建立的手术步骤,动静脉内瘘的正确穿刺技术,超声的使用,超声图像、放射学报告的解释和监测血管通路功能的技术。

**(四)管理临床数据**　　血管通路护士负责收集患者人口特征等基线数据、外科医师临床和超声随访数据、动静脉内瘘术后护理过程及相关并发症处理情况等临床数据,供工作人员分析使用。血管通路护士对透析前和开始透析后的临床数据进行分析和管理并为临床标准和目标提供反馈。负责建立所有 ESRD 患者透析前的数据库,包括肾功能水平、预期透析模式、手术状况、手术日期和结果;数据库创建后评估血管通路的通畅性。开始透析后记录手术转诊途径、转诊次数和时间、血管通路的通畅性和中心静脉导管感染率等并发症发生率,以及介入治疗的术后效果等。同时就数据分析结果在血管通路团队内组织持续质量改进会议,并提出改进方案。

### 三、血管通路护士的准入、培训和考核

目前国外血管通路护士的岗位职责已日趋完善,但是其准入资格和培养模式还没有统一的标准。在 Dwyer 等的研究项目中专门设置了血管通路护士岗位,该岗位由一名具有 20 年血液透析经验的注册护士担任。该护士拥有丰富的血液透析经验、熟练的组织技能、独立工作能力,以及与工作人员、患者和转诊医生良好的沟通技巧,该岗位是由路易斯维尔大学透析中心进行资助和培训的。

目前国外血管通路护士的培养主要是根据各血液透析中心对项目的需求来对护士进行定向培养。着重加强对护士沟通能力、血管通路监测能力和健康教育能力方面的培训,同时设定相应的考核方式和合格标准,考核护士对各种能力的掌握情况,以让其顺利过渡到血管通路协调员的角色,从而承担起在血管通路多学科之间协调联络的职责。

目前国内部分血液透析中心(室)积极建立"血管通路管理团队"并积极制定血管通路协调员岗位的准入条件、工作职责、培训计划、考核与评价标准等,血管通路协调员岗位的设置,对提高血管通路管理效率,改善透析患者血管通路的预后、促进专科护理发展都具有重要意义。

(黄碧红)

# 第四十章
# 血液透析中心(室)质量管理

我国从20世纪70年代起开展血液净化技术,90年代蓬勃发展。血液净化技术正在日益成为我国医院必不可少的重症患者综合治疗的手段之一。虽然患者在不断增加,血液净化专业队伍迅速扩大,但血液净化技术在我国的发展尚不平衡,人员培训、质量管理、技术标准化等需要不断规范和管理。

## 第一节 血液透析中心(室)护理质量改进与控制

护理质量是指护理人员为患者提供护理技术和生活服务的效果、优劣程度;是衡量护理管理水平、护理人员素质、护理业务技术和工作效果的重要标志。护理质量管理是按照护理质量形成的过程和规律,对构成护理质量的各要素进行计划、组织、协调和控制,以保证服务质量达标,满足和超越服务对象需要的活动过程。

透析质量是透析效果和透析服务优劣的综合反映。一个完整的血液透析过程包括患者的透析前准备(病情了解、心理评估和干预、诊断明确);透析用水的准备;体外循环装置评估与准备(透析机、透析液和透析器);血管通路功能的评估;体外循环治疗的建立(血管通路的维护、抗凝剂应用、体外血液循环建立、治疗参数设置、患者监护、并发症预防及处理、患者健康教育等);透析治疗结束(体外循环血液回输、透析治疗效果评价、患者转运和病情交接记录、环境和医疗废弃物处理)等。透析质量控制具体表现为:医务人员通过对透析治疗过程的监护,不断改进透析治疗方式和方法,提高透析治疗效果,降低透析并发症,提高治疗安全性、舒适度、患者生活质量和长期生存率,这也是血液透析中心(室)质量管理所要达到的目标。

### 一、构建血液透析护理质量标准化体系

护理质量标准是将标准应用于护理领域并对其进行衡量的准则与规范。建立系统、科学和先进的护理质量标准化体系,可使护理工作有章可循,有利于提高护理质量和管理水平,有利于护理学科的发展和护理人才培养。血液透析的护理质量标准可以依据国家等级医院评审标准,参考国际认证标准,结合上级相关部门执行标准,整合医院各项规章制度,构建本部门护理质量标准。制订完善的标准考核评价方案,通过组织动员部署,开展学习讨论,布置落实标准的具体实施步骤和要求。以培育和树立标准理念为护理标准化体系建立的前提,打造高素质的血液净化护理专业标准队伍。通过全员、全岗位、全流程、全方位地铺开落实标准化体系,把标准融入于常态运行之中,确保标准化的有效落实,推进了血液净化专科发展,达到了护理质量持续改进和提升。

血液透析中心(室)护理质量管理包括以下内容。

(1) 构建完善的血液透析管理制度、流程、预案等。

(2) 血液透析护理评估和监护:包括治疗前患者的评估,治疗中患者的监护,治疗后患者的宣教护理等。

(3) 血液透析相关护理操作规范:包括体外循环管路及透析器的安装与预冲、血液透析上机技术与护理、血液透析下机技术与护理、血液透析相关血标本采集、血液透析废液排放等。

(4) 血管通路护理:临时性血管通路(无隧道和涤纶套的透析导管)护理标准;永久性血管通路护理标准(包括自体动静脉内瘘、移植物动静脉内瘘、带隧道和涤纶套的透析导管)。

(5) 血液透析治疗抗凝质量管理。

(6) 血液透析治疗并发症护理。

(7) 特殊血液净化技术护理。

(8) 特殊患者护理。

(9) 透析患者健康教育、自我护理和康复护理。

(10) 血液透析中心(室)感染控制管理。

(11) 护理文书管理。

(12) 医用耗材管理。

## 二、构建血液透析护理质量管理评价体系

血液透析中心(室)护理质量管理评价标准体系的构建可以结构-过程-结果三维质量评价模式为理论依据,指标涵盖结构质量、过程质量和结果质量。全过程的内容涵盖了血液透析中心(室)制度、职责、人力资源管理、业务管理、质量管理、安全监测、数据上报等护理管理质量全过程,能有效促进血液透析中心(室)护理管理工作的规范性和科学性落实。

**(一) 结构质量** 结构质量为血液透析中心(室)护理管理质量提供管理框架和制度职责保障。

| 序 号 | 结 构 指 标 |
| --- | --- |
| 1 | 护理管理 |
| 2 | 护理人力资源 |
| 3 | 布局与实施 |

**(二) 过程质量** 过程质量是血液透析中心(室)护理管理的重要控制环节,需要规范过程,减少护理风险事件的发生,保障患者安全,提高护理质量。

| 序 号 | 过 程 指 标 |
| --- | --- |
| 1 | 护士教育与培训 |
| 2 | 患者管理 |
| 3 | 透析通路护理 |
| 4 | 并发症预防与处理 |
| 5 | 医院感染防控管理 |

**(三) 结果质量**　结果质量为过程质量运用、实施、实践的反馈,为过程管理质量的评价提供依据。

| 序　号 | 结　局　指　标 |
|:---:|:---:|
| 1 | 基础护理质量指标 |
| 2 | 专科护理质量指标 |
| 3 | 护患满意度 |

## 三、建立护理质量反馈系统

持续质量改进(continuous quality improvement,CQI)是现代医院医疗护理质量管理的核心思想。它包括:"评价标准、评价方式、过程监控、反馈与改进、安全保证"5个环节,而有效的质控信息反馈是保证护理质量持续改进和全面质量提高的关键。20世纪80至90年代,CQI的实践几乎普及西方发达国家的所有医疗机构。CQI在临床护理工作中运用广泛,在血液透析血管通路护理质量改进、预防院内感染的发生、改善患者的贫血和营养状况、纠正钙磷代谢紊乱和肾性骨病、改善患者预后、降低医疗费用等方面发挥重要作用。

**(一) 通过CQI有效途径缩短反馈周期,提高反馈系统效益**　通过建立质控反馈制度,将检查存在的问题以现场反馈和文字反馈的形式反馈给当班者和受检护理单元,并通过每月质控反馈例会和出版质量信息简报,对存在的问题分派专人专组跟踪整改。在原有三级质控网络的基础上组建单项质控小组,存在问题一周内追溯。采用现代传媒技术对科室内的亮点、护理缺陷及不安全现象进行现场拍摄。建立完善三级护理质控渠道和方式,实现人人参与质量管理与监督,不断改善护理品质。

**(二) 借助构建血液净化信息平台,实现数字化护理管理**　信息化是充分利用信息技术,开发利用信息资源,促进信息交流和知识共享,提高经济增长质量。透析信息化主要包括信息收集、处理及利用。信息化作为一种技术手段,在透析领域的作用,与以下几方面密切相关,包括管理、医学、教育、研究,其目的是提高透析管理的质量和效率。利用计算机的分析统计功能,节省了监测数据手工汇总统计时间,提高了工作效率;同时检查问题与考核结果记录准确,能够随时查询和分析,保证了质量监测信息反馈的时效性、准确性和有效性,使质量改进目标和管理目标更加明确,提高了管理效能。

## 四、利用护理质量敏感指标提高护理质量

1998年美国护士协会(American nurses association,ANA)创建美国护理质量指标国家数据库(National database of nursing quality indicators,NDN-QI)并提出护理质量敏感指标概念,指出护理质量敏感指标是评价护理工作的结构、过程和结果,是保证高水平护理的测量手段,是评价患者护理质量的关键,其结果能敏感地影响护理实践,并能客观、真实地反映护理质量的水平。我国护理敏感指标的研究起步较晚,尤其专科护理敏感指标研究尚处于探索阶段。高菊林等以donabedian的结构-过程-结果模式为基础,运用德尔菲法进行专家问卷咨询。确定为11项血液透析护理质量敏感指标:护患比、透析中急性并发症发生率、透析超滤达标率、透析充分性达标率、门诊透析患者急诊透析率、动静脉内瘘并发症发生率、血液透析导

管相关血流感染例次发生率、体外循环凝血发生率、体外循环失血发生率、假性动脉瘤发生率、患者跌倒发生率。陈科威等结合相关标准指南,基于研究团队循证依据,采用德尔菲咨询法,根据结构-过程-结果指数模型,建立了血液净化护理敏感指数17项。结构指标包括:床护比、护患比、患者陪护率;过程指标包括:健康教育措施落实率、患者健康教育知识掌握率、分级护理合格率、护理记录准确率、入院评估准确率、护士技能培训管理、标本采集程序正确率、专科护理技能考核合格率、危重患者管理指标、饮食护理正确率;结果指标包括:护理缺陷事故发生数、计划性拔管率、并发症发生率、患者满意度。KDOQI指南及欧洲最佳操作指南等指出透析充分性、贫血的管理、矿物质代谢管理、营养管理及血管通路护理质量监测。临床上最常用和公认的用来评价透析充分性的指标为尿素清除指数(Kt/V)。评价透析患者贫血状况的指标为血红蛋白。矿物质代谢管理常用指标为透析前血钙、血磷、钙磷乘积及甲状旁腺激素。营养管理常用指标为血白蛋白。血管通路的评价指标:根据dopps建议首选自体动静脉内瘘,中心静脉导管使用率<7%。国外具有争议的护理敏感指标是:超滤率(URR)和透析前低血压。目前国内外对血液透析护理敏感指标差异较大,如何从护理质量管理的实际出发,结合各种先进的管理方法和管理手段建立敏感、科学、实用的护理质量指标是值得深入研究的课题,通过循证,设计出一套本土化的血液透析护理质量敏感指标是今后护理研究的方向之一。

### 五、用科学管理工具提高护理品质

早在20世纪90年代,美国就提出了全面质量管理(total quality management,TQM)和持续质量改进(continuous quality improvement,CQI),强调监督照顾的重要性,护理质量需要做到全面和持续的质量控制。下面介绍几种常用的护理质量管理工具。

(一) **PDCA循环** PDCA是计划(Plan)、实施(Do)、检查(Check)、行动(Action)的首字母结合,其首次提出是在1950年,它属于一种管理方式,能够让管理内容变得更具科学化、标准化及程序化。计划、实施、检查和处理是PDCA循环的主要四个阶段,而PDCA循环过程则是表示将上述4个阶段进行反复循环的过程,8个步骤及4个阶段是PDCA循环每次都要经历的:① 计划:对现状予以分析,将问题找出,对问题形成的影响因素和原因进行分析,找出主要要素,提出对策,将计划予以制订;② 实施:计划的实施;③ 检查:分析比较预计目标和实际效果;④ 处理:巩固成果、将经验标准化和对评价予以分析,将新发现或者未解决的问题转入下一循环。将上述4个阶段反复循环,不可缺一,因为每个循环间相互作用、彼此关联,从而能有效提升管理工作水平。PDCA循环作为质量管理的方法,现已在血液净化护理管理各项工作中得到广泛应用。沈莉等在预防血液透析低血压患者中应用PDCA护理方案,有效减少低血压的发生,保证患者血液透析治疗的顺利进行。王玉沐等运用PDCA循环管理模式在新建血液透析中心(室)有效提高了透析用水质量,以防输水管路内生物膜的形成。

(二) **品质管理圈** 品质管理圈(quality control circle,QCC)也称质量管理小组,1950年由日本东京大学石川馨博士首次提出,简称品管圈,其是指由同一工作现场以及工作性质类似的基层人员自发进行的品质管理活动,小组人员必须为基层人员,中层及以上管理人员不得参与。分为计划、实施、确认及处置4个阶段来进行。

1. **计划** 分为选定主题、拟定活动计划书、现状把握、目标设定、问题解析及拟定对策6项内容。① 选定主题:根据目前护理问题实际需求通过文献检索选择主题,选好主题后具体定义与说明"衡量指标",然后详细介绍选择该主题的理由,并列出衡量指标的计算方法。② 拟定活动计划书:首先要拟定活动期限、内容、实施过程等,确定实施日程,计划及监控进度等。③ 现状把握：根据小组讨论结果对工作现状进行归纳总结并绘制流程图，根据"三现原则(到现场、针对现状、做现实观察)"制订检查表收集客观资料，对收集到的资料加以整理。④ 目标设定：首先须设定改善目标，内容表达式为(完成期限+目标项目+目标值)，通常设定目标期限为3个月，根据问题的大小考虑目标达成的可能性，通常应用图表进行表达。⑤ 问题解析：通过分析产生问题的原因，鼓励全体成员发布自己的观点，设想护理过程中可能产生问题的所有原因，制作"特性要因图(鱼骨图)"，一一列出所有问题，确定大要因，然后根据选取相应的大要因进一步细化决定中小要因。⑥ 拟定对策：采用头脑风暴法进行问题分析和讨论，按照"可行性、经济性、圈能力"等指标进行相应评分，选定永久有效的对策。

2. 实施　实施前应召集全体人员进行培训和说明，实施过程中密切观察实施效果，监测活动效果，若效果不佳，重新调整后再实施，每名成员对QCC活动的理解程度及是否正确实施决定实施QCC活动的成败。

3. 确认　全部对策实施完毕后，对一个阶段所得到的数据及相应成果进行确认，采用柱状图、柏拉图等图表表示有形成果，采用文字条例形式表示无形成果。

4. 处置　若实施对策取得效果后，应持续维持并固化，按照改善后操作方法执行，制定管理制度，并发布标准的操作流程，活动结束后对实施步骤进行分析讨论，找出实施过程中存在的优缺点。

QCC活动注重培养护理人员的观察力和创新力，充分发挥其自身潜在能力，提高其参与管理的主动性和积极性，使护理人员在不断学习和实践过程当中提高自身综合素质，高效有序地解决在护理过程中所遇到的问题，并提高护理服务品质。

品管圈作为护理质量改进的工具，近几年在血液净化护理管理中应用广泛。高艳等根据品管圈"80/20"法则查找血液透析患者高磷血症三大要因、制定了四大对策，开展系列活动提高患者自我管理水平和高血磷达标率，提高了MHD患者生存率及生活质量。谢素珍等通过对维持性血液透析患者应用品管圈管理，改善患者的睡眠质量，提高患者的满意度。景绍秀等通过品管圈管理，降低血液透析中心(室)CRBSI发生率，提高护理成效与圈员能力。

(三)根本原因分析　根本原因分析法(root cause analysis，RCA)作为一种回溯性医疗不良事件分析工具，将重点放在整个系统及过程的改善方面，而非仅限于个人执行上的检讨与咎责，是提升患者安全的重要方法之一。RCA的理论基础来源于瑞士乳酪理论，它作为一种结构化方法，最早应用于高危行业(如电力业和航空业)。1997年，美国退伍军人事务部(United States Department of Veterans Affairs，VA)的患者安全促进机构(patient safety improvement，PSI)开始将其引入医疗领域，了解照护系统潜藏的问题与根本原因，并针对系统事件进行改善来预防不良事件以及执行纠正措施。RCA不仅关注不良事件发生(what)，如何发生(how)，更重要的是深究为何发生(why)。根本原因分析法着眼于整个系统及过程的探索，因此可以借助RCA分析不良事件，有效改善系统缺陷，避免护理不良事件反复发生，持续提高护理质量。RCA的执行步骤如下。

1. 组建RCA团队与收集资料　根据事件的不同，RCA团队的组成也有所不同，如调查事件为严重的不安全事件或警讯事件，该RCA运作的团队应包括相关流程的一线工作人员，RCA团队通常由3人或4人组成，不超过10人。RCA团队成员应具备独立调查的能力，有优秀的分析技巧、批判性观点、态度客观且接受过RCA培训。收集的资料包括事件发生时间及地点、人员、设备、病历、工作流程、物证及书面文件证明等。这一过程中可要求当事人用5W1H(who、when、what、where、why、how)的方法详细叙述事件发生始末，以便为下一步分析提供必要的佐证。按事件发生的先后顺序描述每一个过程,并用流程图的形式向小组成员汇报,使每名成员自觉地将关注重点聚焦在事件的整个过程。

2. 找出近端原因　事件很少只有一个近端原因;事件的发生往往是众多近端原因共同促进的结果,只找出唯一近端原因的事件分析建议很有可能是不完整的,因为组织成员未能从上一次事件了解到所有的系统缺陷以至于不良事件极有可能再次发生。这一过程可以从人为因素、设备因素、可控及不可控的外在环境因素和其他因素入手,采用"鱼骨图""原因树"和"推移图"等工具找出导致事件发生的近端原因。找出近端原因后,应及时针对其采取临时的预防措施,以避免不良事件的继续扩大。

3. 确认根本原因　当确认了所有近端原因后,该步骤的重点就在于进行更深层次的挖掘,可采用脑力激荡法、因果图法等分析方法,筛选出根本原因,最终确认根本原因。判断是否根本原因可以根据以下3点进行分析:根本原因不存在时,事件不会发生;根本原因被矫正或被排除,不良事件不会因为相同诱发因素而再发生;根本原因被矫正或被排除,不会再有类似事件发生。

4. 制订和执行改进计划　根据以上步骤所得的近端原因和根本原因,制订具体的切实可行的系统改进计划和措施,从而消除根本的系统缺陷。

RCA利于营造安全护理文化,确保患者安全,为护理管理者提供了一种系统的科学的护理安全管理新方法,对保障患者安全、减少护理不良事件有重大意义。从文献复习中,发现目前RCA应用于血液透析护理安全管理才刚刚起步。暴青竹等运用RCA在预防血液透析的导管感染中从系统的角度寻找问题的根本原因,从而有针对性地采取防范措施并加以执行,有效降低血液透析导管感染的发生率。徐玮等应用RCA系统、全面、有效地找到患者内瘘渗血的关键问题,并能针对问题采取有效的措施从根本上解决问题,有效降低血液透析患者内瘘渗血的发生率。

(黄碧红　陈　静)

## 第二节　信息化技术在血液透析中心(室)的应用

随着血液透析患者人数的增加,透析龄的延长,血液透析过程中产生的数据越来越多,传统的手工模式已经无法适应高强度的工作,需要信息管理系统对透析全过程、透析质量进行精细化管理。

为促进和规范血液透析中心(室)信息化建设,明确血液透析中心(室)信息化建设的基本内容和建设要求,结合中华人民共和国国家卫生健康委员会规划与中华人民共和国工业和信息化部电子信息司组织制定的《全国医院信息化建设标准与规范(试行)》与中华人民共和国国家卫生健康委员会(原国家卫生计生委)制定的《血液透析中心基本标准和管理规范(试行)》《全国护理事业发展规划(2021—2025年)》的要求,以及国内外现状,现将血液透析信息化管理及临床应用介绍如下。

### 一、血液透析中心(室)信息化建设方案

#### (一)系统建设目标

1. 信息获取快速化　有别于传统手工录入查询的繁琐,血液透析管理系统采用信息化共

享机制,可以及时掌握数据变化。

2. **工作过程自动化** 采用自动数据生成模式,智能化生成患者当前治疗医嘱。

3. **业务流程规范化** 迎合现今医疗机构核查制度,符合血液透析行业规范,对临床关键业务实行三查七对的管理模式,杜绝由于管理不善导致的错误发生。

4. **数据传输网络化** 废除手工纸张抄录,全程电子化运用,数据网络化传输。

5. **数据挖掘科学化** 拥有智能化数据统计分析功能,可实现辅助决策与科研支持。

**(二) 系统硬件配置**

1. **电脑** 实现电脑PC端办公,可轻松在办公区域登录血液透析治疗信息化系统:记录患者治疗参数、查看患者透析质量相关指标、调整透析治疗处方、打印透析治疗记录单等。

2. **移动平板/手机/可穿戴设备** 血透室医护人员可手持移动平板电脑查看和记录治疗信息,同时可实现移动查房、交班等工作,实现科室临床移动式诊疗。

3. **电子体重秤/电子血压计** 电子体重秤和电子血压计通过智能联机终端设备实现患者体重、血压自助测量并进行数据上传。

4. **透析机** 各种透析机通过智能联机设备终端可实现透析治疗中的数据实时采集。

5. **条码打印机** 血液透析患者二维码需要临床通过条码打印机给到患者。

6. **电视大屏** 血液透析患者通过电视了解自身的排床信息、宣教信息等。

**(三) 系统使用对象** 软件主要分为3个角色,医生、护士、工程师,配有各自的工作站,通过登录相应工作站,使用各自的功能完成对透析活动的管理。

## 二、血液透析中心(室)信息化建设临床应用

**(一) 透析流程** 根据《血液净化标准操作规程(2021版)》制定贴近临床实际工作模式的标准化透析治疗流程,从患者透析治疗前称量开始到透析治疗后护理结束,依次为:透析治疗前准备、制订处方、确认处方、上机、双人交叉核对、透析治疗中护理、下机、透析治疗后护理。透析流程操作自动流转,上一流程操作完成自动流转到下一流程操作,不可越级操作,且流程不可逆,达到整个工作流程的规范化管控要求。血液透析智能系统管理流程如图40-1所示。

1. **透析治疗前准备** 透析治疗前准备包括称体重、量血压。系统与带有数据输出口的体重秤、血压计联机,患者通过身份识别自助完成称体重、量血压,称量数据自动录入系统。同时,支持医护手动录入患者透析治疗前称量数据。

2. **制订处方** 透析开始之前,医生根据患者称量数据为每个患者制订个性化的透析处方。系统根据患者本次透析治疗前体重、上次透析治疗后体重、干体重,自动计算出本次透析预设的超滤量。可根据病情变化修改处方和制订医嘱。

3. **确认处方** 护士根据护理评估患者实际情况,判断医生制订的处方是否准确,若发现异常,可操作退回该处方,并写明理由,该处方返回至医生处,医生需重新制订处方。

4. **上机**

(1) 透析治疗前准备,患者评估

1) 血管通路:评估AVF/AVG震颤、外观,CVC导管通畅度、皮肤情况。

2) 意识及生命体征:体温、脉搏、呼吸、血压。

3) 并发症:出血、水肿、呕吐、腹泻、寒战、咳嗽。

(2) 护士确认患者当前状态,记录生命体征,勾选患者血管通路及并发症情况,可通过平板拍照记录患者血管通路照片信息,记录患者本次穿刺点位信息等,完成上机操作记录。

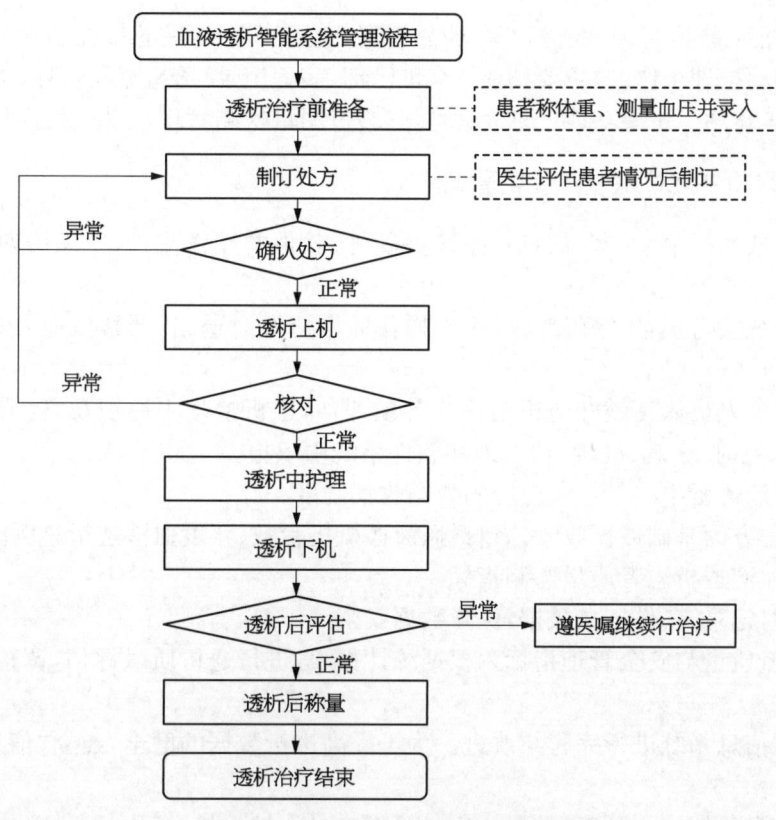

图 40-1 血液透析智能系统管理流程

5. 双人交叉核对　核对护士再次核对处方并检查机器参数设定、连接情况及管路情况,并由核对护士操作,将患者转入下一步治疗状态,核对护士与责任护士不可以是同一个人。

6. 透析治疗中护理

(1) 患者进入到透析治疗中,责任护士每小时巡视和记录,监测生命体征及通路情况,机器运行及参数。系统实现与透析机联机,自动采集患者血压、脉搏、生命体征和透析机的机器数据。

(2) 治疗过程中,医生可开医嘱,护士执行医嘱。未执行的医嘱在系统中床位卡上进行提示。

(3) 巡视观察,护士可勾选记录并发症的描述、原因和处理措施,并可拍照记录。

7. 下机　患者完成透析后,系统自动生成治疗时间。

8. 透析治疗后护理

(1) 评估观察测量生命体征,生命体征从联机透析机自动获取。

(2) 下机后,称量体重,系统自动记录并计算出本次透析实际超滤量。

9. 消毒　患者治疗结束下机后,护士根据机器实际消毒情况,点击"消毒"按钮,启动消毒程序,自动生成消毒记录。

(二) 系统功能

1. 医生工作站　主要功能:电子病历、接诊管理、检验信息、检查信息、统计报表、透析质量管理。

2. 护士工作站

(1) 主要功能:排床管理、耗材管理、药品管理、费用管理、医院感染控制管理、健康宣教。

(2) 建立移动护理工作站,主要功能:交班管理、病程记录、透析流程管理、透析区管理。

3. 工程师工作站　主要功能:透析机管理、透析用水检测管理、透析液管理。

### 三、血液透析中心(室)信息化管理

(1) 制定血液透析中心(室)信息化系统各硬件、软件的操作流程,组织培训,医技护熟练掌握应用。

(2) 软件系统实行工号、密码登录,个人操作完毕应及时退出,严禁以他人身份进入系统进行操作。

(3) 各班护理人员认真做好透析治疗前各项评估,透析治疗中巡视观察,严格按照《护理文件书写规范》,及时、客观、准确、认真地在软件系统中填报。

(4) 制定血液透析中心(室)运行中的数据收集制度。

1) 质量管理方面基础数据收集。包括血液透析机台数、年度血液透析总例次等。

2) 维持性血液透析患者质量监测指标。

3) 做到实时记录、备份记录数据,保障数据安全。

4) 定期分析质量与安全管理指标。根据统计报表,进行透析质量评估,调整透析方案,进行个性化治疗。

(5) 持续对信息系统进行完善与改进。为了提高透析数据的健全,建立"信息系统相应的应急预案"。

1) 成立"信息系统应急预案"领导小组,由科室主任,护士长,工程师、科室骨干等组成。

2) 成立技术保障组,由软件开发公司的工程师和本院的计算机网络中心人员组成。其主要职责是负责保证信息系统的稳定运行,日常管理维护,信息网络风险评估,系统安全技术保障预案的制定并协助指挥协调组织定期实行演练,及时总结和汇报信息系统运行中的安全稳定状况和改进意见,负责系统应用人员安全操作技术培训。

(徐　巍)

## 第三节　血液透析中心(室)护士职业防护

血液透析中心(室)护士专业技术性强,要求高,工作量大,突发事件多,频繁接触各种化学药物及患者血液等,这些特点导致护士面临较多的职业危害性因素,承受一定的职业压力,这就要求血液透析中心(室)护士对职业暴露有足够的认知,加强安全知识培训和教育,加强业务素质培训,严格遵守无菌技术操作规程和消毒隔离制度,强化防止交叉感染的意识,提高护士执业安全防范意识,能够在工作中重视自身的防护,尽量将危害降至最低程度,保障护士的身心健康。

血液透析中心(室)护士常见危险因素包括:血源性感染、化学因素、物理因素及心理因素的影响。

### 一、血源性感染防范

(一) 护士教育和培训　了解血液净化感染控制相关制度,遵循消毒隔离相关规范,提高

护士自身防范意识。提升护士的职业道德水准,认识无菌操作的重要性,意识到消毒隔离制度的落实是防范患者、医务人员及家属感染的重要途径。

**(二) 血液透析中心(室)管理** 详见第四十一章"血液透析中心(室)感染控制管理"。

**(三) 工作人员管理**

(1) 各级工作人员上岗前应进行培训,掌握和遵循血液透析中心(室)感染防控制度和规范,强化防止交叉感染的意识,提高护士自身防范意识。要养成个人良好的职业防护习惯,如勤洗手、不在治疗区吃食物、不在上班时揉眼睛、个人生活用品不带进治疗区、手上有破损和伤口时要注意包扎和保护,建议护士下班后进行冲洗淋浴。

(2) 建立工作人员健康档案:血液透析中心(室)护士应在上岗前及入职后定期(原则上至少1次/年)进行健康体检以及乙型肝炎病毒(HBV)、丙型肝炎病毒(HCV)、梅毒螺旋体和人类免疫缺陷病毒(HIV)标志物检测,并保存体检资料。对于乙型肝炎病毒抗体阴性的护士建议注射乙肝疫苗;妊娠和哺乳期护士可根据相关规定进行岗位调整。

(3) 个人防护装备使用:凡是操作过程中可能接触患者血液、体液时,必须戴手套;两患者间治疗必须更换手套;治疗过程中加强洗手,戴口罩;被患者血液、体液污染时,须立即处理并消毒;患者出血、呕吐时,血液和呕吐物喷溅至护士脸部、眼睛或受伤处,应立即按规范处理。必要时可穿隔离衣,佩戴防护眼镜。处置传染病患者时,在基于标准预防的基础上根据传播途径采取额外的隔离措施,并选择不同防护级别的个人防护装备。

**(四) 患者管理** 详见第二十四章第一节"血源性传染病合并肾衰竭患者血液透析"。

**(五) 职业暴露紧急处理** 血液透析中心(室)护士频繁操作中存在暴露风险,如穿刺、拔针、锐器处理、废液排放等,一旦发生职业暴露应立即进行处理。

(1) 当发生针刺伤时,应立即从近心端向远心端尽量挤出伤口部位的血液,绝不能按住伤口,同时应用大量流动水(建议反渗水出口处安装紧急冲洗龙头)或生理盐水冲洗(黏膜用生理盐水反复冲洗),然后用聚维酮碘(碘伏)或75%乙醇进行消毒并用防水敷料包扎伤口。当透析治疗过程中患者血液或废液溅至工作人员皮肤或黏膜,应立即用大量流动水反复冲洗,也可用生理盐水进行冲洗。

(2) 填写《医务人员职业暴露登记表》,交医院感染管理办公室备案,并做好被刺伤者的随访和咨询。

(3) 预防措施

1) 未接种乙型肝炎病毒疫苗者,应注射乙型肝炎病毒免疫球蛋白和接种疫苗;接种过疫苗,且乙型肝炎表面抗体(HBsAb)阳性者,无需处理;接种过疫苗,但乙型肝炎病毒表面抗体(HBsAb)阴性者,应注射乙型肝炎病毒免疫球蛋白和接种疫苗,同时检测乙型肝炎病毒血清学标志,根据结果确认是否接种第2、第3针乙肝疫苗。建议在最后一针疫苗接种1~2个月后进行病毒抗体追踪检测。

2) 被丙型肝炎病毒(HCV)标志物检测阳性患者血液、体液污染或锐器刺伤,目前不推荐采用接触后预防性药物治疗。建议于接触后4~6个月进行丙型肝炎抗体和丙氨酸转氨酶基线检测和追踪检测。

3) 被人类免疫缺陷病毒(HIV)标志物检测阳性患者血液、体液污染或锐器刺伤,应有专业人员对暴露级别进行评估,根据暴露级别和病毒载量水平咨询专业医师考虑是否进行预防性治疗。

## 二、化学物品防范与处理

透析机的消毒会用到次氯酸钠、柠檬酸消毒液等极具腐蚀性、刺激性的化学制剂。这些制剂在空气中的浓度过高会引起眼睛干涩及呼吸道刺激症状（如咽痛、咽痒）；皮肤、黏膜接触高浓度消毒液时可出现针刺样疼痛、灼伤，发生接触性皮炎、色素沉着等。

（1）血液透析中心（室）应设置在通风、宽敞的地方，同时加装空气净化设备。

（2）工作人员操作时应注意着装，禁止穿拖鞋；使用或配置化学消毒剂的时候必须穿隔离衣，戴手套、帽子、口罩、防护眼镜或防护面罩等防护用品，减少对呼吸道及皮肤的危害，若消毒液不慎溅到皮肤或眼睛上，要立即用流动水反复冲洗。消毒液配制完毕，立即拧紧瓶盖，防止挥发。

（3）对患有哮喘或过敏体质的护士，更应做好防护措施。处于妊娠或哺乳期的护士按照相关规定合理安排。

（4）对各种化学物品应加强管理，根据性能妥善放置于远离水、火和患者的地方，各种化学物品要定点专柜放置，专人保管、登记和申领。

## 三、物理性损伤防范与处理

透析机运转会产生不小的噪声，会造成工作人员出现一系列的机体应激反应，包括头痛、烦躁、听觉退化等。此外臭氧机与紫外线的辐射危害、工作人员弯腰穿刺、操作仪器设备等造成的各种身体损伤也不可小觑。

（1）噪声防护：将水处理室设置于血液透析中心（室）最远端，加装隔音门并随手关门；透析机、水处理装置要及时维护，降低噪声。透析机的报警噪声为35~73分贝，水处理机为65分贝，而我国对医院环境噪声标准理想值为35~45分贝。嘈杂的工作环境常导致护士出现头痛、失眠、烦躁等，曾经有不少刚入职的透析护士称睡眠时会产生机器报警的幻觉，护士应该熟练掌握透析机及各种仪器设备的使用，从而减少报警发生率而降低噪声。

（2）辐射防护：臭氧机和紫外线灯操作按钮可安装于病室外，装有定时装置；合理安排消毒时间，定时开窗通风。

（3）血液透析中心（室）工作人员自觉保持室内安静，做到四轻：说话轻、走路轻、操作轻、关门轻；患者看电视可配无线耳机，以减少噪声。

## 四、心理问题防范与处理

血液净化护理技术涉及多个学科，易引起各种急性并发症或突发事件，体外循环所带来的血源性传播的高暴露风险，高强度的工作以及精神紧张均会加重护士的心理压力；长期处在紧张状态，使人体的生物钟受到干扰，发生职业应激，这些职业应激的影响可导致血液透析中心（室）护士生理、心理疲劳。

（1）加强人性化管理：人员配备充足，合理排班、新老搭配，以保证护士足够的休息，防止心理疲劳。关心、爱护护士，当护士工作、生活、家庭出现问题时，要及时给予帮助和关心，让护士体会到大家的关爱和科室团队的力量。

（2）加强专业培训：根据护理人员不同的困惑和需求制订个性化的培训方式。对安于现状的要引导、激励其向上的动力；对知识技能出现瓶颈的要根据其需求，采用外送进修、参加学术交流等开拓专业视野，满足其对知识的渴求。

（3）提升传染病认知：进一步加强护理人员对血源性传染病的认知，认识职业暴露的危险性，提高防范意识，执行操作规程，避免或减少职业性损伤的发生。

（4）加强心理建设：开展承受能力的训练和指导，定期举办心理学知识培训，指导护士掌握有效的心理调节方法，对刚从事血液净化的工作人员，在进行业务培训的同时应加强心理沟通，了解从事血液净化工作可能存在的问题、压力和危险因素，提高心理素质，增强抵制各种损伤的能力，减少心理疲劳的发生。

血液净化技术越来越广泛地应用于临床。注重护士职业安全防范，最大限度地降低护士职业损伤的发生率，减少工作中的不安全因素，减少职业危害，保障护士的身心健康已成为广大血液净化工作者日益关注的重要问题。

（费佩佩）

## 第四节 血液透析中心（室）护理病历书写与管理

血液透析护理文件记录是护理人员在护理操作过程中，对血液透析患者的病情观察和实施治疗护理措施的原始文字记载，它包括血液透析护理记录单、血液透析中心（室）交班记录、医嘱单及患者转运交接单等，既是患者病情动态变化的真实反映，又是重要的法律文件。这就意味着护理文件书写中的每个字、每个符号都代表了一份法律责任，每句话都可能作为法律依据。

### 一、血液透析护理文件记录的意义

**（一）提供信息** 血液透析护理记录单是护士遵医嘱，对血液透析患者在接受治疗中的病情变化、护理观察以及各种护理措施等的客观动态的记录。它是医护人员进行正确诊疗、护理的依据，也是加强各级医护人员之间交流与合作的纽带。护理记录内容包括：患者一般情况（体温、脉搏、呼吸、血压、神志），体重（透析前体重、干体重、透析后体重），治疗参数包括：动脉压、静脉压、跨膜压、超滤系数和脱水量、抗凝剂及其应用剂量、治疗参数选择及变化、血管通路选择及护理、并发症及处理、机器与设备应用等。

**（二）提供评价依据** 对于一个维持性血液透析患者，需要系统、长期的护理观察和治疗，需要规范的护理文件记录和管理，以便于对患者病情的评估，便于患者治疗的延续以及对病情变化的治疗和处理。在一定程度上反映一个医院的医疗护理质量、医院管理水平等。

**（三）提供教学与科研资料** 正确、完整的血液透析护理记录还可以作为进行个案教学分析与讨论的资料来源，是最好的教学材料。正确、完整的血液透析护理记录也是科研的重要资料，尤其是对回顾性研究具有重要的参考价值。

**（四）提供法律依据** 医疗与护理记录是具有法律效力的文件。《医疗事故处理条例》第10条规定患者有权复印的病历资料中，体温单、医嘱单、手术麻醉记录单、一般护理记录单等均属护理记录书写的病历资料。这些记录记载了患者接受治疗和护理的全过程，在医疗事故和纠纷的处理中具有重要的法律意义。

### 二、血液透析护理文件记录的基本原则

血液透析护理文件记录应遵循准确真实、动态及时、完整、规范的原则。

**（一）准确真实** 及时、真实地记录患者病情变化及处理方法、护理行为和护理过程，尤其是对患者的主诉和行为进行详细、真实和客观的描述，不应是护理人员的主观解释，而是患者病情变化的客观记录，必要时可成为重要的法律依据。

**（二）动态及时** 医疗与护理记录必须及时，不得拖延或提早，更不能漏记、错记，以保证记录的时效性，维持最新资料。如因抢救急重症患者未能及时记录的，有关医护人员应当在抢救结束后 6 小时内据实补记，并注明抢救完成时间和补记时间。

**（三）完整** 眉栏、页码须填写完整。各项记录尤其是护理表格应按要求逐项填写，避免疏漏。记录应连续不留空白。每项治疗操作核对后签全名以示负责。

**（四）规范** 记录内容应重点突出、简洁流畅。应使用医学术语和公认的缩写，避免笼统、含糊不清或过多修辞。如遇时间、日期及数值，应使用阿拉伯数字表示，并使用 24 小时制记录。使用蓝黑或碳素墨水书写，字迹清楚、字体端正，保持表格整洁，不得涂改，如有填写错误需修改，需划双线并签全名，不可通过刮、涂、擦等掩盖原有字迹。

### 三、血液透析记录单的书写

**（一）透析前护理记录**

（1）填写基本信息：包括姓名、年龄、性别、治疗日期、床号及血液透析机类型等。

（2）生命体征：包括体温、呼吸、脉搏、血压。

（3）病情评估：如神志、意识及有无活动性出血、水肿、心力衰竭、心律失常、电解质紊乱、过敏等。

（4）血管通路：记录血管通路类型，通过视、触、听等方法，评估动静脉内瘘功能。观察并评估中心静脉导管，是否存在出血、感染、功能不良等情况，并准确记录。

（5）体重评估：透析前体重、上次透析后体重、干体重等，体重以 kg 为单位记录。目前为调整阶段的患者的干体重标明"待定"，干体重如已调整应标明"调整"。

**（二）透析中护理记录**

（1）透析时间、透析机型号及透析器型号。

（2）透析治疗模式：如 HD、HDF、HD＋HP 以及 HDF 置换方式等。

（3）透析液：温度、钙离子浓度、钾离子浓度等。

（4）置换液：置换方式、置换量等。

（5）抗凝剂：药名、首剂剂量、追加剂量、总量。

（6）医嘱：记录执行时间、执行情况、同时要求核对者和执行者双人签全名。

（7）透析前、上机后、下机前、透析后以及透析间期记录每小时的生命体征、透析相关参数，如静脉压、动脉压、跨膜压、血流量、超滤量、透析液温度及钠离子浓度等。危重患者根据情况及时观察并记录。

（8）对于无抗凝剂透析患者，记录生理盐水冲洗时间、冲洗量及评估体外循环管路、透析器凝血情况。

（9）对于采用枸橼酸钠体外抗凝治疗，应记录枸橼酸钠抗凝剂的浓度、每小时补入剂量以及钙的使用情况。

**（三）透析后护理记录**

（1）记录治疗总时间、抗凝剂总量、治疗后血压、脱水总量、置换总量、透析后体重、体重下降情况、血管通路情况，如使用中心静脉置管应记录封管方法等。

(2) 患者病情动态总结：如透析中患者有任何特殊情况，均应详细记录，并在总结中体现，如低血压、高血压，须记录用药等处理情况及相应的健康指导。

(3) 签名：穿刺护士、上机护士、下机护士、当班护士、核对护士均应签名。

### 四、血液透析治疗交班记录书写

**（一）维持性透析患者**　维持性透析患者治疗过程中出现病情变化时，记录患者姓名、时间、临床表现、诊断、治疗、护理措施及效果评价等。对于危重患者，应落实床边病情交接。

**（二）新透析患者**　记录患者姓名、诊断、年龄、性别、病区、床号、既往史、现病史、24小时尿量、常规实验室检查、血源性传染病相关检测及突发公共卫生事件时流调情况；记录本次透析处方、患者生命体征、神志、血管通路，以及治疗中病情变化及护理措施等。

### 五、血液透析护理文件管理

(1) 血液透析护理文件按医院规定定点放置，每次记录和使用后必须放回原处。

(2) 保持血液透析护理文件的清洁、整齐、完整，防止污染、破损、拆散、丢失。

(3) 患者及家属不得随意翻阅血液透析护理文件，不得擅自将血液透析护理文件带出血液透析中心(室)，因医疗活动或复印、复制等需要带离血液透析中心(室)时，应当由血液透析中心(室)指定专门人员负责携带和保管。

(4) 血液透析护理文件应妥善保存，以备需要时查阅。

随着科学信息化技术的发展，电子化记录将全面替代纸质记录，电子化护理记录在护理工作中体现了书写快捷、格式规范、记录清晰等特点，但护理记录及管理的要求始终不变。

（朱国红）

## 第五节　血液透析中心(室)库房管理

近年来，终末期肾病患者数量逐年攀升，透析患者数量也随之增加。透析设备和透析耗材用量日益增长，透析材料出入库数量大，传统粗放型的库房管理方式既不符合成本管理中收支配比原则，也不利于成本精细化管理，难以实现控制成本的目标。因此，血液透析中心(室)库房如何做到科学规范化设置，安全的耗材保存及精确控制消耗成为提高科室管理水平的重要项目之一。

### 一、血液透析中心(室)库房设置要求

血液透析中心(室)各类耗材均属于医用耗材，存放的方式不同于普通物品，需有一定温湿度及摆放要求，具体设置要求如下。

(1) 为保证耗材的存储安全性，血液透析中心(室)应在清洁区设置干、湿库房，根据医用耗材的性能与储存条件，按要求归类、定位存放。库房应符合《医院消毒卫生标准》(GB15982—2012)中规定的Ⅲ类环境。干库房存放透析器、体外循环管路、穿刺针等耗材，湿库房储存预冲液、透析液等液体。

(2) 湿库房应通风良好，安装空调，保持较低的室温，温度控制在20~25℃，湿度<70%。液体存储时必须避光，防止阳光直射。

(3) 干库房中需区分无菌物品与其他物品的存放。透析相关耗材属于无菌物品，存放架应离地面 20 cm，离天花板 50 cm，离墙 5~10 cm，须与棉被、脸盆、纸张等日常用品分开存放。特殊耗材（如湿膜透析器）必须严格按照耗材特性和对环境的要求按规定存放。

(4) 耗材按规定摆放，遵循"先进先出"原则。耗材摆放时应按生产批号及失效期的先后顺序摆放并有明显标识，将接近有效期的耗材放在上面或前面，按有效期依次出库，确保近有效期的先出、远有效期的后出，严禁出现过期的物品。

## 二、血液透析中心（室）库房管理方法

**（一）专人管理** 血液透析中心（室）库房需设立专人管理，负责对耗材进行登记及检查，以保证耗材的使用安全性及数量准确性。

**（二）耗材入库管理** 应严格按照法定标准和质量条款进行批号验收；可拒收不符规定的耗材。入库验收时应根据原始凭证，严格按照有关规定对耗材内外包装、标签、说明书及标识等内容进行逐一检查；核对耗材标签及生产商、品名、规格、产品批号、生产日期、有效期等。对不合格耗材予以拒收，并记录。

**（三）耗材出库管理** 可根据各类物品分类设置出库登记表后利用信息技术设置电子出库登记系统，严格各类物品的出库管理。耗材出库时注意检查透析器材有无过期及破损等现象，发现异常情况，如透析器材超过有效期、包装破损、透析器破裂等及时向护士长汇报，及时登记于透析器材不良反应记录本上。

**（四）全程追踪管理** 对植入性产品采取全程追溯管理。根据条形码对产品进行验证，条形码是生产企业给产品的唯一标识，其中含有产品的名称、规格、生产厂家、经销商、生产批号、有效期等信息。规范同一耗材的批号管理，当有某一种批号在临床使用中出现问题（先排除临床使用方法错误），如凝血、漏血等，应立即封存此类物品，联系厂家进行更换，避免同类问题的发生。此外，当某种耗材更换品牌和批号时，进行更换提醒（阅读说明书、阅读使用规范）。

**（五）安全管理** 库房管理要设权限，随时上锁，下班前注意检查。注意安全，库房内严禁私拉乱接电源及电器，保持通风、干燥、清洁，做到防火、防盗、防爆、防潮，严禁烟火。

**（六）感染控制** 工作人员进入库房要衣帽整洁、戴口罩，非库房管理人员不得进入库房。保持库房整洁，室内空气紫外线消毒，每月空气培养一次。

**（七）成本核算** 依据"进出快、费用省、保安全、损耗少、无积压"的库房管理原则和各类耗材的保管养护细则，做到按月有计划领取，控制支出，先进先用，后进后用，防止浪费，避免变质、过期。库房应专人管理。库房物品要建账，做到登记账目及时，物品账目准确，账物相符。对特殊耗材，如成分血浆分离器、免疫吸附柱等应做到每日清点和登记。设置安全库存，优化订货流程。库存耗材均设定上、下限报警，定期检查各类物品的库存量，对库存量不足的物品要及时申领，保证临床使用。

## 三、血液透析中心（室）库房管理发展趋势

医疗耗材管理相对复杂，实施起来难度大，需要从细节入手，采取精细化管理，寻求制度保障和先进技术支撑，在耗材成本核算、管控软件体系构建、建设组织管理系统三方面下足功夫，合理控制器械与耗材使用，推动科室高质量发展。国内血液透析行业根据血液透析中心（室）的工作流程开发了血液透析中心（室）信息管理系统。合理利用信息管理系统将库房耗材管理逐渐信息化和电子化，可辅助监测透析治疗过程的流程式管理以及对患者病情实时监控。规

范化、自动化地管理透析过程中使用的各种耗材及设备,可节省医护人员的时间,在商品出入库、查看库存、库存盘点、统计报表等方面具有突出优势。有医院创新性地将二维条形码引入医疗器械库房工作,在医疗物资入库、出库时,需要手工输入的字段减少,使差错率大幅度降低。无线射频识别技术作为一种新兴技术,能够快速搜集、识别医疗耗材相关方面信息,也可为采用信息化管理医疗耗材产品提供支持。

(苏 红 梁新蕊)

# 第四十一章
# 血液透析中心(室)感染控制管理

血液透析患者常常因为生理防御屏障受到破坏、细胞免疫功能低下、不同程度的营养不良以及病原体的高暴露概率,易造成并发各种感染。随着血液净化技术的发展,诊疗护理标准化、规范化的有效实施,血液透析中心(室)医源性感染的事件得到有效遏制。建立防治交叉感染的各项规章制度和标准操作规程,以达到预防和控制血液透析中心(室)感染性疾病传播的目的。

## 一、血液透析中心(室)感染控制管理要求

(1) 建立血液透析中心(室)感染防控团队,制定感染控制规章制度和实施流程,定期开展感染控制质量督查,不断改进感染防控的相关工作,降低感染风险。

(2) 制定院内感染应急预案,组织应急反应体系,包括院内感染事件的应急处置、上报、整改和反馈。定期开展演练,具备应急反应能力。

(3) 有计划性地进行院内感染知识的培训与考核,内容至少需要涵盖以下几点:① 工作人员健康管理和职业安全防护;② 感染控制规章制度培训;③ 仪器、设备及相关用品的清洁消毒;④ 环境清洁与消毒,包括清洁区、潜在感染区、污染区等;⑤ 血液传播感染控制、血管通路感染控制、水处理感染控制等;⑥ 医务人员手卫生;⑦ 无菌技术;⑧ 隔离透析技术规范和防护;⑨ 医疗废弃物规范处置等内容。

(4) 感染控制监测

1) 每月对血液透析中心(室)的空气、物表和医务人员手抽样进行病原微生物的监测,并做好登记。空气平均细菌菌落总数≤4 CFU/(5 min·9 cm 直径平皿),物表平均细菌菌落总数≤10 CFU/$cm^2$,医务人员卫生手消毒后手表面细菌菌落总数≤10 CFU/$cm^2$。

2) 每月对透析用水进行细菌菌落数、内毒素检测。参照《血液透析机相关治疗用水》(YY0572—2015)标准规范,可选择胰化蛋白胨葡萄糖(tryptone glucose extract agar,TGEA)培养基、R2A 营养琼脂培养基或其他确认能提供相同结果的培养基,不能使用血琼脂培养基和巧克力琼脂培养基。推荐 17~23℃的培养基温度和 7 天的培养时间。应使用鲎试剂法测定内毒素,或其他确认能提供相同结果的检测方法。每年每台透析机至少进行 1 次透析用水的细菌和内毒素检测。每月进行透析用水的细菌检测,其细菌总数量≤100 CFU/mL、内毒素≤0.25 EU/mL,当超过最大允许水平的 50%时(即细菌总数量>50 CFU/mL、内毒素>0.125 EU/mL)应进行及时干预。

## 二、血液透析中心(室)感染控制基本设施

(1) 三区划分清晰规范。清洁区域包括:治疗准备室、水处理间、清洁库房、配液间、复用后透析器储存间、医护人员办公室和生活区;潜在感染风险区域包括:透析治疗室、隔离透析治疗

室、专用手术室、接诊室、患者更衣室;污染区域包括:透析器复用间、污物处理室及洁具间。

(2) 血液透析治疗室合理设置手卫生设备,每个分隔透析治疗区域均应配置数量充足的洗手池、非接触式水龙头、消毒洗手液、速干手消毒剂、干手物品或设备等,满足工作和感染控制的需要。

(3) 每个透析单元使用面积≥3.2 $m^2$,床间距不小于1 m。每个透析单元须配备电源插座组、反渗水供给接口、透析废液排水接口、氧气供给装置等。

(4) 根据临床工作需要,配备充足的个人防护物品,如:手套、口罩、工作服、护目镜或防护面罩、隔离衣等。

(5) 透析治疗区域应光线充足、通风良好,密闭空间应具备通风设施,配备空气消毒装置,达到《医院消毒卫生标准》(GB15982)的Ⅲ类环境。

## 三、手卫生

严格规范执行手卫生,可有效降低感染风险。

(1) 执行手卫生的时机

1) 在接触患者前,例如测量生命体征、评估血管通路。

2) 在进行清洁或无菌操作前,例如预冲、血管穿刺等。

3) 暴露患者体液风险后,例如透析治疗后止血。

4) 接触患者后,例如测量生命体征。

5) 在接触患者的周围环境后,例如完成透析治疗。

(2) 当手部有血液或其他体液等肉眼可见的污染;可疑接触艰难梭菌、肠道病毒等需用流动水洗手,进行手卫生。

(3) 当接触传染病患者的血液、体液及分泌物,以及被传染性病原微生物污染的物品;直接为传染病患者进行检查、护理、治疗或处理传染病患者污物时应先用流动水洗手,再进行卫生手消毒。

(4) 手部没有肉眼可见的污染时,可用速干手消毒剂进行手卫生。

(5) 戴手套不能代替手卫生,戴手套前和脱手套后均要执行手卫生。

(6) 血液透析患者及其家属在进入透析治疗室时也应以适当的方式进行手卫生。

## 四、隔离透析治疗区诊疗要求

(1) 具有传染性的乙型病毒性肝炎、丙型病毒性肝炎、梅毒及获得性免疫缺陷综合征(艾滋病)等血源性传染疾病患者,应在隔离透析治疗室进行专机血液透析。对于紧急血液透析且无血源性传染疾病标志物检测结果的患者,可安排床旁机器进行过渡治疗或使用急诊备用机,透析结束后对设备及环境等进行严格消毒。

(2) 配备隔离治疗室专用的设备和物品,病历、血压计、听诊器、治疗车、机器等应有明确标识,使用后每班进行消毒。

(3) 丙型肝炎病毒检测结果首次报告转阴之日起6个月内,患者须在隔离透析治疗室透析,安排第一班相对固定的机位进行透析,每月监测1次HCV-RNA;对于监测丙型肝炎病毒持续阴性达到6个月以上的患者,转入普通透析室,安排最后一班相对固定的机位透析,在1、3、6个月各检测1次HCV-RNA。

(4) 分别设置普通透析治疗室、隔离透析治疗室独立物品通道,未设置独立物品通道的,物品的流动应分别从：清洁区→普通透析治疗室→丙型病毒性肝炎隔离透析治疗室→乙型病毒性肝炎隔离透析治疗室，被污染且未经消毒的物品不得逆向流动。

（5）隔离治疗区的工作人员应相对固定，不能同时护理隔离治疗区和普通治疗区的透析患者。

（6）个人防护装备使用：医护人员在执行可能暴露于血液、体液的操作（血管穿刺、血管通路连接与断开等操作）时，使用标准预防的个人防护装备。护理血源性传染病的患者时，在基于标准预防的基础上根据传播途径采取额外的隔离措施，并选择不同防护级别的个人防护装备。

（7）根据血液透析中心（室）的客观条件开展隔离透析治疗，HIV 阳性或确诊传染性梅毒的血液透析患者可到指定传染病专科医院进行透析治疗或居家治疗。

（8）合并活动性肺结核或其他呼吸道传染病期间，应在呼吸道隔离病房进行透析治疗或转至指定医疗机构进行治疗。

（9）合并呼吸道感染或呼吸道传染病的患者，须佩戴一次性外科口罩或 N95 医用防护口罩，进入透析室。治疗场所应相对隔离，建议安排在靠窗通风或比较独立的区域。

### 五、血液透析治疗前的感染控制

（1）落实健康宣教，告知患者血液透析可能会有血源性、呼吸道传染性疾病感染的风险，做好自我防护，执行手卫生，并签署知情同意。

（2）血液透析患者血源性传染病标志物监测及呼吸道传染病的防护，详见第二十四章"传染病合并肾衰竭患者血液透析"。

### 六、血液透析治疗过程中的感染控制

（1）治疗中严格遵照手卫生和无菌技术，遵循各项消毒隔离制度。

（2）血管通路的感染控制：血管通路是患者的生命线，治疗过程中应遵循无菌非接触技术，严格落实规范操作流程，防止各种血管通路感染，详见第八章"血管通路技术与护理"。

（3）配制各种药物均应在透析准备治疗室配制，注明药物名称、剂量、配制日期、配制者姓名。已进入透析区的药物不可返回治疗准备室，不能用于其他患者。

（4）保持透析治疗室环境整洁，严格限制非工作人员进入透析治疗场所。

（5）各种用于注射、穿刺、采集血标本等有创操作的一次性使用医疗器械不得重复使用。接触患者皮肤、黏膜的医疗器械、器具和物品，应确保无潮湿、无破损，标识正确，在有效期内。

（6）透析过程中如发生透析器破膜，应立即更换透析器；发现传感器保护罩被血迹/液体污染或出现破损时，立即更换传感器保护罩，待本次治疗结束后进行机器内部及外部消毒。

### 七、血液透析治疗结束后的感染控制

（1）每班次透析结束后，开窗通风 30 分钟，保持空气清新。通风不良时，应安装辅助通风设备，配备空气净化消毒设备进行有效的空气净化、消毒。

（2）患者使用的床单、被套、枕套等物品一人一用一更换。

（3）每次透析结束后，对透析单元内所有的物品表面、地面进行清洁消毒。采用 500 mg/L 的含氯消毒剂或符合感染控制要求的消毒湿巾对透析机外部等物品表面擦拭消毒；如果有血液污染，应立即用 2 000 mg/L 浓度的含氯消毒剂的一次性使用布巾擦拭或者使用可吸附的材料清除血迹后，再用 500 mg/L 浓度的含氯消毒剂擦拭消毒。遵循《医疗机构环境表

面清洁与消毒管理规范》(WS/T512—2016)中要求的先清洁再消毒原则。

(4) 每次透析结束后,按照透析机使用说明书要求对机器内部管路进行消毒。采用中心供液自动透析系统、无透析液内部管路的透析机,可自动冲洗后开始下次透析,无需进行机器内部管路消毒;但每日透析结束后应进行透析系统的整体消毒。

(5) 高频接触的地方(如治疗车台面、电脑键盘、鼠标、门把手、透析机操作面板等)应该更频繁地清洁消毒。

(6) 血液透析器、滤器复用

1) 经国家食品药品监督管理总局批准的可复用透析器/滤器才可重复使用,遵照国家卫生健康委员会(原国家卫生部)印发的《血液透析器复用操作规范》进行操作和管理。

2) 合并乙型病毒性肝炎、丙型病毒性肝炎、梅毒及获得性免疫缺陷综合征(艾滋病)等血源性传染疾病患者,不得复用。

3) 血液透析器/滤器复用人员必须是护士、技术员或经过培训的专门人员,复用时应戴好手套、围裙、面罩、护目镜。

4) 必须使用国家食品药品监督管理总局批准的清洁剂和消毒液,以及透析器复用机器,进行复用透析器/滤器,不得人工操作。

5) 复用应使用符合透析用水的水质生物学标准的反渗水,并且有一定的压力和流速。

(7) 按照水处理设备说明书,定期对水处理系统冲洗消毒。

(8) 清洁用拖把使用后不应晃动,避免污染物扩散。清洁和消毒应从较干净的区域到较脏的区域。

## 八、医疗废弃物管理

按照国家《医疗废弃物管理条例》对血液透析中心(室)医疗废弃物进行分类收集。患者使用过的透析器、管路、敷料、针筒、输液器应放入两层黄色污染垃圾袋,鹅颈式包扎,暂存于密闭性的医疗废弃物转运箱内。动静脉内瘘穿刺针、刀片等锐器弃入锐器盒内,内存锐器到达锐器盒的2/3时,及时更换。建议使用医疗废弃物追溯系统管理。纸质版的医疗废弃物交接单需保存3年。

(刘瑾瑾　赖碧红)

# 第四十二章
# 血液透析中心(室)突发事件预防与控制

为保障患者在治疗过程的生命安全,减少血液净化治疗过程中因突发事件(如停水、停电等)造成的危害,各血液透析中心(室)应根据相关法律法规制定突发事件的防范和应急预案,并建立相关的宣教和预防体系,采取应对措施,紧急动用当地的资源为透析患者继续提供治疗,保障患者治疗安全。应急管理的原则是做好对突发事件的预防和准备、积极应对和恢复重建。本章节重点阐述血液透析中心(室)常见的突发事件应急预案。

## 第一节 突发事件(停水、停电)应急预案

### 一、突发停水应急预案

水处理系统和透析液是血液透析过程中不可缺少的一部分,其功能的发挥完全依赖水的支持,一旦发生停水,水处理系统无法将自来水滤过后成为透析用水,也就无法将浓缩透析液与透析用水按一定比例混合成透析液,血液透析将无法进行,患者的治疗必将受到影响。

**(一)防灾预案**

(1) 血液透析中心(室)在筹建中就应该制定双路供水系统(医院供水及市政供水)或备有储水罐(医院的自来水储水罐可以使用,要有双供水管道),为防止突发停水做好准备。

(2) 定期检修水泵、输水管;定期对水处理机进行维护。

(3) 建立相关的血液透析联络网,备有血液透析中心(室)人员和患者信息的书面资料,包括患者的透析处方,以备紧急状态时到其他医院透析。

(4) 在规模较大的血液透析中心(室),紧急状态下可以应用消防供水。

**(二)突发停水应急预案**

1. 提前接到停水通知的处理程序

(1) 接到有关部门停水通知后,应及时向科室领导汇报停水通知,了解停水时间、范围、原因和恢复供水的具体时间,停水期间禁止透析治疗,急诊患者预先做好安排。

(2) 根据停水、供水的具体时间调整患者的透析时间,调整护士的班次;向患者做好解释工作,取得患者配合,按照恢复供水的预计时间,重新安排透析。

(3) 储备患者和医务人员的饮用水和生活用水。

(4) 工程师可以提前调换供水水路,使用市政供水。

2. 突然停水时的紧急处理程序

(1) 突发性停水时,透析用水不能及时输送到血液透析机,机器立即闪烁红灯和发出报警声。

(2) 透析机缺水报警(water alarm)时,责任护士立即消除报警音并将透析模式改为旁路状态或单纯超滤模式。

(3) 如有双路水源供应系统,及时更换供水系统。

(4) 掌握恢复供水的大致时间,及时做好患者的安抚工作,消除其紧张情绪,维护好正常透析秩序并对每位患者的透析治疗相关参数予以记录。

(5) 工程技术人员应查找停水原因(水泵故障、输水管道断裂、水源不足或水处理机障碍等);及时关闭水处理系统,等恢复正常供水后方能重新开启,并仔细核对主机及预处理系统再生冲洗时间。

(6) 供水系统在短时间内恢复可以先为患者单纯超滤;如停水时间超过30分钟,且无明确恢复供水时间可继续单纯超滤,达到干体重后为患者回血;对水潴留严重或者伴发心力衰竭的患者应及时清除多余水分。

(7) 做好患者的宣教、安抚工作,安排下次透析的具体时间。

(8) 血液透析中心(室)突然停水应急预案如下。

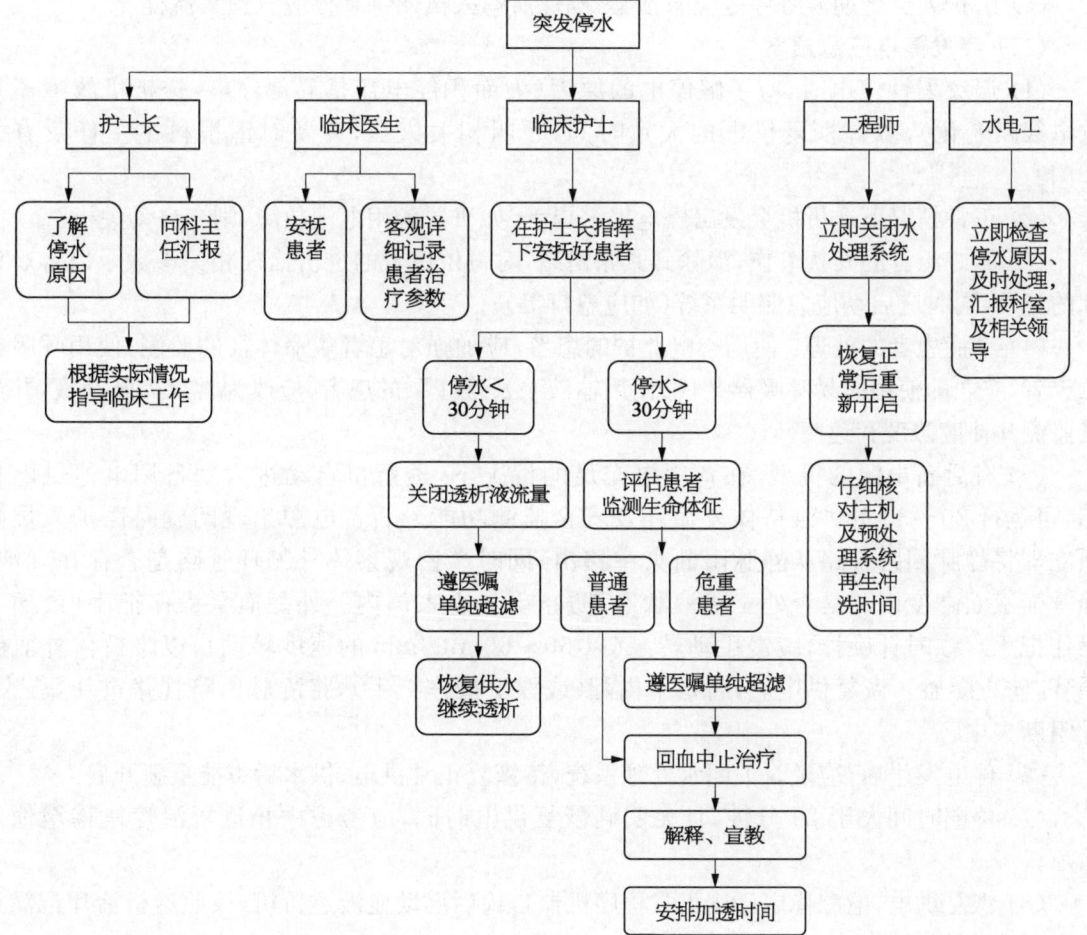

## 二、突发停电应急预案

血液透析中心(室)如果突发停电会带来哪些危害呢?一是透析设施中,如果发生长时间停电,所有靠电力启动的医疗设备都会停止运转,治疗将无法进行。二是水处理停机,中央供液及透析用水不能供给,透析机也会停止工作。三是停电使污水处理运转不良,造成污水满溢,给附近的设施带来水淹的危险。现代大部分透析机器内置有蓄电池,如果短时间内能恢复供电,可以继续透析;否则将采用紧急操作柄驱动血泵回血,以保证患者安全下机。

**(一) 停电预案**

(1) 血液透析中心(室)的电路布局应有双路供电系统及稳压电源。避免突发性停电造成血液透析治疗中断,确保患者在血液透析治疗过程中的安全。

(2) 备有小型备用发电机提供照明、供水、血液透析机以及供冷、供热系统的发电。

(3) 血液透析中心(室)应常备应急照明设施,如应急灯、手电筒等;同时要合理用电,预防用电超负荷,护理人员应熟悉电动仪器的替代方法。

(4) 与周边地区的血液透析中心(室)制订共同防灾计划,包括联系电话和联系人,以便做好后备透析准备。

(5) 医护人员定期演练停电应急预案,确保所有人员熟练掌握应急预案流程。

**(二) 突发停电应急预案**

(1) 遇突发性停电时,应了解停电的原因(大面积停电还是局部停电,透析机故障还是供电线路老化),掌握恢复供电的大致时间,呼叫相关人员,并及时汇报科室主任及有关部门。

(2) 正常情况下透析机会发出停电报警提示,如机器备用电池故障,则会自动关机。

(3) 做好患者的安抚工作,消除其紧张情绪,对每位患者的透析治疗相关参数予以客观详细的记录,同时应启动应急照明系统(如应急灯等)。

(4) 重症患者的处理:使用心电监护的患者,应加强对患者生命体征的监测;使用呼吸机的患者,应立即使用简易呼吸器替代;使用输液泵及推注泵的患者,应改为常规静脉补液,并严密监测其补液浓度和速度。

(5) 有后备电源的机型,在备用电充足的情况下,透析机自动进入到备用电池供电状态,可运行 20~30 分钟维持体外循环及安全监测功能。后备电源出现问题时医护人员必须立即将静脉回路管路从静脉阻断夹中移出,同时严密观察体外循环管路是否存在气泡,静脉壶液面高度以及是否处于输液状态,防止空气进入体内。外翻血泵操作把手(或插入操作把手),顺时针旋拧,缓慢手动转泵(以 50~60 mL/min 的速度转动),以维持体外血液循环,防止凝血。恢复供电后,将把手内翻(或取下操作把手),将静脉回路管路重新置入静脉阻断夹中。

(6) 停电发生后,应及时关闭水处理系统,待恢复正常供电、供水后方能重新开启。

(7) 停电时间大于 20 分钟,且无明确恢复供电时间,应考虑中止透析治疗或移至他处治疗。

(8) 恢复供电,电源稳定后按正常程序机器自检后启动血液透析机,按照透析治疗记录重新合理设置治疗参数。

(9) 因突发性停电造成机器设备损坏,应及时向科室主任及有关部门汇报。

(10) 因突发性停电致透析时间不充分,应补足透析时间。

(11) 血液透析中心(室)突发性停电应急预案如下。

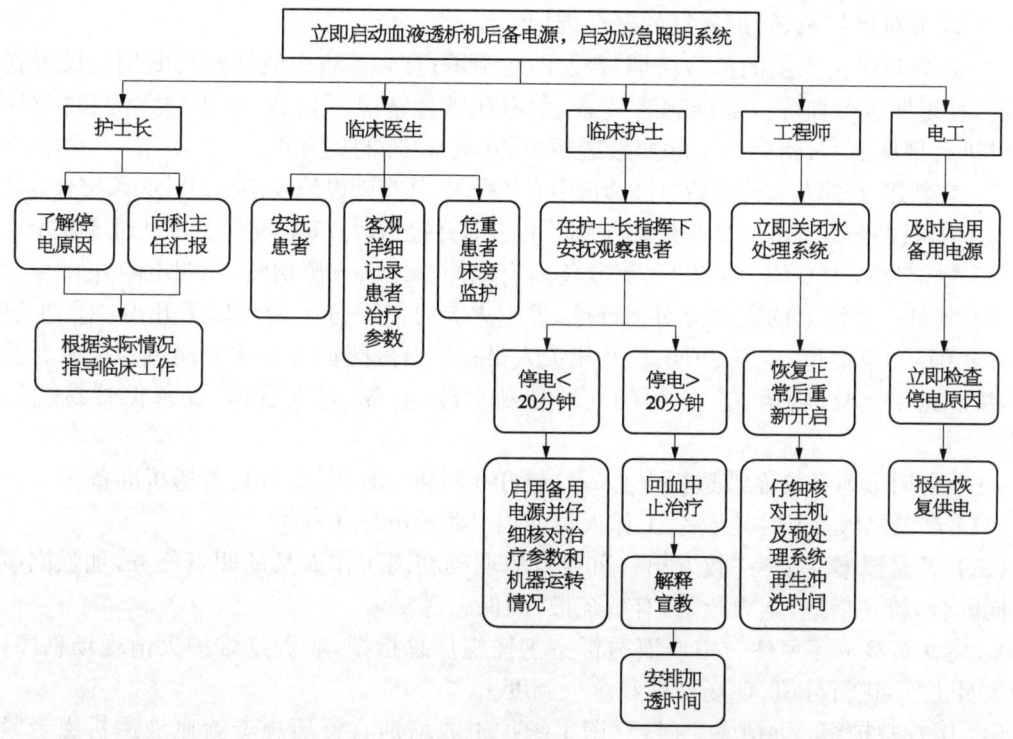

## 第二节 突发灾害事件应急预案

### 一、突发火灾应急预案

血液透析中心(室)在防火、灭火方面具有特殊性:一是血液透析过程需要建立体外循环,整个治疗时间体外循环血液管路与患者血管紧紧相连。如遇火灾需要立即快速分离体外循环血液管路与患者血管。二是透析患者大多为病情较重的患者,即使中断透析治疗后也不能单独起床逃生。三是在治疗过程中,患者人数较医护人员多,所以在紧急情况下可能会因人手不足而酿成严重后果。四是血液透析中心(室)内各种医疗设备、仪器较多,如发生火灾,将严重危害患者的生命安全及财产损失。

(一) 防火预案

(1) 血液透析中心(室)应配有消防安全员(常住人员如护士长或工程师),对血液透析中心(室)的消防问题进行定期检查和督促。设立紧急逃生通道,各通道应标有明确的标志,各通道应保持畅通;血液透析中心(室)应配有应急照明系统及灭火器材,其中灭火器材必须有消防局认证,由医院消防控制中心定期检查。

(2) 确保用电安全,防止电器、电路故障引发的火灾,电器设备应根据规定进行安全测试,特别是对电力老化等系统及时进行维修和更改。

(3) 加强易燃、易爆药品的管理,如乙醚、乙醇、甲醛、过氧乙酸等,应由专人负责,做到清点、登记、上锁;宣教患者或家属进入血液透析中心(室)严禁使用如打火机、火柴、蚊香等易燃、易爆物品;严格禁止在血液透析中心(室)吸烟。

(4) 血液透析中心(室)禁止使用燃气灶具、燃气热水器、电加热器。

(5) 加强对氧气瓶、管道氧气的安全维护工作。

(6) 加强对医护人员的消防培训,普及消防常识;有必要将血液回路切断用具设置在控制台附近,且定期进行训练。加强患者宣教,学习在紧急情况下自救、逃生的方法和应对措施。必要时进行现场演习,指定一个除血液透析中心(室)以外的集合点。

(7) 在新建、扩建及装修改造血液透析中心(室)时,其基础设施及消防设计必须符合国家有关建筑、室内设计的防火规范及其他有关防火设计要求,并报当地公安消防机关审批通过后方可施工。

(8) 血液透析中心(室)下班后,必须将所有电源、氧气、火源切断(照明电除外)。

(9) 制订一个清晰的灾难应对指挥链,发生火灾时需要分头做到以下几点:① 主班人员立即呼救消防、总值班、主任、护士长及相关人员;② 当班医护人员重归岗位稳定患者及家属情绪,组织逃生自救、转运;③ 工程师立即切断水源、电源、煤气管道,妥善保管易燃易爆物品等。

(10) 与周边地区的血液透析中心(室)制订共同防灾计划,做好后备透析准备。

(11) 严禁血液透析中心(室)工作人员使用电源给电瓶车充电。

**(二) 灭火预案**　坚持"救人第一"的原则,明确在岗工作人员的职责任务,加强同事之间的协同配合,统一指挥,全力抢险,有效疏散,确保患者安全。

1. **建立消防应急网络**　由血液透析室主任担任总指挥,职责是维护火情现场秩序,分配医护人员工作,进行分组、现场指挥和统一调度。

(1) 医疗救护组:火情发生时,立即组织护士或培训有资历患者给血液透析患者紧急下机,分发湿口罩、湿毛巾或湿纱布;指导护送患者逃生,按照先轻症后重症的原则;维护秩序,紧急处理和救护受伤人员。

(2) 消防组:职责是消灭可控状态下的初期火情,防止火势蔓延。

(3) 紧急疏散组:明确疏散指示标志和逃生线路,负责指导患者和陪护人员按照程序及时疏散。

(4) 应急处置组:负责消防设施完善和消防用具准备,切断使用中的氧气和所有的电气设备,准备疏散用的支持推车和急救推车,保证消防设备、设施正常运转。

2. **灭火和应急疏散预案**　该预案能否在灭火和应急疏散中发挥积极有效的作用,不仅仅取决于预案本身的完善程度,还取决于灭火和应急疏散预案的实施情况,包括预案的宣传,落实预案中所需的机构、人员及各种资源,开展培训、宣教,进行定期训练、演练等。

3. **应急处理程序**

(1) 发生火情,第一时间报"119火警",并立即通知医院消防控制中心。

(2) 立即组织救火,使用现有的、就近的灭火器材灭火。

(3) 关闭电源总开关,切断使用中的氧气和所有的电气设备;火源由外向里蔓延时关闭所有门窗。

(4) 给患者紧急下机(停泵、夹闭动静脉穿刺针或中心静脉导管、夹闭体外循环管路、分离、妥善固定);指导有自救能力的患者自行下机后至逃生通道;护送危重患者撤离;指导患者用湿毛巾、湿纱布或湿口罩捂住口鼻,尽量压低身姿或匍匐快速前进。

(5) 对不能逃出户外者,应指导患者在相对安全的房间(如卫生间、盥洗室等)紧闭门窗,用湿毯子、湿被子护身,等待救援或逃生,不使用电梯、不跳楼。

(6) 危重患者及时做好监护和护理,对可能发生的情况,及时采取治疗措施,最大限度地保证患者生命安全。

(7) 各医务人员、卫勤人员,未得到总指挥下达的撤离命令不得擅离工作岗位,应忠于职守,履行职责,保护患者生命及国家财产的安全。

（8）血液透析中心（室）灭火应急预案如下。

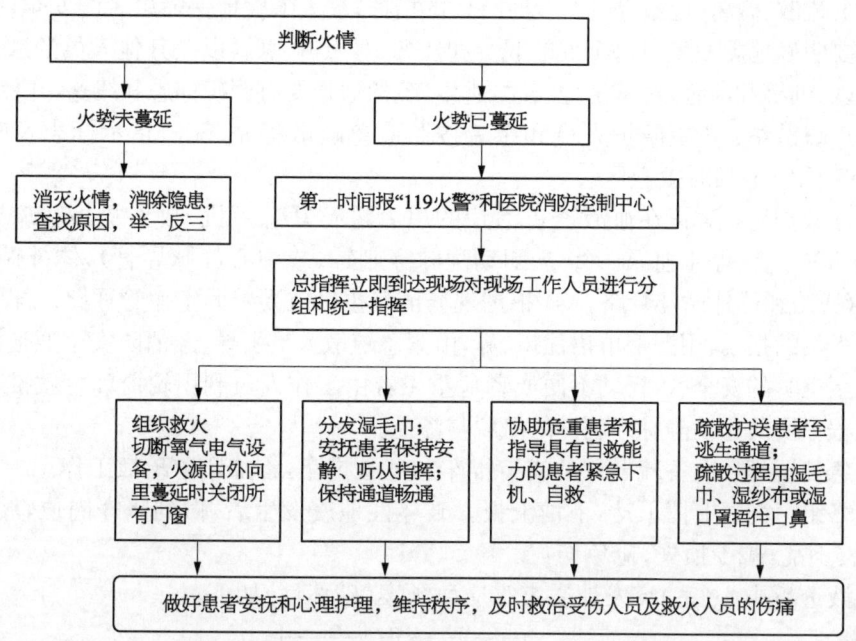

## 二、突发地震灾害应急预案

地震无法预测,震级大于5级以上的地震常常造成严重人员伤亡,能引起火灾、水灾、有毒气体泄漏、细菌及放射性物质扩散,还可能造成海啸、滑坡、崩塌、地裂缝等次生灾害。血液透析治疗过程中如发生地震,因为患者血液在体外循环,紧急逃生受到影响,采取相应措施,指导患者、家属紧急疏散和自救,将损失降到最低。

### （一）防灾预案

（1）血液透析中心（室）应对消防工作进行定期检查和督促,设立紧急逃生通道,各通道应标有明确的指示牌或标志,并保持畅通。

（2）对医务人员和患者定期进行培训、演练,如组织患者、家属及医院工作人员的安全疏散、自救等。指导不能及时疏散至户外者在卫生间、墙根、墙角、书桌下等支撑处蹲下或坐下躲避,并保护头颅、眼睛、捂住口鼻;指导患者远离外墙、门窗,不使用电梯、不跳楼等;指导患者在血液透析过程中的紧急处理和自救;房屋晃动严重、吊灯摆动、物品家具移动时应立即关闭电源、水源、气源,保护重要仪器。

（3）在治疗和等候区域、楼道、紧急通道和过道,准备应急灯或照明设备。

（4）备有血液透析中心（室）人员和患者信息、透析处方等,以便紧急状态时送往互助血液透析中心（室）。

（5）各医务人员、卫勤人员,应忠于职守,履行职责,保护患者生命及国家财产安全;做好患者安慰和心理护理,及时采取预防措施,最大限度地保证患者生命安全。

### （二）突发地震应急预案

1. 灾情判断　当发生强烈地震时,可能出现房屋晃动、吊灯摆动、物品移动、照明电源中断、通信联络中断、电梯停运等。

2. 发挥组织指挥体系的作用　发生地震自然灾害时,地震组织指挥体系应对血液透析中心(室)的人员疏散、撤离、抢救等进行及时有效的指挥,最大限度地保障患者的安全,减少人员的伤亡。同时要明确地震发生时每个人的职责和任务;对患者、家属以及其他人员的逃生、自救、疏散等进行宣教、训练和演练;对发生地震时,逃生、疏散通道要有明确标志和线路,并保持通畅。

(1) 紧急疏散组:负责陪护人员和患者按照应急疏散程序、疏散指示标志及时疏散。并将其集结于院内空地临时抢救区。

(2) 医疗救护组:对正在血液透析治疗的患者进行紧急下机、救治及心理疏导。紧急断离血管通路方法:① 停止血泵。② 夹闭动静脉穿刺针(或中心静脉导管)、体外循环管路夹。③ 断离血管通路和体外循环管路。④ 根据现场情况拔针或妥善固定血管通路。能够自救的患者按照工作人员的指示,用湿毛巾捂住口、鼻,由紧急疏散人员引导,经消防安全通道沿楼梯下至一楼后疏散至空旷的安全区,行动不便或者危重患者由工作人员利用轮椅和急救推车送至空旷地。疏散过程中要防止动静脉穿刺针的滑脱与渗血。

(3) 应急处置组:准备疏散用的支持推车和急救推车,参加紧急疏散工作。

(4) 联络组:负责上情下达,下情上报。破坏性地震发生后,做到坚守岗位,履行职责,患者至上,遇震不乱,减少损失,避免伤亡。

(5) 血液透析中心(室)突发地震灾害应急预案(破坏性)如下。

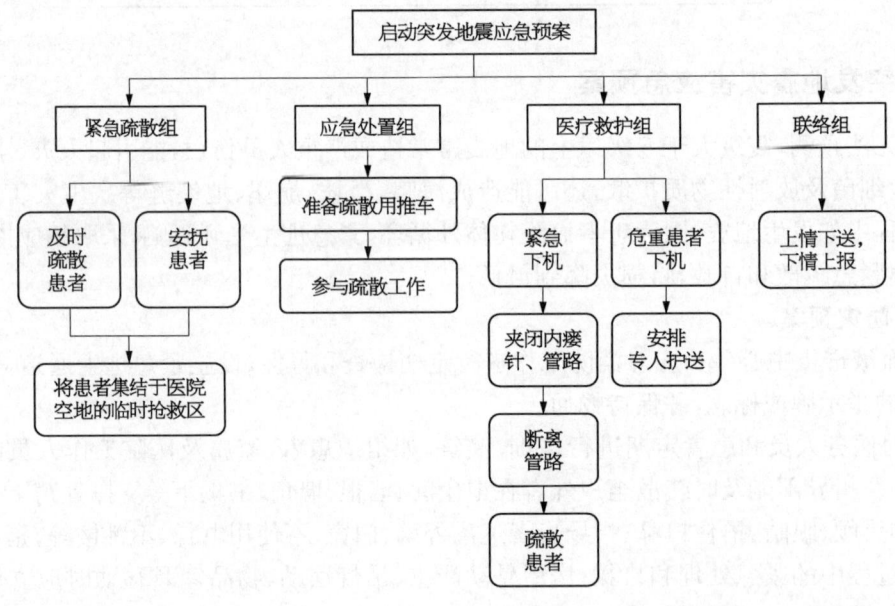

(张晓萍)

# 附　录

## 附录一　血液净化护理相关名词术语英中对照

**医用名称**

| | |
|---|---|
| absorption | 吸附 |
| activated clotting time (ACT) | 活化凝血时间 |
| activated partial thromboplastin time (APTT) | 活化部分凝血活酶时间 |
| acute kidney injury (AKI) | 急性肾损伤 |
| acute respiratory distress syndrome (ARDS) | 急性呼吸窘迫综合征 |
| advanced glycation end products (AGEs) | 晚期糖基化终产物 |
| advanced oxidation protein products (AOPPs) | 晚期氧化蛋白产物 |
| air detector | 空气探测器 |
| alarm | 报警 |
| anticoagulant | 抗凝剂 |
| arterial pot | 动脉壶 |
| arterial pressure | 动脉压 |
| artificial kidney | 人工肾 |
| asymmetric dimethylarginine (ADMA) | 非对称性二甲基精氨酸 |
| biocompatibility | 生物相容性 |
| bioelectrical impedance analysis (BIA) | 生物电阻抗分析法 |
| blood compartment volume | 血室容量 |
| blood flow | 血流量 |
| blood pressure variability (BPV) | 血压变异性 |
| blood pump | 血泵 |
| body composition monitor (BCM) | 人体成分分析仪 |
| body mass index (BMI) | 体质指数 |
| bypass | 旁路 |
| cascade filtration (CF) | 级联滤过 |
| cellulose-acetate membrane | 醋酸纤维素膜 |
| central concentrate delivery system (CCDS) | 中央供浓缩液系统 |
| central dialysis fluid delivery system (CDDS) | 中央供透析液系统 |
| central processing unit (CPU) | 中央处理器 |
| chemical disinfection | 化学消毒 |
| chronic kidney disease (CKD) | 慢性肾脏病 |
| chronic renal failure (CRF) | 慢性肾衰竭 |
| clearance | 清除率 |

|  |  |
|---|---|
| clearance fraction | 清除分数 |
| complement-dependent cytotoxicity (CDC) | 交叉配型试验 |
| concentrated dialysate | 浓缩透析液 |
| conductivity | 电导率 |
| continuous quality improvement (CQI) | 持续质量改进 |
| creatinine clearance rate (Ccr) | 肌酐清除率 |
| dalteparin | 达肝素钠 |
| dialysate | 透析液 |
| dialysate concentration | 透析液浓度 |
| dialysate flow rate | 透析液流率 |
| dialysate temperature | 透析液温度 |
| dialysis | 透析 |
| dietary protein intake (DPI) | 饮食蛋白质摄入量 |
| dietary reference intakes (DRI) | 膳食参考摄入量 |
| diffusion | 弥散 |
| diffusion-convective | 弥散-对流 |
| dilated cardiomyopathy (DCM) | 扩张性心肌病 |
| drop out rate (DOR) | 掉队率 |
| endotoxin (ET) | 内毒素 |
| enoxaparin | 依诺肝素钠 |
| erythropoietin stimulating agents (ESAs) | 红细胞生成刺激剂 |
| end stage renal disease (ESRD) | 终末期肾病 |
| erythropoietin (EPO) | 促红细胞生成素 |
| estimated dry weight (EDW) | 干体重 |
| filtrate | 滤过液 |
| filtration fraction (FF) | 滤过分数 |
| filtration pressure (FP) | 滤过压 |
| fluid balance | 液体平衡 |
| general practice physical activity questionnaire (GPPAQ) | 日常体力活动问卷 |
| glomerular filtration rate (GFR) | 肾小球滤过率 |
| graded exercise test (GXT) | 运动负荷试验 |
| growth hormone (GH) | 生长激素 |
| heat chemical disinfection | 热化学消毒 |
| heat disinfection | 热消毒 |
| hemodialysis equipment | 血液透析装置 |
| hemodialyzer | 血液透析器 |
| hemofilter | 血液滤过器(滤过器) |
| hemofiltration equipment | 血液滤过装置 |
| hemophan | 血仿膜 |
| heparin | 肝素 |
| heparin pump | 肝素泵 |
| hepatitis B virus (HBV) | 乙型肝炎病毒 |
| hepatitis C virus (HCV) | 丙型肝炎病毒 |
| hollow fiber | 空心纤维(透析器) |

| | |
|---|---|
| human machine interaction (HMI) | 人机交互界面 |
| human immunodeficiency virus (HIV) | 人类免疫缺陷病毒 |
| hydrostatic pressure | 静水压 |
| idiopathic thrombocytopenic purpura (ITP) | 特发性血小板减少性紫癜 |
| increased intraperitoneal volume (IIPV) | 腹腔内容量增加 |
| indoxyl sulfate (IS) | 硫酸吲哚酚 |
| infectious diseases | 传染病 |
| insulin receptor-1 (IRS-1) | 胰岛素受体-1 |
| insulin-link growth factor-1 (IGF-1) | 胰岛素样生长因子-1 |
| interleukin-6 (IL-6) | 白细胞介素-6 |
| intradialytic parenteral nutrition (IDPN) | 透析中肠外营养 |
| lean body mass (LBM) | 瘦体组织 |
| low molecular weight heparin (LMWH) | 低分子量肝素 |
| malnutrition inflammation score (MIS) | 营养不良炎症积分 |
| mass transfer area coefficient (MTAC) | 物质转移面积系数 |
| maximal oxygen uptake ($VO_{2max}$) | 最大摄氧量 |
| membrane different filtration (MDF) | 不同膜滤过 |
| membrane surface area | 膜面积 |
| micron polypropylene (PP) | 聚丙烯材料 |
| multiple organ dysfunction syndrome (MODS) | 多脏器功能障碍 |
| nadroparin | 那屈肝素钙 |
| normalized protein equivalent of total nitrogen appearance (nPNA) | 标准化总氮表现率蛋白相当量 |
| nuclear factor kappa-B (NF-κB) | 核因子κB |
| oncotic pressure | 胶体压 |
| panel reactive antibody (PRA) | 高群体反应抗体 |
| parallel plate | 平板型(透析器) |
| parathyroid hormone (PTH) | 甲状旁腺激素 |
| patient safety improvement (PSI) | 患者安全促进机构 |
| peritoneal equilibration test (PET) | 腹膜平衡试验 |
| peroxisome proliferators-activated receptors (PPARs) | 过氧化物酶体增殖物激活受体 |
| polysulfone membrane | 聚砜膜 |
| pressure monitor | 压力监测器 |
| pump tube | 泵管 |
| rapid plasma reagin test (RPR) | 快速血浆反应素试验 |
| rating of perceived exercise (RPE) | 主观疲劳感觉评分 |
| regional citrate anticoagulation (RCA) | 局部枸橼酸抗凝法 |
| removal of water | 脱水量 |
| residual renal function (RRF) | 残余肾功能 |
| rheumatoid arthritis (RA) | 类风湿关节炎 |
| root cause analysis (RCA) | 根本原因分析法 |
| semi-permeable membrane | 半透膜 |
| serum albumin (AIB) | 血清白蛋白 |
| serum creatinine (SCr) | 血清肌酐 |
| serum prealbumin (PA) | 血清前白蛋白 |

| | |
|---|---|
| sieving coefficient（SC） | 筛选系数 |
| six-minute walk test（6MWT） | 6 分钟步行试验 |
| subjective global assessment（SGA） | 主观全面评定 |
| subjective global assessment of nutritional status（SGA） | 营养风险评估 |
| substitution fluid | 置换液 |
| synthetic membrane | 合成膜 |
| systemic lupus erythematosus（SLE） | 系统性红斑狼疮 |
| the large and small molecular substances | 大中小分子量物质 |
| thrombotic thrombocytopenic purpura（TTP） | 血栓性血小板减少性紫癜 |
| time on therapy（TOT） | 腹膜透析退出患者的治疗时间 |
| toluidine red unheated serum test（TRUST） | 甲苯胺红不加热血清学试验 |
| total quality management（TQM） | 全面质量管理 |
| transmembrane pressure（TMP） | 跨膜压 |
| trimethylamine oxide（TMAO） | 氧化三甲胺 |
| tryptone glucose extract agar（TGEA） | 胰化蛋白胨葡萄糖 |
| ubiquitin-proteasome proteolytic system（UPS） | 泛素蛋白酶水解系统 |
| ultrafiltration（UF） | 超滤 |
| ultrafiltration pump | 超滤泵 |
| ultrafiltration rate（UFR） | 超滤率 |
| ultrafiltrate | 超滤液 |
| urea time average concentration（TAC） | 时间平均尿素浓度 |
| urea reduction rate（URR） | 尿素下降率 |
| vein pot | 静脉壶 |
| venous clamp | 静脉夹 |
| venous pressure | 静脉压 |
| vitamin D receptor（VDR） | 维生素 D 受体 |
| vitamin D receptor activator（VDRA） | 维生素 D 受体激动剂 |
| volume balance | 容量平衡 |
| waist-hip ratio（WHR） | 腰臀比 |
| water treatment unit | 水处理装置 |
| whole blood partial thromboplastin time（WBPTT） | 全血部分凝血活酶时间 |

## 治疗模式

| | |
|---|---|
| acetate hemo dialysis（Ac－HD） | 醋酸盐血液透析 |
| adequate dialysis | 充分透析 |
| auto-mated peritoneal dialysis（APD） | 自动化腹膜透析 |
| backfiltration | 反超滤 |
| bicarbonate hemo dialysis（Bi－HD） | 碳酸氢盐血液透析 |
| blood purification | 血液净化 |
| continuous ambulatory peritoneal dialysis（CAPD） | 持续性非卧床腹膜透析 |
| continuous arterio-venous hemodiafiltration（CAVHDF） | 连续性动静脉血液透析滤过 |
| continuous arterio-venous hemodialysis（CAVHD） | 连续动静脉血液透析 |
| continuous arterio-venous hemofiltration（CAVH） | 连续性动静脉血液滤过 |
| continuous blood purification（CBP） | 连续性血液净化 |

| | |
|---|---|
| continuous cycling peritoneal dialysis (CCPD) | 持续循环式腹膜透析 |
| continuous high-flux dialysis (CHFD) | 连续性高通量透析 |
| continuous renal replacement therapy (CRRT) | 连续性肾脏替代治疗 |
| continuous veno-venous hemodiafiltration (CVVHDF) | 连续性静脉-静脉血液透析滤过 |
| continuous veno-venous hemodialysis (CVVHD) | 连续性静脉-静脉血液透析 |
| continuous veno-venous hemofiltration (CVVH) | 连续性静脉-静脉血液滤过 |
| conventional hemodialysis (CHD) | 传统血液透析治疗 |
| coupled plasma filtration adsorption (CPFA) | 配对血浆滤过吸附 |
| dextransulfatecelluloseadsorption (DSA) | 硫酸右旋糖酐纤维素吸附系统 |
| dialysis | 透析 |
| daily hemodialysis (DHD) | 每日透析 |
| direct adsorption of lipoprotein from whole blood (DALI) | 全血灌注脂蛋白吸附法 |
| double filtration | 双重膜滤过 |
| double filtration plasmapheresis (DFPP) | 双重血浆置换 |
| extracorporeal circulation | 体外循环 |
| extracorporeal ultrafiltration method | 体外超滤法 |
| heparin mediated extracorporeal LDL precipitation system (HELP) | 肝素介导体外低密度脂蛋白沉淀系统 |
| hemodiafiltration (HDF) | 血液透析滤过 |
| hemodialysis (HD) | 血液透析 |
| hemofiltration (HF) | 血液滤过 |
| hemoperfusion (HP) | 血液灌流 |
| hemoperfusion | 血液灌流 |
| high calcium dialysis | 高钙透析 |
| high efficiency hemodialysis (HEH) | 高效血液透析 |
| high efficiency hemofiltration (HEHF) | 高效血液滤过 |
| high flux dialyzer (HFD) | 高通量透析器 |
| high flux hemodiafiltration (HFHF) | 高通量血液透析滤过 |
| high volume hemofiltration (HVHF) | 高容量血液滤过 |
| high flux dialysis | 高通量透析 |
| hybrid renal replacement therapy (HRRT) | 杂合肾脏替代治疗 |
| hyperfiltration | 过度超滤 |
| home hemodialysis (HHD) | 居家血液透析 |
| immunoadsorption (IA) | 免疫吸附 |
| induction of dialysis | 诱导透析 |
| intermittent hemodialysis (IUF) | 间歇性血液透析 |
| intermittent peritoneal dialysis (IPD) | 间歇性腹膜透析 |
| isolated ultrafiltration (IUF) | 单纯超滤 |
| low calcium dialysis | 低钙透析 |
| maintenance hemodialysis (MHD) | 维持性血液透析 |
| molecular adsorbent recirculating system (MARS) | 分子吸附再循环系统 |
| nocturnal hemodialysis (NHD) | 夜间长时血液透析治疗 |
| nocturnal intermittent peritoneal dialysis (NIPD) | 夜间间歇性腹膜透析 |
| on-lined hemodiafiltration (on-lined HDF) | 在线血液透析滤过 |
| optimized continuous cyclingperitoneal dialysis (OCCPD) | 优化持续循环腹膜透析 |

| | |
|---|---|
| peritoneal dialysis (PD) | 腹膜透析 |
| plasma exchange (PE) | 血浆置换 |
| plasma removal | 血浆清除 |
| post-dilutional (post-D) | 后稀释 |
| pre-dilutional (pre-D) | 前稀释 |
| renal replacement therapy (RRT) | 肾脏替代治疗 |
| sequential ultrafiltration and dialysis | 序贯超滤和透析 |
| sequential dialysis (SD) | 序贯透析 |
| short hemodialysis (SHD) | 短时血液透析 |
| slow continuous ultrafiltration (SCUF) | 缓慢连续性超滤 |
| sugar free dialysis | 无糖透析 |
| sustained low efficiency dialysis (SLED) | 持续低效缓慢血液透析 |
| tidal peritoneal dialysis (TPD) | 潮式腹膜透析 |

## 血管通路

| | |
|---|---|
| arteriovenous fistula (AVF) | 动静脉内瘘 |
| arteriovenous graft (AVG) | 移植物动静脉内瘘 |
| artificial blood vessels | 人工血管 |
| autogenous arteriovenous fistula (AVF) | 自体动静脉内瘘 |
| catheter | 导管 |
| central venous catheter (CVC) | 中心静脉导管 |
| non-cuffed catheter (NCC) | 无隧道和涤纶套的透析导管 |
| permanent catheter | 永久导管 |
| percutaneous translumin alangioplasty (PTA) | 经皮血管成形术 |
| temporary catheter | 临时导管 |
| tunnel-cuffed catheter (TCC) | 带隧道和涤纶套的透析导管 |
| vascular access | 血管通道 |
| vascular calcification (VC) | 血管（动脉）钙化 |

## 并发症

| | |
|---|---|
| aeroembolism | 空气栓塞 |
| bleeding | 出血 |
| blocking | 闭塞 |
| blood leak | 漏血 |
| cardiovascular disease (CVD) | 心血管疾病 |
| chronic kidney disease-mineral and bone disorder (CKD-MBD) | 慢性肾脏病矿物质和骨代谢异常 |
| clotting | 凝血 |
| complication | 并发症 |
| disequilibrium syndrome (DS) | 失衡综合征 |
| first-use syndrome (FUS) | 首次使用综合征 |
| hemolysis | 溶血 |
| high blood pressure | 高血压 |
| high turnover bone disease (HTBD) | 高转换型骨病 |

| | |
|---|---|
| intra-dialytic hypotension (IDH) | 透析中低血压 |
| low blood pressure | 低血压 |
| mixed uremic osteodystrophy | 混合性尿毒症骨病 |
| protein-energy wasting (PEW) | 蛋白质-能量消耗 |
| recirculation | 再循环 |
| renal osteodystrophy | 肾性骨营养不良 |
| restless leg syndrome | 不安腿综合征 |
| secondary hyperparathyroidism (SHPT) | 继发性甲状旁腺功能亢进症 |
| steal syndrome | 窃血综合征 |
| systemic inflammatory response syndrome (SIRS) | 全身炎症反应综合征 |
| stenosis | 狭窄 |
| swollen hand syndrome | 手肿胀综合征 |
| thrombosis | 血栓 |

## 护理名词

| | |
|---|---|
| contingency plan | 应急预案 |
| disinfection and isolation | 消毒隔离 |
| health education | 健康教育 |
| infection control | 感染控制 |
| nursing assessment | 护理评估 |
| nursing education | 护理宣教 |
| nursing intervention | 护理措施（护理干预） |
| nursing management | 护理管理 |
| nursing model | 护理模式 |
| nursing monitoring | 护理监测 |
| nursing operation | 护理操作 |
| nursing prevention | 护理防范 |
| nursing process | 护理流程 |
| nursing research | 护理研究 |
| nursing round | 护理查房 |
| nursing standardizations | 护理规范 |
| nursing theory | 护理理论 |
| nursing training | 护理培训 |
| operation procedure | 操作流程 |
| quality of nursing | 护理质量 |
| rehabilitation nursing | 康复护理 |
| sterile operation | 无菌操作 |

## 机构专有名词

| | |
|---|---|
| American Nurses Association (ANA) | 美国护士协会 |
| Chinese National Renal Data System (CNRDS) | 全国血液透析登记系统 |
| Dialysis Outcomes and Practice Patterns Study (DOPPS) | 透析预后与实践模式研究 |
| European Best Practice Guidelines (EBPG) | 欧洲最佳实践指南 |

| International Society for peritoneal dialysis (ISPD) | 国际腹膜透析协会 |
| International Society of Renal Nutrition and Metabolism (ISRNM) | 国际肾脏病营养与代谢学会 |
| Kidney Disease Outcomes Quality Initiative (KDOQI) | 肾脏病预后质量倡议 |
| National Cooperative Dialysis Study (NCDS) | 美国透析研究协作组 |
| National Database of Nursing Quality Indicators (NDN-QI) | 美国护理质量指标国家数据库 |

（接艳青　刘仕艳　整理）

# 附录二　肾脏病患者日常食物营养成分含量表

**日常食物中蛋白质的含量（每 100 g 或 100 mL）**

| 食　物 | 蛋白质含量(%) | 食　物 | 蛋白质含量(%) | 食　物 | 蛋白质含量(%) |
|---|---|---|---|---|---|
| 粮食类（谷物、薯类、淀粉及其制品） | | 干豆类及其制品 | | 畜肉类及其制品 | |
| 小麦粉（富强粉） | 10.3 | 腐竹（干） | 44.6 | 牛肉干 | 45.6 |
| 挂面（标准粉） | 10.1 | 大豆（黄豆） | 39.2 | 猪肉松 | 23.4 |
| 荞麦 | 9.3 | 绿豆 | 22.1 | 猪蹄 | 22.6 |
| 小米 | 9.7 | 蚕豆 | 28.2 | 猪肉（瘦） | 20.3 |
| 面包条（白） | 8.3 | 烤麸 | 20.4 | 牛肉（肥瘦） | 19.9 |
| 玉米面（黄） | 8.1 | 豆腐卷 | 17.9 | 兔肉 | 19.7 |
| 稻米 | 7.4 | 素鸡 | 16.5 | 猪肝（新鲜） | 19.3 |
| 面条（特粉,切面） | 7.3 | 豆腐干 | 16.2 | 羊肉（肥瘦） | 19.0 |
| 糯米 | 7.3 | 豆腐 | 8.1 | 羊肝 | 17.9 |
| 馒头 | 7.0 | 内酯豆腐 | 5.0 | 狗肉 | 16.8 |
| 花卷 | 6.4 | 豆浆 | 1.8 | 猪小排 | 16.7 |
| 米饭（蒸） | 2.6 | | | 牛肚 | 14.5 |
| 土豆 | 1.9 | | | 火腿肠 | 14.0 |
| 粉条 | 0.5 | | | 猪肉（肥瘦） | 13.2 |
| 藕粉 | 0.2 | | | 猪血 | 12.2 |

(续 表)

| 食 物 | 蛋白质含量(%) | 食 物 | 蛋白质含量(%) | 食 物 | 蛋白质含量(%) |
|---|---|---|---|---|---|
| 坚果类 | | 禽肉类及其制品 | | 午餐肉 | 9.4 |
| 西瓜子(炒熟) | 32.7 | 鸡胸脯肉 | 19.4 | 蒜肠 | 7.5 |
| 葵花子(炒熟) | 22.6 | 鸡(整只) | 19.3 | 羊血 | 6.8 |
| 花生仁(炒) | 26.5 | 鹅(整只) | 17.9 | 猪肉(肥) | 2.4 |
| 杏仁(炒熟) | 25.7 | 鸡翅 | 17.4 | 鱼类 | |
| 白芝麻 | 18.4 | 鸡肝 | 16.6 | 鲅鱼 | 21.2 |
| 腰果 | 17.3 | 鸡腿 | 16.0 | 比目鱼 | 20.8 |
| 核桃 | 14.9 | 鸭(整只) | 15.5 | 鳗鱼 | 18.6 |
| 蔬菜类 | | 蛋类 | | 鲳鱼 | 18.5 |
| 菠菜 | 2.0 | 鸡蛋 | 14.8 | 泥鳅 | 17.9 |
| 荷兰豆 | 2.5 | 鸭蛋 | 13 | 鲢鱼 | 17.8 |
| 四季豆 | 1.9 | 乳类及其制品 | | 带鱼 | 17.7 |
| 油菜 | 2 | 奶酪 | 25.7 | 黄花鱼 | 17.7 |
| 大白菜 | 1.4 | 牛奶(鲜) | 3.1 | 鲤鱼 | 17.6 |
| 胡萝卜(黄) | 1.4 | 酸奶 | 2.5 | 草鱼 | 16.6 |
| 青尖椒 | 1.4 | 奶油 | 0.7 | 其他类 | |
| 茄子 | 2.3 | 海鲜类 | | 巧克力 | 4.3 |
| 西红柿 | 0.6 | 对虾 | 18.6 | 大雪糕 | 2.2 |
| 黄瓜 | 0.8 | 基围虾 | 18.2 | 果味奶 | 0.9 |
| 冬瓜 | 0.4 | 鱿鱼(鲜) | 17.0 | 蜂蜜 | 0.4 |
| 水果类 | | 海蟹 | 13.8 | 茶水 | 0.1 |
| 柑橘 | 0.7 | 鲍鱼 | 12.6 | 鲜橘汁 | 0.1 |
| 西瓜 | 1.2 | 扇贝(鲜) | 11.1 | 豆油 | 0.0 |
| 葡萄 | 0.2 | 海参(水发) | 6.0 | 花生油 | 0.0 |
| 苹果 | 0.2 | 海蜇皮 | 3.7 | | |

### 替代主食的麦淀粉类食物的蛋白质和能量

| 食物名称 | 蛋白质(g/100 g) | 能量(kcal/100 kg) |
| --- | --- | --- |
| 麦淀粉 | 0.2 | 351 |
| 玉米淀粉 | 1.2 | 345 |
| 蚕豆淀粉 | 0.5 | 341 |
| 豌豆淀粉 | 0.6 | 341 |
| 团粉(芡粉) | 1.5 | 346 |
| 藕粉 | 0.2 | 372 |
| 粉条 | 0.5 | 337 |
| 粉丝 | 0.8 | 335 |
| 凉皮 | 0.4 | 367 |
| 红薯 | 1.1 | 99 |
| 山药 | 1.9 | 56 |

### 常见食物中的含水量(每 100 g 或 100 mL)

| 食物名称 | 含水量(mL) | 食物名称 | 含水量(mL) |
| --- | --- | --- | --- |
| 牛奶 | 89.8 | 黄瓜 | 95.8 |
| 豆浆 | 96.4 | 葡萄 | 88.7 |
| 鸡蛋 | 74.1 | 柑橘 | 86.9 |
| 米粥 | 88.6 | 桃 | 86.4 |
| 米饭 | 70.9 | 苹果 | 85.9 |
| 馄饨(冬菜虾仁) | 58.9 | 梨 | 85.8 |
| 饺子 | 50.4~61.0 | 香蕉 | 75.8 |
| 馒头 | 43.9 | | |
| 包子(猪肉陷) | 52.8 | | |
| 烙饼(标准粉) | 36.4 | | |

### 常用高盐食物中的钠含量(每 100 g)

| 食　物 | 含量(mg) | 食　物 | 含量(mg) | 食　物 | 含量(mg) |
| --- | --- | --- | --- | --- | --- |
| 豆瓣酱 | 6 012 | 鲮鱼(罐头) | 2 310 | 豆腐丝(油) | 769 |
| 酱油(平均) | 5 757 | 炸素虾 | 1 440 | 腊肉 | 764 |
| 虾皮 | 5 058 | 葵花子(炒) | 1 322 | 素火腿 | 676 |
| 海米 | 4 892 | 方便面 | 1 144 | 猪肝(卤肉) | 675 |
| 大酱 | 3 606 | 午餐肉 | 982 | 多维面包 | 653 |
| 蒜蓉辣酱 | 3 236 | 酱牛肉 | 869 | 油条 | 585 |
| 腐乳(红) | 3 091 | 陈醋 | 836 | 油饼 | 573 |
| 鲑鱼子酱 | 2 881 | 叉烧肉 | 819 | 咸面包 | 526 |
| 咸鸭蛋 | 2 706 | 火腿肠 | 771 | 苏打饼干 | 312 |

### 常见食物中的钾含量

| 高钾食物<br>(>250 mg/100 g 食物) | | 中等含钾食物<br>(150~250 mg/100 g 食物) | | 低钾食物<br>(<150 mg/100 g 食物) | |
| --- | --- | --- | --- | --- | --- |
| 紫菜(干) | 1 796 | 藕 | 243 | 洋葱 | 147 |
| 银耳(干) | 1 588 | 蒜苗 | 226 | 南瓜 | 145 |
| 海带(干) | 761 | 杏 | 226 | 茄子 | 142 |
| 木耳(干) | 757 | 蒿子秆(茼蒿) | 220 | 柿子椒 | 142 |
| 香菇(干) | 464 | 山药 | 213 | 香瓜 | 139 |
| 鲜豌豆 | 425 | 苋菜(青) | 207 | 大白菜(小白口) | 137 |
| 芋头 | 378 | 胡萝卜 | 193 | 富强粉 | 128 |
| 枣(鲜) | 375 | 小麦粉(标准粉) | 188 | 洋白菜(圆白菜) | 124 |
| 油菜 | 346 | 甘薯(白心) | 174 | 沙果 | 123 |
| 马铃薯 | 342 | 白萝卜 | 173 | 苹果 | 119 |
| 苋菜(紫) | 340 | 蒜黄 | 168 | 丝瓜 | 115 |
| 青蒜 | 340 | 番茄(红) | 163 | 鲜豇豆 | 112 |
| 大葱(红皮) | 329 | 橙 | 159 | 稻米(粳) | 110 |

(续表)

| 高钾食物<br>（>250 mg/100 g 食物） | | 中等含钾食物<br>（150~250 mg/100 g 食物） | | 低钾食物<br>（<150 mg/100 g 食物） | |
|---|---|---|---|---|---|
| 鲜蘑菇 | 328 | 柑橘 | 154 | 葡萄 | 104 |
| 莴笋 | 318 | 芹菜 | 154 | 黄瓜 | 102 |
| 菜花 | 316 | | | 西葫芦 | 92 |
| 菠菜 | 311 | | | 西瓜 | 87 |
| 荸荠 | 306 | | | 冬瓜 | 78 |
| 蒜头 | 302 | | | 鸭梨 | 77 |
| 番茄(黄) | 294 | | | 粉丝 | 18 |
| 韭菜 | 290 | | | | |
| 红果 | 289 | | | | |
| 扁豆 | 286 | | | | |
| 小米 | 284 | | | | |
| 卞萝卜 | 280 | | | | |
| 玉米面(白) | 276 | | | | |
| 小白菜 | 274 | | | | |
| 柚 | 257 | | | | |
| 香蕉 | 256 | | | | |
| 苦瓜 | 256 | | | | |
| 桃 | 252 | | | | |

常见高钙食物中的钙含量(每 100 g 或 100 mL)

| 食物名称 | 钙(mg) | 食物名称 | 钙(mg) |
|---|---|---|---|
| 芝麻酱 | 1 170 | 海带(水浸) | 241 |
| 虾皮 | 991 | 苋菜(红) | 178 |
| 豆腐干 | 308 | 豆腐(平均) | 164 |
| 紫菜(干) | 264 | 酸奶 | 118 |

(续 表)

| 食物名称 | 钙(mg) | 食物名称 | 钙(mg) |
|---|---|---|---|
| 青菜(油菜) | 108 | 小葱 | 72 |
| 牛奶 | 104 | 西兰花 | 67 |
| 芹菜茎 | 80 | 菠菜 | 66 |
| 茼蒿 | 73 | 柑橘 | 35 |

**常见食物胆固醇含量(每100 g 或 100 mL)**

| 食物 | 胆固醇(mg) | 食物 | 胆固醇(mg) | 食物 | 胆固醇(mg) |
|---|---|---|---|---|---|
| 猪脑 | 2 571 | 对虾 | 193 | 牡蛎 | 100 |
| 鸡蛋 | 585 | 猪蹄 | 192 | 羊肉(肥瘦) | 92 |
| 鸭蛋 | 565 | 猪肚 | 165 | 鲅鱼 | 89 |
| 海米 | 525 | 鸡腿 | 162 | 黄花鱼(大) | 86 |
| 鹌鹑蛋 | 515 | 沙丁鱼 | 158 | 草鱼 | 86 |
| 猪肝(煮卤) | 469 | 猪小排 | 146 | 鲤鱼 | 84 |
| 虾皮 | 428 | 赤贝 | 144 | 牛肉(肥瘦) | 84 |
| 猪肾 | 354 | 扇贝(鲜) | 140 | 猪肉(瘦) | 81 |
| 羊肝 | 349 | 海蟹 | 125 | 酱牛肉 | 76 |
| 猪肺 | 290 | 火腿 | 120 | 带鱼 | 76 |
| 猪肝(新鲜) | 288 | 鸡翅 | 113 | 猪里脊 | 55 |
| 鱿鱼(鲜) | 268 | 羊肉串(烤) | 110 | 猪血 | 51 |
| 鲍鱼 | 242 | 猪肉(肥) | 109 | 牛奶 | 15 |
| 河虾 | 240 | 鸡(平均) | 106 | 酸奶 | 15 |

**日常食物中的脂肪含量(每100 g 或 100 mL)**

| 食物(按可食用部分计) | 脂肪含量(%) | 食物(按可食用部分计) | 脂肪含量(%) | 食物(按可食用部分计) | 脂肪含量(%) |
|---|---|---|---|---|---|
| 粮食类 | | 豆类 | | 畜肉类 | |
| 方便面 | 21.1 | 腐竹 | 21.7 | 猪肉(肥) | 88.6 |

(续　表)

| 食　物<br>（按可食用部分计） | 脂肪含量<br>（%） | 食　物<br>（按可食用部分计） | 脂肪含量<br>（%） | 食　物<br>（按可食用部分计） | 脂肪含量<br>（%） |
|---|---|---|---|---|---|
| 饼干 | 12.7 | 大豆 | 16.0 | 牛肉干 | 40.0 |
| 面包 | 5.1 | 素鸡 | 12.5 | 猪肉（肥瘦） | 37.0 |
| 玉米面（黄） | 3.3 | 豆腐卷 | 11.6 | 蒜味肠 | 25.4 |
| 小米 | 3.1 | 豆腐 | 3.7 | 猪小排 | 23.1 |
| 荞麦 | 2.3 | 豆腐干 | 3.6 | 猪蹄 | 18.8 |
| 小麦粉 | 1.1 | 内酯豆腐 | 1.9 | 午餐肉 | 15.9 |
| 切面 | 1.1 | 蚕豆 | 1.0 | 羊肉（肥瘦） | 14.1 |
| 馒头 | 1.1 | 绿豆 | 0.8 | 肉松 | 11.5 |
| 花卷 | 1.0 | 豆浆 | 0.7 | 猪肉（瘦） | 6.2 |
| 糯米 | 1.0 | 烤麸 | 0.3 | 狗肉 | 4.6 |
| 稻米 | 0.8 | | | 牛肉（肥瘦） | 4.2 |
| 挂面 | 0.6 | 禽　类 | | 羊肝 | 3.6 |
| 米饭 | 0.3 | 鹅（整只） | 19.9 | 猪肝（新鲜） | 3.5 |
| 坚果类 | | 鸭（整只） | 19.7 | 兔肉 | 2.2 |
| 核桃（干） | 58.8 | 鸡腿 | 13.0 | 牛肚 | 1.6 |
| 葵花子（炒） | 52.8 | 鸡翅 | 11.8 | 火腿肠 | 10.4 |
| 花生（炒） | 48.0 | 鸡（整只） | 9.4 | 猪血 | 0.3 |
| 西瓜子（炒） | 44.8 | 鸡胸脯肉 | 5.0 | 羊血 | 0.2 |
| 大杏仁（炒） | 42.9 | 鸡肝 | 4.8 | 鱼　类 | |
| 白芝麻 | 39.6 | | | 鳗鱼 | 10.8 |
| 腰果 | 36.7 | | | 鲳鱼 | 7.3 |
| 蔬菜类 | | 蛋　类 | | 草鱼 | 5.2 |
| 油菜 | 0.5 | 鸡蛋 | 8.8 | 带鱼 | 4.9 |
| 四季豆 | 0.4 | 鸭蛋 | 13.0 | 鲤鱼 | 4.1 |
| 荷兰豆 | 0.3 | | | 鲢鱼 | 3.6 |

(续 表)

| 食 物<br>(按可食用部分计) | 脂肪含量<br>(%) | 食 物<br>(按可食用部分计) | 脂肪含量<br>(%) | 食 物<br>(按可食用部分计) | 脂肪含量<br>(%) |
|---|---|---|---|---|---|
| 青尖椒 | 0.3 | 奶 类 | | 比目鱼 | 2.3 |
| 菠菜 | 0.3 | 牛奶 | 3.2 | 鲅鱼 | 3.1 |
| 土豆 | 0.2 | 酸奶 | 2.7 | 黄花鱼 | 2.5 |
| 胡萝卜 | 0.2 | 奶酪 | 23.5 | 泥鳅 | 2.0 |
| 茄子 | 0.2 | 奶油 | 97.0 | | |
| 西红柿 | 0.2 | 海鲜类 | | 其他类 | |
| 冬瓜 | 0.2 | 海蟹 | 2.3 | 豆油 | 99.9 |
| 黄瓜 | 0.2 | 鱿鱼(鲜) | 1.6 | 花生油 | 99.9 |
| 大白菜 | 0.1 | 基围虾 | 1.4 | 巧克力 | 40.1 |
| 水果类 | | 对虾 | 0.8 | 蜂蜜 | 1.9 |
| 苹果 | 0.2 | 鲍鱼 | 0.8 | 大雪糕 | 0.9 |
| 葡萄 | 0.2 | 扇贝(鲜) | 0.6 | 果味奶 | 0.8 |
| 柑橘 | 0.2 | 海蜇皮 | 0.3 | 茶水 | 0.0 |
| 西瓜 | 0.1 | 海参(水发) | 0.1 | 鲜橘汁 | 0.0 |

(接艳青 高 健 整理)

# 参 考 文 献

［1］曹艳佩,邢小红,黄晓敏.实用腹膜透析护理[M].上海：复旦大学出版社,2019.
［2］陈江华,刘必成.肾脏病学进展 2020[M].北京：中华医学电子音像出版社,2020.
［3］陈静,向晶,接艳青,等.血液透析安全注射临床实践专家共识[J].中华护理杂志,2022,57(7)：1-10.
［4］陈莉婧.医疗机构医用耗材效期管理研究[J].中国医学装备,2021,18(2)：127-129.
［5］陈丽云,李锦萍.内科护理[M].2 版.北京：人民卫生出版社,2020.
［6］陈文健,鞠萍,任静.延续性随访管理对血液透析患儿依从性与自我效能的影响[J].实用临床医药杂志,2019,23(5)：130-132.
［7］陈希.循证护理在肾性骨病行高通量透析治疗中的作用[J].中国医药指南,2021,19(10)：177-178.
［8］陈香美.实用腹膜透析操作教程[M].北京：人民军医出版社,2010.
［9］陈香美.血液净化标准操作规程[M].北京：人民卫生出版社,2021.
［10］仇铁英,黄金.护理不良事件概念与管理研究现状[J].中国护理管理,2014,14(9)：1004.
［11］董斌,吴丹,谭惠丽,等.血液透析中跨膜压监测的临床意义[J].中国血液净化,2018,17(7)：490-493.
［12］董永欣,时秋英,徐甜甜,等.血液透析患者运动影响因素的质性研究[J].实用医学杂志,2015,31(12)：2054-2055.
［13］古晓燕,龚德华.血液净化清除蛋白结合毒素的研究进展[J].肾脏病与透析肾移植杂志,2020,29(3)：280-284.
［14］郭红霞,唐雯.新型腹膜透析液的研究进展[J].中国血液净化,2020,19(6)：403-409.
［15］郭会敏,李颖,朱彦涛,等.36 例人工肝胆红素吸附治疗肝衰竭病人的护理[J].护理研究,2015(19)：2423-2424.
［16］郭莉萍,林惠凤.分子吸附再循环系统治疗肝功能衰竭患者的护理[J].上海护理,2004,4(1)：30-31.
［17］国家食品药品监督管理总局.血液透析及相关治疗用水：YY 0572—2015[S/OL].(2015-03-02)[2024-03-21].https：//www.nssi.org.cn/cssn/js/pdfjs/web/preview.jsp?a100＝YY％200572-2015.
［18］郝达云.抗阻训练联合有氧运动在血液透析患者中的应用[J].护理实践与研究,2019,16(21)：66-67.
［19］黄泳璋,肖洁,徐米清.血液透析联合血液灌流对中、大分子毒素清除与瘙痒症状疗效的观察[J].中国血液净化,2013,12(9)：470-474.
［20］姜玲,孔慧,张洁,等.中青年终末期肾脏病维持性血液透析患者认知功能改变及相关影响因素分析[J].中国医学前沿杂志,2017,9(2)：150-153.
［21］黎磊石,刘志红.中国肾脏病学[M].北京：人民军医出版社,2008.
［22］李春荫,周红军,古满利,等.血液灌流中抗凝方法探讨[J].中国血液净化,2005,4(12)：684-684.
［23］李卉.血液净化原理及临床应用[J].中国临床医生杂志,2017,45(7)：11-14.
［24］李菊,李建兰,高爱民.中国终末期肾病患者行维持性血液透析的流行病学现况[J].实用临床医药杂志,2018,22(21)：160-162.
［25］李婉莎,余毅.慢性肾脏病患者继发性甲状旁腺功能亢进的药物治疗[J].世界临床药物,2016,37(4)：223-227.
［26］李晓云,韩聚方,钮含春,等.血液灌流治疗原发性干燥综合征的疗效观察[J].中国全科医学,2013,16

(5C)：1769-1770.

[27] 李亚娟.维持性血液透析患者疾病不确定感和自我管理与治疗依从性的现状调查[J].中国中西医结合肾病杂志,2020,21(10)：919-921.

[28] 李阳,王平,王国祥,等.三种血液净化方式对维持性血液透析患者残余肾功能的影响[J].中国临床保健杂志,2017,20(1)：55-58.

[29] 梁耀先,左力.血液净化发展史——血液透析[J].中国血液净化,2019,18(7)：439-441.

[30] 梁轶岚,何德娇,蔡忠香.腹膜透析患者培训与随访的研究进展[J].中国血液净化,2021,20(4)：269-272.

[31] 林惠凤.实用血液净化护理[M].上海科学技术出版社,2016.

[32] 林辛霞,许素芃,刘小为,等.护理不良事件的分类分级报告处理[J].护理研究,2012,26(7)：1802.

[33] 刘大为.重症血液净化[M].北京.人民卫生出版社,2018.

[34] 刘伏友,彭佑铭.腹膜透析[M].2版.北京：人民卫生出版社,2011.

[35] 刘洋,沙丽艳.抗阻运动对透析低血压患者血压变异性及血压的影响[J].中国康复理论与实践,2017,23(7)：851-854.

[36] 刘宗旸,谢毅,陈彦,等.高低通量血液透析膜在维持性血液透析过程中的通透性、吸附性和生物相容性[J].中国组织工程研究,2015,19(38)：6190-6194.

[37] 芦琦.大型公立医院卫生材料二级库房管理模式的应用研究[J].中国会计师,2019,4：70-72.

[38] 马林见,付强恒,罗云,等.血浆置换联合血液灌流治疗重症肝炎的临床应用[J].现代医药卫生,2011,27(10)：1460-1461.

[39] 马志芳,向晶.血液净化中心医院感染防控护理管理指南[M].北京：人民卫生出版社,2016.

[40] 毛慧娟,王笑云.中国血液净化[M].4版.北京：北京科学技术出版社,2016.

[41] 梅长林,方炜.自动化腹膜透析操作标准规程[M].北京：人民卫生出版社,2018.

[42] 梅长林,高翔,叶朝阳.实用透析手册[M].3版.北京：人民卫生出版社,2017.

[43] 梅长林.中国连锁血液透析中心临床实践指南[M].北京：人民卫生出版社,2016.

[44] 梅长林.中国围透析期慢性肾脏病管理规范[J].中华肾脏病杂志,2021,37(8)：690-704.

[45] 倪兆慧,金海姣.中国腹膜透析发展70年[J].中国血液净化,2019,18(10)：661-663.

[46] 宁敏,彭福梅,罗丹.新型冠状病毒肺炎定点血液净化中心的管理实践[J].中华护理杂志,2020,55(S1)：328-329.

[47] 潘罾,罗平,王莉,等.《血液透析安全核查表》的设计及应用研究[J].中国血液净化,2019,18(12)：869-871,875.

[48] 沈霞,刘云.血液净化治疗护理学[M].北京：科学出版社,2018.

[49] 史逸秋,孙慧伶,廖雪晴,等.医用低值耗材的二级库房管理及效果评价[J].中国护理管理,2018,18(9)：1222-1225.

[50] 王福诩,吴芳.高通量血液透析临床应用研究新进展[J].临床肾脏病杂志,2017,17(10)：634-638.

[51] 王晶,陈帼英.尿毒症腹膜透析患者并发腹壁疝的术后护理[J].护士进修杂志,2018,33(9)：811-812.

[52] 王玲,张静,王蓉花,等.分别预冲联合分步治疗法预防血液透析串联灌流变态反应[J].江苏医药,2014,40(15)：1855-1856.

[53] 王眉,党璇,党娥,等.血浆置换联合血液灌流胆红素吸附对慢性重型乙型病毒性肝炎患者血清生化指标的影响[J].现代生物医学进展,2021,21(9)：1719-1723.

[54] 王平,饶蔚,孙利文,等.半永久双腔导管在维持性血液透析儿童中应用的回顾性分析[J].中华儿科杂志,2018(9)：657-661.

[55] 王萍,俞雨生.腹膜透析导管相关并发症防治进展[J].肾脏病与透析肾移植杂志,2017,26(5)：481-485.

[56] 王婷婷,马迎春.维持性血液透析患者运动康复的实施及影响因素[J].中国血液净化,2019,18(3)：

204-206.

[57] 王新美,赵霞,陆燕梅,等.联合固定法在动静脉内瘘穿刺固定中的应用探讨[J].南通大学学报(医学版),2017,37(5):492-494.

[58] 王颖,陈丽萌.自动化腹膜透析的历史与应用现状[J].临床肾脏病杂志,2017,17(10):580-584.

[59] 王颖,杨晓钰,檀敏,等.老年血液透析患者跌倒的危险因素与护理干预对策[J].中国血液净化,2018,17(6):427-429.

[60] 王苑,童辉,夏丹.新型冠状病毒肺炎病人床边血液透析的实施与防护[J].护理研究,2020,34(5):765.

[61] 王质刚.血液净化学[M].4版.北京:北京科学技术出版社,2016.

[62] 韦秀芳,阮素莲,谢兴文.慢性肾功能衰竭行维持血液透析患者死亡原因及其影响因素分析[J].实用临床医药杂志,2016,20(3):160-161.

[63] 吴洪,温贤秀,李艳.维持性血液透析患者疾病不确定感现状及研究进展[J].现代临床医学,2021,47(3):234-237.

[64] 夏艳梅,石海鹏,武卫东,等.连续性肾脏替代疗法治疗脓毒症合并急性肾损伤患者的疗效观察[J].中华医院感染学杂志,2019,29(17):2594-2597,2610.

[65] 谢培杰,周怡,张娟娟.血液透析数字化管理系统护理模块的应用[J].中华现代护理杂志,2015,21(8):977-978.

[66] 徐邱婷,程霞,赵黎,等.腹膜透析患者隧道口感染的护理对策[J].中国中西医结合肾病杂志,2018,19(5):443-444.

[67] 许晓娜,江莎,谢雪英,等.血液透析患者心理痛苦与自我管理行为及希望水平的相关性研究[J].护士进修杂志,2021,36(10):931-935.

[68] 血液净化急诊临床应用专家共识组.血液净化急诊临床应用专家共识[J].中华急诊医学杂志,2017,26(1):24-36.

[69] 杨娟,刘文革,夏泽燕,等.认知障碍相关尿毒症毒素的研究进展[J].中国医学科学院学报,2020,42(1):124-127.

[70] 杨晓.腹膜透析的解剖基础和原理[J].临床内科杂志,2013(2):77-79.

[71] 尹丽霞,胡晓艳,张海林,等.透析中运动对维持性血液透析患者透析充分性及睡眠质量的影响[J].中国护理管理,2017,17(11):1478-1481.

[72] 应滋栋,谢辉乐.血液透析技术理论与应用[M].武汉:华中科技大学出版社,2020.

[73] 尤黎明,吴瑛.内科护理学[M].北京:人民卫生出版社,2018.

[74] 尤晓玲,胡淑芬,孙凌,等.协同护理对血液透析患者自我护理能力及治疗依从性的影响[J].护理学报,2017,24(14):52-55.

[75] 于茜,周建辉,赵小淋,等.血液净化吸附材料的临床发展[J].中华肾病研究电子杂志,2021,10(3):170-174.

[76] 余美芳,沈霞.血液透析护士层级培训教程[M].北京:科学出版社,2019.

[77] 袁超,王夜明,李鲲,等.血液灌流联合血液滤过治疗脓毒症休克临床疗效观察[J].中国临床医生杂志,2015,43(9):44-46.

[78] 张鸿婵,孔凌,吕桂兰.血液透析患者跌倒风险评估及护理干预研究进展[J].解放军护理杂志,2018,35(16):54-76.

[79] 张柯,尹小青,宇应涛.血液净化移动医护系统应用和效果评价[J].中国医疗设备,2021,36(2):96-99.

[80] 张燕红,张玉侠.浅谈对使用分子吸附再循环系统人工肝支持术进行治疗的急性肝功能衰竭患者实施护理的方法[J].当代医药论丛,2014(8):77-79.

[81] 张燕敏,王增四,万胜,等.改良法提高腹膜透析液致病菌培养阳性率的临床观察[J].中国血液净化,2015,14(2):82-84.

［82］张志芳.观察延续性护理对维持性血液透析患者夏冬季节血压变化的影响［J］.国际护理学杂志,2019,38(20):3446-3448.

［83］赵德龙.维持性血液透析患者流行病学调查及生存预后相关性分析［D］.北京:中国人民解放军医学院,2016.

［84］赵莉,章海芬,杨艳,等.开展居家血液透析风险控制的研究进展［J］.中国血液净化,2020,19(6):410-412.

［85］赵玲,陈海英.临终关怀［M］.北京:中国社会出版社,2006.

［86］赵新菊,左力.KDOQI血液透析充分性临床实践指南2015更新版——开始血液透析的时机解读［J］.中国血液净化,2016,(6):385-387.

［87］中国腹膜透析相关感染防治专家组.腹膜透析相关感染的防治指南［J］.中华肾脏病杂志,2018,34(2):139-148.

［88］中国医师协会康复医师分会肾康复专业委员会.我国成人慢性肾脏病患者运动康复的专家共识［J］.中华肾脏病杂志,2019,7(35):537-541.

［89］中国医师协会肾脏内科医师分会,中国中西医结合学会肾脏疾病专业委员会,国家肾病专业医疗质量管理与控制中心.自动化腹膜透析中国专家共识［J］.中华医学杂志,2021,101(6):388-399.

［90］中国医师协会肾脏内科医师分会,中国中西医结合学会肾脏疾病专业委员会营养治疗指南专家协作组.中国慢性肾脏病营养治疗临床实践指南(2021版)［J］.中华医学杂志,2021,101(8):539-559.

［91］中国医院协会血液净化中心分会和中关村肾病血液净化创新联盟"血液净化模式选择工作组".血液净化模式选择专家共识［J］.中国血液净化,2019,18(7):442-472.

［92］中国医院协会血液净化中心管理分会专家组.中国成人慢性肾脏病合并结核病管理专家共识［J］.中国血液净化,2016,15(11):577-586.

［93］中华医学会肾脏病学分会专家组.中华医学会肾脏病学分会关于血液净化中心(室)新型冠状病毒感染的防控建议［J］.中华肾脏病杂志,2020,36(2):82-84.

［94］中华预防医学会新型冠状病毒肺炎防控专家组.新型冠状病毒肺炎流行病学特征的最新认识［J］.中华流行病学杂志,2020,41(2):139-144.

［95］左立.水和透析液质量管理指南［M］.北京:北京大学医学出版社,2017.

［96］Borzych-Dualzka D, Shroff R, Ariceta G, et al. Vascular access choice, complications, and outcomes in children on maintenance hemodialysis: findings from the international pediatric hemodialysis network (IPHN) registry[J]. Am J Kidney Dis, 2019, 74(2): 193-202.

［97］Ciceri P, Cozzolino M. Expanded haemodialysis as a current strategy to remove uremic toxins[J]. Toxins (Basel), 2021, 13(6): 380.

［98］Clark W R, Ferrari F, La Manna G, et al. Extracorporeal sorbent technologies: basic concepts and clinical application[J]. Contrib Nephrol, 2017, 190: 43-57.

［99］Ding L, Johnston J, Pinsk M N. Monitoring dialysis adequacy: history and current practice[J]. Pediatr Nephrol, 2021, 36(8): 2265-2277.

［100］Faria M, de Pinho M N. Challenges of reducing protein-bound uremic toxin levels in chronic kidney disease and end stage renal disease[J]. Transl Res, 2021, 229: 115-134.

［101］Fiaccadori E, Sabatino A, Barazzoni R, et al. ESPEN guideline on clinical nutrition in hospitalized patients with acute or chronic kidney disease[J]. Clin Nutr, 2021, 40(4): 1644-1668.

［102］Garthwaite E, Reddy V, Douthwaite S, et al. Clinical practice guideline management of blood borneviruses with in the haemodialysis unit[J]. BMC Nephrol, 2019, 20(1): 388.

［103］Ghimire S, Castelino R L, Jose M D. Medication adherence perspectives in haemodialysis patients: a qualitative study[J]. BMC Nephrol, 2017, 18: 167.

［104］Gilbert J, Lovibond K, Mooney A, et al. Renal replacement therapy: summary of NICE guidance[J].

BMJ, 2018, 363: K4303.

[105] Haroon S, Davenport A. Haemodialysis at home: review of current dialysis machines[J]. Expert Review of Medical Devices, 2018, 15(5): 337-347.

[106] Knezevic M Z, Djordjevic V V, Radovanovic-velickovic R M, et al. Influence of dialysis modality and membrane flux on quality of life in hemodialysis patients[J]. RenalFailure, 2012, 34(7): 849-855.

[107] Li J T, Li D M, Xu Y, et al. The optimal timing of hemoperfusion component in combined hemodialysis-hemoperfusion treatment for uremic toxins removal[J]. Renal Failure, 2015, 37(1): 103-107.

[108] Li K T, Chow K M, Cho Y, et al. ISPD peritonitis guideline recommendations: 2022 update on prevention and treatment[J]. Perit Dial Int, 2022, 42(2): 110-153.

[109] Li P K, Chow K M, Van de Luijtgaarden M W, et al. Changes in the worldwide epidemiology of peritoneal dialysis[J]. Nature Reviews Nephrology, 2017, 13(2): 90-103.

[110] Lim Y J, Sidor N A, Tonial N C, et al. Uremic toxins in the progression of chronic kidney disease and cardiovascular disease: mechanisms and therapeutic targets[J]. Toxins (Basel), 2021, 13(2): 142.

[111] Lok C E, Huber T S, Lee T, et al. KDOQI clinical practice guideline for vascular access: 2019 update [J]. Am J Kidney Dis, 2020, 75(4 Suppl 2): S1-S164.

[112] Shah S, Christianson A L, Meganathan K, et al. Racial differences and factors associated with pregnancy in ESKD patients on dialysis in the United States[J]. J Am Soc Nephrol, 2019, 30(12): 2437-2448.

[113] Stachowska-Pietka J, Poleszczuk J, Flessner M F, et al. Alterations of peritoneal transport characteristics in dialysis patients with ultrafiltration failure: tissue and capillary components[J]. Nephrol Dial Transplant, 2019, 34(5): 864-870.

[114] Vanholder R, Pletinck A, Schepers E, et al. Biochemical and clinical impact of organic uremic retention solutes: a comprehensive update[J]. Toxins (Basel), 2018, 10: 33.

[115] Walker R C, Howard K, Morton R L. Home hemodialysis: a comprehensive review of patient-centered and economic considerations[J]. Clinicoeconomics & Outcomes Research Ceor, 2017, 9: 149.

[116] Wonnacott R, Josephs B, Jamieson J. CRRT regional anticoagulation using citrate in the liver failure and liver transplant population[J]. Crit Care Nurs Q, 2016, 39(3): 241-251.

[117] Wright M, Southcott E, MacLaughlin H, et al. Clinical practice guideline on undernutrition in chronic kidney disease[J]. BMC Nephrol, 2019, 20(1): 370.